Springer-Lehrbuch

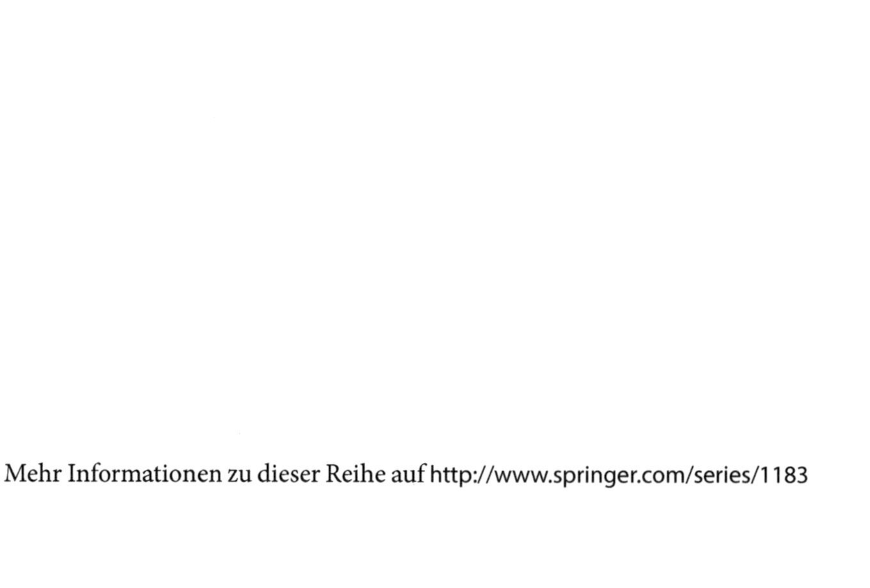

Mehr Informationen zu dieser Reihe auf http://www.springer.com/series/1183

Sebastian Klinke
Martina Kadmon
Hrsg.

Ärztliche Tätigkeit im 21. Jahrhundert – Profession oder Dienstleistung

Mit 23 Abbildungen

Mit Geleitworten von Günther Jonitz und Hans Michael Piper

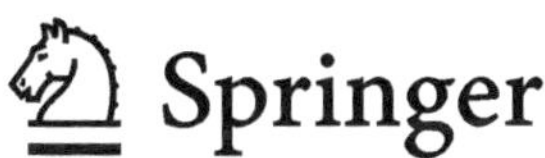

Herausgeber

Dr. Sebastian Klinke
Fakultät für Medizin und Gesundheitswissenschaften
Carl von Ossietzky Universität Oldenburg
Oldenburg
Deutschland

Prof. Dr. Martina Kadmon
Medizinische Fakultät, Gründungsdekanin
Universität Augsburg
Augsburg
Deutschland

ISSN 0937-7433
Springer-Lehrbuch
ISBN 978-3-662-56646-6 ISBN 978-3-662-56647-3 (eBook)
https://doi.org/10.1007/978-3-662-56647-3

Die Deutsche Nationalbibliothek verzeichnet diese Publikation in der Deutschen Nationalbibliografie; detaillierte bibliografische Daten sind im Internet über http://dnb.d-nb.de abrufbar.

Umschlaggestaltung: deblik Berlin

Gedruckt auf säurefreiem und chlorfrei gebleichtem Papier

Springer ist ein Imprint der eingetragenen Gesellschaft Springer-Verlag GmbH, DE und ist ein Teil von Springer Nature.
Die Anschrift der Gesellschaft ist: Heidelberger Platz 3, 14197 Berlin, Germany

Patientenorientierte Versorgung im ökonomisierten Krankenhaus

▪ Herausforderungen für die ärztliche Profession

Die Debatte über die Inhalte einer nachhaltigen Modernisierung der Aus- und Weiterbildung des ärztlichen Nachwuchses wird häufig auf eine eher technische Perspektive verkürzt, seien es praktisch klinische, forschungsbezogene oder kommunikative (Sozial-)Techniken. Die Erfolge durch verbesserte Simulationstechniken, wie wir sie im Rahmen humanmedizinischer Modellstudiengänge etablieren, sind durchaus beeindruckend und definitiv ein Fortschritt. Dennoch zeigen medizinsoziologische Studien, dass – jenseits all dieser sinnvollen Bestrebungen um Verbesserungen der Lehre – Bereiche existieren, die weder im klassischen Sinne gelehrt noch simuliert werden können: das traditionelle ärztliche Selbstverständnis als Profession, mit spezifischen Werten, Normen und Handlungsprämissen, wie sie in der Musterberufsordnung für Ärzte kodifiziert sind und als verinnerlichter Habitus in der Praxis als patientenorientierte Medizin gelebt werden wollen.

Unter den heutigen Bedingungen ist eine reibungslose Sozialisation unseres medizinischen Nachwuchses in das traditionelle Selbstverständnis fraglich geworden: Begrenzten Ressourcen stehen (fast) unbegrenzte medizinische Versorgungsmöglichkeiten gegenüber. Organisationale Anforderungen stehen in DRG-Krankenhäusern den Anforderungen der Patienten an das ärztliche Handeln teilweise widersprüchlich gegenüber. Somit wird auch die gelebte ärztliche Praxis von Studierenden als widersprüchlich gegenüber dem vermittelten Lehrbuchwissen erlebt. So zumindest lauten Interpretationen aktueller Forschungsergebnisse in diesem interdisziplinären Lehrbuch, dessen Erscheinen ich als Chirurg und Präsident der Ärztekammer Berlin begrüßen darf. Sie decken sich mit allen Erfahrungen und Mitteilungen, die einen auf anderen Wegen erreichen.

Es wurde mit den Modellstudiengängen schon viel und erfolgreich Neuland beschritten; umso mehr freut es mich, dass nun mit diesem Lehrbuch der noch jungen Oldenburger Fakultät erneut innovative Ideen für die Gestaltung des Unterrichts und der Prüfungen in den Querschnittsbereichen 2 (Geschichte, Theorie, Ethik der Medizin), 3 (Gesundheitsökonomie, Gesundheitssystem, Öffentliches Gesundheitswesen) und 10 (Prävention, Gesundheitsförderung) umgesetzt wurden. Als Arzt konnte ich in den medizinsoziologischen Texten dieses Lehrbuchs viel mir aus der Praxis Bekanntes wissenschaftlich bestätigt finden: über ärztliches Handeln in widersprüchlichen Kontexten, das verantwortliche Entscheiden unter Bedingungen der Unsicherheit und wie unter eben diesen schwierigen Bedingungen eine positive berufliche Sozialisation gelingen kann.

In diesem Sinne wünsche ich den Autorinnen und Autoren sowie den Herausgebern dieses Lehrbuchs eine rege Verbreitung und Nutzung ihres Werkes sowohl im humanmedizinischen Unterricht in Oldenburg als auch an anderen deutschen Fakultäten.

Dr. med. Günther Jonitz
Berlin, im Frühjahr 2018

Die Zukunft der ärztliche Profession und Professionalität

■ Herausforderungen für medizinische Fakultäten

Von Studierenden der Humanmedizin wird heute das Erlernen der immer breiter werdenden wissenschaftlichen Disziplin, Biomedizin', der immer stärker evidenzbasierten klinischen Medizin, die Einübung einer sozialen Berufsrolle mit besonderen ethischen und gesellschaftlichen Verpflichtungen und Beschränkungen sowie das Erlernen der komplexen organisatorischen und ökonomischen Bedingungen der Gesundheitsversorgung erwartet. Für eine zeitgerechte Gestaltung des Medizinstudiums setzt dies hohe Maßstäbe. Das Spannungsfeld der o. g. Anforderungen an die ärztliche Ausbildung wird im vorliegenden Band umfänglich dargestellt und kritisch diskutiert. An der noch jungen medizinischen Fakultät der Universität Oldenburg korrespondieren die Themen dieses Bandes eng mit der tatsächlichen Gestaltung des Medizinstudiums. In Oldenburg wird ein Modellstudiengang der Humanmedizin auf ganz neuen Wegen gestaltet, darunter auch durch eine internationale Kooperation mit der Universitätsmedizin der Rijksuniversiteit Groningen.

Ich wünsche dem Buch eine breite Leserschaft!

Prof. Dr. phil. Dr. med. Hans Michael Piper
Oldenburg, im Frühjahr 2018

Vorwort

Das vorliegende Lehrbuch *Ärztliche Tätigkeit im 21. Jahrhundert – Profession oder Dienstleistung* ist im Kontext einer gleichlautenden zweisemestrigen Veranstaltungsreihe entstanden. Diese Veranstaltungsreihe wurde im Rahmen des longitudinalen Curriculums „Professionelle Entwicklung" des Modellstudiengangs Humanmedizin an der Universität Oldenburg in den Jahren 2016 und 2017 durchgeführt. Zu jeder Veranstaltung präsentierten externe Expertinnen und Experten aktuelle empirische Forschungsergebnisse, systematische Einordnungen und normative Positionen zu Vergangenheit, Gegenwart und Zukunft der ärztlichen Tätigkeit.

Die Vorträge thematisierten das professionelle Selbstverständnis, Handlungslogiken, Handlungsanreize, Ethik, Rollenkonflikte und Dilemmata von Ärztinnen und Ärzten im Kontext der jeweiligen gesellschaftlichen und gesundheitspolitischen Rahmenbedingungen. Diese Vortragsreihe wurde von der Abteilung Medizinische Ausbildung und Ausbildungsforschung (MedAf) der Universität Oldenburg entwickelt und durchgeführt.

Was macht den Arztberuf zur Profession oder zur Dienstleistung? Analysiert wurden die genannten Themen vor dem Hintergrund sich ändernder Rahmenbedingungen für ärztliche Leistungserbringer. Die zentralen Schlagworte heißen Ökonomisierung, Verbetriebswirtschaftlichung, Budgetprinzip und ordnungspolitischer Wandel.

Die Veranstaltung richtete sich an Studierende der Humanmedizin sowie deren Dozentinnen und Dozenten in Oldenburg und die interessierte Fachöffentlichkeit aus Wissenschaft und Praxis. Damit diente die Vortragsreihe als Initiative, aktuelle medizin- und professionssoziologische Perspektiven auf die für den Modellstudiengang besonders wichtigen Themen der professionellen Entwicklung und ärztlichen Ethik besser sichtbar zu machen.

Das Lehrbuch *Ärztliche Tätigkeit im 21. Jahrhundert – Profession oder Dienstleistung* basiert auf diesen Vorträgen, geht jedoch darüber hinaus, um im Rahmen einer kompetenzorientierten medizinischen Lehre für die Lernziele im Bereich professionelle Entwicklung und Ethik genutzt werden zu können. Dazu wurden die einzelnen Beiträge auf den neuen Nationalen Kompetenzbasierten Lernzielkatalog Medizin (NKLM) abgestimmt und können so unmittelbar für die Lehre genutzt werden.

Die Herausgeber möchten allen beteiligten Autorinnen und Autoren an dieser Stelle für ihre engagierten Beiträge danken, die dieses thematisch innovative Lehrbuch erst möglich gemacht haben. Dank gebührt auch allen an der Planung und Durchführung der namensgebenden Abendveranstaltungsreihe beteiligten externen Expertinnen und Experten sowie den beteiligten Mitarbeitenden und Studierenden der medizinischen Fakultät in Oldenburg. Explizit danken möchten wir Frau Ehlers und Frau Ruppert für ihre engagierte Durchsicht der Texte.

Es bleibt, allen Nutzern dieses Lehrbuchs eine informative Lektüre, spannende Seminare und engagierte Diskussionen um die Zukunft der ärztlichen Profession zu wünschen. Dieses Lehrbuch dient im Kontext der Querschnittsbereiche Geschichte, Theorie, Ethik der Medizin, Gesundheitsökonomie, Gesundheitssystem, Öffentliches Gesundheitswesen, Prävention, Gesundheitsförderung (nach derzeit gültiger Approbationsordnung) und im Hinblick auf die Kompetenzbereiche „Ethik der Medizin" und „Professionelle Entwicklung" des

Nationalen Kompetenzorientierten Lernzielkatalogs Medizin (NKLM) als Material für einen aktuellen und hochwertigen Unterricht im Studium der Humanmedizin. Das Lehrbuch kann mittels der hinterlegten Leitfragen und Lernziele sowohl für die Strukturierung von Veranstaltungen als auch für die Formulierung von Prüfungsfragen genutzt werden.

Sebastian Klinke und Martina Kadmon
Oldenburg und Augsburg, im Frühjahr 2018

Inhaltsverzeichnis

III Verortungen der ärztlichen Ethik im Wettbewerb – ärztliche Handlungslogiken im ordnungspolitischen Wandel

V Ausblick – Aufgaben für die professionelle Entwicklung des ärztlichen Nachwuchses und die Organisation der Arbeit im Krankenhaus

Die Autorinnen und Autoren

Gina Atzeni

Frau Dr. Gina Atzeni ist eine Senior Researcherin am Institut für Soziologie der Ludwig-Maximilian-Universität (LMU) in München. Sie ist Professions- und Moralsoziologin und forscht zum Thema Ethik von Ethikkommissionen und zur Sozialfigur Arzt. Dr. Atzeni ist Trägerin des Dissertationspreises 2016 der Deutschen Gesellschaft für Soziologie und Vorstandsmitglied der Sektion Professionssoziologie.

Bernhard Badura

Herr Prof. Dr. Bernhard Badura ist Soziologe und Emeritus der Fakultät für Gesundheitswissenschaften an der Universität Bielefeld. Er studierte Soziologie, Philosophie und Politikwissenschaften in Tübingen, Freiburg, Konstanz und Harvard/Massachusetts. Seine Schwerpunkte sind die Gesundheitssystemforschung und die vergleichende Organisationsforschung. Aktuell ist er tätig als Berater in Fragen der betrieblichen Gesundheitspolitik.

Heinrich Bollinger

Herr Prof. Dr. Heinrich Bollinger ist Soziologe und Emeritus der Organisationssoziologie in Fulda. Er hat u. a. geforscht zu den Themen Entwicklung von Gesundheitsberufen, Arbeit und Technik, Humanisierung des Arbeitslebens und Arbeitsschutz. Prof. Bollinger ist Träger des Preises der Stiftung Industrieforschung für herausragende praxisorientierte Forschungsarbeiten.

Tobias Eichinger

Herr Dr. Tobias Eichinger studierte Philosophie und ist Oberassistent am Institut für Biomedizinische Ethik und Medizingeschichte der Universität Zürich. In seiner Forschung beschäftigt er sich mit Zielen und Rollen der modernen Medizin. Dr. Eichinger ist Träger des MTZ-Förderpreises für Bioethik.

Thomas Gerlinger

Herr Prof. Dr. Dr. Thomas Gerlinger hat Politikwissenschaften und Soziologie studiert und lehrt an der Fakultät für Gesundheitswissenschaften der Universität Bielefeld. Prof. Gerlinger leitet dort die Arbeitsgruppe ‚Gesundheitssysteme, Gesundheitspolitik und Gesundheitssoziologie'. Zuvor war er Professor an der Goethe-Universität Frankfurt für Medizinische Soziologie und Direktor des gleichnamigen Instituts.

Sebastian Klinke

Dr. Sebastian Klinke ist Politologe und arbeitet als wissenschaftlicher Mitarbeiter in der Abteilung Medizinische Ausbildung und Ausbildungsforschung, Fakultät für Medizin und Gesundheitswissenschaften der Carl von Ossietzky Universität Oldenburg. Seine Forschungsschwerpunkte sind Berufs- und Professionssoziologie, Gesundheitssystem- und Versorgungsforschung, Organisationsforschung, ordnungspolitischer Wandel sowie Wohlfahrtsstaatstheorie und Politikfeldanalyse.

Hagen Kühn

Herr PD Dr. Hagen Kühn ist Ökonom, Soziologe und ehemaliger Leiter der Forschungsgruppe Public Health am Wissenschaftszentrum Berlin für Sozialforschung (WZB). Seine Schwerpunkte sind die Soziologie und Ökonomie der Gesundheit und der Gesundheitssysteme, Sozialpolitik, politische Ökonomie sowie Soziologie der Ethik im Gesundheitswesen.

Gesa Lindemann

Frau Prof. Dr. Gesa Lindemann ist Professorin für Soziologie an der Carl von Ossietzky Universität Oldenburg und dort Leiterin der Arbeitsgruppe sozialwissenschaftliche Theorie (AST). Ihre inhaltlichen Schwerpunkte sind die Sozial- und Gesellschaftstheorie, die Soziologie der Menschenrechte, die Methodologie der Sozialwissenschaften, die Medizinsoziologie sowie das Verhältnis von Soziologie und Anthropologie.

Alexandra Manzei

Frau Prof. Dr. Alexandra Manzei ist Professorin für Soziologie mit Schwerpunkt Gesundheitssoziologie an der Universität Augsburg. Sie studierte Soziologie und Philosophie in Frankfurt. Davor arbeitete sie 11 Jahre als Pflegekraft in der Unfallchirurgie und Intensivmedizin. Frau Manzei betreibt Wissenschafts- und Technikforschung (Technikfolgenforschung) mit dem Schwerpunkt Bio- und Medizinethik aus soziologischer Perspektive. Weitere Schwerpunkte sind die Körper- und Geschlechterforschung sowie die Methodologie leiblicher Kommunikation.

Arne Manzeschke

Herr Prof. Dr. Arne Manzeschke hat Theologie und Philosophie studiert und ist Inhaber des Lehrstuhls für Anthropologie und Ethik für Gesundheitsberufe an der Evangelischen Hochschule Nürnberg. Seine Arbeitsschwerpunkte sind Ökonomisierung im Gesundheitswesen, damit verbundene ethische Fragen, technikethische Probleme im Bereich der Gesundheitsversorgung sowie Grundprobleme der Ethik und Anthropologie.

Michaela Pfadenhauer

Frau Prof. Dr. Michaela Pfadenhauer hat Politikwissenschaften und Soziologie studiert, lehrt an der Fakultät für Sozialwissenschaften der Universität Wien und ist dort Leiterin der Arbeitsgruppe ‚Gesundheitssysteme, Gesundheitspolitik und Gesundheitssoziologie'. Ihre Arbeitsschwerpunkte liegen in den Bereichen Wissenssoziologie, Soziologie kompetenten Handelns, Profession- und Konsumsoziologie sowie Methoden der explorativ-interpretativen Sozialforschung. Zuvor war sie bereits Professorin für Soziologie des Wissens am Karlsruher Institut für Technologie.

Swantje Reimann

Frau Dr. Swantje Reimann ist eine Berufs- und Professionssoziologin aus Leipzig. Sie studierte Psychologie und promovierte 2012 über eine Untersuchung zur beruflichen Sozialisation von Medizinstudierenden. Dr. Reimann forscht mit den Schwerpunkten Professionssoziologie, Medizinstudium, ärztliche Weiterbildung, tertiäre Sozialisation, qualitative Sozialforschung und Gender in der Medizin.

Irmhild Saake
Frau Dr. Irmhild Saake arbeitet als Senior Researcherin am Institut für Soziologie der Ludwig-Maximilians-Universität (LMU) in München. Ihre Arbeitsschwerpunkte sind die soziologische Theorie, die Biografieforschung, die Thanatologie, die Alternsforschung und die qualitative Sozialforschung.

Tobias Sander
Herr Prof. Dr. Tobias Sander hat Sozial-, Geschichts-, Politik- und Kulturwissenschaften studiert und ist Professor an der Internationalen Berufsakademie in Hamburg. Dort ist er seit 2016 für die wissenschaftliche Leitung des Studiengangs Sozialpädagogik & Management zuständig. Seine Arbeitsschwerpunkte sind die Bildungssoziologie, Professionssoziologie, Sozialpädagogik/Sozialarbeitswissenschaft, das Management im Gesundheitswesen und die Organisationssoziologie.

Christiane Schnell
Frau Dr. Christiane Schnell ist Soziologin und wissenschaftliche Mitarbeiterin am Institut für Sozialforschung der Goethe-Universität Frankfurt. Sie ist eine Senior Researcherin mit dem Schwerpunkt Arbeits-, Berufs- und Professionssoziologie. Dr. Schnell ist Mitglied des Executive Boards des Research Networks Sociology of Professions in der European Sociology Association (ESA) und Sprecherin des Vorstands der Sektion Professionssoziologie in der Deutschen Gesellschaft für Soziologie (DGS).

Werner Vogd
Prof. Dr. Werner Vogd hat Biologie studiert und lehrt an der Fakultät für Kulturreflexion – Studium fundamentale, Lehrstuhl für Soziologie der Universität Witten-Herdecke. Er forscht zu Themen der Medizinsoziologie, Schwerpunkt Krankenhausforschung und ärztliches Handeln im Krankenhaus, sowie zu organisations-, medizin-, wissens- und religionssoziologischen Problemen, System- und Designtheorie, implizitem Wissen und empirischen Methoden.

Kontaktadressen

Gina Atzeni, Dr.
Institut für Soziologie
Ludwigs-Maximilians-Universität München
Konradstraße 6
80801 München
Deutschland
E-mail: gina.atzeni@soziologie.uni-muenchen.de

Bernhard Badura, Prof. Dr.
Fakultät für Gesundheitswissenschaften
Universität Bielefeld
Universitätsstraße 25
33615 Bielefeld
Deutschland
E-mail: bernhard.badura@uni-bielefeld.de

Heinrich Bollinger, Prof. em. Dr.
Sozial- und Kulturwissenschaften
Hochschule Fulda
Leipziger Straße 123
36037 Fulda
Deutschland
E-mail: heinrich.bollinger@sk.hs-fulda.de

Tobias Eichinger, Dr.
Institut für Biomedizinische Ethik und
Medizingeschichte (IBME)
Universität Zürich
Winterthurerstrasse 30
8006 Zürich
Schweiz
E-mail: eichinger@ibme.uzh.ch

Thomas Gerlinger, Prof. Dr. Dr.
Fakultät für Gesundheitswissenschaften
Universität Bielefeld
Universitätsstraße 25
33615 Bielefeld
Deutschland
E-mail: thomas.gerlinger@uni-bielefeld.de

Lindemann Gesa, Prof. Dr.
Fakultät 1, Institut für Sozialwissenschaften
Universität Oldenburg
Ammerländer Heerstraße 114-118
26129 Oldenburg
Deutschland
E-mail: gesa.lindemann@uni-oldenburg.de

Martina Kadmon, Prof. Dr.
Gründungsdekanin der Medizinischen Fakultät
Universität Augsburg
Universitätsstr. 2
86159 Augsburg
Deutschland
E-mail: martina.kadmon@med.uni-augsburg.de

Sebastian Klinke, Dr.
Abt. für Medizinische Ausbildung und
Ausbildungsforschung, Fakultät für Medizin
und Gesundheitswissenschaften
Carl von Ossietzky Universität Oldenburg
Carl-von-Ossietzky-Str. 9-11
26129 Oldenburg
Deutschland
E-mail: Sebastian.klinke@uni-oldenburg.de

Hagen Kühn, PD Dr.
Stendal
Deutschland
E-mail: hagen-kuehn@t-online.de

Alexandra Manzei, Prof. Dr.
Professur für Gesundheitssoziologie,
Philosophisch-Sozialwissenschaftliche Fakultät
Universität Augsburg
Universitätsstraße 10
86159 Augsburg
Deutschland
E-mail: gesundheitssoziologie@phil.uni-augsburg.de

Arne Manzeschke, Prof. Dr.
Anthropologie und Ethik für Gesundheitsberufe
Evangelische Hochschule Nürnberg
Bärenschanzstr. 4
90429 Nürnberg
Deutschland
E-mail: arne.manzeschke@evhn.de

Michaela Pfadenhauer, Prof. Dr.
Fakultät für Sozialwissenschaften
Universität Wien
Rooseveltplatz 2
1090 Wien
Österreich
E-mail: michaela.pfadenhauer@univie.ac.at

Swantje Reimann, Dr.
Endersstraße 3-B
04177 Leipzig
Deutschland
E-mail: swantje.reimann@posteo.de

Irmhild Saake, Dr.
Institut für Soziologie
Ludwig-Maximilians-Universität München
Konradstr. 6
80801 München
Deutschland
E-mail: Saake@soziologie.uni-muenchen.de

Tobias Sander, Prof. Dr.
Studienort Hamburg
Internationale Berufsakademie der F+U
Unternehmensgruppe gGmbH
Hammerbrookstraße 90
20097 Hamburg
Deutschland
E-mail: tobias.sander@internationale-ba.com

Christiane Schnell, Dr.
Institut für Sozialforschung an der Goethe-Universität Frankfurt
Senckenberganlage 26
60325 Frankfurt am Main
Deutschland
E-mail: ch.schnell@em.uni-frankfurt.de

Werner Vogd, Prof. Dr.
Fakultät für Kulturreflexion – Studium fundamentale, Lehrstuhl für Soziologie
Priv. Universität Witten/Herdecke
Alfred-Herrhausen Str. 50
58448 Witten
Deutschland
E-mail: Werner.Vogd@uni-wh.de

Einführung

Arztwerdung und Leistungserbringung im ordnungspolitischen Wandel

Sebastian Klinke

S. Klinke, M. Kadmon (Hrsg.), *Ärztliche Tätigkeit im 21. Jahrhundert - Profession oder Dienstleistung*, Springer-Lehrbuch, https://doi.org/10.1007/978-3-662-56647-3_1

1.1 Einleitung

Das vorliegende Lehrbuch *Ärztliche Tätigkeit im 21. Jahrhundert – Profession oder Dienstleistung* beschäftigt sich aus soziologischer, ethischer, ökonomischer und politologischer Forschungsperspektive mit der Fragestellung, wie und unter welchen Bedingungen medizinisches Handeln erfolgt. Gefragt wird, in welcher Beziehung die Erbringung ärztlicher Leistungen zum Selbstverständnis der Akteure und eines traditionellen Professionsverständnisses stehen, wie es seit der zweiten Hälfte des 20. Jahrhunderts weitgehend Gültigkeit besitzt. Neben der Frage nach dem Status quo ärztlicher Tätigkeit am Beginn des 21. Jahrhunderts befasst sich der Lehrsammelband mit dem Thema, welche Auswirkungen die in mehreren Beiträgen dieses Bandes anhand aktueller Forschungsergebnisse anschaulich dokumentierten Tendenzen eines Wandels ärztlicher Professionalität auf die berufliche Sozialisation des ärztlichen Nachwuchses haben. Diskutiert werden diese Tendenzen des Wandels und ihre Konsequenzen für die ärztliche Aus- und Weiterbildung anhand der Schlagworte einer Deprofessionalisierung, Hyperprofessionalisierung oder Hybridisierung der ärztlichen Profession.

1.2 Hintergrund und Zweck

In diesem Lehrbuch geht es um aktuelle empirische Forschungsergebnisse, systematische Einordnungen und normative Positionen zu den Themen professionelles Selbstverständnis, Handlungslogiken, Handlungsanreize, ärztliche Ethik, Rollenkonflikte, Dilemmata in Verbindung mit geänderten bzw. sich ändernden Rahmenbedingungen für ärztliche Leistungserbringer, die mit Begriffen wie z. B. Ökonomisierung, Verbetriebswirtschaftlichung, Budgetprinzip und ordnungspolitischer Wandel analytisch gefasst werden. Die Beiträge in diesem Sammelband basieren auf einer zweisemestrigen Vortragsreihe mit externen Experten der Abteilung medizinische Ausbildung und Ausbildungsforschung (MedAf) der Carl-von-Ossietzky Universität Oldenburg, die im Rahmen einer kompetenzorientierten medizinischen Lehre[1] für die Querschnittsbereiche professionelle Entwicklung und Ethik zur Pflichtlektüre werden sollen. Um die Inhalte dieses Lehrbuchs unmittelbar für die medizinische Lehre nutzen zu können, werden je Beitrag die damit bearbeitbaren Themen und Lernziele des neuen **Nationalen Kompetenzbasierten Lernzielkatalogs Medizin (NKLM)**[2] ausgewiesen. Adressaten sind die in der Lehre eingesetzten Ärztinnen/Ärzte, Curriculumsentwickler, Studierende der Humanmedizin sowie die interessierte Fachöffentlichkeit aus Wissenschaft und Praxis. Die Beiträge repräsentieren den aktuellen Stand der Forschung aus Gesundheitssystemforschung, Medizinsoziologie, Medizinethik, Berufs- und Professionssoziologie.

1.3 Ausgangspunkt I – Fraglosigkeit ärztlicher Existenz bzw. Identität ist im Schwinden begriffen

Die Gesundheitspolitik der letzten 30 Jahre und Veränderungen im Arzt-Patient-Verhältnis haben zu einer Infragestellung **ärztlicher Identität** geführt, die empirisch bereits auf der Ebene des einzelnen Arztes nachweisbar ist: Häufig bilden Konflikte zwischen der eigenen Erwartung, wie man im Umgang mit Patientinnen/Patienten handeln sollte und dem, wie man faktisch handelt, den Ausgangspunkt der problemhaften

1 Das bildungspolitische Paradigma der „Kompetenzorientierung" in Bildung und Ausbildung wurde auch von medizinischen Fakultäten als Leitbild übernommen und findet derzeit Eingang in curriculare Reformprozesse (MFT 2015a).

2 In einem mehrjährigen Entwicklungs- und Abstimmungsprozess erarbeitete der Medizinische Fakultätentag (MFT) in enger Zusammenarbeit mit der Gesellschaft für Medizinische Ausbildung (GMA) einen Katalog, dessen Ziel es ist, die Kompetenzen, die von einer Ärztin/einem Arzt zum Zeitpunkt der Approbation erwartet werden dürfen, zu beschreiben. Der NKLM wurde durch die Mitgliederversammlung auf dem ordentlichen Medizinischen Fakultätentag am 4. Juni 2015 in Kiel verabschiedet (MFT 2015b). Derzeit werden in verschiedenen Bundesländern die Curricula auf den NKLM gemappt (vgl. zum Thema Curricula-Mapping z. B. Lammerding-Koeppel et al. 2017a, b).

Erfahrung mit der eigenen Identität als Ärztin/Arzt (vgl. Braun et al. 2010; Klinke 2010; Klinke 2008a; Manzeschke 2008; Manzeschke 2006). In Interviews zum beruflichen Selbstverständnis finden sich Deutungsangebote, was der Kern der ärztlichen Profession sei, auf den man sich unter restriktiven Rahmenbedingungen ohne Identitätsverlust zurückziehen könne. Von befragten Ärztinnen/Ärzten werden dann gerne einerseits spezifische Kontextualisierungen vorgenommen, wo man noch Ärztin/Arzt sein dürfe, wie z. B. in deutschen OP-Sälen. Andererseits wird aber auch auf ärztliches Handeln in extremen Mangelsituationen verwiesen, wie z. B. in afrikanischen Ländern, das als widerspruchsfreie Ausübung der Profession wahrgenommen wird. Implizit werden in beiden Fällen spezifische Rahmen gewählt, die über die Wahrnehmung des Handelns als widersprüchlich oder tendenziell widerspruchsfrei entscheiden: In ersterem Fall ist es der Zustand einer bedarfsdeckenden Ressourcenausstattung, die es ermöglicht, Patienten auf dem Stand der medizinischen Erkenntnis, Fertigkeit und Technologie zu versorgen. In letzterem Fall ist es der Zustand eines als gegeben akzeptierten qualitativen und quantitativen Ressourcenmangels, mittels dessen man Patienten so gut wie möglich im Rahmen ärztlicher Priorisierung versorgt. Gemeinsam ist den beiden Rahmungen der Wunsch, nicht unter den Bedingungen einer selbstinduzierten Verknappung von Ressourcen handeln zu wollen: Entweder sollen die Ressourcen ausreichend vorhanden sein oder vorab von außerhalb der eigenen Verantwortung stehenden Instanzen verknappt worden sein. Im Spannungsfeld beider Pole bewegen sich seit Jahren die innerärztlichen Diskurse um Neudeutungen des beruflichen Selbstverständnisses. Entlastet man jedoch den Arztberuf von der Verantwortung für die Erfüllung eines bisher sehr umfassenden Versorgungsgebots, begibt man sich auf den Pfad von der Profession zur Dienstleistung, mit Konsequenzen für die Legitimität von Selbstverwaltungsrechten, der Freiberuflichkeit, der Rolle als zentraler Leistungserbringer im Gesundheitswesen, des gesellschaftlichen Status, der Handlungsautonomie und des Einkommens. Diese und weitere Problematiken und Szenarien aktueller Entwicklungen im Bereich professionelle Entwicklung und Ethik werden im Lehrbuch *Ärztliche Tätigkeit im 21. Jahrhundert – Profession oder Dienstleistung* eingehend von Experten aus der Gesundheitssystemforschung, der Medizinsoziologie, der Medizinethik und der Berufs- und Professionssoziologie auf dem Stand der jeweiligen Forschung dargestellt, Konsequenzen für den Arztberuf werden aufgezeigt.

1.4 Ausgangspunkt II – ordnungspolitischer Wandel

Das traditionelle und bis heute weitgehend gültige berufliche Selbstverständnis von Ärztinnen und Ärzten in Deutschland ist stark geprägt von den gesundheitspolitischen Errungenschaften der 70er-Jahre des 20. Jahrhunderts. In diesen Jahren wurden die rechtlichen und materiellen Grundlagen für eine umfassende und bedarfsgerechte Versorgung der Bevölkerung mit Gesundheitsleistungen gelegt, wobei Ärztinnen/Ärzte die Rolle als zentrale medizinische Leistungserbringer erhielten[3]. Damit wurde ein spezifisches sozialpolitisches Arrangement geschaffen, das bis Mitte der 90er-Jahre mit relativ geringen Abstrichen (Abstriche zuerst im Bereich der ambulanten Versorgung) Gültigkeit besaß und mit Abstrichen bis heute besitzt. Die deutsche Ärzteschaft ist über die gesetzliche Krankenversicherung (GKV) in die staatliche Aufgabe der Herstellung einer bedarfsdeckenden Gesundheitsversorgung auf dem Stand der medizinischen

3 Die Rolle als zentraler Leistungserbringer ist den Ärztinnen und Ärzten in Deutschland bereits zu einem früheren Zeitpunkt sozialrechtlich gewährt worden und seitdem gültig. Die wesentlichen Stationen der rechtlichen Absicherung der medizinischen Zuständigkeit des Arztes waren chronologisch betrachtet: 1933 Kassenärztliche Vereinigung gegründet, 1935 Reichsärzteordnung und 1939 Heilpraktikergesetz verabschiedet. Davor galt die von Bismarck mit Virchow im Kontext der Reichsgründung eingeführte „Kurierfreiheit“, die zu einer raschen Ausbreitung organisierter nichtärztlicher Heilerverbände geführt hatte, die sich großer Akzeptanz in der Bevölkerung erfreuten, aber die Ärzteschaft unter großen ökonomischen Existenzdruck setzten (Roelcke 2016, S. 192).

Erkenntnisse inkorporiert (Meso-Korporatismus; vgl. Lütz 1995). Dafür erfolgt staatlicherseits eine Anerkennung als Profession mit den Kernprinzipien Selbstverwaltung, Recht auf Freiberuflichkeit, Monopolstellung für die Erbringung medizinischer Gesundheitsleistungen sowie die damit verbundene Gewährleistung einer überdurchschnittlichen Einkommensposition. Als Gegenleistung erwartet der Staat die Gewährleistung einer flächen- und bedarfsdeckenden ambulanten Versorgung auf Facharztniveau sowie die Bereitstellung einer ausreichenden Anzahl an qualifizierten Ärzten für die stationäre Versorgung.

Unabhängig von Ort und Art seiner Tätigkeit ist jeder Arzt zu einer Versorgung des Patienten (GKV-Versicherten) mit Gesundheitsleistungen verpflichtet, die notwendig, ausreichend und zweckmäßig sind und qualitativ dem anerkannten Stand der medizinischen Erkenntnisse entsprechen (§§ 2, 11, 12 SGB V; vgl. z. B. VDAK 2007). Das heißt, im Tausch für die zuvor genannten Privilegien haben deutsche Ärztinnen/Ärzte individuelle und kollektiv wirksame Pflichten zu erfüllen. Dieses Tauschverhältnis hat auch Eingang in das berufliche Selbstverständnis gefunden, wie es die Bundesärztekammer bspw. in der Musterberufsordnung (MBO-Ä 2011) kodifiziert hat. Der Gesetzgeber hat allerdings im Zuge verschiedener Gesundheitsreformen seit Mitte der 90er-Jahre tendenziell vor allem die Einkommensposition niedergelassener Ärzte geschwächt und die Refinanzierung der stationären Leistungserbringung stärker konditioniert. In beiden Fällen wurde das Ziel einer Dämpfung der jährlichen Kostensteigerungen im Gesundheitswesen mit dem Instrument **prospektiver Finanzierungssysteme** (globale und einzelfallbasierte Budgetierung) verfolgt. Damit wurden Anreize geschaffen, die Versorgung von Patienten stärker an den zu erwartenden Einflüssen auf die Refinanzierung der Leistungen zu orientieren. Anders ausgedrückt: Ein Primat des Versorgungsgebots wird tendenziell durch einen Primat des Wirtschaftlichkeitsgebots ersetzt[4], wodurch sich tendenziell dissonante Erfahrungen mit den Rollenerwartungen des traditionellen professionellen Selbstverständnisses in der beruflichen Praxis verstärkt haben. Für die heutige Ausbildung des medizinischen Nachwuchses ergibt sich daraus die Problematik, dass die Vermittlung und habituelle Verankerung normativer Handlungserwartungen (professionelles Selbstverständnis), als gültige Normen professioneller Handlungen, zunehmend aufgrund widersprüchlicher Erfahrungen der Studierenden mit gegenwärtigen Handlungspraxen („Praxisschock"; vgl. Fuchs 2013; Koch et al. 2013) scheitert, sofern diese Tendenzen nicht aktiv in der medizinischen Ausbildung im Rahmen der professionellen Entwicklung bearbeitet und z. B. im Rahmen von Ausbildungsforschungsprojekten genauer untersucht werden.

1.5 Überblick I – thematische Blöcke

Entlang der soeben skizzierten Rahmung werden in diesem Lehrbuch der aktuelle Stand der Forschung zu den Problemdimensionen ärztlicher Professionalität im ordnungspolitischen Wandel dargestellt und Handlungsoptionen aufgezeigt. Die Beiträge sind dazu in mehrere thematische Blöcke gegliedert. Dabei handelt es sich um die Themenfelder:

- Verortungen der ärztlichen Profession im Gesundheitssystem – von der Dienstleistung zur Profession und zurück (II);
- Verortungen der ärztlichen Ethik im Wettbewerb – ärztliche Handlungslogiken im ordnungspolitischen Wandel (III);

4 Diese Zielverschiebung entspricht einer sozialpolitischen Veränderung der Stufe 3 (Hall 1993, S. 278f.) und kann diskursanalytisch als „ordnungspolitischer Wandel" gekennzeichnet werden (Klinke 2005; Klinke 2008b; Klinke 2009; Klinke 2010). Andere Analysten, die stärker auf die formale Regelungstiefe abheben, sprechen eher von einer sozialpolitischen Veränderung der Stufe 2, die allerdings auch ihrer Auffassung nach zu einem grundlegenden Wandel geführt hat und als „evolutiv-pfadabhängiger Wandel, der im Ergebnis zu nachhaltigen Strukturveränderungen führt", bezeichnet wird (Gerlinger und Reiter 2017, S. 267).

- Verortungen der gesellschaftlichen Rolle und Bedeutung des Arztes im 21. Jahrhundert – flexible Rollengestaltung zwischen generalistischer Professionalität und spezialisiertem Expertentum (IV);
- Ausblick – Aufgaben für die professionelle Entwicklung des ärztlichen Nachwuchses und die Organisation der Arbeit im Krankenhaus (V).

In diesen Themenfeldern werden die Fragestellungen kenntnisreich bearbeitet und von den Autorinnen und Autoren miteinander in Beziehung gesetzt.

- **Verortungen der ärztlichen Profession im Gesundheitssystem – von der Dienstleistung zur Profession und zurück (II)**

Im Themenfeld II finden sich Beiträge zu Entstehung, Entwicklung und Veränderung des beruflichen Selbstverständnisses ärztlicher Handlungslogiken und Dispositionen im Kontext professionssoziologischer Konzepte und Theorien. Gefragt wird nach Kernbereichen ärztlicher Tätigkeit, funktionalen und performativen Anforderungen und Konstituenten einer seit der zweiten Hälfte des 20. Jahrhunderts weitgehend gültigen ärztlichen Identität. Herausgearbeitet wird, was aus soziologischer Sicht, in Abgrenzung zu alltagssprachlicher Verwendung, die ärztliche Profession von einem Beruf unterscheidet. Darüber hinaus wird dargestellt, wie die ärztliche Profession in sozialpolitische institutionelle Regelungen und Arrangements (z. B. in das spannungsvolle Verhältnis zu den Krankenkassen) eingebunden ist und welche wechselseitigen Abhängigkeiten zwischen dieser Institutionalisierung der ärztlichen Tätigkeit und einem Selbstverständnis als Profession bestehen. Erläutert werden geänderte Rahmenbedingungen auf der Makro- und Mesoebene der Leistungserbringung mit Bezug zu professionellem Selbstverständnis bzw. der Leistungserbringung auf der Mikroebene (ärztliche Leistungserbringung). Diskutiert wird, ob sich ärztliche Professionalität aufgrund soziokultureller und sozialpolitischer Entwicklungen verändert hat und welche Konsequenzen diese Veränderungen für die Definition des Arztberufs als Profession und die damit verkoppelten politisch-institutionellen Arrangements haben.

- **Verortungen der ärztlichen Ethik im Wettbewerb – ärztliche Handlungslogiken im ordnungspolitischen Wandel (III)**

Im thematischen Block III werden, vor dem Hintergrund geänderter Rahmenbedingungen für ärztliches Handeln, empirisch beobachtbare Tendenzen eines sich wandelnden beruflichen Selbstverständnisses, sich ändernder Handlungslogiken, Rollenverständnisse, Betätigungsfelder und alternativer Karrierepfade dargestellt und in Bezug zur professionellen Ethik und gesellschaftlichen Funktion gesetzt. Anhand von Einstellungen zu Evidenzbasierung, Leitlinien, Casemanagement, strukturierten Behandlungspfaden, pharmakologischer Krebsforschung, wunscherfüllender Medizin usw. wird gezeigt, in welcher Beziehung diese zu Versuchen der Neudefinition medizinischer Notwendigkeit und einer Begrenzung ärztlicher Verantwortung stehen. Gefragt wird, ob trotz dieser Infragestellungen traditioneller ärztlicher Verhaltensweisen weiterhin habituell geprägte ärztliche Milieus Bestand haben, wie von diesen der äußere Wandel verarbeitet wird bzw. ob Ansätze zu neuen habituellen Identitäten existieren. Es wird also untersucht, welchen Veränderungstendenzen das berufliche Selbstverständnis von Ärztinnen/Ärzten derzeit unterworfen ist, welche Antworten die Akteure geben und welche Neudeutungen vor dem Hintergrund eines grundlegenden sozialpolitischen Wandels im Gesundheitswesen entstanden sind.

- **Verortungen der gesellschaftlichen Rolle und Bedeutung des Arztes im 21. Jahrhundert: flexible Rollengestaltung zwischen generalistischer Professionalität und spezialisiertem Expertentum (IV)**

Im Block IV werden strategisch-praktische Anpassungsreaktionen und -fähigkeiten von Ärzten auf geänderte gesellschaftliche, gesundheitspolitische und technologische Entwicklungen thematisiert. In den Beiträgen wird gezeigt, dass sich das ärztliche Professionsverständnis sowohl historisch als auch aktuell als flexibel und anpassungsfähig erwiesen hat bzw. erweist, wenn es darum geht, neue Anforderungen an ärztliche Tätigkeit und/oder neue Betätigungsfelder/Zuständigkeiten in die ärztliche Profession zu integrieren und damit den gesellschaftlichen Status quo als zentralen Leistungserbringer im Gesundheitswesen zu erhalten. Hinsichtlich technologischer Entwicklungen wird u. a. der Frage nachgegangen, inwieweit autonome Systeme und die Informatisierung von Behandlungsentscheidungen ärztliche Verantwortung in Frage stellen, das Arzt-Patient-Verhältnis bedrohen und damit einen Bedeutungsverlust des Berufes bewirken. Außerdem wird analysiert, welche sozialstrukturellen und soziokulturellen Bedingungen dazu beitragen, dass die ärztliche Profession einerseits in der Lage ist, sich als relativ homogene gesellschaftliche Elite zu behaupten, sich aber anderseits die gleichen Faktoren als Hemmnisse für aktuelle kooperative Formen der Zusammenarbeit erweisen, wie z. B. der Kooperation mit der Pflege im Krankenhaus.

- **Ausblick – Aufgaben für die professionelle Entwicklung des ärztlichen Nachwuchses und die Organisation der Arbeit im Krankenhaus (V)**

Im abschließenden Themenfeld V werden vor allem die Folgen widersprüchlicher ärztlicher Praxis für die berufliche Sozialisation künftiger Ärztinnen/Ärzte anhand von bereits heute empirisch feststellbaren Tendenzen in Studium und Weiterbildung erörtert. Es wird der Frage nachgegangen, wie und mit welchen Mitteln diesen Tendenzen begegnet werden kann, um professionelle Handlungsorientierungen erfolgreich zu verankern. Darüber hinaus wird thematisiert, welche organisatorischen Rahmenbedingungen geeignet sind, diesen Prozess zu unterstützen und wie z. B. über das betriebliche Gesundheitsmanagement hemmende Bedingungen beseitigt und fördernde Bedingungen geschaffen werden können. Im Einzelnen werden Verunsicherungen, Belastungen, Neudeutungsangebote von Studierenden und Berufsanfängerinnen/Berufsanfängern geschildert und die Mechanismen untersucht, die diese Erfahrungen in kollektive Deutungen ihrer Rolle und von Rollenerwartungen an ihren Beruf transformieren. Gefragt wird, ob sich im Studium bereits Kernelemente eines künftigen professionellen Selbstverständnisses identifizieren lassen, welche Verbindungen zwischen diesen Kernelementen und Neudeutungsangeboten des beruflichen Selbstverständnisses identifiziert werden können und worin die Bedingungen einer gelingenden ärztlichen Sozialisation bestehen. Des Weiteren werden spezifische Herausforderungen (i. e. Wachstum psychischer Belastungen) für den medizinischen Nachwuchs im ökonomisierten Krankenhaus herausgearbeitet.

1.6 Überblick II – Inhalte der Kapitel

Im Folgenden werden die einzelnen Kapitel des Bandes kurz vorgestellt. Diese Kurzvorstellung dient der besseren Orientierung des Lesers und ermöglicht eine schnelle Identifizierung passender Beiträge für die Gestaltung von Lehre und Selbststudium.

- **Block II: Kapitel 2–6**

Kapitel 2 Dieses Kapitel (Bollinger) bietet einen Überblick über die verschiedenen Definitionen von Berufen als Profession und damit einen Einstieg in das zentrale Thema dieses Lehrbuchs: der ärztlichen Tätigkeit als Profession oder Dienstleistung. Differenziert wird zwischen alltagssprachlichen Verwendungen, berufsständischen Verständnissen und soziologischen Sichtweisen. Hergeleitet wird, warum der Arztberuf historisch und soziologisch häufig als Referenzprofession genannt wird. Ein Schwerpunkt des Beitrags liegt auf der Verdeutlichung von inhaltlichen Unterschieden der Professionskonzepte und den jeweiligen Konsequenzen für die ärztliche Tätigkeit. Gezeigt wird, dass das jeweilige Professionsverständnis – gemeint sind sowohl Sichtweisen der organisierten Ärzteschaft als auch soziologische Perspektiven – meist Unschärfen hinsichtlich seiner real- und idealtypischen Gültigkeit besitzt.

Kapitel 3 In Kapitel 3 (Pfadenhauer) wird einem spezifischen Phänomen der ärztlichen Tätigkeit als Profession nachgegangen: Anhand des Kompetenz-Paradigmas wird gezeigt, dass das Gelingen der Arzt-Patient-Interaktion darauf basiert, dass der Laie (Patient) dem Experten (Arzt) Kompetenz zuschreibt, denn meist kann in der Situation weder der Patient überprüfen, noch der Arzt beweisen, dass diese ausreichend vorhanden ist. Insofern wird argumentiert, dass der Kompetenznachweis bei Professionen notwendig in der Performanz als Kompetenzdarstellung erfolgt, die auf wechselseitigen Erwartungshaltungen bezüglich sozialer Angemessenheit basiert. Dieses professionelle Handeln wiederum wird als Professionalität aufgefasst, die in diesem Beitrag – aus phänomenologischer Sicht – für die Geltung als Profession als entscheidend betrachtet werden kann. In der Konsequenz liefert diese Analyse eine Heuristik für viele Phänomene, wie z. B. alle Formen von Placebo-Effekten sowie Über- und Fehlversorgung aller Art, die zumindest diejenigen ärztlichen Handlungen zu erklären hilft, die weder primär medizinisch indiziert, noch primär einer ökonomisierten Handlungslogik zuzurechnen sind. Die Tatsache, dass es sich bei Interaktionen immer um das Spiel mit wechselseitigen Vorstellungen von Angemessenheit handelt, verweist auf die sozialen Rahmungen jeder professionellen Handlung, weshalb Professionalität hier letztendlich als institutionalisierte Kompetenzdarstellungskompetenz bezeichnet wird.

Kapitel 4 Das folgende Kapitel (Vogd) schließt implizit an die Befunde einer notwendigen Kompetenzdarstellungskompetenz an, indem herausgearbeitet wird, dass das Entscheiden und damit das Handeln unter Bedingungen der Unsicherheit das zentrale Bezugsproblem der ärztlichen Profession darstellen. Während zuvor der performative Akt an sich betrachtet wurde, wird nun die Verbindung zur medizinisch indizierten Krankenbehandlung hergestellt. Ärztliche Professionalität besteht demnach darin, im praktischen Handeln eine Balance zwischen Wissen und Nichtwissen herzustellen. Die These lautet, dass dies auch in Zukunft so bleiben wird, da weder die Versuche zur Evidenzbasierung der Medizin noch ihre zunehmende Organisation mittels betriebswirtschaftlicher Managementmethoden diesbezügliche Ambivalenzen aufheben können bzw. letztere diese sogar verstärken werden. Die Aufgabe des professionellen Akteurs ist es daher, die Fähigkeit und den Willen zu besitzen, praxistaugliche riskante Entscheidungen in engem Bezug zum Patienten zu treffen. Hinsichtlich des ordnungspolitischen Wandels im Gesundheitswesen und der damit einhergehenden ökonomischen Zurichtung der Krankenbehandlung wird gefolgert, dass Vertrauen als notwendige Ressource für das Gelingen der Arzt-Patient-Interaktion ein zunehmend knappes Gut sein wird, dessen Herstellung umso mehr allein im unmittelbaren Kontakt möglich sein wird.

Kapitel 5 Nachdem in den ersten Beiträgen die grundsätzlichen Bedingungen professioneller ärztlicher Handlungen, erfolgreicher Krankenbehandlung und der Leistungserbringung im ordnungspolitischen Wandel erörtert wurden, werden in Kapitel 5 (Gerlinger) die Beziehungen zwischen Ärzteschaft und gesetzlicher Krankenversicherung dargestellt, da letztere sowohl als Ermöglicher als auch Begrenzer einer bedarfsgerechten Versorgung im ärztlichen Alltag fungiert. Historisch betrachtet ist das Verhältnis von Krankenkassen und Ärzteorganisationen durch ein Nebeneinander von Kooperation und Konflikt geprägt. Aufgezeigt wird, dass die ärztliche Leistungserbringung in diesem institutionellen Setting unter Bedingungen erfolgt (z. B. Vergütung, Richtlinien, Mengenbeschränkungen), über die sich Ärzte und ihre Organisationen häufig beklagen. Im Vordergrund dieses Beitrags stehen die widersprüchlichen Auswirkungen der gesetzlichen Krankenversicherung auf den Arztberuf, auf die Kodifizierungen des professionellen Selbstverständnisses und die Standpunkte von Ärzteorganisationen, wobei besonders die wachsende Rolle des Wettbewerbs und finanzieller Anreize für ärztliches Handeln untersucht werden.

Kapitel 6 Abgeschlossen wird dieses grundlegende Themenfeld zur ärztlichen Profession in Kapitel 6 (Bollinger) mit einem Ausblick auf Tendenzen einer Deprofessionalisierung des Ärztestandes. Der Beitrag lautet ‚revisited', da bereits vor mehr als 30 Jahren in der Soziologie und in der Medizingeschichte der Begriff ‚Deprofessionalisierung' eingeführt wurde, begründet mit den damals beobachtbaren Entwicklungstendenzen des Ärztestandes von einer Profession (im soziologischen Sinne) zu einem akademischen Expertenberuf. Thematisiert wird, inwieweit die damals beobachteten Tendenzen sich bestätigt oder gar verstärkt haben und inwieweit es aus heutiger Sicht Sinn ergibt, von Deprofessionalisierung zu sprechen. Erörtert werden diesbezüglich staatliche Maßnahmen, wie die Verrechtlichung der Medizin und die Eingriffe in die Reproduktion des Ärztestandes durch Einführung des Numerus clausus, die Technisierung der Medizin, die zunehmenden Professionalisierungsansprüche nichtärztlicher Gesundheitsberufe wie Pflege, Physiotherapie usw., veränderte Erwartungen von Patientinnen/Patienten an die Gestaltung des Arzt-Patient-Verhältnisses, aber auch Veränderungen innerhalb der Ärzteschaft selbst, wie etwa der zunehmende Rückzug aus einer umfassenden hausärztlichen Versorgung.

- **Block III: Kapitel 7–11**

Kapitel 7 Im ersten Beitrag dieses Blocks (Klinke) wird der Stand der Forschung zu Veränderungstendenzen des beruflichen Selbstverständnisses von Ärztinnen/Ärzten im heutigen DRG-Krankenhaus vorgestellt. Untersuchungen zum ärztlichen Selbstverständnis lassen für die Umstellung auf ein prospektives Krankenhausfinanzierungsystem spezifische Effekte sowohl organisationaler als auch handlungspraktischer Art für die beschäftigten Ärzte im Krankenhaus erwarten. Daher werden die von Experten geäußerten Hypothesen bezüglich des Einflusses von DRGs und Budgetierung auf das berufliche Selbstverständnis von Ärzten/-innen aufgegriffen und anhand der umfangreichen Daten des WAMP-Projektes und neuerer Untersuchungen auf ihre Gültigkeit überprüft.

Kapitel 8 Das Kapitel 8 (Kühn) bietet eine grundlegende Einführung in die ärztliche Tätigkeit im kommerzialisierten Krankenhaus. Gefragt wird, welche Strukturen auf welche Weise Wahrnehmung, Denken, Urteilen und Handeln der Akteure im Krankenhaus prägen. Dargestellt werden die Interessenkonflikte und spezifischen Rationalitäten eines ‚ökonomisch rationalen Verhaltens', wie sie durch Ökonomisierungsprozesse hervorgebracht, verstärkt und/oder begünstigt werden. Anhand grundlegender medizinsoziologischer Einsichten erfolgt eine Auseinandersetzung mit den gegenwärtigen Handlungsbedingungen von Ärztinnen/Ärzten im Krankenhaus und mit Strategien, diesen Zielkonflikten zu begegnen.

Kapitel 9 In Kapitel 9 (Schnell) wird der Strukturwandel der Medizin anhand der pharmakologischen Krebsforschung exemplifiziert. Berichtet wird aus den Ergebnissen einer aktuellen DFG-Studie. Untersucht wird, ob der Strukturwandel einen neuen Typus von Professionalität hervorbringt, in dem sich Wissen und Wertorientierung medizinischer Herkunft und manageriale Handlungsorientierung verschränken. Anhand der Krebsmedizin werden Interessenkonflikte involvierter Ärzte zwischen der Suche nach neuen therapeutischen Behandlungsmöglichkeiten und den Logiken einer von hohem Investitionsrisiko, internationalem Wettbewerb und Kapitalspekulation gekennzeichneten Branche sichtbar gemacht. Gefragt wird, ob und inwiefern sich fachliche und berufsethische Orientierungen mit den kommerziellen Zwängen der industriellen Wirkstoffforschung vereinbaren lassen bzw. welchen Einfluss die Tätigkeit für die pharmazeutische Industrie auf das professionelle Selbstverständnis hat. Gefolgert wird, dass sich hier eine Hybridisierung ärztlicher Professionalität nachweisen lässt.

Kapitel 10 Nach diesem empirischen Beispiel für Wandlungstendenzen der ärztlichen Profession wird in Kapitel 10 (Eichinger) aus Sicht der Medizinethik der Frage nachgegangen, ob neue ärztliche Betätigungsfelder fachliche und berufsethische Praxen fördern, die eher typisch für Dienstleistungsberufe und primär durch eine geringere Verantwortung für den Patienten gekennzeichnet sind. Thematisiert werden die Betätigungsfelder medizinische Selbstoptimierung und Wunscherfüllung. Anhand der Beispiele Anti-Aging, Schönheitschirurgie, Neuroenhancement und Gendoping wird erörtert, welche delegitimierenden Auswirkungen diese Tätigkeiten auf die gesellschaftliche Sonderstellung der Medizin, ihre spezifische moralische Kompetenz als Profession und ihren Status als Institution der Hilfe für Patienten in Not aus ethischer Sicht haben.

Kapitel 11 In Kapitel 11 (Manzei) wird untersucht, inwieweit die im Zuge der Ökonomisierung der akutstationären Krankenversorgung verstärkten Bemühungen um Standardisierungen in der Medizin (EBM, Leitlinien, Scores etc.) bedarfs- und patientenorientierte Perspektiven in der Versorgung stärken und damit einen Gegenpol zur Orientierung von Versorgungsentscheidungen an Erlöskriterien bieten und als Ankerpunkt für Beharrungstendenzen eines traditionellen beruflichen Selbstverständnisses dienen können. Berichtet wird über Ergebnisse eines großen Forschungsprojektes zur Nutzung von Standards in der intensivmedizinischen Praxis. Insbesondere anhand der praktischen Nutzung medizinischer Klassifikationssysteme (sog. Medical Scoring Systems) wird aufgezeigt, dass eine zweckentfremdete Nutzung stattfindet, die mittelbar strukturelle ethische Konflikte für das ärztliche und pflegerische Personal erzeugt und Unter-, Über- und Fehlversorgung begünstigt.

Block IV: Kapitel 12–16

Kapitel 12 Während in den fünf Kapiteln des voranstehenden thematischen Blocks Tendenzen eines Wandels der ärztlichen Profession geschildert wurden, die eher zu einer Delegitimierung und Infragestellung des Professionscharakters führen, beginnt dieser Block in Kapitel 12 (Atzeni) mit der Darlegung von Gründen, weshalb sich die ärztliche Profession im Zeitlauf immer wieder erfolgreich an neue gesellschaftliche Anforderungen anpassen konnte, ohne an Funktion, Status und Prestige zu verlieren. Hierzu wird Genese, Wandel und Funktion der Sozialfigur des Arztes analysiert. Herausgearbeitet wird, dass die Existenz einer positiven Sozialfigur sowohl konstitutiv notwendig für die Funktionsweise moderner Medizin als auch eine Ressource für erfolgreiche Anpassungen an veränderte gesellschaftliche Rollenerwartungen ist. Mit der Sozialfigur des Arztes ist die jeweils historisch gültige gesellschaftliche Idee des Ärztlichen gemeint, also diejenigen Vorstellungen vom Arzt und seiner Tätigkeit, die gemeinhin vorbewusst und spontan als „Bild" abrufbar sind. Im Gegensatz zu Überlegungen, die ärztliche De- bzw. Hyperprofessionalisierung angesichts sich verändernder gesellschaftlicher Erwartungen an den Arztberuf diagnostizieren, wird hier anhand einer historischen Analyse ärztlicher Selbst- und soziologischer Fremdbeschreibungen über den Zeitraum von 150 Jahren gezeigt, dass trotz teils starkem äußerlichem Wandel die ärztliche Profession im Hinblick auf die positive Sozialfigur Arzt im Kern von Kontinuität geprägt ist.

Kapitel 13 In Kapitel 13 (Lindemann) wird ein weiteres Beispiel für die Anpassungsfähigkeit der ärztlichen Profession thematisiert und anhand von Forschungsergebnissen gezeigt, wie dieses anfänglich große Problem in das Inventar medizinischer Praxis integriert werden konnte: das Hirntodkonzept. Die medizinische Praxis besteht gemeinhin aus den Elementen Diagnose, Behandlung und Pflege von Personen. Der Arzt-Patient-Beziehung wird dabei eine zentrale Rolle zugeschrieben, auch wenn diese z. B. in der Intensivmedizin stark technisch vermittelt ist. Lange galt der Satz: Der Arzt behandelt lebende Personen und seine Zuständigkeit endet mit dem Tod. Mit der Erfindung der Transplantationsmedizin musste jedoch eine neue Vorstellung vom Tod gefunden werden. Mit dem Hirntodkonzept wurden nicht nur bestehende medizinische Praxen geändert, sondern damit auch die ärztliche Zuständigkeit über den Tod hinaus ausgedehnt. Vor diesem Hintergrund wird nachvollziehbar, warum das Hirntodkonzept bzw. die Diagnose „Hirntod" bis heute wie ein Fremdkörper im medizinischen Wissen wirkt und warum dieses Todeskonzept immer wieder umstritten sein wird.

Kapitel 14 Das Kapitel 14 (Sander) wendet sich aktuellen Anpassungsbedarfen zu: Empirisch wird untersucht, wie realistisch derzeitige Anforderungen an die ärztliche Profession sind, mit anderen Heilberufen erfolgreich zu kooperieren. Mithin geht es also erneut um Anpassungsfähigkeit an veränderte gesellschaftliche, gesundheitspolitische bzw. organisatorische Erwartungshaltungen. Die Analyse und der Vergleich alltagskultureller Orientierungen von Medizinern und Pflegekräften greift aktuelle Debatten um Reformbedarfe in Krankenhausorganisation und Medizinerausbildung auf, denn abgesehen von Unterschieden in Bildungsniveau, (hierarchischer) Berufsposition und den Einkommen sind diese bisher weitgehend unerforscht. Bekannt ist hingegen, das alltagskulturelle Distanzen Kooperationsbereitschaft zwischen Funktionsgruppen im Berufsalltag hemmen. Wenn Gruppen unterschiedliche Lebensstile, Mentalitäten und Werte in ihren Arbeitsalltag ‚hineintragen', stellen diese im Falle größerer Heterogenitäten der geforderten Kooperation Hürden in den Weg. Auf Basis der Allgemeinen Bevölkerungsumfrage der Sozialwissenschaften (ALLBUS) wird hierzu eine Clusteranalyse durchgeführt. Überprüft wird auch die relative soziale Exklusivität der Ärztinnen/Ärzte im Vergleich zu anderen ‚höheren' Berufen. Gezeigt wird, dass Ärztinnen/Ärzte einem vergleichsweise traditionellen (bildungs-)bürgerlichen Milieu zuzuordnen sind, das sich in seinen alltäglichen Praktiken und Denkweisen recht markant von den Pflegekräften, aber auch von anderen traditionellen (z. B. Juristinnen/Juristen) und weniger traditionellen (z. B. Ingenieurinnen/Ingenieure) akademischen Berufen unterscheidet. Um erfolgreich arbeitsalltägliche Arbeitsbündnisse zu realisieren, wird gefolgert, lohne es sich, an den Stellschrauben der professionellen Sozialisation zu drehen: Curricula, Lehr-/Lernsettings, Praxisphasen und Facharztausbildungsmodelle.

Kapitel 15 In Anlehnung an den vorherigen Beitrag beschäftigt sich Kapitel 15 (Manzeschke) ebenfalls mit aktuellen bzw. künftigen Herausforderungen für die ärztliche Profession in Gestalt digitaler Operationstechniken und zunehmender Informatisierung von Diagnosen und Behandlungsentscheidungen. Zur Debatte stehen das Arzt-Patient-Verhältnis und die ärztliche Verantwortung, denn der Trend zu einer maschinenbasierten, vor allem aber datenbasierten Medizin, insbesondere im klinischen Bereich, verändert die Behandlungsmethoden wie auch die Kontaktweisen zwischen Arzt und Patient. Diese Maschinen (z. B. Operationsroboter) verändern das Handeln und Berufsbild des Operateurs und in Verbindung mit computerisierten Expertensystemen verändert sich der Handlungsrahmen des Arztes und die Technik wird von einem Hilfsmittel zu einem eigenen, die (Be-)Handlung konstituierenden Faktor in der Gesundheitsversorgung. Im Hinblick auf die ärztliche Verantwortung wird der Frage nachgegangen, inwieweit diese – jenseits juristischer Erwägungen – künftig noch praktisch und glaubhaft anwendbar sein wird. Der Status der ärztlichen Tätigkeit als Profession wird jedoch mit eingeschränkter Verantwortung kaum Bestand haben können.

Kapitel 16 Der letzte Beitrag dieses thematischen Blocks greift in Kapitel 16 (Saake) gesellschaftliche Tendenzen und daran anknüpfende Problemverortungen der Soziologie auf, die in Bezug auf das Arzt-Patient-Verhältnis auf Forderungen nach einem inhaltlichen Austausch auf Augenhöhe hinauslaufen und sich gegen paternalistische Verhaltensweisen wenden. In Anknüpfung an Kapitel 3 (Kompetenzdarstellungskompetenz), Kapitel 4 (Entscheiden unter Bedingungen der Unsicherheit) und Kapitel 10 (Sozialfigur) wird jedoch diesen symmetrisierenden Forderungen eine Absage erteilt, sowohl empirisch als auch funktional. Argumentiert wird, dass gegenläufig zu gesellschaftlichen Symmetrieerwartungen sich in Organisationen weiterhin große Asymmetrien zwischen spezialisierten Berufsgruppen und ihrem Laienpublikum beobachten lassen. Anhand von empirischem Material wird gezeigt, dass sich das ungleiche Gespräch zwischen Arzt und Patient besser verstehen lässt, wenn man es als Teil der medizinischen Behandlung begreift, in der zwischen medizinischer Logik und Erwartungshaltungen der Patientinnen/Patienten vermittelt wird, ohne jedoch die zugrundliegende Asymmetrie auflösen zu können. Die zeitgeistige Diskussion um den autonomen Patienten wird hier als Fiktion entlarvt, die in weiten Teilen auch nicht den realen Erwartungshaltungen der Patienten entspricht, denn diese wollen vor allem eins: dass der Arzt willens und fähig ist, ihr Leiden zu erkennen und zu lindern.

- **Block V: Kapitel 17–18**

Kapitel 17 In Kapitel 17 (Reimann) wird die Perspektive gewechselt: Entgegen den bisherigen Verortungen aktueller Veränderungstendenzen der ärztlichen Profession im ordnungspolitischen Wandel anhand der Praxis derzeit tätiger Mediziner wird nun der ärztliche Nachwuchs in Studium und Weiterbildung fokussiert. Gefragt wird, wie Medizinstudierende und Ärztinnen/Ärzte in Weiterbildung unter heutigen Bedingungen einen Berufsethos ausbilden, woran sie sich dabei orientieren und vor welche Herausforderungen sie bei der Ausbildung dieses Ethos gestellt sind. Vor dem Hintergrund eines expliziten wie impliziten Lehrplans müssen Studierende Orientierungen entwickeln und entfalten, die den geforderten Orientierungen im medizinischen System inhärent und vor allem mit diesen kongruent sind – ein Unterfangen, dessen Gelingen im Sinne einer Habitualisierung patientenorientierter Verhaltensweisen nicht selbstverständlich ist. Jenseits normativer Fragen nach der „guten Ärztin", dem „guten Arzt" wird in diesem Beitrag vor allem eine empirische Antwort durch die Medizinstudierenden und Ärztinnen/Ärzte in Weiterbildung gegeben, die Anforderungen an die künftige Aus- und Weiterbildung erkennen lassen.

Kapitel 18 Das abschließende Kapitel (Badura) dieses Lehrbuchs ergänzt die zuvor herausgearbeiteten Problemdimensionen und möglichen Lösungsstrategien um eine Perspektive, die an die Schlussfolgerungen aus Kapitel 7 (Strukturethik) anknüpft: Wie können Bedingungen geschaffen werden, die ein ärztliches Handeln im Rahmen gültiger Professionsnormen nicht zu einer kräftezehrenden heroischen Tat verkommen lassen? Als sinnvoller Hebel für derartige Strukturänderungen werden hier das betriebliche Gesundheitsmanagement in den Fokus gerückt und aktuelle Anforderungen und Handlungsoptionen benannt. Wie für die Arbeit in anderen großen Organisationen/Unternehmen gilt auch für die ärztliche Arbeit im Krankenhaus, dass das betriebliche Gesundheitsmanagement vor neuen Anforderungen steht: Gesundheit sollte gefördert und nicht nur Krankheiten verhütet werden; die psychische Gesundheit rückt in den Fokus und nicht mehr nur physische Beschwerden. Umzusetzende präventive Maßnahmen betreffen insbesondere die „Treiber" guter Gesundheit wie Kultur, Führung und zwischenmenschliche Beziehungen. Damit steht die Organisation an sich und nicht mehr nur der einzelne Beschäftigte im Zentrum. Anhand umfangreicher Statistiken und Forschung wird argumentiert, dass Organisationsdiagnosen und die Planung, Durchführung und Evaluation daraus abgeleiteter Programme immer bedeutsamer für das betriebliche Gesundheitsmanagement werden. Für die Mediziner als Adressaten und Protagonisten eines derart reformierten Gesundheitsmanagements werden vor allem Teamarbeit und der Umgang mit Fehlzeitenstatistiken und Mitarbeiterbefragungen zu einem erweiterten Aufgabengebiet, für das sie in Aus- und Weiterbildung entsprechend vorbereitet werden sollten.

1.7 Hinweise für die Benutzung durch Dozierende und Studierende der Humanmedizin

Das Lehrbuch dient als Initiative zur besseren Sichtbarmachung aktueller medizin- und professionssoziologischer Perspektiven auf die – für Modellstudiengänge – besonders wichtigen Themen professionelle Entwicklung und ärztliche Ethik. Zur besseren curricularen

Verankerung dieser Thematiken und der Verbesserung diesbezüglicher Lehrfähigkeiten der Dozenten ist es sinnvoll, Maßnahmen zu ergreifen, die geeignet sind, a) die Thematik professionelle Entwicklung/Ethik sowohl für Dozentinnen/Dozenten und Studierende als auch für die Fakultäten deutlich sichtbar werden zu lassen und b) Lehrmittel auf dem aktuellen Stand der Forschung zu generieren, die nachhaltig die spezifischen Ansätze des Modellstudiengangs Humanmedizin in Oldenburg für den Bereich professionelle Entwicklung und Ethik deutlich machen und dauerhaft zur Verbesserung der Lehre dort und an anderen medizinischen Fakultäten in Deutschland genutzt werden können. Die Erstellung des Lehrbuchs dient der Generierung einer innovativen Standardlektüre für die Lehre, die Gestaltung des Unterrichts und der Prüfungen in den Querschnittsbereichen 2 (Geschichte, Theorie, Ethik der Medizin), 3 (Gesundheitsökonomie, Gesundheitssystem, Öffentliches Gesundheitswesen) und 10 (Prävention, Gesundheitsförderung).[5] Darüber hinaus können die Inhalte für Lernziele der verzahnten Bereiche professionelle Entwicklung/Ethik, Geschichte und Recht des NKLM genutzt werden, in denen die jeweiligen Anforderungen der Approbationsordnung als Kerncurriculum konkretisiert wurden.

Jedes Kapitel beginnt mit Leitfragen und wird mit einem Fazit/Schlussfolgerungen abgeschlossen, denen ergänzend Lernziele an die Seite gestellt wurden. Außerdem wurden die jeweiligen Ordnungsnummern der thematisierten Rollen und Lernziele des NKLM[6] hinterlegt, um einen zukunftssicheren Einsatz des Lehrbuchs für eine kompetenzorientierte Lehre und das Selbststudium zu erleichtern:

> » Der NKLM beschreibt das Absolventenprofil von Ärztinnen/Ärzten nach einer universitären Ausbildung im Sinne eines Kerncurriculums Medizin. Die im Studium angelegten Kompetenzen werden in der Weiter- und Fortbildungsphase weiterentwickelt und differenziert. (MFT 2015b, S. 11)

Der NKLM ist in drei miteinander verzahnte Abschnitte gegliedert (1. Arztrolle; 2. Medizinisches Wissen, klinische Fähigkeiten und professionelle Haltungen; 3. Patientenzentrierte Gesundheitsversorgung). Besonders eng verknüpft sind Abschnitt 1 und 2 und darunter auch die für das Thema des Lehrbuchs zentrale Rolle des professionell Handelnden mit dem Kapitel „Ethik, Geschichte und Recht" des NKLM. Jedes Unterkapitel im NKLM ist in drei Stufen untergliedert: Ebene 1 Kompetenzen, Ebene 2 Teilkompetenzen und Ebene 3 Lernziele mit Angabe der Kompetenzebene (MFT 2015b, S. 14). Anhand der Leitfragen und Lernziele können daher bequem Lehrinhalte und Prüfungsaufgaben erstellt werden[7]. Lernziele des NKLM aus den Kompetenzbereichen „Professionelle Entwicklung" (◘ Tab. 1.1) und „Ethik der Medizin" (◘ Tab. 1.2) werden im vorliegenden Lehrsammelband thematisiert und können von Dozentinnen/Dozenten für die inhaltliche Konzeption ihrer Lehrveranstaltungen genutzt werden. Studierende können das Lehrbuch im Rahmen des Selbststudiums, der Prüfungsvorbereitung und der Erstellung wissenschaftlicher Arbeiten nutzen. In Klammern stehen die Ordnungsnummern (z. B. verweist ‚ID 5.1' auf eine Kompetenz in Kapitel 5) und Seitenzahlen (z. B: S. 30) des NKLM in der Version vom 04.06.2015 (MFT 2015b).

---

5 Die Zuordnung zu den Querschnittsbereichen erfolgt nach geltender Approbationsordnung (Stand vom 27. Juni 2002 [BGBl. I S. 2405], zuletzt geändert durch Artikel 5 des Gesetzes vom 18. April 2016 [BGBl. I S. 886]).

6 Der NKLM kann im Internet eingesehen und als PDF heruntergeladen werden, denn Dozierende und Fakultäten sind eingeladen, den NKLM mit ihren eigenen fakultären Lernzielkatalogen und den einzelnen Lehrveranstaltungen zu verknüpfen und damit zu einer kontinuierlichen Weiterentwicklung des NKLM beizutragen (MFT 2015b, S. 12).

7 Im NKLM finden sich praktische Hinweise zur Ableitung geeigneter Prüfungsformate (MFT 2015b, S. 25f.).

Tab. 1.1 Bezüge zum Kerncurriculum des NKLM in diesem Lehrbuch: Professionelle Entwicklung. (Adapt. nach MFT 2015b)

Kapitel des NKLM	Lernziele, Ordnungsnummern und Seitenzahlen im NKLM	Kapitel im Lehrbuch
Kapitel 7: Rolle als Kommunikator	„Die Absolventin und der Absolvent gestalten eine *vertrauensvolle, stabile Arzt-Patienten-Beziehung* und beherrschen eine *professionelle und patientenzentrierte Gesprächsführung* unter Berücksichtigung der spezifischen Gesprächstypen, Gesprächsphasen und Gesprächsaufgaben. (ID 7.2) (D_7.2)" (S. 48)	Kapitel 3, 4, 12, 13, 16
Kapitel 11: Rolle als professionell Handelnder	„Ärztinnen und Ärzte erfüllen eine zentrale gesellschaftliche Funktion [...]. Aus diesem Grund werden an die Rolle der Ärztin und des Arztes als professionell Handelnde hohe Maßstäbe angelegt, *die entweder explizit (z. B. in Gesetzen oder Verordnungen) formuliert sind oder implizit erwartet werden, als Ausdruck des besonderen Vertrauens in individuelle Ärztinnen und Ärzte wie auch in den ärztlichen Stand insgesamt. Dazu gehören etwa die in der Berufsordnung niedergelegten ethischen Regeln, die Verpflichtung stets auf der „Höhe der Kunst" zu praktizieren und die Übernahme bestimmter Einstellungen und Haltungen, z. B. Integrität, Uneigennützigkeit, Gemeinnützigkeit* sowie Selbstsorge. *Diese Verpflichtungen sind die Grundlage für den sozialen Vertrag zwischen den Ärztinnen bzw. Ärzten und der Gesellschaft. Im Gegenzug gewährt die Gesellschaft dem ärztlichen Stand die Freiheit, wesentliche Aspekte ihrer Tätigkeit selbst zu regeln* (ID11) (S. 61). Ethische Aspekte dieser Rolle werden in Kap. 18 (ID 18) differenziert dargestellt" (S. 81)	Kapitel 2, 5, 6, 7, 8, 9, 11, 14, 15
	„Die Absolventin und der Absolvent richten ihr Handeln an Werten und Normen aus. (ID 11.1) (D_11.1)" (S. 81)	Kapitel 7, 8, 9, 10, 11, 15
	„Die Absolventin und der Absolvent richten ihr Handeln an professionsbezogenen Aspekten aus. (ID 11.2) (D_11.2)" (S. 90)	Kapitel 2, 3, 4, 5, 6, 7, 8, 11, 12, 13, 14, 17
	„[...] *eigene Konflikte erkennen und so mit ihnen umgehen, dass das ärztliche Handeln nicht wesentlich beeinträchtigt wird.* (ID 11.3.1.4) (D_11.3.1.4)" (S. 94)	Kapitel 2, 6, 7, 8, 9, 10, 11, 13, 14, 16, 17, 18
	„Sie sind in der Lage, mit rollenbedingten Herausforderungen umzugehen. (11.4.2) (D_11.4.2)" (S. 97)	Kapitel 4, 6, 7, 8, 9, 10, 11, 12, 13, 14, 15, 16, 17, 18
	Ärztliche Gesprächsführung: „[...] *eine patientenzentrierte (kongruente, akzeptierende und empathische) Grundhaltung einnehmen, entsprechend kommunizieren und dabei Nähe und Distanz professionell gestalten.* (ID 14c.2.1.1) (D_14c.2.1.1)" (S. 161)	Kapitel 3, 4, 12, 13, 16, 17

Tab. 1.1 Fortsetzung

Kapitel des NKLM	Lernziele, Ordnungsnummern und Seitenzahlen im NKLM	Kapitel im Lehrbuch
Kapitel 19: Gesundheitsförderung und Prävention	„Die Ausbildungsziele umfassen Wissenskompetenzen, praktische Kompetenzen und Haltungskompetenzen" (ID 19)	Kapitel 18
	„Die Absolventin und der Absolvent erläutern und reflektieren zentrale Begriffe, Modelle und Variablen von Gesundheit und Krankheit sowie Prävention und Gesundheitsförderung und wenden diese an." (ID 19.1)	Kapitel 18
	„[…] im Beratungsgespräch settingbezogene Ansatzpunkte zur Gesundheitsförderung nach aktuellen Kenntnissen vermitteln und Patientinnen und Patienten in die Entscheidungsfindung einbeziehen." (ID 19.1.3.3)	Kapitel 18
	„[…] betriebliche Gesundheitsförderung" (ID 14a.1.2.1)	Kapitel 18

Die im Lehrsammelband besonders fokussierten Aspekte sind durch Kursivierungen hervorgehoben.
Empfohlene Literatur: Epstein und Hundert (2002).

Tab. 1.2 Bezüge zum Kerncurriculum des NKLM in diesem Lehrbuch: Ethik in der Medizin. (Adapt. nach MFT 2015b)

Kapitel des NKLM	Lernziele, Ordnungsnummern und Seitenzahlen im NKLM	Kapitel im Lehrbuch
Kapitel 5: Rolle als medizinischer Experte	„Die Absolventin und der Absolvent führen unter Integration aller ärztlichen Rollen eine ihrem Ausbildungsgrad entsprechende, *ethisch fundierte und patientenzentrierte medizinische Versorgung* durch. Sie können […] (ID 5.1)" (S. 30)	Kapitel 7, 8, 9, 10, 11, 12, 15, 17, 18
	„Die Absolventin und der Absolvent *wenden ihre Kenntnisse, ihre Fertigkeiten und ihr professionelles Verhalten (Haltungen) an und halten diese auf aktuellem Stand.* Sie können […] (ID 5.2) (D_5.2)" (S. 32)	Kapitel 2, 3, 4, 6, 9, 10, 11, 12, 14, 15, 16, 17, 18
	„[…] durch Teilnahme an einem persönlichen Fort- und Weiterbildungsprogramm ihr Wissen lebenslang aktuell halten und ihre professionellen Kompetenzen ausbauen. (ID 5.2.1.2) (D_5.2.1.2)" (S. 32)	Kapitel 2, 3, 4, 6, 7, 8, 9, 10, 12, 13, 14, 15, 16, 16, 17, 18
Kapitel 6: Rolle als wissenschaftlicher Experte	„Die Absolventin und der Absolvent *erhalten und verbessern als lebenslang Lernende ihr professionelles Handeln durch stetiges Weiterlernen.*" (ID 6.1) (S. 35)	Kapitel 3, 4, 5, 7, 8, 9, 10, 11, 12, 13, 14, 15, 17, 18
	„[…] sich kontinuierlich *über Entwicklungen und Veränderungen in der Medizin und von relevanten Rahmenbedingungen informieren und diese bewerten.*" (ID 6.1.13) (S. 36)	Kapitel 2, 5, 6, 7, 8, 9, 10, 11, 12, 13, 15, 16, 18
	„Sie kennen die *ethischen und rechtlichen Prinzipien der Forschung.* Sie können […]" (ID 6.4.2) (S. 41)	Kapitel 9, 10
	„[…] *sich an den ethischen und rechtlichen Normen guter wissenschaftlicher Praxis orientieren.*" (ID 6.4.2.1) (S. 41)	Kapitel 9
	„[…] *die ethischen und rechtlichen Rahmenbedingungen wissenschaftlichen Arbeitens erklären und anwenden.* (ID 14a.2.2.1) (D_14a.2.2.1)" (S. 143)	Kapitel 9

■ **Tab. 1.2** Fortsetzung

Kapitel des NKLM	Lernziele, Ordnungsnummern und Seitenzahlen im NKLM	Kapitel im Lehrbuch
Kapitel 18: Ethik, Geschichte und Recht	„Die Prozesse einer qualifizierten moralischen Urteilsbildung lassen sich nicht zu einem einzigen Zeitpunkt lernen. Deshalb ist eine *studienbegleitende Anleitung und Auseinandersetzung mit den genannten Lernzielen* erforderlich. Dies fördert darüber hinaus eine *nachhaltige Gewissensbildung*. Überdies ist eine *enge Verzahnung des Unterrichts in Ethik und Recht mit anderen klinischen Fächern didaktisch sinnvoll.*" (S. 234) (ID 18)	Kapitel 2, 4, 6, 7, 8, 10, 11, 14, 15, 17
	„Die Absolventin und der Absolvent sind mit den Grundlagen von Ethik und Recht vertraut. (ID 18.1) (D_18.)1" (S. 234)	Kapitel 2, 5, 6, 7, 8, 10, 15
	„Die Absolventin und der Absolvent verfügen über grundlegende ethische Fähigkeiten und Fertigkeiten. (ID 18.2) (D_18.2)" (S. 259)	Kapitel 4, 8, 10, 15, 17
	„Die Absolventin und der Absolvent sind mit ethischen und rechtlichen Fragen der Patientenversorgung vertraut. (ID 18.3) (D_18.3)" (S. 237)	Kapitel 5, 7, 8, 9, 10, 11, 13, 15
	„Die Absolventin und der Absolvent sind mit ethischen und juristischen Fragen der medizinischen Forschung vertraut. (ID 18.4) (D_18.4)" (S. 244)	Kapitel 9
	„Die Absolventin und der Absolvent sind mit wesentlichen ethischen und rechtlichen Fragen im Gesundheitswesen und Public Health vertraut. (ID 18.5) (D_18.5)" (S. 246)	Kapitel 2, 5, 6, 7, 8, 10

Die im Lehrsammelband besonders fokussierten Aspekte sind durch Kursivierungen hervorgehoben.
Empfohlene Literatur: Biller-Andorno et al. (2003).

Literatur

Biller-Andorno, N., Neitzke, G., Frewer, A., & Wiesemann, C. (2003). Lehrziele „Medizinethik im Medizinstudium". *Ethik in der Medizin*, 15(2),117–121.

Braun, B., Buhr, P., Klinke, S., Müller, R., & Rosenbrock, R. (2010). *Pauschalpatienten, Kurzlieger und Draufzahler – Auswirkungen der DRGs auf Versorgungsqualität und Arbeitsbedingungen im Krankenhaus*. Bern: Huber.

Epstein, R. M., & Hundert, E. M. (2002). Defining and assessing professional competence. *JAMA*, 287(2),226–235.

Fuchs, C. (2013). *Perspektiven junger Ärztinnen und Ärzte in der Patientenversorgung : eine Herausforderung für die gesamte Ärzteschaft, Report Versorgungsforschung*. Köln: Deutscher Ärzteverlag.

Gerlinger, T., & Reiter, R. (2017). Gesundheitspolitik. In R. Reiter (Hrsg.), *Sozialpolitik aus politikfeldanalytischer Perspektive: Eine Einführung* (S. 221–274). Wiesbaden: Springer.

Hall, P. A. (1993). Policy paradigms, social learning, and the state. The case of economic policymaking in Britain. *Comparative Politics*, 3, 275–296.

Klinke, S. (2005). *Entwicklung und Anwendung eines Modells zur Messung von ordnungspolitischem Wandel. Auswirkungen der gesundheitspolitischen Reformgesetzgebung auf Perzeption und Verhalten von Chefärzten im Bundesland Bremen*. Discussion Papers, Bd. SP I 2005-303. Berlin: Wissenschaftszentrum Berlin für Sozialforschung.

Klinke, S. (2008a). „Dafür bin ich nicht angetreten." Wie sich Gesundheitsreformen auf das Verhalten von Krankenhausärzten auswirken. *WZB Mitteilungen*, 121, 40–42.

Klinke, S. (2008b). Ordnungspolitischer Wandel im stationären Sektor. 30 Jahre Gesundheitsreform, DRG-Fallpauschalensystem und ärztliches Handeln im Krankenhaus. Berlin: Pro BUSINESS.

Klinke, S. (2009). Ordnungspolitischer Wandel im Gesundheitswesen: Wie sich Gesundheitsreformen auf das Verhalten von Krankenhausärzten auswirken. Gesundheitsforschung – Aktuelle Befunde der Gesundheitswissenschaften, Zufog-Nachwuchskongress zur Gesundheitspolitik 2009 (4. und 5. Februar 2009 in Berlin). In W. Gellner, & M. Schmöller (Hrsg.), *Neue Herausforderungen und innovative Lösungsansätze für Gesundheitssysteme* (S. 165–177). Baden-Baden: Nomos.

Klinke, S. (2010). Elemente eines ordnungspolitischen Wandels – Auswirkungen auf das ärztliche und pflegerische berufliche Selbstverständnis. In T. Gerlinger, S. Kümpers, U. Lenhardt, & M. T. Wright (Hrsg.), *Politik für Gesundheit: Fest- und Streitschriften zum 65. Geburtstag von Rolf Rosenbrock*. Bern: Huber.

Koch, T., Graupner, A., & Heller A. R. (2013). Situation junger Ärztinnen und Ärzte – eine problemorientierte Einführung. In C. Fuchs (Hrsg.), *Perspektiven junger Ärztinnen und Ärzte in der Patientenversorgung: eine Herausforderung für die gesamte Ärzteschaft*, Report *Versorgungsforschung*. Köln: Deutscher Ärzteverlag.

Lammerding-Koeppel, M., Giesler, M., Gornostayeva, M., Narciss, E., Wosnik, A., Zipfel, S., et al. (2017a). Monitoring and analysis of the change process in curriculum mapping compared to the National Competency-based Learning Objective Catalogue for Undergraduate Medical Education (NKLM) at four medical faculties. Part I: Conducive resources and structures. *GMS Journal for Medical Education*, 34(1), Doc7.

Lammerding-Koeppel, M., Giesler, M., Gornostayeva, M., Narciss, E., Wosnik, A., Zipfel, S., et al. (2017b). Monitoring and analysis of the change process in curriculum mapping compared to the National Competency-based Learning Objective Catalogue for Undergraduate Medical Education (NKLM) at four medical faculties. Part II: Key factors for motivating the faculty during the process. *GMS Journal for Medical Education*, 34(1), Doc6.

Lütz, S. (1995). Politische Steuerung und die Selbstregelung korporativer Akteure. In: R. Mayntz, & F. W. Scharpf (Hrsg.), *Gesellschaftliche Selbstregelung und politische Steuerung, Schriften des Max-Planck-Instituts für Gesellschaftsforschung* (S. 169–196). Frankfurt a. M., New York: Campus.

Manzeschke, A. (2006). „Wenn das Lächeln verloren geht". Beobachtungen zu Profession und Ethos in den Gesundheitsberufen. *Sozialer Sinn. Zeitschrift für hermeneutische Sozialforschung*, 7(2),251–272.

Manzeschke, A. (2008). DRG und die Folgen der Deprofessionalisierung. In M. Gerhardt, S. Kolb, et al. (Hrsg.), *Medizin und Gewissen – Im Streit zwischen Markt und Solidarität. Dokumentation des Internationalen IPPNW-Kongresses in Nürnberg vom 20.-22. Oktober 2006* (S. 353–382). Frankfurt a. M.: Mabuse.

MBO-Ä (2011). *(Muster-)Berufsordnung für die in Deutschland tätigen Ärztinnen und Ärzte – MBO-Ä 1997 – in der Fassung der Beschlüsse des 114. Deutschen Ärztetages 2011 in Kiel*. Berlin: Bundesärztekammer.

MFT (2015a). *Arbeiten am Nationalen Kompetenzbasierten Lernzielkatalog (NKLM)*. http://www.mft-online.de/presse-standpunkte/telegramm/arbeiten-am-nationalen-kompetenzbasierten-lernzielkatalog-nklm. Zugegriffen: 23.11.2017.

MFT (Hrsg.). (2015b). *Nationaler Kompetenzbasierter Lernzielkatalog Medizin (NKLM)*. Berlin: MFT.

Roelcke, V. (2016). Profession und Professionalität in der Medizin: Aktualität, historische Dimension und normatives Potential eines zentralen Begriffspaars für ärztliches Handeln. *Zeitschrift für medizinische Ethik*, 62(3),183–201.

VDAK (2007). Sozialgesetzbuch (SGB IV, V, XI). Ausgabe zur Gesundheitsreform. Rechtsstand: 1. April 2007. Essen: CW Haarfeld.

Verortungen der ärztlichen Profession im Gesundheitssystem – von der Dienstleistung zur Profession und zurück

Die Definition von Profession und Beruf

Ein Überblick über das Arzt-Sein aus soziologischer Sicht

Heinrich Bollinger

Aus Gründen der besseren Lesbarkeit wird in diesem Kapitel teilweise das generische Maskulinum verwendet. Dieses impliziert natürlich immer auch die weibliche Form. Sofern die Geschlechtszugehörigkeit von Bedeutung ist, wird selbstverständlich sprachlich differenziert.

S. Klinke, M. Kadmon (Hrsg.), *Ärztliche Tätigkeit im 21. Jahrhundert - Profession oder Dienstleistung*, Springer-Lehrbuch, https://doi.org/10.1007/978-3-662-56647-3_2

Leitfragen

1. Welche Unterschiede bestehen zwischen dem Professionsbegriff im angelsächsischen und im deutschen Sprachraum?
2. Welche Unterschiede bestehen zwischen der umgangssprachlichen Verwendung der Begriffe ‚Beruf' und ‚Profession' einerseits und der Verwendung der Begriffe in der soziologischen Berufs- und Professionstheorie andererseits?
3. Welche Rolle spielt die Medizin als Bezugsdisziplin für die Entwicklung des soziologischen Professionsbegriffs?
4. Welche Unterschiede gibt es innerhalb der deutschen Professionssoziologie bei der Definition von ‚Profession'? Welche Aspekte der Geschichte der Medizin und des ärztlichen Handelns stehen dabei jeweils im Fokus der Analyse?
5. Wie unterscheiden sich ‚Profession' und ‚Beruf' aus soziologisch-theoretisch informierter Perspektive?

2.1 Einleitung

Für den Medizinhistoriker Heinrich Schipperges ist Hilfe in Not eine anthropologische Grunderfahrung. Es zähle „zu den menschlichen Grunderfahrungen, daß einer, der leidet und um Hilfe ruft, dann stets auch einen findet, der zu helfen weiß und zu heilen versucht." Dabei sei die Frage nach Gesundheit und Krankheit „zu allen Zeiten kein theoretisches oder auch nur medizinisches Thema, sondern ein eminent praktisches, ein mehr soziologisches Problem – und oft auch ein Politikum!" (Schipperges 1985, S. 24).

Wie „einer, der zu helfen weiß" das Leiden interpretiert und wer in welcher Form, mit welchen Mitteln, mit welcher Begründung und mit welchen Konsequenzen zu helfen versucht oder als Helfender definiert wird, ist historisch und kulturell höchst unterschiedlich und selbst Gegenstand medizinhistorischer Analyse. Im mesopotamischen Kulturraum dominierte etwa die Figur des Priesterarztes (Schipperges 1985, S. 49), im konfuzianischen China eine „religiöse Medizin" (Schipperges 1985, S. 58) und in der ägyptischen Hochkultur entstand eine in die Verwaltungs- und Sozialordnung eingebettete und hoch spezialisierte Ärzteschaft mit etwa 120 verschiedenen Arzttiteln, geleitet von einem „Verwalter des Hauses der Gesundheit und Vorstand des Hauses der Gesundheit des Thot" (Schipperges 1985, S. 74).

Mit dieser kurzen Skizze einiger Aspekte der Geschichte der Medizin in den frühen Hochkulturen soll daran erinnert werden, dass die soziale Figur des Arztes (in seiner männlichen Form; vgl. zum Thema Sozialfigur Arzt ▶ Kap. 12) kulturgeschichtlich tief verankert ist. Dies gilt trotz der unterschiedlichen sozialen Kontexte des Auftretens dieser Figur, der verschiedenen Abgrenzungen gegenüber anderen Figuren der Bewältigung von existenziellen Fragen und der mit ihr verbundenen sozialen Praktiken. Festzuhalten sind vor allem auch die Einbettung der Figur in das jeweils herrschende Gefüge sozialer Ordnung, ihre Nähe zu den jeweiligen Zentren der Macht und das mit ihr verbundene Ansehen.

In der mittelalterlichen Ordnung Mitteleuropas findet dies seine Fortsetzung. Mit der Entstehung der Universitäten im Hoch- und Spätmittelalter wird die Medizin neben der Jurisprudenz und der Theologie zu einer der drei klassischen **Fakultätswissenschaften**. Diese Medizin hatte zwar theoretisch und praktisch wenig mit der modernen Medizin gemein, die moderne Medizin entwickelte sich jedoch aus der mittelalterlichen Medizin heraus. Auch wenn sich Gegenstand und Reichweite der Medizin historisch dramatisch änderten, wenn ihr Denkstil und ihre Praxis sich ebenso dramatisch veränderten – die Medizin war und ist Fakultätswissenschaft und verfügt seit Gründung der Universitäten in Europa über die institutionelle Nähe zur politischen Macht. Dies gilt vom Zeitpunkt der frühen Universitätsgründungen durch aristokratische Herrscher oder klerikale Stifter bis in die Zeit der absolutistischen Staaten mit der ‚Berufung' von Professoren im Rahmen des üblichen Patronagesystems. Viele der von den Herrschenden persönlich berufenen Ärzte wurden zu Leibärzten der Eliten und verfügten damit nicht nur über eine institutionelle Nähe zur Macht, sondern auch über eine persönliche Nähe und persönlichen Zugang zu Machtausübenden.

Die an den Universitäten gebildeten, meist aus dem Bürgertum stammenden Männer bildeten die ‚**Gelehrtenstände**' des 18. Jahrhunderts mit hoher sozialer Reputation und beträchtlichem Selbstbewusstsein. Turner (1980) macht darauf aufmerksam, dass die Aufklärung die Fundamente der Gelehrtenstände und deren Habitus ins Wanken brachte. Das Ideal der ‚Gelehrsamkeit' bekam einen satirischen Beigeschmack, die Selbstinszenierung der Stände wurde genauso kritisch betrachtet wie die Formen ihrer Reproduktion. Im Falle der Medizin wurden erhebliche Zweifel an ihrer diagnostischen und therapeutischen Potenz laut. Die Ärzteschaft wurde als parasitär, geldgierig, geizig, unfähig und intrigant angesehen (Göckenjan 1985, S. 142).

In der zweiten Hälfte des 18. Jahrhunderts begann die Medizin (in den deutschen Staaten nicht zuletzt aufgrund staatlichen Drucks), sich neu zu erfinden. Auch wenn die Modernisierung der Medizin an frühere punktuelle Errungenschaften anknüpfen konnte, etwa an die Verabschiedung von der Lehre Galens oder an empirische Arbeiten über die anatomischen Topografie oder an die Arbeiten Harveys zum Kreislaufsystem, tritt die Medizin in ganz Europa an der Schwelle zum 19. Jahrhundert in eine neue Zeit ein. Das 19. Jahrhundert wird zum Jahrhundert der Entstehung der **modernen Medizin** und damit auch zur Entstehung der ärztlichen Profession – es ist das Jahrhundert der ‚Professionalisierung' des Ärztestandes.

2.2 Beruf und Profession – Vorbemerkung zur Begriffsklärung

In den letzten Dekaden hat der Begriff ‚Professionalisierung' wieder Hochkonjunktur. In der sozialen Arbeit wird seit mehr als 30 Jahren über ‚Professionalisierung' diskutiert. Artes et al. (1997) berichten schon vor der Jahrtausendwende, dass ‚Professionalisierung' der in den letzten 15 Jahren meistgebrauchte Begriff in der Debatte um die Modernisierung der Pflegeberufe sei. Die forcierte Akademisierung nichtärztlicher Gesundheitsberufe (Physiotherapie, Ergotherapie, Logopädie, Pflegeberufe, Hebammenberuf) kann als Element des Versuches interpretiert werden, diese Berufe ‚zu professionalisieren', wissenschaftlich zu fundieren und ein Stück weit aus der Dominanz der Medizin zu lösen.

Solche Debatten um ‚Professionalisierung' sind nicht neu. Schon 1964 erschien im American Journal of Sociology der Aufsatz von Harald L. Wilensky mit dem Titel *The Professionalization of Everyone?*, in der deutschen Übersetzung: *Jeder Beruf eine Profession?* (Wilensky 1972). Mit diesem deutschen Titel wird eine deutliche Unterscheidung zwischen ‚Beruf' und ‚Profession' markiert. Worin aber liegen die Unterschiede?

Es scheint mir dringend geboten, vor der Beantwortung dieser Frage zwei völlig getrennte Ebenen und Kontexte zu unterscheiden: erstens die alltagssprachliche Verwendung und Bedeutung der Begriffe und zweitens deren Gebrauch als soziologische Kategorien.

Kompliziert wird dies dadurch, dass einerseits die soziologische Debatte um Professionen und um Professionalisierung in hohem Maße von Analysen aus dem angelsächsischen Raum beeinflusst wurde, in dem es ‚Berufe' in unserer Bedeutung nicht gibt, und dass andererseits die soziologischen Kategorien in Deutschland (besonders bei berufspolitisch motivierter Verwendung) auch in die Alltagssprache diffundierten, dabei aber teilweise verkürzt und verfremdet werden (Bollinger und Gerlach 2015).

2.3 Beruf und ‚profession'[1] als soziale Institutionen in unterschiedlichen kulturellen Kontexten

In Deutschland kennen wir keine Professionen. Im deutschen Sprachraum gibt es die uns allen geläufige soziale Institution des ‚Berufs'. Man erlernt einen Beruf, d. h. man eignet sich bestimmtes Wissen und bestimmte Kompetenzen an. Um die Ausbildung beginnen zu können, muss man – gleich ob im dualen Berufsbildungssystem, an einer Fachschule oder in einem

1 Die Kleinschreibung des englischen Begriffs ‚profession' verwende ich zur Kennzeichnung des Bezugs auf den angelsächsischen Sprachraum.

Hochschulstudium – bestimmte Eingangsvoraussetzungen erfüllen, etwa bestimmte Schulabschlüsse in definierter Güte oder zusätzlich besondere Qualifikationsnachweise vorweisen. Im Falle der Medizin sind dies etwa die allgemeine Hochschulreife, eine den Numerus clausus erfüllende Abiturnote, ein Krankenpflegepraktikum oder früher das kleine Latinum oder das Graecum. Man schließt die Ausbildung mit einer Prüfung (mit oder ohne Beteiligung des Staates) ab und erhält bei Bestehen ein Zertifikat, das einen als kompetenten Träger des Berufs ausweist. Verschiedene Berufe unterscheiden sich in der Gestaltung all der genannten Parameter – und am Ende ist man eben Schlosser oder Ärztin.

Im 19. Jahrhundert wurde der Begriff ‚Profession' auch in der deutschen Umgangssprache verwendet, bedeutete aber nichts anderes als ‚Handwerk'. ‚Profession' ist in Deutschland keine im Alltag vertraute soziale Institution, sondern es handelt sich um einen soziologischen analytischen Begriff, der aus dem angelsächsischen Sprachraum importiert wurde.

In den USA und in Großbritannien ist die ‚profession' zunächst nichts anderes als eine soziale Institution wie der Beruf bei uns – mit dem entscheidenden Unterschied, dass es viel weniger ‚professions' gibt als bei uns Berufe, für die die oben skizzierten Elemente der Strukturierung der Ausbildung und der Zertifizierung gelten. Und ein großer Teil dieser strukturierten ‚professions' wird in den angelsächsischen Ländern in der Regel an Universitäten ausgebildet, weil es kein mit Deutschland vergleichbares Berufsbildungssystem gibt. Dies gilt natürlich für die Humanmedizin und die Jurisprudenz, aber auch für die Chiropraxis, die Akupunktur, die Physiotherapie oder die Osteopathie. Auch die Krankenpflege wird in den angelsächsischen Ländern – wie nahezu überall auf der Welt – universitär ausgebildet, was hierzulande die Forderung nach einer Akademisierung des Berufs beförderte.

In der angelsächsischen soziologischen Forschung wird jedoch durchaus unterschieden zwischen den ‚professions' im soziologischen Sinne und den anderen ‚professions', zwischen den ‚old professions' (wozu Medizin und Jurisprudenz zählen) und den ‚new professions', etwa dem Ingenieursberuf. Bei den Gesundheitsberufen wird oft auch eine Differenz zwischen der ‚profession of medicine' und den ‚semi-professions', z. B. ‚nursing', gesehen. Durch die Unterscheidung wird die Dominanz der Medizin im Berufsfeld Gesundheit markiert.

Diese Unterschiede zwischen dem angelsächsischen und dem deutschen Kontext und zwischen der institutionellen Ebene und der soziologischen Betrachtung müssen bei der theoretischen und empirischen Auseinandersetzung mit Profession stets berücksichtigt werden. Auch in der deutschen Professionssoziologie geschah und geschieht dies nicht immer – vor allem, weil insbesondere die US-amerikanische Soziologie nach dem Zweiten Weltkrieg von der deutschen Soziologie stark rezipiert und die deutsche Professionstheorie lange Zeit durch angloamerikanische Arbeiten geprägt wurde.

2.4 Soziologische Professionstheorien

Die soziologische Professionsforschung ist historisch eng mit den Erscheinungsformen der drei klassischen Fakultätswissenschaften Medizin, Jurisprudenz und Theologie verbunden, wobei vor allem die beiden ersteren immer wieder als empirische Grundlage für die Theoriebildung und die Suche nach den systematischen Unterschieden zu anderen Organisationsformen und Eigenheiten von Arbeit bzw. Arbeitskraft dienten.

Im Gegensatz zum angloamerikanischen Raum fehlt in der deutschen Soziologie bis in die Zeit nach dem Zweiten Weltkrieg die systematische Auseinandersetzung mit der Medizin, mit der Ärzteschaft oder mit dem ärztlichen Handeln. Im Deutschen Reich bleiben Medizingeschichte und Medizinberuf weitgehend eine Domäne ärztlicher Eigengeschichtsschreibung, ergänzt durch eine Vielzahl heroisierender Biografien von Ärzten.

Viele der soziologischen Arbeiten in den USA und in Großbritannien suchten nach den besonderen Merkmalen, die (sozial in diesen

Staaten real bestehende) ‚professions' von nicht systematisch regulierten ‚occupations' unterscheiden würden (vgl. Hesse 1972).

> Profession meint eine besondere Sorte von Beruf. Dabei wird in den meisten Definitionen zunächst darauf abgehoben, dass die Ausübung einer professionellen Tätigkeit eine spezialisierte, wissenschaftlich fundierte Ausbildung voraussetzt. Neben dem wissenschaftlich fundierten Fachwissen wird ferner zweitens darauf hingewiesen, dass Professionen eine herausgehobene oder exklusive Berechtigung der Berufsausübung haben, d. h. Professionen beanspruchen ein Funktions- und Angebotsmonopol. Drittens geht man davon aus, dass in den oft lange währenden Ausbildungsprozeduren der Professionellen auch eine Berufsethik vermittelt wird, und dass die Professionellen ihr Wissen uneigennützig im Dienste des Allgemeinwohls und ohne Ansehen der Person einsetzen. Viertens wird betont, dass die Professionen eine Freiheit von Fremdkontrollen durch die Laien oder den Staat beanspruchen, wobei die organisierte Berufsgruppe bzw. der Berufsverband sowohl den Zugang zum Beruf kontrollieren wie auch die Tätigkeit der Berufsangehörigen. Die Berufsausübung selbst, die Qualität der Arbeit und Fehlverhalten, wird also überwiegend kollegial-korporativ kontrolliert. Schließlich lässt sich als fünftes Merkmal noch erwähnen, dass Professionen mit Blick auf ihre Sachkompetenz und hinsichtlich ihrer Gemeinwohlorientierung eine besondere wirtschaftliche Entlohnung und ein hohes Sozialprestige beanspruchen. (Schmeiser 2006, S. 301)

Früh war darauf hingewiesen worden, dass einige ‚professions', darunter prominent die Medizin, sich in einem Aspekt von Handlungsorientierungen unterscheiden würden, die das kapitalistische Wirtschaftssystem üblicherweise kennzeichnen würden (Carr-Saunders 1928). Nicht das wirtschaftliche Gewinnstreben würde das Handeln auszeichnen, sondern eine Orientierung am **Gemeinwohl**. Und diese Gemeinwohlorientierung wäre auch die Grundlage für das hohe gesellschaftliche Ansehen und das hohe Maß an Autonomie dieser ‚professions' und speziell der Medizin.

- **Angelsächsischer Raum: Talcott Parsons**

Talcott Parsons kritisierte diese Dichotomisierung von Motiven, die dem Handeln im Geschäftsleben und dem professionellen Handeln zugrunde liegen würden und betont die wesentlichen Gemeinsamkeiten des beruflichen Handelns in modernen Gesellschaften.

> Certain features of our received traditions of thought, notably concentration of attention on the problem of self-interest with its related false dichotomy of concrete egoistic and altruistic motives, has served seriously to obscure the importance of these other elements notably rationality, specificity of function and universalism. (Parsons 1939, S. 467)

Auch das ärztliche Handeln folge wie das moderne berufliche Handeln überhaupt dem **Prinzip der Rationalität**, der Suche nach dem wissenschaftlich begründeten, besten und effizientesten Weg der Problemlösung jenseits bloß traditionell überlieferter Bearbeitungsformen von Problemen. Das medizinische Handeln sei ebenfalls in mehrerlei Hinsicht funktional spezifisch – es beziehe sich ausschließlich auf die zur Diagnose und Therapie einer Krankheit erforderlichen Handlungen (Parsons 1939, S. 461), und die Autorität des Arztes beschränke sich auf genau jenen Ausschnitt der Lebenswelt des Patienten, der dafür relevant ist (Parsons 1939, S. 460). Schließlich sei das ärztliche Handeln wie jedes berufliche Handeln universalistisch, weil es völlig unabhängig von der behandelten Person gestaltet sei (Parsons 1939, S. 459ff.). Später fügt Parsons mit den Handlungsorientierungen „**Leistung**", „**affektive Neutralität**" und „**Kollektivorientierung**" noch drei weitere, das Handeln in der Medizin bestimmende Merkmale hinzu (Parsons 1951, S. 434f.).

Das vermeintlich altruistische Handeln von Medizinern wird von Parsons als durchaus strukturgleich mit dem gewinnorientierten Handeln in der Geschäftswelt begründet gesehen.

> In the economic and related utilitarian traditions of thought the difference between business and the professions in this respect has strongly tended to be interpreted as mainly a difference in the typical motives of persons acting in the respective occupations. The dominance of a business economy has seemed to justify the view that ours was an „acquisitive" society in which every one was an „economic man" who cared little for the interests of others. Professional men, on the other hand, have been thought of as standing above these sordid considerations, devoting their lives to „service" of their follow men. […] Business men are, for instance, expected to push their financial interests by such aggressive measures as advertising. They are not expected to sell to customers regardless of the probability of their being payed, as doctors are expected to treat patients. (Parsons 1939, S. 463)
>
> The essential goals in the two cases would appear to be substantially the same, objective achievement and recognition: the difference lies in the different paths to the similar goals, which are in turn determined by the differences in the respective occupational situations. […] In business this will involve official position in the firm, income, and that rather intangible but none the less important thing: reputation, as well as election to clubs and the like. In medicine it will similarly involve size and character of practice, income, hospital and possibly medical school appointments, honors, and again reputation. (Parsons 1939, S. 464)

In gewisser Weise ‚entzaubert' Parsons die Motive von Ärztinnen und Ärzten und betont die Strukturgleichheit der Orientierungen von Medizin und anderen ‚new professions'. Dennoch sieht er in den ‚professions' für moderne Gesellschaften außerordentlich bedeutsame soziale Institutionen. Sie spielen in seiner ‚Theory of Social Systems' eine prominente funktionale Rolle:

> Comparative studies of the social structures of the most important civilizations show that the professions occupy a position of importance in our society which is, in any comparable degree of development, unique in history. (Parsons 1939, S. 457)
>
> The importance of the professions to social structure may be summed up as follows: The professional type is the institutional framework in which many of our most important social functions are carried on, notably the pursuit of science and liberal learning and its practical application in medicine, technology, law and teaching. This depends on an institutional structure the maintenance of which is not an automatic consequence of belief in the importance of the functions as such, but involves a complex balance of diverse social forces. Certain features of this pattern are peculiar to professional activities, but others, and not the least important ones, are shared by this field with the other most important branches of our occupational structure, notably business and bureaucratic administration. (Parsons 1939, S. 467)

Parsons betrachtet das soziale System dann als ‚integriert', wenn die Akteure, also die einzelnen Handelnden entsprechend dieser Handlungsmerkmale agieren. Verletzungen dieser normativen Erwartungen, also etwa die Bevorzugung bestimmter Patienten oder die Anwendung wissenschaftlich nicht begründeter Therapien, werden als abweichendes Verhalten thematisiert.

Mit Parsons' Theorie des Strukturfunktionalismus wird den ‚professions' ein systematischer Platz im Rahmen einer allgemeinen Gesellschaftstheorie zugewiesen. Mit seiner Studie *Struktur und Funktion der modernen Medizin* begründet Parsons aber auch einen

Diskussionsstrang, der in der gegenwärtigen Diskussion insbesondere auch in Deutschland eine große Rolle spielt: eine strukturtheoretische Perspektive, die sich der konkreten Handlungsstruktur zwischen dem vulnerablen Patienten und dem Arzt zuwendet (Parsons 1958).

▪ Angelsächsischer Raum: Eliot Freidson
Die Professionstheorie Talcott Parsons blieb jedoch nicht unwidersprochen. Insbesondere Eliot Freidson wurde zu einem profilierten Widerpart der theoretischen Auseinandersetzung, indem er das strukturfunktionalistische Theoriegebäude Parsons als in hohem Maße normativ kritisierte und sowohl theoretisch wie empirisch – vor allem bezogen auf die Medizin – erhebliche Zweifel daran formulierte (Freidson 1970).

Parsons – so die Kritik Freidsons – würde sich vor allem an gesellschaftlichen Erwartungen an die ärztliche Tätigkeit und weniger an der Realität vor allem ärztlicher Praktiker (in Abgrenzung zu medizinischen Wissenschaftlern) orientieren. In seiner Analyse der ärztlichen Handlungssituation mit Patienten kommt er zu dem Ergebnis, dass die „Natur ärztlicher Arbeit" wegen ihrer Fokussierung auf das individuelle Problem des Patienten nie darin aufgehen würde, Ergebnisse der medizinischen Forschung deduktiv anzuwenden. Es verbleibe immer ein gewisses Maß an subjektiver Unsicherheit, Verletzlichkeit und persönlicher Verantwortung, mit dem praktische Ärzte umgehen müssten (Freidson 1970, S. 163f.).

Freidson bezieht sich hier auf Howard S. Becker und Blanche Geer, die in ihrer klassischen Studie *Boys in White* auf den besonderen Nachdruck verweisen, mit dem Studierende der Humanmedizin darauf vorbereitet werden, dieser Verantwortung gerecht zu werden und dabei vor allem auch der klinischen Erfahrung zu vertrauen. Die Verantwortung gegenüber dem Patienten wird als nachgerade archetypische Figur gesehen: „[…] the physician who holds his patient's fate in his hands and on whom the patient's life or death may depend. Medical responsibility is responsibility for the patient's well-being and the exercise of medical responsibility is seen as the basic and key action of the practicing physician" (Becker und Geer 1961, S. 224).

Die ‚klinische Erfahrung' könne dabei fallbezogen und pragmatisch sogar mit dem Stand der wissenschaftlichen Erkenntnis kollidieren und diesem vorgezogen werden.

> » Indeed, since the focus is on the practical solution of concrete problems, it is obliged to carry on even when it lacks a scientific foundation for its activities: it is oriented toward intervention respective of the existence of reliable knowledge. The practitioner is more comfortable in doing something – being […] inclined to fear doing nothing – and so is led to use drugs and other procedures more than might be indicated by academic (and scientific) standards. (Freidson 1970, S. 163)

Wegen dieser Besonderheiten der ärztlichen Arbeit widerspricht Freidson der Annahme Parsons, die Handlungsorientierung der ärztlichen Praktiker sei per se „universalistisch" und bezeichnet sie als eher partikularistisch. Auch gegen Parsons Vorstellung, medizinisches Handeln sei streng „funktional spezifisch", wendet sich Freidson: Er geht davon aus, dass Ärzte wegen ihrer Tätigkeit und der dabei gemachten Erfahrungen die Vorstellung entwickeln, mehr als andere über das Leben und die menschliche Natur zu wissen und daraus die Neigung zu entwickeln, die Interaktion mit Patienten nicht ausschließlich (und damit spezifisch) auf jene Aspekte zu beschränken, die wissenschaftlich begründet und in der Ausbildung vermittelt sind. „Thus, he manifests a strain toward functional diffuseness, again contrary to Parsons's expectation" (Freidson 1970, S. 170f.)

Neben der Analyse der Charakteristika des Handelns ärztlicher Praktiker setzt sich Freidson insbesondere mit der Frage auseinander, wie die Medizin die herausragende gesellschaftliche Stellung und ein Quasi-Monopol zur Definition von Gesundheit und Krankheit und zur Behandlung von Krankheiten erreichen konnte. Sein Ansatzpunkt sind dabei die auch für das Publikum erkennbaren dramatischen Fortschritte in der Diagnose und Therapie von Krankheiten sowie die soziale Organisation der Medizin im Zusammenwirken mit staatlichen Akteuren.

Freidson weist zwar ausdrücklich darauf hin, dass die Entwicklung medizinischen Wissens und ärztlicher Handlungskompetenz keineswegs bruchlos erfolgte, sondern von vielen Irrwegen und Sackgassen gekennzeichnet ist, dennoch würden die vor allem in der zweiten Hälfte des 19. Jahrhunderts erreichten Fortschritte in der medizinischen Wissenschaft und Technik einen qualitativen Bruch mit der Vergangenheit der Medizin, aber auch mit anderen Formen des Heilens darstellen. Dieser Kompetenzzuwachs stelle eine notwendige Bedingung dafür dar, bei der Masse der Patienten überhaupt als Adressat für krankheitsbezogene Probleme in Frage zu kommen. Gegen jede Monopolisierung dieser Zuständigkeit stand jedoch im 19. Jahrhundert in den USA die dominante Position des Marktliberalismus (Freidson 1970, S. 13).

> Egalitarianism led to feelings that no man's freedom to heal others should be hampered by medical licensing laws, and the expansion of the frontier precluded the enforcement of any elaborate set of rules about who may heal. […] Only in the twentieth century was licensing widely established in the United States, and based on uniform standards for medical education. With uniform training, every licensed physician could be expected to have a basic technical education more or less equivalent to every other's and distinct from that of any other kind of healer. […] With a sound technical basis to his training, the physician could win confidence and establish the justice of his claim of privilege. And finally with mass education the public developed knowledge and belief that became more like that of the physician himself and therefore it became more receptive to his work. (Freidson 1970, S. 21)

Die relative Autonomie des Ärztestandes ist nach Freidson dann Resultat des Zusammenwirkens von Ärzteverbänden und staatlicher Stellen.

> Thus, it is by the interaction between formal agents or agencies of the occupation and officials of the state that the occupation's control over its work is established and shaped. The most strategic and treasured characteristic of the profession – its autonomy – is therefore owed to its relationship to the sovereign state from which it is not ultimately autonomous. And the autonomy of the individual practitioner exists within social and political space cleared and maintained for his benefit by political and formal occupational mechanisms. (Freidson 1970, S. 23f.)

Mit seiner Position zum Prozess der Professionalisierung wird Freidson zu einem klassischen Vertreter machttheoretisch orientierter Erklärungsansätze. Mit seinen Ausführungen zum praktischen Handeln der Ärzte befördert er jedoch auch strukturtheoretische Ansätze, die sich auf die Gestaltung der Arzt-Patient-Interaktion beziehen. Und nicht zuletzt leistet Freidson in einer späten Arbeit (2001) in gewisser Weise Abbitte für seine Kritik an Parsons. Er akzeptiert die besondere Bedeutung, die Parsons den Professionen in modernen Gesellschaften zuschreibt und betont den eigenständigen Charakter von „professionalism" als Steuerungsmechanismus beruflichen Handelns in Abgrenzung zu den Steuerungsmechanismen „Markt" und „Bürokratie/Staat" (Freidson 2001, S. 195).

- **Angelsächsischer Raum: Magali Sarfatti Larson**

Die machttheoretische Perspektive wird für die USA von Magali Sarfatti Larson auch und gerade für die Ärzteschaft weiterentwickelt. In der Professionalisierung der Ärzteschaft sieht sie ein kollektives Projekt, dessen Ziel darin besteht, die Privilegien und das Ansehen aus der vorindustriellen Zeit in die moderne Gesellschaft zu retten und den entstehenden Gesundheitsmarkt zu beherrschen. Die Grundlage für dieses erfolgreich verlaufene „professional project" (Larson 1979, S. 41) sieht Larson in der Standardisierung der Kompetenz.

> The necessity of rationalization and standardization is, in fact, one of the traits that distinguishes the modern guild-like professions from their ancient régime predecessors. Both historically and logically, standardization appears to have a democratic potential: because it reduces the margin of indetermination and secrecy, standardization broadens the possibilities of access to a body of technical and cognitive skills. It tends, therefore, to be advocated by those who are excluded from the occupational privileges based on secrecy. (Larson 1979, S. 42)

Die von den Professionen und vor allem von der Ärzteschaft in Anspruch genommene Dienstleistungsorientierung erscheint in diesem Bezugsrahmen als Ideologie, mit der die frühere soziale Stellung als legitim erhalten bleiben sollte.

> Because the rise of the profession depended so largely on the establishment of social credit, they had to appeal to general ideological structures. […] Therefore the only general ideological structures on which professional ethicality and social credit could be convincingly established were those inherited from the passing traditional order. […] Before the industrial and democratic revolutions, as we know, the public of the three learned professions – law, medicine, and the ministry (which subsumed university teaching) – was almost exclusively composed of the rich and the aristocracy. (Larson 1979, S. 56f.)

- **Deutschsprachiger Raum**

Die deutsche subjektorientierte Berufssoziologie (Beck et al. 1980) verfolgt einen ähnlichen machtpolitischen Ansatz. ‚Berufe' erscheinen aus dieser Perspektive als den Arbeitspersonen inkorporierte Fähigkeiten mit bestimmten Zuschnitten. Diese Zuschnitte entstehen in Berufskonstitutionsprozessen nicht (nur) als sachlogische Folge von zu bewältigenden Problemlagen, sondern als „soziale Interessensstrukturen […], in deren Zusammensetzung und Abgrenzungen zahlreiche subjektiv-soziale Ziele, Hoffnungen und Interessensperspektiven der Berufstätigen selbst ebenso wie ihrer Klienten […] eingehen." (Beck et al. 1980, S. 41). Professionen werden begriffen als „besondere Arten von Berufen bzw. der beruflichen Institutionalisierung und […] ‚Professionalisierung' […] (als) ein strategisch-politisch zu interpretierender Prozeß, in dessen Verlauf Berufsgruppen versuchen, in den Genuß der Vorteile der Professionen zu gelangen." (Beck et al. 1980, S. 81f.).

An einigen Stellen beziehen sich die Autoren bei der Erläuterung ihrer Thesen auf die Ärzteschaft, so etwa bei der Behandlung der Bedeutung des Berufs für die soziale Identität seiner Träger. Der Beruf erscheint „als eine sehr häufige und primäre Quelle des Selbstgefühls, d. h. des Bildes, das Erwachsene von sich selbst haben und mit dem sie sich anderen präsentieren. Die Elemente des Berufs, an die sich diese Identifikation seiner Inhaber anknüpft, können ganz verschieden sein. […] Sie reicht vom Produzentenstolz der Industriearbeiter […] bis zum ‚Standesbewußtsein' von Professionen wie dem der Ärzte, Rechtsanwälte usw., das sich vor allem aus dem Bewußtsein speist, ‚am Gemeinwohl orientiert eine Aufgabe zu erfüllen', und das sich u. a. in den Kodifizierungen von ‚Berufsethiken' niederschlägt" (Beck et al. 1980, S. 216).

Ebenfalls aus subjektorientierter Perspektive begreift der Autor (Bollinger 1988a) die Professionalisierung des Ärztestandes wie Larson (1979) und Turner (1980) als ein kollektives Projekt, mit dem die Medizin ihre besondere gesellschaftliche Stellung nach den mit der Aufklärung einhergehenden Brüchen in die (erste) Moderne zu retten und neu zu strukturieren versucht. Wegen der besonderen historischen Situation in den deutschen Staaten (Stichwort:

verspätete Nation[2]) wird dies jedoch nicht als berufsspezifisches Projekt interpretiert, sondern als Projekt zur Etablierung des Bildungsbürgertums als disziplinübergreifender Stand. Die ärztliche Profession ist eingebettet in dieses Bildungsbürgertum und teilt die von **Theodor Geiger** (1932) beschriebenen Merkmale der Distinktion von anderen gesellschaftlichen Ständen und Klassen. Er beschreibt das Bildungsbürgertum als besonderen Stand „mit eigenen Sitten und Konventionen, einer eigenen Lebenseinschätzung und Lebensführung, einer Welt für sich, in breiten Teilen minder begütert als das Besitzbürgertum, aber zu stolz auf seinen geistigen und moralischen Rang, als daß es die ‚Geldmacher' als seinesgleichen erachtet hätte" (Geiger 1932, S. 100).

Geiger sieht den Kern der gemeinsamen Eigenschaft, die für die „Ehre" des Standes bedeutsam ist darin, dass die „Kultur des gesamten Volkes repräsentiert" wird (Geiger 1932, S. 100).

Das ärztliche Verhalten und Handeln bezieht sich hier jedoch keineswegs nur auf kurative Tätigkeiten. Der Ärztestand will „Staat machen" (Göckenjan 1985) und eine gesunde nationale deutsche Gesellschaft schaffen. Turner (1980) hatte darauf hingewiesen, dass das Projekt der Etablierung des Bildungsbürgertums mit der staatlichen Anerkennung des ärztlichen Einheitsstandes 1852 weitgehend abgeschlossen war – zu einem Zeitpunkt, zu dem die kurativen Fähigkeiten der Medizin noch außerordentlich begrenzt waren, die medizinisch-naturwissenschaftlich-technische Revolution noch ausstand. Die staatliche Anerkennung bedeutete für den Ärztestand jedoch gleichzeitig eine Einschränkung: den Verzicht auf alle romantisch-revolutionären Utopien (Schipperges 1968) von der umfassenden Zuständigkeit für die Schaffung eines gesunden, nationalen und demokratischen Staates.

Der radikale „ökologische Blick" (Göckenjan 1985, S. 187) einer die sozialen Ursachen von Krankheit bekämpfenden Medizin – die in der Demokratisierungsforderung Virchows (Virchow 1975) gipfelte – wurde eingeschränkt zugunsten eines begrenzten sozial-reformerischen Blicks. Dies erklärt die Beteiligung der Ärzte an den wesentlichen Präventivgestaltungen in der zweiten Hälfte des 19. Jahrhunderts: an der Sicherstellung der Trinkwasserversorgung und dem Aufbau der Abwasserkanalisation, an der Ernährungsschulung, an der Verbesserung der Arbeitsbedingungen in Fabriken u. a. m., aber auch an der Legitimation des bürgerlichen Entwurfs von Geschlechtscharakteren und deren Folgen.

Diese ‚**bürgerliche Sozialmedizin**' verliert ihre Bedeutung gegen Ende des 19. Jahrhunderts, und die Medizin wird nicht vollständig, aber weitgehend reduziert auf das Kurieren kranker Körper. Dass sie darauf ein Quasi-Monopol erkämpft hat, wird in der Professionssoziologie gemeinhin als gelungenes Ergebnis der sozialen Platzierung interpretiert, aus der Sicht des Autors (Bollinger 1988b) handelt es sich um ein höchst ambivalentes Ergebnis des Professionalisierungsprozesses: Therapiehoheit gewonnen, Zuständigkeit für die präventive Gestaltung der ‚gesunden' Gesellschaft verloren.[3]

> Innerhalb eines Jahrhunderts [19. Jahrhundert] konnte sich die Ärzteschaft zwar – und dies ist es, was von den klassischen Professionalisierungstheorien immer wieder betont wird – einen

2 Die deutsche Reichsgründung 1871 wird im Hinblick auf die europäischen Nachbarländer als verspätet bezeichnet, wobei damit nicht allein die nationale Einheit gemeint ist, sondern auch die Überwindung aristokratisch-monarchistischer Herrschaft durch Gründung eines bürgerlich-liberalen Nationalstaats mit einer demokratischen Verfassung. Letzteres erfolgte in Deutschland erst mit Gründung der Weimarer Republik. Der Begriff „verspätete Nation" geht zurück auf Plessner (1959).

3 Dieser Funktionsverlust scheint mir die Ursache für die im späteren 19. Jahrhundert auftretende Überhöhung eigener Bedeutung durch die Ärzteschaft, wie sie in vielen zeitgenössischen Biografien zu finden ist. Er könnte auch die Grundlage dafür sein, dass die Ärzteschaft sich im Faschismus so anfällig zeigte für eine Ideologie, die ihr Raum schaffte für Beiträge zu einem (pervertierten) Volkswohl (Bollinger 1988b; vgl. hierzu auch Roelke 2016).

> gesicherten Markt für die eigenen Leistungen schaffen, entsprechende ökonomische Privilegien und ein hohes gesellschaftliches Ansehen aneignen – und doch: Mißt man dieses Ergebnis an den „Utopien der Medizin", wie sie in der Aufklärung entstanden und von der naturphilosophischen Medizin aufgenommen worden waren, so stand die Medizin um 1900 vor einem Scherbenhaufen. Die Ärzteschaft hatte den missionarischen Eifer der Aufklärung, den Impetus, in eine neue, bessere Welt zu führen, abzulegen; sie mußte ihr Weltbild, ihre wissenschaftliche Herangehensweise grundlegend verändern; die Ärzte mußten die Position des „Hohepriesters der Natur" gegen diejenige des hochdotierten Körperspezialisten eintauschen. (Bollinger 1988a, S. 157f.)

Erhalten blieb aus subjektorientierter Perspektive jedoch eine spezifische Subjektstruktur des Arztes: „Die professionelle Medizin transportiert ihre Wurzeln mit sich, sie ist männlich, bürgerlich und ständisch-elitär, […]" (Bollinger 1988a, S. 154). Deshalb weise „das professionelle ärztliche Handeln einen Doppelcharakter auf; es ist wissenschaftlich fundiertes Handeln einerseits, aber dieses ist andererseits von nicht medizinalwissenschaftlich fundierten Elementen begleitet und überformt" (Bollinger 1988a, S. 14).

Bollinger und Hohl (1981a, b) leiten auf der Grundlage einer subjektorientierten Professionssoziologie und mit Blick auf die „persönlichkeitsbezogene Seite der Profession" qualitative Unterschiede zwischen der „ärztlichen Profession" und dem Beruf Medizin ab. Dabei beziehen sie sich auf sozialpsychologische und habituelle Aspekte von Profession. „Als zentral erscheint uns der Unterschied, der zwischen Beruf und Profession hinsichtlich des Verhältnisses von Person und Tätigkeit besteht." Jede Berufsausbildung wäre zugleich immer auch ein Stück weit Persönlichkeitsentwicklung, aber eben nur ein Stück weit. Die Existenz des Berufsmenschen gehe gerade nicht in seiner beruflichen Arbeit auf.

> Ganz anders bei der Profession. Der Professionelle geht als Person auf in dieser Bestimmung; er ist daneben nichts anderes – seine gesamte Existenz ist durchdrungen von der Profession. (Bollinger und Hohl 1981b, S. 177ff.)

Die professionelle „ärztliche Existenz" drücke sich in einer ganzen Reihe von besonderen Merkmalen aus, die Unterschiede zum Beruf markieren würden: daran, dass ärztliches Handeln nur teilweise wissenschaftlich fundierte Intervention und zum anderen Teil „Äußerung der Persönlichkeit" sei, dass die Ausbildung in stärkerem Maße die gesamte Person umfassen würde und das traditionelle Meister-Lehrling-Verhältnis dabei eine prominente Rolle spiele, dass implizite Fähigkeiten und Erfahrungswissen beim ärztlichen Handeln eine größere Rolle als im Beruf spielen würden, dass der Arzt aufgabenorientiert und nicht nur funktionsorientiert arbeiten würde, dass Ärzte sich „berufen" für ihre Aufgabe sehen und nicht nur daran interessiert seien, die eigene Reproduktion und berufliche Identität zu sichern, dass die Tätigkeit das Verhältnis von Arbeit und Leben in viel höherem Maße bestimmen würde, als dies beim Beruf der Fall sei, und dass letztlich die Struktur von Arbeits- und Privatbereich weniger gegensätzlich gestaltet sei (Bollinger und Hohl 1981a, S. 452; Bollinger und Hohl 1981b, S. 178ff.).

Bollinger und Hohl (1981a) kommen wegen dieser Verortung des Ärztestandes als Profession zu dem Ergebnis, dass diese als anachronistische Form einem Prozess der Veränderung unterliegt, der die Medizin zu einem hoch qualifizierten akademischen Beruf werden lässt und sehen darin einen Prozess der **Deprofessionalisierung** (► Kap. 6). Die Profession wird damit – ähnlich der bürgerlichen Familie – kategorial zu einer Erscheinungsform der ersten Moderne im Sinne einer unvollendeten Modernisierung.

Strukturgleich verläuft die Entwicklung der Krankenpflege: In ihre Modernisierung in der ersten Hälfte des 19. Jahrhunderts ist bei allem Zuwachs an Fachlichkeit das bürgerliche, weibliche Dienstideal eingeschrieben. Gewonnen wird gegen Ende des Jahrhunderts die Akzeptanz einer öffentlichen Aufgabe für Frauen um den Preis der subalternen Rolle in der Krankenversorgung, quasi als Ausdruck fürsorgender „geistiger Mütterlichkeit" (Bollinger 2012).

Die Ergebnisse der **professionsbezogenen Geschlechterforschung** scheinen insofern kompatibel mit den Befunden der subjektorientierten Sichtweise, als Frauen in den deutschen Kleinstaaten und im Deutschen Reich – im Gegensatz etwa zu den USA, zu Großbritannien und Frankreich und insbesondere zur Schweiz – bis etwa 1900 generell von akademischen Karrieren ausgeschlossen blieben. Dies gilt in besonderem Maße für die Jurisprudenz und die Medizin (Costas 1992, S. 63). Costas kommt in ihrem Vergleich des Zugangs von Frauen zu Professionalisierungsprozessen in den genannten Ländern zu dem Ergebnis, dass dieser Zugang sich umso schwieriger gestaltete, je höher das Sozialprestige der Professionen in den einzelnen Staaten war, wobei dieser Schließungsprozess dann besonders virulent wurde, wenn aus anderen Gründen eine Verschlechterung des Sozialprestiges zu befürchten war.

> Das hohe Sozialprestige eines Studiums an deutschen Universitäten, die im 19. Jahrhundert auf vielen Gebieten in Forschung und Lehre weltweit führend waren, resultierte aus den damit zugänglichen akademischen Berufskarrieren in der Administration und Regierung, in der Justiz, dem Medizinal – und Schulwesen sowie in der Kirche. (Costas 1992, S. 72)

In der deutschen Medizin befürchtete man insbesondere nach der Einführung und dem Ausbau der Krankenkassen seit den 1880er-Jahren eine zunehmende ökonomische Abhängigkeit, nicht zuletzt wegen der großen Zunahme der Anzahl von Studierenden der Humanmedizin und der approbierten Ärzte.

> Bei den Medizinern wurde die Frauenfeindlichkeit ebenfalls durch eine Überfüllung des ärztlichen Standes und wachsenden Konkurrenzdruck verschärft. […] Mit der Öffnung der Medizinkarrieren für Frauen war nach Meinung der Ärzte eine vermeidbare Verschärfung des Konkurrenzdrucks verbunden. (Costas 1992, S. 75)
>
> Unter diesen Bedingungen stellten Frauen als Ärztinnen vermutlich eine weitere Bedrohung im sozialen Status dar, denn unter den Medizinern war die zum großen Teil von ihnen selbst durch pseudowissenschaftliche Argumentationen begründete abschätzige Meinung über die intellektuellen Fähigkeiten der Frau und ihre Eignung zum Medizinberuf weit verbreitet. (Costas 1992, S. 73)

Die Geschlechterforschung thematisiert den Professionalisierungsprozess der Medizin aber noch viel grundsätzlicher als „bürgerlich-geschlechtsexklusives Aufstiegsprojekt", in dem Frauen nicht nur aktiv als potenzielle Mitglieder der Profession ausgeschlossen werden. Vor allem in der Geburtshilfe und bei Frauenkrankheiten werden sie als von Patientinnen adressierte Expertinnen tendenziell verdrängt und die Frauenausgrenzung „vollzieht sich auch auf der Ebene des Wissens, das den professionellen Experten von den Laien, die seine Klientel bilden, ebenso unterscheidet wie von den Mitgliedern semiprofessioneller Gruppen, die ihm zuarbeiten" (Wetterer 2002, S. 260f.).

Auf der Grundlage des spezifisch bürgerlichen Entwurfs der Geschlechtscharaktere und der Vorstellungen von der Differenz und Hierarchie der Geschlechter (Wetterer 2002, S. 296) fänden Frauen einen (mehr oder weniger erkämpften) Platz im öffentlichen Raum als „Gehilfinnen" der Ärzte, als Krankenschwestern, als Kinderkrankenschwestern, als Röntgenassistentinnen und anderen diagnostischen oder therapeutischen Hilfs- und Zuarbeitsberufen der Medizin (Wetterer 2002; Witz 1995).

Selbst nach der Öffnung der Zugangswege zur Profession (im Deutschen Reich nach 1900) verschwänden die Differenzen der Geschlechter in der Medizin nicht. Die klassisch hierarchisch strukturierte Statusdistribution verwandle sich in quasi naturwüchsig verlaufende horizontale Segregationsprozesse, „die sich bei genauerem Hinsehen als berufs- bzw. professionsinterne

Hierarchisierung entlang der Trennlinie Geschlecht erweisen" (Wetterer 1995, S. 18). Ärztinnen besetzten statistisch eher jene Positionen und Fachrichtungen innerhalb der Profession, die weniger prestigeträchtig und mit geringerem Einkommen verbunden seien.

Aus **systemtheoretischer Perspektive** erscheinen machttheoretische Ansätze zur Erklärung von Professionen generell und auch bezogen auf die Beiträge der Frauenforschung als unbefriedigend (Kurtz 2001, S. 175f., 184). Theoretisch geht es der Systemtheorie um die Fragen, ob das „Medizinsystem" bzw. „das System der Krankenbehandlung" (Luhmann 1990, S. 83) ähnlich anderen modernen Funktionssystemen als eigenständiges autonomes Funktionssystem zu beschreiben ist, und welche Rolle Professionen in Funktionssystemen bzw. die ärztliche Profession im Medizinsystem spielen würden.

In seinem Aufsatz *Der medizinische Code* argumentiert **Niklas Luhmann**, dass das System der Krankenbehandlung ähnlich dem politischen System, dem Wirtschaftssystem, dem Erziehungssystem, dem Rechtssystem usw. in der modernen Gesellschaft die Autonomie eines eigenen Funktionssystems erreicht hat. „Man müsste sagen, niemand könne außerhalb des Systems der Krankenbehandlung gesund werden – es sei denn unbemerkt und von selber" (Luhmann 1990, S. 184). Wie andere autonome Funktionssysteme wäre das Medizinsystem von einem „binären Schematismus" gekennzeichnet, „der für jedes System eine eigene Typik der Informationsverarbeitung und damit auch eine eigene Realitätskonstruktion von dem unterscheidet, was sonst geschieht" (Luhmann 1990, S. 184) – im Falle des Systems der Krankenbehandlung der binären Unterscheidung von „krank" und „gesund".

> » Nur die Unterscheidung von krank und gesund definiert den spezifischen Kommunikationsbereich des Arztes und seiner Patienten (einschließlich derer, die es vermeiden, zum Arzt zu gehen, obwohl sie ihren Zustand mit dieser Differenz beschreiben und auf Kranksein tippen). (Luhmann 1990, S. 186)

Luhmann insistiert darauf, dass die „Ausdifferenzierung und Sondercodierung des Systems der Krankenbehandlung (davon abhängt), daß man so gut wie vollständig darauf verzichtet, einen Gesunden als möglicherweise krank zu behandeln und damit den auf Kontrast angewiesenen Code zu unterlaufen" und „daß im Code der Medizin die Krankheit, die man nicht will, als der positive Wert fungiert und alle Detaillierung des Wissens und der Operationen über diesen Wert laufen, während die Gesundheit zwar geschätzt wird, aber im System keine Anschlußfähigkeit hat" (Luhmann 1990, S. 192). Diese Aussage impliziert, dass die Medizin letztlich keine Möglichkeit hat, neben der kurativen Aufgabe auch vorbeugend und krankheitsverhindernd tätig zu werden.

> » Alle medizinisch orientierte Krankheitsprävention würde auch die Differenzierung der Funktionssysteme tangieren also andere Funktionssysteme wie Recht, Erziehung etc. berühren. (Luhmann 1990, S. 192)

Dies lässt sich auch als Hinweis darauf interpretieren, weshalb der Ärztestand im Zuge der funktionalen Systemausdifferenzierung seiner sozial-revolutionären und sozial-reformerischen Aktivitäten verlustig ging.

Rudolf Stichweh vertritt die – auch von machttheoretischen Ansätzen geteilte – These, „daß Professionen ein Phänomen des Übergangs von der ständischen Gesellschaft des alten Europa zur funktional differenzierten Gesellschaft der Moderne sind und daß sie vor allem darin ihre gesellschaftsgeschichtliche Bedeutung haben" (Stichweh 1996, S. 50). Der historische Übergang von Ständen zu Berufsständen gilt bei Stichweh als entscheidender Aspekt des historischen Wandlungsprozesses.

> » Indem Professionen (Lehrer, Richter, Ärzte) als Berufsstände aufgefaßt werden, wird die ständische Klassifikation diversifiziert, vor allem aber wird sie enthierarchisiert. (Stichweh 1996, S. 52)

Professionen würden also einerseits ein neues Prinzip gesellschaftlicher Differenzierung verkörpern, eine Differenzierung gemäß Sachgesichtspunkten. Andererseits verbänden sich mit den entstehenden Professionen auch Restriktionen für weitere Differenzierungsprozesse, so die „Generalzuständigkeit mancher Professionen selbst für sachgebietsferne Tätigkeitsfelder", eine „Einordnung der Professionen in ein allgemeines Gelehrtentum" und die professionsinterne Beibehaltung von Positionen für „Allgemeinpraktiker" (Stichweh 1996, S. 54).

Mit der Depolitisierung der Professionen – vgl. hierzu die subjektorientierte Rekonstruktion der Professionalisierung des Ärztestandes – und der quantitativen Zunahme von Funktionssystemen im 20. Jahrhundert (etwa Massenkommunikation, Sport oder Tourismus) stellt sich die Frage, ob es eine Grundlage für die weitere Existenz von Professionen gibt und worin diese liegen könnte.

Stichweh sieht diese Grundlage darin, dass in „professionalisierten Funktionssystemen", darunter auch das Medizinsystem, das „Verhältnis von Leistungs- und Komplementärrollen als Professionellen/Klienten-Verhältnis institutionalisiert ist" (Stichweh 1996, S. 58). Personen (Patienten) würden in ihrem Kontakt zu den Leistungsrollen individualisiert, und es würde immer um Probleme gehen, bei denen „dieser individualisierte Klient in Hinsichten betroffen und auf die Unterstützung durch Leistungsrollenträger angewiesen (sei), die für seine Existenz oder für seinen Bestand relevant sein können, also nicht etwa alltägliche Probleme sind" (Stichweh 1996, S. 60).

In den Funktionssystemen mit individualisierten Klienten, darunter wiederum das Medizinsystem, würde gelten, dass sich eine Hierarchie professioneller Arbeit etabliert hätte, wobei die jeweilige Leitprofession die Arbeit der anderen Berufe im System kontrollieren würde. Jene Profession, „die die Leistungsrollen des Systems kontrolliert oder monopolisiert, (verwaltet) zugleich einen Wissenskorpus […], der ein relevanter Teil der europäischen Wissenstradition ist" (Stichweh 1996, S. 59).

Thomas Kurtz schließt an die Analyse Stichwehs an und befasst sich insbesondere mit dem auch für das Funktionssystem Krankenbehandlung spezifischen Merkmal, dass die Codierung krank/gesund nicht technisch, sondern nur auf der Ebene persönlicher Interaktion behandelbar ist.

> Das spezifische Problem der professionell betreuten Funktionssysteme […] besteht nun darin, daß hier die Interaktion zwischen Professionellem und Klienten eine besonders wichtige Rolle spielt und damit ein Faktor von Unsicherheit zum konstitutiven Bestandteil des Funktionssystemgeschehens wird. […] Aufgrund der Interaktionsabhängigkeit der professionellen Arbeit wird diese besonders komplex und kann nicht einfach in der Art von Technologien gelöst werden. […] Bei professionellen Dienstleistungen werden fallspezifische Konkretionen von Strukturproblemen der Privatsphäre in der Form der „Stellvertretung" […] bearbeitet. (Kurtz 2001, S. 178)
>
> Für das Verhältnis von Wissen und Handeln der Professionellen bedeutet dies, daß die Arbeitssituation sehr viel komplexer ist als das dem professionell Handelnden zur Verfügung stehende Wissen. Das vorhandene Wissen kann nicht problemlos angewendet und davon ausgegangen werden, daß der Ausgang der professionellen Intervention vorhersagbar und damit steuerbar ist. Professionelle Arbeit hat die Komplexität der Arbeitssituation zu berücksichtigen, welche fallweise variieren können, unter Zeitdruck stehen und auf Kooperation mit den Klienten angewiesen sind. (Kurtz 2001, S. 179)

Diese Fokussierung auf das Problem der individuellen Krankenbehandlung ist von zentraler Bedeutung für alle interaktions- und handlungsstrukturtheoretisch ausgerichteten Theorien von Profession. Die spezifische Struktur und Logik der Situation und dergestalt der Arzt-Patient-Interaktion bilden den Kern von analytischen Beobachtungen (Rudolf Stichweh, Thomas

Kurtz, Werner Vogd oder Johann Behrens) oder eher normativ-theoretischen Gestaltungsanforderungen (Ulrich Oevermann).

Gemeinsam ist dieser Perspektive, dass in der Situation der Diagnose von Krankheiten und ihrer Behandlung das Expertenwissen der Medizin stets fall- und subjektbezogen angewandt werden muss und dies nicht deduktiv möglich ist, weil die besondere Situation des Patienten Berücksichtigung finden muss.

> Die auf den Focus von Therapie bezogenen Professionen sind […] in einer doppelten Weise professionalisiert. Sie sind zum einen professionalisiert hinsichtlich der Einübung in den wissenschaftlichen Diskurs […] Diese Professionalisierung teilen sie mit allen akademischen Berufen. Sobald nun die Anwendung dieser erfahrungswissenschaftlichen Erkenntnisbasis und des damit verbundenen erfahrungswissenschaftlichen professionalisierten Habitus auf die Lösung der Probleme einer konkreten Praxis wie in der Therapie ansteht, ist eine zweite, nochmalige Professionalisierung notwendig, die sich wiederum auf das Verhältnis von Wissenschaft und Praxis bezieht, dieses Mal in der konkreten, zugleich personalisierten Beziehung zum Klienten bzw. Patienten. Der strukturelle Ort dieser […] Vermittlung von Theorie und Praxis ist, […] das Arbeitsbündnis. (Oevermann 1996, S. 124)
> Gewissermaßen konstituiert die Differenz von Wissenschaft und Anwendung geradezu die Rolle des autonomen Professionellen. Gerade der Gegensatz zwischen wissenschaftlicher und klinischer Professionalität lässt entsprechende Autonomie- und Gestaltungsräume emergieren. (Vogd 2015, S. 69; ► Kap. 4)

Erforderlich ist seitens der Therapeuten dabei eine hochkomplexe Kompetenz – die Kenntnis des jeweils aktuellen Standes der Wissenschaft (externe Evidenz im Sinne von Behrens), die Fähigkeit und Bereitschaft zum Verstehen des konkreten Falls (in all seinen biologischen, psychischen und sozialen Bezügen) und die Fähigkeit zur Förderung eines Arbeitsbündnisses mit dem Patienten (Oevermann 1996). Die Behandlungssituation ist dabei immer geprägt von Unsicherheit und hohem Handlungs- und Zeitdruck, unter denen ärztliche Entscheidungen getroffen werden müssen (Vogd 2015, S. 69).

Aus dieser Situationslogik leiten sich der handlungsstrukturtheoretische Professionsbegriff und die funktionale Notwendigkeit der Profession ab.

> Der professionelle Akteur wird gebraucht, um vielfältige, oftmals nicht zu vereinbarende Ansprüche zu arrangieren. Der Professionelle erscheint damit als Kehrseite einer Welt, die beansprucht, innerhalb einer einzigen technischen oder wissenschaftlichen Rationalität plan- und steuerbar zu sein. Er ist Ausdruck einer modernen Wirklichkeit, die nicht zu einer Einheit finden kann, sondern polykontextural gelagert ist und entsprechend nach Akteuren verlangt, denen sowohl die Kompetenz als auch die Autonomie zugestanden wird, unter Unsicherheit Entscheidungen zu treffen. (Vogd 2015, S. 69)

2.5 Fazit und Zusammenfassung

Die soziologische Auseinandersetzung mit dem Arzt-Sein und dem ärztlichen Handeln liefert auf der Grundlage unterschiedlicher Theorieansätze Einsichten in verschiedene Aspekte der ärztlichen Profession oder des Arztberufs.

In systemtheoretischer und in handlungsstrukturtheoretischer Perspektive geht es vor allem um Krankheitsdefinition und Krankenbehandlung – darauf bezieht sich der analytische Kern des Professionsbegriffs. Im Zentrum der Analysen stehen die Unsicherheitszonen ärztlichen Handelns, wie sie vor allem durch die Anforderung generiert werden, universalistisch gültige medizinalwissenschaftliche Erkenntnisse auf den konkreten Einzelfall zu beziehen, dabei ein stabiles Arbeitsbündnis mit Patienten herzustellen und dessen Autonomie zu respektieren.

Aus subjektorientierter Perspektive handelt es sich bei dieser Fokussierung bereits um das Ergebnis eines historischen Prozesses, in dem gerade das verloren ging, was den Aufstieg der ärztlichen Profession ermöglichte – die sozialmedizinischen Beiträge der Ärzteschaft zur Rationalisierung der Gesellschaft im Zuge ihrer Modernisierung und zur präventiven Verhinderung von Krankheiten. Diese Perspektive nimmt auch die Subjektstruktur der Ärzteschaft und ihre sozialstrukturelle Einbettung stärker in den Blick.

Dieser Beitrag dient vor allem dem Ziel, einen ersten Überblick über die verschiedenen soziologischen Theorietraditionen hinsichtlich des Professionsbegriffs zu vermitteln, um die in den weiteren Kapiteln des thematischen Blocks II dieses Lehrbuchs vertretenen Ansätze einordnen zu können. Die den folgenden Kapiteln zugrunde liegenden Ansätze erlauben durch unterschiedliche Blickwinkel – unabhängig von Kategorien wie richtig oder falsch – ein besseres, weil vollständigeres Bild der ärztlichen Tätigkeit im 21. Jahrhundert zu vermitteln.

Lernziele

- Der/die Lernende wird in die Lage versetzt, die Begriffe ‚Profession' und ‚Beruf' theoretisch begründet zu verwenden und Folgen von Veränderungen im Gesundheitssystem abschätzen und einordnen zu können.
- Es wird verstanden, warum die Stärkung von ‚Professionalität' als Steuerungsmechanismus des ärztlichen Handelns gegenüber anderen Steuerungsmechanismen wie Bürokratie oder Markt eine Anpassungsreaktion auf gesundheitspolitisch und -ökonomisch veränderte Umweltbedingungen darstellt.
- Gelernt wurde, kuratives ärztliches Handeln struktur- und handlungstheoretisch reflektieren und beschreiben zu können. Es kann erläutert werden, wie machttheoretisch fundierte und subjektorientierte Analysen dabei helfen, sich als Arzt/Ärztin berufspolitisch zu verorten und den Beitrag der Ärzteschaft zu Entwicklungen im Gesundheitswesen zu erkennen.

Bezüge zu Lernzielen des NKLM[a] in diesem Kapitel

Professionelle Entwicklung	Ethik der Medizin
ID 11, ID 11.2, ID 11.3.1.4	ID 5.2, ID 5.2.1.2, ID 6.1.13, ID 18, ID 18.1, ID 18.5

[a] Hinweise zur Nutzung der ID-Codes des NKLM für Unterricht und Prüfung finden sich in ► Abschn. 1.7 „Hinweise für die Benutzung durch Dozierende und Studierende der Humanmedizin".

Literatur

Artes, J., Obex, F., Vaessen, J., & Wagner, F. (1997). *Professionelle Pflege – Theoretische und praktische Grundlagen*. Bocholt: Eicanos.

Beck, U., Brater, M., & Daheim H. (1980). *Soziologie der Arbeit und der Berufe. Grundlagen, Problemfelder, Forschungsergebnisse*. Reinbek: Rowohlt.

Becker, H. S., & Geer, B. (1961). *Boys in White. Student culture in medical school*. Chicago: University Press of Chicago.

Bollinger, H. (1988a). *Die Professionalisierung des Ärztestandes im 19. Jahrhundert. Eine Untersuchung in subjektorientierter Perspektive*. Dissertation an der Fakultät für Theoretische Medizin der Universität Ulm. Mikrofiche.

Bollinger, H. (1988b). *Die Professionalisierung des Ärztestandes im 19. Jahrhundert*. Unveröffentlichter Dissertationsvortrag an der Fakultät für Theoretische Medizin der Universität Ulm im Juni 1988.

Bollinger, H. (2012). Profession – Dienst – Beruf. Der Wandel der Gesundheitsberufe aus berufssoziologischer Sicht. In H. Bollinger, A. Gerlach, & M. Pfadenhauer (Hrsg.), *Gesundheitsberufe im Wandel. Soziologische Beobachtungen und Interpretationen*, 3. Auflage (S. 13–30). Frankfurt am Main: Mabuse.

Bollinger, H., & Gerlach, A. (2015). Profession und Professionalisierung im Gesundheitswesen Deutschlands – zur Reinfikation soziologischer Kategorien. In J. Pundt, & K. Kälble (Hrsg.), *Gesundheitsberufe und gesundheitsberufliche Bildungskonzepte* (S. 83–103). Bremen: Apollon University Press.

Bollinger, H., & Hohl, J. (1981a). Auf dem Weg von der Profession zum Beruf. Zur Deprofessionalisierung des Ärztestandes. *Soziale Welt*, 32(4),440–464.

Bollinger, H., & Hohl, J. (1981b). Der Arzt – Medizinischer Reduktionismus und professionelle Existenz. In H. Bollinger, G. Brockhaus, J. Hohl, & H. Schwaiger (Hrsg.),

Medizinerwelten. Die Deformation des Arztes als berufliche Qualifikation (S. 145–229). München: Zeitzeichen.

Carr-Saunders, A. M. (1928). *Professions. Their organisation and their place in society*. The Herbert Spencer Lecture, delivered at Oxford, 18. May 1928. Oxford: Clarendon Press.

Costas, I. (1992). Das Verhältnis von Profession, Professionalisierung und Geschlecht in historisch vergleichender Perspektive. In A. Wetterer (Hrsg.), *Profession und Geschlecht. Über die Marginalität von Frauen in hochqualifizierten Berufen* (S. 51–82). Frankfurt am Main: Campus.

Freidson, E. (1970). Profession of medicine. A study of the sociology of applied knowledge. New York: Harper & Row. [Deutsche Ausgabe: Freidson, E. (1979). *Der Ärztestand. Berufs- und wissenssoziologische Durchleuchtung einer Profession*. Stuttgart: Enke.]

Freidson, E. (2001). *Professionalism. The Third Logic*. Chicago: University of Chicago Press.

Geiger, T. (1932). *Die soziale Schichtung des deutschen Volkes*. Stuttgart: Enke.

Göckenjan, G. (1985). *Kurieren und Staat machen. Gesundheit und Medizin in der bürgerlichen Welt*. Frankfurt am Main: Suhrkamp.

Hesse, H. A. (1972). *Berufe im Wandel. Ein Beitrag zur Soziologie des Berufs, der Berufspolitik und des Berufsrechts*. Stuttgart: Enke.

Kurtz, T. (2001). Die Form Beruf im Kontext gesellschaftlicher Differenzierung. In T. Kurtz (Hrsg.), *Aspekte des Berufs in der Moderne* (S. 179–208). Opladen: Leske & Budrich.

Larson, M. S. (1979). *The rise of professionalism. A sociological analysis*. Berkeley: University of California Press.

Luhmann, N. (1990). Der medizinische Code. In N. Luhmann, *Soziologische* Aufklärung. *5. Konstruktivistische Perspektiven* (S. 183–196). Opladen: Westdeutscher Verlag.

Oevermann, U. (1996). Theoretische Skizze einer revidierten Theorie professionalisierten Handelns. In A. Combe, & W. Helsper (Hrsg.), *Pädagogische Professionalität. Untersuchungen zum Typus professionellen Handelns* (S. 70–182). Frankfurt am Main: Suhrkamp.

Parsons, T. (1939). The professions and social structure. *Social Forces*, 17(4),457–467.

Parsons, T. (1951). *The social system*. New York: Free Press of Glencoe.

Parsons, T. (1958). Struktur und Funktion der modernen Medizin. Eine soziologische Analyse. *Kölner Zeitschrift für Soziologie und Sozialpsychologie*, Sonderheft 3, 10–57.

Plessner, H. (1959). *Die verspätete Nation. Über die politische Verführbarkeit bürgerlichen Geistes*. Stuttgart: Kohlhammer.

Roelcke, V. (2016). Profession und Professionalität in der Medizin: Aktualität, historische Dimension und normatives Potential eines zentralen Begriffspaars für ärztliches Handeln. *Zeitschrift für medizinische Ethik*, 62(3),183–201.

Schipperges, H. (1968). *Utopien der Medizin. Geschichte und Kritik der ärztlichen Ideologie des 19. Jahrhunderts*. Salburg: Müller.

Schipperges, H. (1985). *Homo patiens. Zur Geschichte des kranken Menschen*. München, Zürich: Piper.

Schmeiser, M. (2006). Soziologische Ansätze der Analyse von Professionen, der Professionalisierung und des professionellen Handelns. *Soziale Welt*, 57, 295–318.

Stichweh, R. (1996). Professionen in einer funktional differenzierten Gesellschaft. In A. Combe, & W. Helsper (Hrsg.), *Pädagogische Professionalität. Untersuchungen zum Typus professionellen Handelns* (S. 49–69). Frankfurt am Main: Suhrkamp.

Turner, S. (1980). The Bildungsbürgertum and the learned professions in Prussia, 1770–1830: The origin of a class. *Histoire Sociale – Social History*, 13(25),105–135.

Virchow, R. (1975). Mitteilungen über die in Oberschlesien herrschende Typhus-Epidemie. In H.-U. Deppe, & M. Regus (Hrsg.), *Seminar: Medizin, Gesellschaft, Geschichte. Beiträge zur Entwicklungsgeschichte der Medizinsoziologie*. Frankfurt am Main: Suhrkamp.

Vogd, W. (2015). Warum die (ärztliche) Profession auch in Zukunft nicht verschwindet. Systemtheoretische Überlegungen. In J. Pundt, & K. Kälble (Hrsg.), *Gesundheitsberufe und gesundheitsberufliche Bildungskonzepte* (S. 63–81). Bremen: Apollon University Press.

Wetterer, A. (Hrsg.). (1992). *Profession und Geschlecht: über die Marginalität von Frauen in hochqualifizierten Berufen*. Frankfurt am Main: Campus.

Wetterer, A. (2002). *Arbeitsteilung und Geschlechterkonstruktion. „Gender at Work" in theoretischer und historischer Perspektive*. Konstanz: UVK Verlagsgesellschaft.

Wilensky, H. (1972). Jeder Beruf eine Profession? In T. Luckmann, & W. Sprondel (Hrsg.), *Berufssoziologie* (S. 198–218). Köln: Kiepenheuer & Witsch.

Witz, A. (1995). *Professions and patriarchy*. London: Routledge.

Professionalität

Zur Darstellung professioneller Kompetenz

Michaela Pfadenhauer

S. Klinke, M. Kadmon (Hrsg.), *Ärztliche Tätigkeit im 21. Jahrhundert - Profession oder Dienstleistung*, Springer-Lehrbuch, https://doi.org/10.1007/978-3-662-56647-3_3

- **Leitfragen**

1. Welche Relevanz hat Kompetenzdarstellung für Angehörige einer Profession?
2. In welchem Zusammenhang stehen Kompetenz, Kompetenzdarstellung und Inszenierung?
3. Was bedeutet Kompetenzdarstellung gegenüber Klienten unter Bedingungen chronischer Zeitknappheit?

3.1 Einleitung

Die Professionssoziologie ist bereits seit Längerem eine national und international anerkannte (Sub-)Disziplin innerhalb der Soziologie[1]. Allerdings hat die Professionssoziologie im deutschsprachigen Raum lange Zeit ein Nischendasein geführt. Diese Randstellung steht in einem eigentümlichen, aber auch symptomatischen Missverhältnis zur Präsenz und Popularität der Etikettierung von Handlungs- und Verhaltensweisen als ‚professionell' im alltäglichen Sprachgebrauch. Denn im Unterschied zum weiten Bedeutungsfeld, das ‚Professionalität' im Alltag umgibt und für das mit Effizienz und Effektivität Kriterien relevant sind, die als nicht professionsspezifisch bzw. sogar kontrafaktisch gelten, haben Professionsforscher ihren Gegenstand lange Zeit rigide bestimmt: Nicht nur galten **Professionen** als Sonderfall von Berufen, das Spektrum war mit Blick auf die ‚klassischen' Professionen Medizin und Jurisprudenz überdies sehr begrenzt (vgl. Carr-Saunders und Wilson 1936; Hesse 1968; Parsons 1968).

Soziologisches Interesse galt diesen Formationen insbesondere deshalb, weil für sie im Hinblick auf die Zugangs- und Qualifikationskontrolle ebenso wie auf Ausübungs- und Erwerbschancen ein hohes Maß an Autonomie und (infolgedessen) auch an gesellschaftlichem Ansehen und Einfluss typisch war. Den Verlauf idealtypisch zu skizzieren, der diese Formationen hervorgebracht hat, war Gegenstand der historischen Untersuchungen zur ‚**Professionalisierung**' (vgl. Hughes 1964; Wilensky 1972). Die Einsicht, dass sich neben der sozusagen staatlich verordneten Professionalisierung ‚von oben' ein Weg erkennen lässt, der eine Art Selbstermächtigung strategisch interessierter Berufsangehöriger ‚von unten' darstellt, erweckt bis heute innerhalb von Berufsgruppen außerhalb des akademischen Kontexts Aufmerksamkeit.

‚Professionalismus' gilt in einem weiten Verstande als eine institutionelle Ausprägung jener Logik der Organisation von Arbeit, welche wesentlich durch das Moment der **kollegialen Selbstkontrolle** gekennzeichnet ist. Das Prinzip kollegialer Selbstkontrolle wird in den klassischen Professionen dadurch begründet, dass Standards und Qualität einer professionellen Tätigkeit nicht von einer Außeninstanz, sondern nur im Rekurs auf – wesentlich qua formalisierter Ausbildung und praktischer Erfahrung in der Anwendung erlangbare – adäquate Kompetenz(en), d. h. von Peers beurteilt, kontrolliert und dergestalt gesichert werden können. Dieses Prinzip der Arbeitsorganisation hat Freidson (2001) als **dritte Logik** neben Staat und Markt bezeichnet. Das Ausgreifen des Professionalismus als diese dritte Logik auf alle möglichen Arbeitsbereiche wird im europäischen Raum intensiv diskutiert. Theoretische und empirische Studien zum Phänomen des Professionalismus erweitern die Perspektive der Professionsforschung auf Entwicklungen in Tätigkeitsfeldern und Organisationskontexten, die bislang professionssoziologisch weitgehend ausgeblendet wurden.

Mit dem von mir gewählten Blick auf ‚Professionalität' (Pfadenhauer 2003) kann der Fokus auf ein Phänomen erweitert werden, das keineswegs schlicht aus Professionszugehörigkeit hervorgeht, sondern spezifische Befähigungen und Befugnisse und vor allem deren Sichtbarmachung voraussetzt. Die Frage, aufgrund welcher (Arten und Weisen von) Darstellungen Professionalität attestiert wird, eröffnet ein noch

---

1 Die Professionssoziologie ist als Research Network Sociology of Professions innerhalb der European Sociological Association (ESA), als Research Committee on Sociology of Professional Groups innerhalb der International Sociological Association (ISA) und als Sektion Professionssoziologie innerhalb der Deutschen Gesellschaft für Soziologie (DGS) etabliert.

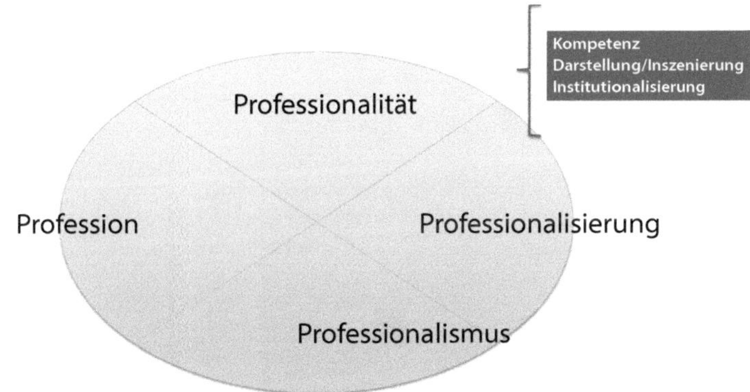

Abb. 3.1 Begriffe

weitgehend unergründetes Forschungsterrain, auf dem auch alltagssprachliche Konnotationen der Attribuierung und Qualifizierung von Haltungen und Handlungen als ‚professionell' nicht ignoriert werden dürfen (vgl. Pfadenhauer 2005; Meuser 2005). Grundlegend sind dafür drei Begriffe (Abb. 3.1), die im Weiteren verständlich werden sollen:

- Kompetenz (▶ Abschn. 3.2),
- Darstellung bzw. Inszenierung (▶ Abschn. 3.5) und
- Institutionalisierung (▶ Abschn. 3.5).

3.2 Kompetenz

‚Kompetenz' ist „praktisches Wissen" (Knoblauch 2010, S. 250), das intellektuelle Fähigkeiten und habitualisierte Fertigkeiten einschließt. Es hat also nicht nur eine kognitive, sondern eine körperliche Dimension, d. h. es ist häufig inkorporiert und lässt sich deshalb nicht einfach abfragen. Es ist ein subjektives Handlungsvermögen, das ein Akteur nicht einfach ‚hat', sondern das er situativ aktualisieren muss, und es ist ein soziales Handlungsvermögen, insofern es für eine je spezifische Situation und einen je spezifischen Kontext ‚angemessenes' Handeln konnotiert (Abb. 3.2).

Dieses subjektive und soziale Vermögen ist generativ, d. h. es kann zur Lösung unterschiedlicher Arten von Handlungsproblemen eingesetzt werden. Es lässt den Akteur Situationen nicht nur zufällig, sondern absichtsvoll, nicht nur irgendwie, sondern systematisch, nicht nur einmalig, sondern ‚immer wieder' bewältigen. Dadurch erwächst dem kompetenten Akteur sukzessiv eine relative Sicherheit, auch wenn sich sein Vermögen auch für ihn selbst immer wieder bewähren muss. Kompetenz meint folglich ein wiederholbares Bewältigen bestimmter Handlungsprobleme im Rückgriff auf Fähigkeiten und Wissensbestände (Können), Motive (Wollen) und Berechtigungen (Dürfen), aus dem eine subjektiv wahrgenommene „Selbstwirksamkeit" (Pfadenhauer und Eisewicht 2015, S. 302f.) des eigenen Handelns erwächst.

Kompetenz hat neben dieser subjektiven eine soziale Dimension: Den sozialen Aspekt von (Sprach-)Kompetenz hat schon Chomsky mit ‚Performanz' angesprochen. Er meint damit Sprachverwendung und den (hier normativ konnotierten) Bewertungsaspekt der Akzeptabilität: Als ‚akzeptabel' gelten ihm Äußerungen, die „völlig natürlich und unmittelbar verständlich sind", die also in keiner Weise „bizarr oder fremdartig klingen" (Chomsky 1969, S. 22f.). In der Soziolinguistik wurde dann die Angemessenheit von verbalen und nonverbalen Äußerungen akzentuiert, wobei hier nicht mehr eine normative Setzung, sondern der realzeitliche Bezug von Performance, d. h. der Bezug zur Situation mit den hier jeweils geltenden Regeln, impliziert war.

Der inszenierungstheoretische Ansatz zu Professionalität ist wesentlich durch Erving

Kompetenz
= „praktisches Wissen" (Knoblauch 2010)
Kognitive und körperliche Dimension
Subjektive und soziale Dimension
Generative Dimension

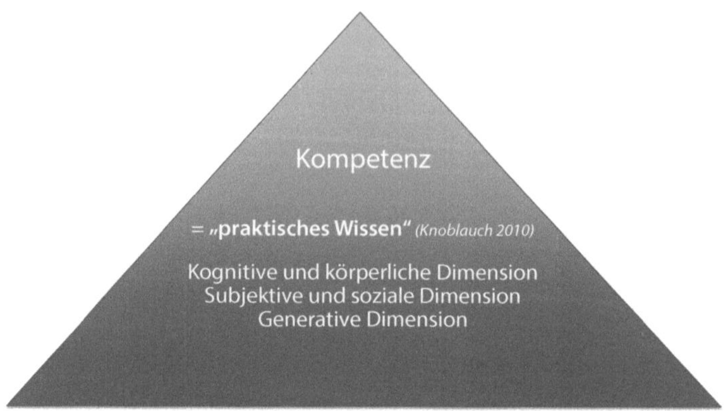

Abb. 3.2 Kompetenz

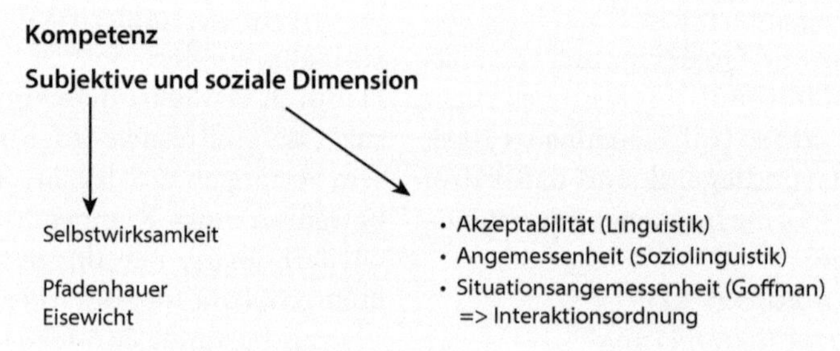

Abb. 3.3 Subjektive und soziale Dimension von Kompetenz

Goffman inspiriert. Prägnant kommt die dramatologische Perspektive in Goffmans Werk *The Presentation of Self in Everyday Life* (Goffman1956), das im Deutschen unter dem irreführenden Titel *Wir alle spielen Theater* (Goffman 1969) erschienen ist, zum Ausdruck. Das in der Situation angemessen oder unangemessen erscheinende Handeln war allerdings zentrales Thema der Psychiatriestudien Goffmans. Maßstab für Angemessenheit ist hier die „Interaktionsordnung" (Goffman 1994), d. h. das System von Konventionen, das unsere Verfügbarkeit in der Situation regelt. In der mit diesen drei Stationen nur angedeuteten Entwicklung ist also eine Ausweitung des Kompetenzverständnisses – von der Sprachkompetenz auf kommunikative Kompetenz bis dann zu Handlungskompetenz schlechthin – erfolgt (Abb. 3.3).

3.3 Zur Unsichtbarkeit von Kompetenz

Kompetenz ist eine unsichtbare Qualität sozialen Handelns. Deshalb muss sie mittels Darstellung zum Ausdruck gebracht werden. Kompetenzdarstellungen dienen dazu, andere dazu zu bewegen, den Akteur als kompetent anzusehen, d. h. als befugt, befähigt, bereit ‚zu etwas', das selbst nicht offensichtlich ist.

Kompetenz ist nicht sichtbar, sie liegt vielmehr außerhalb unseres Wahrnehmungsbereichs. Falls ich z. B. kompetent bin, einen Vortrag zu halten, dann sehen die Zuhörer nicht diese Kompetenz, sondern meine Performanz des Vortragens. Diese Performanz ist intersubjektiv, d. h. für die Zuhörer und für mich jetzt in der Situation wahrnehmbar. Die Kompetenz selbst aber liegt außerhalb dieser geteilten Wahrnehmung. Sie liegt außerhalb unserer Erfahrungsmöglichkeiten, d. h. – phänomenologisch gesprochen (vgl. Schütz und Luckmann 2003, S. 58ff.) – sie transzendiert die Erfahrungen, die wir Menschen in unserem Alltag machen.

Kompetenzdarstellungen sind deshalb **„symbolische Repräsentationen"** (Soeffner 1989). Das bedeutet, dass wir zur Darstellung von Kompetenz ein mehr oder weniger umfangreiches Arsenal von Anzeichen und Zeichen bemühen, um etwas in die Situation hereinzuholen bzw. auf etwas hinzuweisen, das außerhalb dieser Situation liegt. Das wichtigste Zeichensystem ist die Sprache. Um dies am Beispiel einer Rede zu verdeutlichen: Ich verwende in einem Vortrag zum einen ein Schriftsystem (mit dem ich den Vortrag aufgeschrieben und Powerpointfolien beschrieben habe) und ich verwende die (deutsche) Sprache. Aber ich spreche nicht nur bzw. nicht irgendwie, sondern ich drücke mich auf eine bestimmte Art und Weise aus: So spreche ich vielleicht Hochdeutsch (mit dialektalem Zungenschlag) und ich spreche unter Verwendung von Worten und Begriffen, die von den ZuhörerInnen vielleicht als ungewohnt, kompliziert, fachchinesisch, soziologendeutsch usw. empfunden werden. Ob ich will oder nicht, zeigt meine Sprache, woher ich komme, wie ich ausgebildet bin; und ich wappne mich vielleicht auch durch Fachbegriffe, um etwas Unsichtbares in diese Situation hereinzuholen – nämlich z. B. Kompetenz für das Vortragsthema ‚Kompetenz'.

Was die ZuhörerInnen wahrnehmen (lesen und hören), ist nicht Kompetenz. Sie registrieren das Verwenden von Fachsprache und einen speziellen Vortragsstil, den sie vielleicht als akademisch, typisch Professor, langweilig usw. attribuieren. Sie nehmen zur Kenntnis, was ich in Form von (An-)Zeichen als Stellvertreter für meine Kompetenz in der akuten Vortragssituation bemühe. Das ist damit gemeint, dass Kompetenzdarstellungen symbolische Repräsentationen sind. Daran wird zugleich deutlich, dass Sprache/Sprechen nur eine Möglichkeit für Kompetenzdarstellung ist; Schrift/Schreiben ist eine zweite. Schon beim Sprechen und Schreiben ist der Körper (Stimme, Hand usw.) beteiligt. Noch mehr gilt das für den Vortragsstil, der u. a. daraus erwächst, wie ich stehe und mich bewege, welche Kleidung ich trage u. v. a. m.

Bei all dem geht es darum, dass ich durch den Ausdruck, den ich mir gebe, d. h. dadurch wie ich mich sprachlich, stilistisch usw. ausdrücke, einen bestimmten Eindruck bei den ZuhörerInnen hervorrufen will. Bestimmte Bestandteile des Ausdrucks sind dem einzelnen körperlich, aber auch herkunftsbedingt mitgegeben, andere lassen sich beeinflussen bzw. durch bestimmte Maßnahmen steuern. In Bezug auf letztere hat Goffman (1971) von **„Techniken der Imagepflege"** gesprochen. Weil wir sie zumeist routiniert, ganz selbstverständlich und auf die immer gleiche Weise anwenden, hat er diese Techniken als ritualförmig bezeichnet. Unser ‚Image', d. h. das Bild, das andere von uns haben sollen, pflegen wir nicht nur in solchen herausgehobenen Momenten wie einem Vortrag, sondern ständig. Manchen Menschen ist es noch nicht einmal dann egal, wenn sie ganz alleine sind, wie andere das, was sie gerade tun, sehen würden, wenn sie es sehen könnten. Das ist zeit- und sozialisationsabhängig – in den Anfängen des Fernsehers sollen Menschen ein Problem damit gehabt haben, nackt durch das Wohnzimmer zu gehen, wenn der Tagesschausprecher auf dem Bildschirm zu sehen war. Allerdings waren das die prüden 50er-Jahre vor der sexuellen Revolution, in denen Nacktheit auch in den eigenen vier Wänden verpönt war. Unabhängig davon wenden wir jedenfalls dann ritualisiert Techniken der Imagepflege an, wenn wir mit anderen zusammen sind (oder in Kürze zusammenkommen werden oder auch nur die Möglichkeit besteht, dass wir mit anderen zusammenkommen könnten).

Kompetenzdarstellungen

- … dienen dazu, andere dazu zu bewegen, den Akteur als kompetent ‚zu etwas' anzusehen, das selbst nicht offensichtlich ist
- … sind „symbolische Repräsentationen" (Soeffner 1989), d. h. sie verweisen

vermittels eines mehr oder weniger umfangreichen Arsenals von (An-) Zeichen (= Symbolen) auf eine prinzipiell ‚unsichtbare' Qualität des Akteurs
- … sind ritualisierte „Techniken der Imagepflege" (Goffman 1971), die Menschen zumeist ganz routiniert, ganz selbstverständlich anwenden

Während es uns im Alltag einfach wichtig ist, wie andere uns sehen, geht es bei Kompetenzdarstellungen um mehr: Es geht darum, Vertrauen herzustellen, Verhaltensweisen zu rechtfertigen, Gehorsam zu erzeugen, Ansprüche durchzusetzen usw. Kurz gesagt geht es darum, das soziale Ansehen dessen, der sich als kompetent darstellt, zumindest situativ und kontextuell zu wahren oder zu verbessern.

Der Fokus einer solchen dramatologischen Perspektive ist auf Interaktion gerichtet, d. h. darauf, wie Menschen in bestimmten Situationen in Bezug aufeinander handeln, d. h. wie sie in welchen Kulissen ihre Rollen meistern.

» Um einen sozial akzeptierten Eindruck bei den anderen zu erzeugen und ein „Image" aufzubauen, muss das „Selbst als Darsteller" (self as performer) seinen Ausdruck kontrollieren und die möglichen Deutungen des Schauspiels seitens seines Publikums lenken. (Raab 2008, S. 70)

Dramatologische Perspektive
- Wenn Menschen interagieren (auch dann, wenn sie ganz intim interagieren), spielen sie Rollen vor einem Publikum
- Sie spielen Publikum und Rollenspieler, und sie spielen Publikum und Rollenspieler wiederum vor Publikum usw.
- Rollen sind verfestigte gesellschaftliche Erwartungen an Personen in Positionen
- Die Übernahme von Rollen beruht auf „Exzentrischer Positionalität" als menschlicher Grundstruktur

Menschliche Interaktionen sind demnach prinzipiell als Rollenspiele zu begreifen: Wenn Menschen interagieren (übrigens auch dann, wenn sie ganz intim interagieren), spielen sie Rollen vor einem Publikum. Sie spielen Publikum und Rollenspieler, und sie spielen Publikum und Rollenspieler wiederum vor Publikum usw. Anders als Schauspieler suchen wir uns unsere Rolle(n) nicht einfach aus: Rollen sind vielmehr verfestigte Erwartungen, die gesellschaftlich an uns gestellt werden, wenn wir eine bestimmte Position einnehmen – z. B. im Beruf, aber auch in der Familie, in der Gemeinde, im Freundeskreis usw. Diese Erwartungen kann man natürlich nie ganz und man muss sie auch nicht erfüllen – man kann sich vielmehr in „Rollendistanz" (Goffman 1973, S. 109ff.) üben.

Unter „**Rollendistanz**" ist weder eine (kognitive) Distanziertheit zu einer Rolle noch niedriges Engagement im Rollenhandeln, sondern die Einsicht zu verstehen, in einem Verhältnis zu einer Rolle zu stehen. Der Handelnde gewinnt dann Distanz zu einer Rolle, „wenn der ausschließliche Realitätsanspruch einer aktuellen Rollenhandlung durch den Realitätsanspruch eines von dieser Rolle ‚unabhängigen' Selbst eingegrenzt wird" (Luckmann 1979, S. 310). Rollendistanz resultiert demnach aus einem „Triangulierungsprozeß" (ebd.), aus einer wechselseitigen Relativierung von Rollen, wodurch sich die Identifikation mit einer Rolle abschwächt. Von der privaten, außersozialen Basis her wird es dem Menschen somit möglich, sich selbst als Rollenträger aufzufassen. Die Selbstdeutung als Rollenträger kennzeichnet das moderne Individuum. Einfacher ausgedrückt: In der Moderne wird der Mensch vom Rollenträger zum Spieler von Rollen (vgl. Pfadenhauer 1999).

In der gewollten Distanzierung von einer sozial erwarteten Rollennormalität dokumentiert der (moderne) Akteur seine Individualität, seine Gelöstheit von gesellschaftlichen Festlegungen, seine ‚Originalität'. Indem er Rollendistanz ausübt, zeigt er, dass seine Identität über diese Rolle hinausweist, dass er ‚mehr' ist als das, was er in einer Rolle darstellt. Er deutet in der Distanzierung von einer Rolle an, dass er auch andere Rollen zu übernehmen vermag und dass es einen jenseits der Rollen gelegenen Bezugspunkt gibt.

Aber der Umstand, dass **(Rollen-)Erwartungen** an uns herangetragen werden, ist nicht einfach eine gesellschaftliche Zumutung, die dem geschuldet ist, dass wir uns nicht mehr in einem paradiesischen Naturzustand befinden. Es ist also keine Entfremdungserscheinung, sondern Teil dessen, was uns Menschen ausmacht. Denn anders als Pflanzen, die ohne ganz bestimmte Umweltbedingungen nicht überleben können, aber auch anders als Tiere, deren Verhalten zum großen Teil instinktgesteuert ist, sind wir nicht ‚festgestellt'. Wir haben einen enormen Aktionsradius, der uns sowohl unter wüstenähnlichen Bedingungen als auch am Nordpol und – zumindest für kurze Zeit – 8000 m über der Meereshöhe überleben lässt. Wie Tiere nehmen wir über unsere Sinnesorgane mannigfaltige Eindrücke auf; der Unterschied besteht vermutlich darin, dass wir um unsere Wahrnehmungen und Vorstellungen wissen. Wir nehmen nicht nur etwas wahr, sondern wir registrieren, dass wir dies tun, und wir vergleichen diese mit früheren Wahrnehmungen und Vorstellungen, d. h. wir machen Erfahrungen. All diese Vorgänge sind Bewusstseinstätigkeiten, über die wir bei Tieren nur spekulieren können.

Reflexivität, d. h. die Fähigkeit, sich nachträglich etwas (außerhalb oder in sich selbst) zuwenden zu können, wird in der philosophischen Anthropologie auf unsere **„exzentrische Positionalität"** (Plessner 1981, S. 360) zurückgeführt: Um nochmals das Beispiel der Rede zu bemühen: Ich stehe z. B. in einem Vorlesungssaal und habe bestimmte Wahrnehmungen und leibliche Empfindungen (Hitze, Hunger, Müdigkeit) und zugleich kann ich meine inneren Vorgänge und Körperzustände sozusagen von außen beobachten. Exzentrisch positioniert sein bedeutet also sowohl eine Distanzstellung gegenüber der Umwelt als auch gegenüber dem Selbst (vgl. auch ► Kap. 13).

In dem Maße, in dem sich aus dieser wiederholten Selbstzuwendung so etwas wie ein Muster, eine Einheit ergibt, sprechen wir von einer Identität, einem Selbstverständnis, das für andere nicht auf der Hand liegt, sondern dargestellt werden muss. Anders als Schauspieler, die möglichst gut in eine fremde Rolle schlüpfen müssen, zeigen wir uns (auch) bei (Kompetenz-) Darstellungen selbst.

3.4 Techniken der Kompetenzdarstellung

Die Darstellung von Kompetenz im Hinblick auf eine bestimmte Rolle ist nicht der Nachweis von Kompetenz für diese Rolle, sondern ein ‚**Accounting**', d. h. eine Art ‚Versprechen', prinzipiell den praktischen Beweis für behauptete Kompetenzen antreten zu können. Wenn Akteure Kompetenz für eine Rolle darstellen, dann versichern sie anderen damit (sozusagen ‚auf Treu und Glauben'), jene Erwartungen zu erfüllen, die mit einer Rolle verknüpft sind.

Die subjektive Entscheidung darüber, welche Kompetenzdarstellungen in welchen Situationen ‚adäquat' sind, richtet sich danach, welche Erwartungen der Akteur bei seinen Interaktionspartnern antizipiert. Anders ausgedrückt: Als Rollenspieler müssen wir antizipieren bzw. aus vorgängigen Erfahrungen applizieren, welches Erwartungsbündel die Rolle umfasst, mit der eine bestimmte Position im sozialen Gefüge verbunden ist. Dabei geht es um Anforderungen, die im Hinblick auf die eingenommene Position erhoben werden, aber auch um Erwartungen, die sich speziell an uns als Positionsinhaber/-in im spezifischen Kontext richten.

Die Art und Weise, in der wir die Interaktion eröffnen, d. h. der erste Eindruck, den die jeweiligen Interaktionspartner von uns haben, ist nicht einfach der wichtigste. Dieser Eindruck erhöht bei den anderen vielmehr die Erwartungen im Hinblick auf eine bestimmte Darstellung. Anders herum wird die Wahl und Verwendungsweise der jeweiligen Ausdrucksmittel vom je beabsichtigten Eindruck bestimmt: Die Inszenierung des Ausdrucks muss im Hinblick auf die damit verbundenen Intentionen sozial adäquat und expressiv stimmig sein, d. h. das benutzte Zeichenrepertoire muss den Erfordernissen der Situation entsprechen.

Wenn eine Interaktion in Gang gekommen ist, entwickelt sich zwischen den Teilnehmern typischerweise eine Art von ‚Teamwork', eine stillschweigende Technik des Übereinkommens, die es jedem Akteur ermöglicht, die Rolle zu spielen, die spielen zu wollen er kenntlich macht. Und wenn einer der Akteure anfängt, von der zu erwartenden Darstellung der beanspruchten Rolle abzuweichen, dann geben ihm die anderen in der Regel Hinweise, die ihn warnen. Normalerweise neigen Akteure also dazu, „face work" (Goffman 1971, S. 213ff.) zu betreiben, d. h. den anderen nicht bloßzustellen, sondern ihm möglichst lange Gelegenheit zu bieten, die gewählte Rolle weiterzuspielen, sich nicht zu blamieren, sein ‚Gesicht nicht zu verlieren'.

Techniken der Kompetenzdarstellung

- Accounting
  Accounts sind „verbale und körperliche Darstellungshandlungen [...], die von Teilnehmern verwendet werden, um anderen Teilnehmern anzuzeigen, was in der Situation vor sich geht" (Dirk vom Lehn 2012)
- Der erste Eindruckgibt die Richtung vor
- Teamwork
  stillschweigendes Übereinkommen
- „Face work" (Goffman 1955)gegenseitige Unterstützung bei der Gesichtswahrung

Gelingendes Rollenspiel setzt eine Kompetenz bereits voraus: die Kompetenz nämlich, Kompetenz ‚für etwas' darzustellen, was nicht die Darstellung selbst ist. Während sich Kompetenz ‚für etwas' nur symbolisieren lässt, ist ‚Darstellungskompetenz' nicht eigens darzustellen, damit sie intersubjektiv erfahrbar wird. Im Gegenteil ist die Darstellung von Darstellungskompetenz üblicherweise problematisch, denn wer ‚durchblicken' lässt, dass er vor allem kompetent ist, etwas darzustellen, gilt als Angeber, Täuscher bzw. Scharlatan. Die soziale Aufmerksamkeit darf sich nicht auf die Darstellung selbst, sondern auf das richten, was sie vergegenwärtigt – das Erfahrungstranszendente, das sich scheinbar unabweisbar manifestiert.

3.5 Professionalität als spezifische Kompetenzdarstellung

Der auf der Grundlage des dramatologischen Rollenkonzepts entwickelten inszenierungstheoretischen Perspektive (Goffman 1956) liegt das Erkenntnisinteresse zugrunde, die Prinzipien und Techniken der sozialen Herstellung von personalen und situativen Eindrücken zu verstehen. Damit wird Kompetenz im zuvor ausgeführten Sinne (► Abschn. 3.2) keineswegs prinzipiell in Abrede gestellt. Analytisch gesehen macht eine überzeugende Darstellung von Kompetenz faktische Kompetenz zwar aus vielerlei Gründen wahrscheinlich, setzt sie aber nicht zwingend voraus.

Professionalität von einer inszenierungstheoretischen Warte aus zu betrachten, ist deshalb besonders provokativ, weil Professionalität gemeinhin als ‚brute fact' gilt, d. h. als substantielle Qualität einer Person (bzw. Personengruppe) auf der Grundlage einer besonderen Qualifikation: Der Professionelle verfügt demnach dadurch, dass er die formalen Ausbildungsanforderungen erfüllt hat, über professionelle Kompetenz. Wie Kompetenz ist aber auch Professionalität keine unmittelbar sichtbare Qualität, sondern ein über ‚Darstellungen' rekonstruierbarer Anspruch. Anders ausgedrückt: Professionalität ist ein – spezifisches – Darstellungsproblem.

Empirisch stellt sich die Frage, welche Techniken ein Professioneller anwenden muss, um als sachverständig, zuverlässig, vertrauenswürdig usw. zu erscheinen bzw. eben Professionalität attestiert zu bekommen. In der sozialpsychologischen Literatur wird neben Aspekten wie z. B. flüssiges Sprechen, sicheres Auftreten, rituelle Praktiken das Tragen von Uniformen und Abzeichen angeführt. Der Eindruck, der über eine spezifische Berufskleidung vermittelt wird, ist aber zumindest ambivalent. Einerseits haben bestimmte ‚Kostüme' (wie z. B. Richterroben oder Arztkittel) einen dezidiert theatralischen Effekt, die darauf hinweisen sollen, dass die individuelle Person hinter die von ihr ausgeführte Rolle zurücktritt. Andererseits kann aber gerade die Entbundenheit von bestimmten Kleidungsvorschriften das Entbundensein von ‚niederen'

(z. B. schmutzverursachenden) Arbeiten implizieren. Schon dieses kleine Beispiel zeigt, dass die Frage nach geeigneten bzw. stimmigen Ausdrucksmitteln kontextabhängig ist.

Grundsätzlich besteht bei Kompetenzdarstellung die Anforderung darin, die Darstellung der von einer Person beanspruchten Kompetenz irgendwie bzw. entsprechend der jeweils geltenden Interaktionsordnung glaubhaft zu machen. Im Fall von Professionalität ist dieses Glaubhaftmachen von Kompetenz voraussetzungsvoll. Denn in Form von Professionen liegen Institutionen, d. h. ebenso entlastende wie bindende Handlungsmodelle vor, die in der Form von Wissen von Generation zu Generation vermittelt werden.

> » Ihre Objektivität verdankt die Institution dem Umstand, dass sie die partikularen, subjektiven Handlungsentwürfe transzendiert, denn sie gründet zwar im Handeln, bildet aber aus Interaktionen bestehende Handlungsgeflechte, die als feststehende Blöcke tradiert werden können. (Knoblauch 2014, S. 159)

Professionalität impliziert folglich, einschlägiges Wissen zu dem Fachgebiet sichtbar zu machen, zu dem Kompetenz beansprucht wird, sowie einen Überblick über die hier generell bestehenden Wissensbestände glaubhaft zu vermitteln. In sprachlichen und anderen Externalisierungen ist also theoretisches und praktisches Sonderwissen zu demonstrieren, das häufig kanonisiert ist.

Für professionelle Kompetenzdarstellung ist es überdies erforderlich, bestimmte rituelle Regeln und Routinen zu beachten. Welche situativen und transsituativen Fakten, Faktoren und Rahmenbedingungen sind hier relevant und wie müssen sie im Hinblick worauf und unter Berücksichtigung wovon gehandhabt werden? Welche prozessualen und konstellativen Strukturen bestehen, innerhalb derer sich Handeln vollzieht? Wie verhält man sich standesgemäß, d. h. dem Berufsstand bzw. den Gepflogenheiten dieser Berufsgruppe entsprechend? Professioneller Sozialisation wird hierfür eine habitusprägende Kraft zugesprochen. Der Habitus ist allerdings nicht so hermetisch zu verstehen, dass er nicht auch von Quereinsteigern ausgebildet werden könnte.

Vor allem aber ist vermittels entsprechender Emblematik Zugehörigkeit zu einem speziellen Kompetenzkollektiv zu dokumentieren. Ein solches Emblem ist das Zertifikat, mit dem sich zwar nicht Kompetenz, aber jene **Qualifikation** nachweisen lässt, über die man verfügen muss, um als Angehöriger einer Profession anerkannt zu werden.[2] Die Einführung von Zertifizierung war im Hinblick auf gesellschaftlich relevante Kompetenzen besonders folgenreich. Denn damit wurde eine Befähigung, die jemand bisher irgendwie – z. B. durch Gnadenstand, Begeisterung, Geheimlehre, Zauberkraft usw. – erlangt hat, auf eine verlässliche Grundlage gestellt. Denn nun ist deren Erwerb an ‚gesatzte' (Ausbildungs-)Wege in staatlichen Bildungseinrichtungen gebunden. Akteure, die in Form von Zertifikaten formale Qualifikationsnachweise erbringen können, sind privilegiert, spezielle Befugnisse übertragen zu bekommen, d. h. mit einer Lizenz und einem Mandat für einen bestimmten Problembereich ausgestattet zu werden.

Diese Rollenattribute sind weitgehend ‚unsichtbar', können aber – wie die Länge und Schwierigkeit einer bestimmten beruflichen Ausbildung, der Einser-Abiturschnitt als Voraussetzung für die Zulassung zum

2 Qualifikation und Kompetenz ist nicht dasselbe, auch wenn die beiden Begriffe häufig synonym verwendet oder im gleichen Atemzuge genannt werden. Seit der „kompetenzorientierten Wende" (Arnold 1998, S. 88) wird die kredentialistische Organisation der Bildung „durch ein System ergänzt, das nicht mehr ausschließlich auf der ‚äußerlichen', d. h. staatlich anerkannten Verleihung von Bildungstiteln (‚Qualifikationen') durch Bildungsinstitutionen beruht, sondern auf der Feststellung von ‚innerlichen' Eigenschaften der Person. Beides, Qualifikationen und Kompetenzen sind für den Marktwert des Arbeitsvermögens relevant" (Traue 2010, S. 52). Kompetenz kann im Unterschied zu Qualifikation nicht formal geprüft, sondern höchstens getestet werden, wofür diese dargestellt, d. h. sichtbar gemacht werden muss.

Medizinstudium – als allgemein bekannt vorausgesetzt werden, wodurch sie eine eindrucksstabilisierende Wirkung entfalten. Allgemeine Ausdrucksmittel für Professionelle sind Statusmerkmale und Rollenattribute, die sich im Professionalisierungsprozess verfestigt und institutionalisiert haben: Sie bestehen unabhängig bzw. losgelöst von der individuellen Person. Der Status, der sich z. B. in repräsentativen Arbeitsräumen, in Zuarbeitern, in einem Dienstwagen, in einem Doktorgrad oder einem Professorentitel manifestiert, geht dem Professionellen sozusagen voraus und ebnet ihm den Weg. Daraus lässt sich allerdings nicht schließen, dass Kompetenzdarstellung für Professionelle überflüssig oder gar schädlich ist (vgl. Pfadenhauer 2017).

Darstellung professioneller Kompetenz: Wie wirke ich sachverständig, zuverlässig, vertrauenswürdig?

- Flüssiges Sprechen, sicheres Auftreten, rituelle Praktiken (das Tragen von Uniformen)
- Einschlägiges Wissen zum Fachgebiet sichtbar machen; Überblick über die hier generell bestehenden Wissensbestände glaubhaft vermitteln
- Rituelle Regeln und Routinen
- Emblematik
- Statusmerkmale und Rollenattribute

3.6 Performanz professioneller Kompetenz

Ein wesentlicher Bestandteil professioneller Arbeit sind **personenbezogene Dienstleistungen**. Diese unterscheiden sich von anderen Formen von Dienstleistung zum einen durch die Face-to-face-Konstellation der Akteure, zum anderen durch das Uno-actu-Prinzip (vgl. Gross 1983).

> Produktion und Konsumtion erfolgen in ein und demselben Akt in leiblicher Kopräsenz von Leistungsgeber und Leistungsnehmer. (Eberle 1993, S. 712)

Die Arbeitsabläufe weisen durchaus Tendenzen der Standardisierung und Rationalisierung auf, z. B. durch den Einsatz von Technologien zur Informationsaufbereitung und -verwaltung. Allerdings bricht bei personenbezogenen Dienstleistungen, die nicht vom ‚Produkt', sondern von der ‚Prozedur' abhängen, „die sinnstiftende Funktion zusammen, wenn die Transaktionszeit ein Minimum unterschreitet" (Eberle 1993, S. 713). Denn bei diesen geht es – anders als bei produktbezogenen Dienstleistungen wie z. B. einer Autoreparatur oder auch einer Wurzelbehandlung – nicht lediglich um das erfolgreiche Ergebnis einer Dienstleistung, sondern um den Vorgang der (Fall-)Behandlung selbst. Wenn dieser Vorgang, z. B. im Fall einer Beratung, aber auch einer Massage oder Akupunktur, zu knapp ausfällt, ist sein Sinn und Zweck verfehlt.

Ein weiteres Problem besteht darin, dass die Interaktionssituation für die beteiligten Akteure unterschiedlich kontextualisiert ist: Während sie für den Klienten bis zu einem gewissen Grad außeralltäglich ist, ist sie für den Professionellen Element seines Berufsalltags. Beim Klienten hängt die Zeitorientierung von seinen produkt- oder prozedurbezogenen Erwartungen an die Dienstleistung (Karies/Massage) sowie von seinen Lebensumständen – „Leute mit Zeitwohlstand versus solche mit Zeitnotstand" (Eberle 1993, S. 713) – ab. Beim Professionellen ist demgegenüber – ähnlich wie bei Managern – von einer **strategischen Zeitorientierung** auszugehen.

In den Augen von Professionellen ist Zeit eine knappe und folglich wertvolle Ressource. Rudolf Stichweh (1994, S. 305) weist darauf hin, dass „der medizinische Praktiker bis in unser Jahrhundert hinein den weitaus größten Teil des Tages auf den Wegen zwischen den Patienten verbrachte und auch deshalb wenig handeln konnte". Demgegenüber ist heute die gesamte Organisation professionellen Arbeitens (in niedergelassenen Praxen ebenso wie in Krankenhäusern) darauf abgestimmt, die Wege – zumindest für den Arzt – kurz zu halten und möglichst viele nichtärztliche (bürokratische und pflegerische) Tätigkeiten durch ausreichend viel Hilfspersonal von ihm fernzuhalten. Der Berufsalltag von Professionellen heute ist von seinem zeitlichen Ablauf ebenso wie von der räumlichen Anordnung her sowie durch die Zuarbeit von Hilfspersonal typischerweise so organisiert, dass ein extremes Quantum (rein) professioneller Arbeit möglich wird. Stichweh (1994, S. 305) weist überdies auf das psychologische Moment hin, dass die Bewältigung dieser hohen Arbeitsbelastung „das Selbstbewusstsein gegenwärtiger Professioneller zu nicht unerheblichen Teilen trägt".

Ein straff organisierter Tagesablauf ist für den Professionellen aber auch in ökonomischer Hinsicht ein relevanter Faktor, da sich das zur professionellen Problembearbeitung notwendige Zeitvolumen nur in einem gewissen Umfang, sozusagen als ‚Komplexitätszulage', in Rechnung stellen lässt. Der zeitökonomisch kalkulierende Professionelle muss dementsprechend abwägen zwischen der Noch-Zuwendung zum gerade anwesenden Klienten, der einen Anspruch auf ungeteilte Aufmerksamkeit des Professionellen hat, und der Schon-Zuwendung zum nächsten Klienten. Die der Möglichkeit nach unbegrenzten Ansprüche des Klienten werden Stichweh (1994, S. 289ff.) zufolge kontrolliert durch „Knappheit, die beispielsweise durch Begrenztheit der Zahl der Professionellen, Praxiszeiten und Warteschlangen signalisiert wird." Die Problematik des Professionellen besteht darin, dass er sich zwar in Bezug auf sein Zeitbudget als ein definitionsmächtiger Akteur versteht. Insofern die professionelle Praxis aber wesentlich durch die Interaktion mit konkreten anderen geprägt ist, besteht ein zentrales Handlungsproblem des Professionellen darin, seine eigene (ideale) Zeitbudgetierung mit den Erwartungen und den Ansprüchen von Klienten in Bezug auf sein Zeitbudget in Einklang zu bringen. In diesem Sinne muss der Professionelle immer auch ein Zeitmanager sein.

Studien zur Sozialisation in professionalisierte Berufe zeigen, dass bei der Aneignung professioneller Kompetenz neben vielem anderen das Handlungsmuster ‚**Ungeduld verbergen**' erlernt wird. Die Ausbildung zum Mediziner beispielsweise ist darauf angelegt, das für die Rollenausübung notwendige „Gefühlsmanagement" (Hochschild 1990, S. 79) einzuüben, d. h. Mechanismen zur Kontrolle von Ängsten und Unsicherheiten zu entwickeln. Erlernt werden im Rahmen einer langwierigen Ausbildung und extremen ‚Statuspassage' professionelle Attitüden, „die dem Individuum die Kontrolle nicht nur interaktiver, sondern auch emotionaler Spannungen und Ambivalenzen systematisch und dauerhaft erlauben" (Nagel 1997, S. 67).

Der wohl kritischste Moment in der Begegnung zwischen Professionellem und Klient besteht in der Festlegung dessen, was ‚eigentlich' der Fall ist. Dabei ist – am Beispiel der medizinischen Konsultation konkretisiert – der Arzt zum einen auf die Mitwirkung des Patienten (Schilderung der Beschwerden) angewiesen, zum anderen ist er auch von dessen Zustimmung abhängig, um von der Diagnose zur Therapie fortschreiten zu können. Die Interaktionsstudien von Christian Heath (1986, 1992) zeigen, dass diese auch für den Patienten prekäre Situation von beiden Seiten üblicherweise mit äußerster Vorsicht und hoher Sensibilität gemeistert wird. Einen für den Professionellen besonders prekären Fall stellt das Insistieren des Klienten auf seiner Problemsicht dar, weil damit die Problemdefinition und letztlich die Kompetenz des Professionellen in Frage gestellt wird. Für den Arzt wird die Lage also dann kritisch, wenn der Patient die Diagnose anzweifelt, weil damit die medizinische Expertise in Frage gestellt wird.

Empirisch lässt sich zeigen, dass der Arzt eine ganze Palette von Möglichkeiten kennt, mit dieser Situation auf für ihn erfolgreiche Weise verbal ‚umzugehen': Er wiederholt die Diagnose (in anderem Wortlaut); er führt die Symptome an, die für die Diagnose sprechen; er sucht nach Gründen für die Beschwerden des Patienten, die durch seine Diagnose nicht ‚erklärt' sind, usw. Hinzu kommen (begleitende) nonverbale Aktivitäten, die der Arzt zunehmend eskalierend entwickelt: Sein Tonfall wird bestimmt; er unterstreicht seine Worte mit abschließenden Gesten; er blickt immer weniger den Patienten an und stattdessen z. B. die Karteikarten vor sich auf dem Tisch; er wendet sich mit dem Oberkörper vom Patienten ab; er schiebt seinen Stuhl zurück; er blickt auf die Uhr; er erhebt sich usw. Er entzieht dem Interaktionspartner mehr und mehr seine Aufmerksamkeit. Er zeigt ihm Ungeduld an und macht damit – ohne dies explizit zu verbalisieren (und damit die zivilisationsnotorischen Regeln der Höflichkeit zu verletzen) – deutlich, dass dieser Teil des Konsultationsgesprächs für ihn beendet ist.

Ungeduldsäußerungen, wie sie an Professionellen empirisch zu beobachten sind, lassen sich auf dreierlei Weise interpretieren: Sie können 1. affektuell-expressiv, d. h. als Ausdruck seines tatsächlichen Gemütszustands, 2. habituell, d. h. als gewohnheitsmäßige Bewältigung des Problems des Zeitmanagements und 3. in strategisch-instrumenteller Absicht, d. h. auf der Basis eines reflektierten Körpereinsatzes, zum Ausdruck kommen. Letzteres bezeichne ich als Markierung von Ungeduld (vgl. Pfadenhauer 2002).

Ungeduldsäußerungen

- Affektuell-expressiv, d. h. als Ausdruck eines tatsächlichen Gemütszustands
- Habituell, d. h. als gewohnheitsmäßige Bewältigung des Problems des Zeitmanagements
- In strategisch-instrumenteller Absicht, d. h. auf der Basis eines reflektierten Körpereinsatzes= Markierung von Ungeduld

Im Hinblick auf situative Arrangements verweist Goffman (1973, S. 63) darauf, dass ein Akteur, der sichtbar ungeduldig wird, aus seiner bislang in der Begegnung mit anderen innegehabten Rolle fällt: Wenn jemand „in […] Ungeduld […] ausbricht – ändert er radikal seinen allgemeinen Beitrag zur Interaktion; er ist momentan ‚aus dem Spiel'. Da der Einzelne bis zu dieser Zeit in einer sozialen Rolle aktiv war, die im Rahmen der Begegnung blieb, stellt sein ‚Ausfallen' eine Art ‚Zerbrechen des Rahmens' dar". Goffman beschreibt verschiedene Arten des Umgangs mit derlei ‚Ausfälligkeiten': Der Zwischenfall wird entweder ignoriert, d. h. so behandelt, als ob er nicht stattgefunden hätte; oder er ermutigt andere Interaktionsteilnehmer, ebenfalls ausfällig zu werden; oder aber er führt dazu, dass die Interaktionsteilnehmer die Situation um denjenigen, der den Zwischenfall produziert hat, neu definieren, d. h. ihn nicht mehr bloß als Teilnehmer behandeln, sondern als ‚Objekt der Aufmerksamkeit'. Damit wird Goffman zufolge die Struktur der Begegnung tangiert.

Wenn wir bei einem ‚Ausbruch' von Ungeduld eben (auch) einen kontrolliert eskalierenden Umgang mit **Ungeduldsappräsentationen**[3] unterstellen, dann kann dieser Ausbruch strategisch darauf abzielen, auf sozial zwar problematische, aber wirkungsvolle Weise eine den eigenen Vorstellungen entsprechende Neudefinition der Situation durchzusetzen. Die Markierung von Ungeduld ist also ein (probates) Mittel zur Situationsdefinition bzw. der Körper ist ein (wirkungsvolles) ‚Instrument' zum Aushandeln von Wirklichkeit. Die nonverbale Markierung von Ungeduld ist eine Möglichkeit des Professionellen, seine Problemdefinition gegen ‚konkurrierende Alternativen' durchzusetzen, ohne die inhaltlichen Divergenzen explizit zum Thema machen zu müssen.

Ausdrucksmittel der **Ungeduldsmarkierung** sind deshalb besonders wirkungsvoll, weil sie auf den zeitlichen Aspekt der Interaktionssituation verweisen. Der Eindruck von professioneller Kompetenz wird eben nicht nur durch die alltäglichen Routinen zwischen Professionellen

3 Ungeduld appräsentiert sich z. B. durch Auf- und Ablaufen, auf die Uhr schauen, mit den Fingern auf eine Unterlage trommeln usw. All dies sind aus der Perspektive der Zeichentheorie von Alfred Schütz Anzeichen, die auf Ungeduld hinweisen. Grundlegender geht es darum, dass „der unmittelbaren Wahrnehmung ebenfalls mitgegeben sind jeweils nicht unmittelbar evidente Aspekte" (Schütz und Luckmann 2003, S. 38). Allgemeiner formuliert „das Präsente verweist (vage bestimmend) auf ein Nicht-Präsentes" (Junge 2010, S. 269).

und Klienten, sondern auch durch eine Vielzahl symbolischer Markierungen erzeugt. Pierre Bourdieu hat darauf hingewiesen, dass der Zeitfaktor dabei eine nicht unerhebliche Rolle spielt:

> » Das eigene Verhältnis zur sozialen Welt und der Stellenwert, den man sich in ihr zuschreibt, kommt niemals klarer zur Darstellung als darüber, in welchem Ausmaß man sich berechtigt fühlt, Raum und Zeit des anderen zu okkupieren. (Bourdieu 1982, S. 739)

Im Gegensatz zum Kunden ist der Klient (oder gar der Patient) nämlich nicht ‚König'. Schon das Gesamtarrangement der Interaktionssituation – z. B. die Aufforderung, Termine zu vereinbaren, im Wartezimmer zu warten usw. – weist (ihn) vielmehr beständig darauf hin, dass die Zeit des Professionellen kostbarer ist als die des Klienten, dass ihm nur ein bestimmter Ausschnitt im Zeitbudget des Professionellen zusteht, dessen Umfang bzw. Ausdehnung sich seiner Einflussnahme weitgehend entzieht. Die situative Definitionsmacht des Professionellen erstreckt sich also auch auf den zeitlichen Rahmen der Begegnung.

Als Gegenstück zum ‚Wartenlassen' eignet sich die Markierung von Ungeduld daher dazu, dem Klienten die Asymmetrie der Begegnung allein schon in zeitlicher Hinsicht zu vergegenwärtigen. Inszenierungstheoretisch ist es auch hier nicht relevant, ob der Professionelle tatsächlich ungeduldig ist oder Ungeduld ohne die entsprechende Gefühlslage darstellt. Relevant für die Interaktion ist lediglich, wie überzeugend die Darstellung von Ungeduld für den Klienten ist. Insofern ein allzu vehementer Ungeduldsausbruch allerdings mit Unbeherrschtheit assoziiert wird, den Professionellen also als jemand erscheinen lässt, der sich nicht unter Kontrolle hat, konterkariert dies den Eindruck von professioneller Kompetenz – insbesondere deshalb, weil auch das Anzeigen von ‚Bereitschaft' der Definition von Marquardt (1981) zufolge als ein wesentliches Merkmal von Kompetenz anzusehen ist.

Der kontrollierte Einsatz von **Ungeduldssignalen** (statt Ungeduldsausbrüchen, die sehr selten vorkommen) lässt den Schluss zu, dass es sich nicht notwendigerweise um eine Gefühlsregung handeln muss, die aus der tatsächlichen Diskrepanzerfahrung zwischen der eigenen Zeitbudgetierung und den Erwartungen des Klienten an seine Zuwendung resultiert. Er weist daher vielmehr darauf hin, dass der Professionelle seine Ungeduld nicht nur kontrollieren kann, sondern dass er das Arsenal körperlicher Ungeduldsappräsentationen in kontrollierter Form unabhängig von seinem jeweiligen Gemütszustand einsetzen kann.

Ein kontrolliert eingesetztes Ungeduldssignalement als ein kalkuliertes Abwägen zwischen ‚Noch-Zuwendung' und ‚Schon-Abwendung' an Aufmerksamkeit lässt sich als ein vermittelnder Modus zwischen ‚time solving' und ‚face solving' in der Professionellen-Klienten-Interaktion begreifen. Je nach gewählter Ausdrucksform von Ungeduld bewegt sich der Ungeduld markierende Professionelle zwischen schlichter Unaufmerksamkeit und kaum noch kaschierter Unhöflichkeit – bis zuletzt darum bemüht, das Gebot des ‚face work' nicht zu verletzen.

3.7 Fazit

Professionalität ist kein ‚brute fact', sondern ein (komplexes) Darstellungsproblem. Dabei geht es um die Vermittlung des richtigen Eindrucks statt um die Vermittlung von Wahrheit. Das bedeutet allerdings keineswegs, dass der Eindruck, der bei anderen erzeugt werden soll, auf Unwahrheit, Lug und Trug, Täuschung, Scharlatanerie usw. gründen muss. Inszenierungstheoretisch wird die Frage nach der ‚Wirklichkeit' bzw. ‚Wahrheit' von Sein und Schein vielmehr ‚eingeklammert' (weil sie kein soziologisches, sondern ein ontologisches Problem darstellt). Strukturell gesehen erfordert die Darstellung von Wahrheit und Aufrichtigkeit die gleiche Handlungskompetenz wie die

Darstellung von Unwahrheit und Täuschung, weil beide Darstellungstypen „gemeinsamen dramaturgischen Bedingungen" (Goffman 1969, S. 62) unterliegen. Professionalität ist institutionalisierte Kompetenzdarstellungskompetenz. Die Markierung von Ungeduld bildet ein kleines – aber sehr bedeutsames – dramaturgisches Element unter vielen anderen, die der Darstellung von Professionalität dienen und anhand dessen sich die grundlegenden Prinzipien der Kompetenzdarstellungskompetenz von Professionalität beispielhaft veranschaulichen lassen.

Lernziele

- Professionalität ist nicht das Attribut von Professionszugehörigkeit. Denn Professionalität ist keine Qualifikation, sondern eine Kompetenz.
- Eine Qualifikation erwirbt man, indem man bestimmte (in der Regel akademische) (Aus-)Bildungswege durchschritten hat und dies mittels Zertifikaten nachweisen kann. Dann ist man für eine bestimmte Tätigkeit qualifiziert und gehört einer Profession an. Kompetenz ist praktisches Wissen, d. h. eine Befähigung, Bereitschaft und Befugnis, praktische Probleme zu lösen. Nur im Hinblick auf Befugnisse ist formal eine Professionsmitgliedschaft erforderlich.
- Da Kompetenz (als praktisches Wissen) unsichtbar ist, muss sie dargestellt werden. Die Darstellung von Kompetenz erfordert eine besondere Kompetenz, nämlich die Kompetenz, Kompetenz darzustellen, d. h. Darstellungskompetenz.
- Da Professionen Problemlösungen verwalten, die sich über die Zeit zu Problemlösungsmustern verdichtet haben, d. h. institutionalisiert sind, verfügt jemand, der die Kompetenz darstellen kann, diese Probleme lösen zu können, über institutionalisierte Kompetenzdarstellungskompetenz.
- Professionalität in diesem Verstande impliziert streng genommen nicht Kompetenz zur Problemlösung, sondern zur Kompetenzdarstellung (dies allerdings in einer bestimmten, nämlich institutionalisierten Form).

Bezüge zu Lernzielen des NKLM[a] in diesem Kapitel

Professionelle Entwicklung	Ethik der Medizin
ID 7.2, ID 11.2, ID 11.4.2, ID 14c.2.1.1	ID 5.2, ID 5.2.1.2, ID 6.1

[a] Hinweise zur Nutzung der ID-Codes des NKLM für Unterricht und Prüfung finden sich in ▶ Abschn. 1.7 „Hinweise für die Benutzung durch Dozierende und Studierende der Humanmedizin".

Literatur

Arnold, R. (1998). Kompetenzentwicklung und Organisationslernen. In N. Vogel (Hrsg.), *Organisation und Entwicklung in der Weiterbildung, Theorie und Praxis der Erwachsenenbildung* (S. 86–110). Bad Heilbrunn: Klinkhardt.

Bourdieu, P. (1982). *Die feinen Unterschiede*. Frankfurt a. M.: Suhrkamp.

Carr-Saunders, A. M., & Wilson, P. A. (1936). *The Professions*. Cambridge: Clarendon Press.

Chomsky, N. (1969). *Aspekte der Syntax-Theorie*. Frankfurt a. M.: Suhrkamp.

Eberle, T. S. (1993). Zeitimplikationen personaler Dienstleistungen. In H. Meulemann, & A. Elting-Camus (Hrsg.), *26. Deutscher Soziologentag. Lebensverhältnisse und soziale Konflikte im neuen Europa. Sektionen, Arbeits- und Ad hoc-Gruppen* (S. 711–714). Opladen: Westdeutscher Verlag.

Freidson, E. (2001). *Professionalism. The Third Logic*. Cambridge: Polity Press.

Goffman, E. (1955). On Face-Work. *Psychiatry*, 18(3), 213–231.

Goffman, E. (1956). *The presentation of self in everyday life*. Edinburgh: University of Edinburgh.

Goffman, E. (1969). *Wir alle spielen Theater. Die Selbstdarstellung im Alltag*. München: Piper.

Goffman, E. (1971). Techniken der Imagepflege. In E. Goffman, *Interaktionsrituale* (S. 10–53). Frankfurt a. M.: Suhrkamp.

Goffman, E. (1973). *Interaktion: Spaß am Spiel. Rollendistanz*. München: Piper.

Goffman, E. (1994). Die Interaktionsordnung. In E. Goffman, *Interaktion und Geschlecht* (S. 50–104). Frankfurt a. M., New York: Campus.

Gross, P. (1983). *Die Verheißungen der Dienstleistungsgesellschaft. Soziale Befreiung oder Sozialherrschaft?* Opladen: Westdeutscher Verlag.

Heath, C. (1986). *Body movement and speech in medical interaction*. Cambridge: Cambridge University Press.

Heath, C. (1992). The delivery and reception of diagnosis in the general-practice consultation. In P. Drew, & J. Heritage (Hrsg.), *Talk at work* (S. 235–267). Cambridge: Cambridge University Press.
Hesse, H. A. (1968). *Berufe im Wandel. Ein Beitrag zum Problem der Professionalisierung*. Stuttgart: Enke.
Hochschild, A. R. (1990). *Das gekaufte Herz. Zur Kommerzialisierung der Gefühle*. Frankfurt a. M.: Campus.
Hughes, E. C. (1964). *Men and their work*, 2. Aufl. Glencoe: Free Press.
Junge, M. (2010). Der soziale Gebrauch der Metapher. In M. Junge (Hrsg.), *Metaphern in Wissenskulturen* (S. 265–279). Wiesbaden: VS Verlag für Sozialwissenschaften.
Knoblauch, H. (2010). Von der Kompetenz zur Performanz. Wissenssoziologische Aspekte von Kompetenz. In T. Kurtz, & M. Pfadenhauer (Hrsg.), *Soziologie der Kompetenz* (S. 237–255). Wiesbaden: VS Verlag für Sozialwissenschaften.
Knoblauch, H. (2014). *Wissenssoziologie*. Konstanz: UVK.
Lehn, Dirk vom (2012). *Harold Garfinkel. Klassiker der Wissenssoziologie*, Bd. 10. Konstanz: UVK.
Luckmann, T. (1979). Persönliche Identität, soziale Rolle und Rollendistanz. In O. Marquardt (Hrsg.), *Identität* (S. 293–313). München: Finke.
Marquard, O. (1981). Inkompetenzkompensationskompetenz. In O. Marquard, *Abschied vom Prinzipiellen* (S. 23–38). Stuttgart: Reclam.
Meuser, M. (2005). Professionell handeln ohne Profession? Eine Begriffsrekonstruktion. In M. Pfadenhauer (Hrsg.), *Professionelles Handeln* (S. 253–264). Wiesbaden: VS Verlag für Sozialwissenschaften.
Nagel, U. (1997). *Engagierte Rollendistanz. Professionalität in biographischer Perspektive*. Opladen: Leske & Budrich.
Parsons, T. (1968). Professions. *International Encyclopedia of the Social Sciences*, 12, 536–547.
Pfadenhauer, M. (1999). Rollenkompetenz. Träger, Spieler und Professionelle als Akteure für die hermeneutische Wissenssoziologie. In R. Hitzler, J. Reichertz, & N. Schröer (Hrsg.), *Hermeneutische Wissenssoziologie. Standpunkte zur Theorie der Interpretation* (S. 267–285). Konstanz: UVK.
Pfadenhauer, M. (2002). Markierung von Ungeduld. Der Körper des Professionellen beim Aushandeln von Wirklichkeit. In K. Hahn, & M. Meuser (Hrsg.), *Körperrepräsentationen. Die Ordnung des Sozialen und der Körper* (S. 207–223). Konstanz: UVK.
Pfadenhauer, M. (2003). *Professionalität*. Opladen: Leske & Budrich.
Pfadenhauer, M. (2005). Die Definition des Problems aus der Verwaltung der Lösung. Professionelles Handeln revisited. In M. Pfadenhauer (Hrsg.), *Professionelles Handeln* (S. 9–26). Wiesbaden: VS Verlag für Sozialwissenschaften.
Pfadenhauer, M. (2017). Professionalität oder Potemkinsche Dörfer? Der inszenierungstheoretische Ansatz. In C. Schnell, & M. Pfadenhauer (Hrsg.), *Handbuch Professionssoziologie*. Wiesbaden: Springer VS (im Druck).
Pfadenhauer, M., & Eisewicht, P. (2015). Kompetenzerwerb in Jugendszenen. Überlegungen zum Aufschwung eines Themas und seiner Konzeptualisierung. In S. Sandring, W. Helsper, & H.-H. Krüger (Hrsg.), *Jugend. Theoriediskurse und Forschungsfelder* (S. 289–310). Wiesbaden: Springer VS.
Plessner, H. (1981). *Die Stufen des Organischen und der Mensch*. Gesammelte Schriften, Bd. IV. Frankfurt a. M.: Suhrkamp.
Raab, J. (2008). *Erving Goffman*. Reihe Klassiker der Wissenssoziologie. Konstanz: UVK.
Schütz, A., & Luckmann, T. (2003). *Strukturen der Lebenswelt*. Konstanz: UVK.
Soeffner, H.-G. (1989). *Auslegung des Alltags – Der Alltag der Auslegung*. Frankfurt a. M.: Suhrkamp.
Stichweh, R. (1994). *Wissenschaft, Universität, Professionen: Soziologische Analysen*. Frankfurt a. M.: Suhrkamp.
Traue, B. (2010). Kompetente Subjekte: Kompetenz als Bildungs- und Regierungsdispositiv im Postfordismus. In T. Kurtz, & M. Pfadenhauer (Hrsg.), *Soziologie der Kompetenz, Wissen, Kommunikation und Gesellschaft*, Schriften zur Wissenssoziologie (S. 49–68). Wiesbaden: VS Verlag für Sozialwissenschaften.
Wilensky, H. (1972). Jeder Beruf eine Profession? In T. Luckmann, & W. M. Sprondel (Hrsg.), *Berufssoziologie* (S. 198–215). Köln: Kiepenheuer & Witsch.

Unsicherheit als das zentrale Bezugsproblem der ärztlichen Profession

Werner Vogd

Der folgende Beitrag greift professionssoziologische Gedanken und Argumente auf, die an verschiedener Stelle bereits (ausführlicher) formuliert worden sind. Siehe etwa Vogd (2002, 2015, 2017) oder Vogd (2011, Kapitel V) sowie den Beitrag im *Kursbuch* (Vogd 2014).

S. Klinke, M. Kadmon (Hrsg.), *Ärztliche Tätigkeit im 21. Jahrhundert - Profession oder Dienstleistung*, Springer-Lehrbuch, https://doi.org/10.1007/978-3-662-56647-3_4

- **Leitfragen**

1. Warum ist und bleibt Unsicherheit das zentrale Bezugsproblem der ärztlichen Profession?
2. Was lässt sich unter den Begriffen ‚Übertragung' und ‚Gegenübertragung' verstehen?
3. Welche gesellschaftlichen Bedingungen lassen das Vertrauensverhältnis zwischen Arzt[1] und Patient derzeit und wohl auch in Zukunft problematisch erscheinen?

4.1 Einleitung

Der Begriff ‚Profession' wird im fachwissenschaftlichen Diskurs in unterschiedlicher Weise verwendet. Oft ist nur ein ‚Experte' gemeint, der in Kombination von Berufserfahrung und akademisch fundierten Aus- und Weiterbildungsmaßnahmen über spezifische Kompetenzen verfügt, um in einem Dienstleistungsfeld angemessen zu agieren. Entsprechend einer starken professionssoziologischen Fassung, die der Autor präferiert,[2] erscheint der Begriff der ‚Profession' demgegenüber nur für einige wenige Berufsgruppen angebracht. Deren Akteure zeichnen sich dadurch aus, über ein hohes Maß an Autonomie zu verfügen, sodass sie in Abwägung widersprüchlicher, oftmals inkommensurabler Ansprüche Entscheidungen für ihre Klienten treffen können. Die professionelle Sonderrolle beschränkt sich hierbei nicht allein auf die Expertise im Hinblick auf einen bestimmten erlernbaren Wissensbereich, sondern beinhaltet die Fähigkeit und Kompetenz, unter Unsicherheit, d. h. unter Bedingungen von Nichtwissen, Entscheidungen zu treffen und diese im Hinblick auf die Verantwortung gegenüber den Klienten und der Gesellschaft[3] abzuwägen und zu reflektieren.[4] Professionelle Akteure kommen hierdurch in die Lage, auch in komplexen, intransparenten Situationen Entscheidungen treffen und verantworten zu dürfen.[5]

Aus einer soziologischen Perspektive lässt sich fragen, ob die Sonderstellung von professionellen Akteuren nur ein gesellschaftliches Übergangsphänomen darstellt, das verschwindet, wenn hinreichend Wissen und Evidenz angesammelt worden ist, um begründete und angemessene Entscheidungen treffen zu können. Für die Medizin ist hier beispielsweise die Bewegung der evidenzbasierten Medizin (‚evidence based medicine', EBM[6]) zu nennen (vgl. Sackett et al. 1999), in deren Kontext mit Hilfe von Leitlinien und Behandlungspfaden

1 Aus Gründen der besseren Lesbarkeit wird in diesem Kapitel überwiegend das generische Maskulinum verwendet. Dieses impliziert natürlich immer auch die weibliche Form.

2 Der in diesem Beitrag verwendete ‚starke' Professionsbegriff ist im Prinzip schon bei Parsons (1958a) angelegt und wurde insbesondere von Stichweh (1987, 1996) aus systemtheoretischer sowie aus konstitutionslogischer Perspektive von Oevermann (1996) weiterentwickelt.

3 An dieser Stelle ist darauf hinzuweisen, dass die Referenz auf Klient und Gesellschaft ihrerseits mit widersprüchlichen Zielen verbunden sein kann, nämlich immer dann, wenn Kollektivinteressen und Individualinteressen auseinanderfallen. Man denke etwa an das Spannungsfeld zwischen Epidemiologie (Volksgesundheit) und dem klientelbezogenen Engagement zum Wohle eines konkreten Menschen. Aus einer übergreifenden Perspektive, die hier gemeint ist, geht es jedoch um den Zentralwert Gesundheit, für den der Arzt verantwortlich ist.

4 Siehe zur Anforderung an die angehenden Ärzte, mit Unsicherheit umgehen zu lernen, bereits Fox (1969).

5 Die Verantwortung ist damit auch an eine formale Rollenzuschreibung gebunden. Pflegekräfte mögen zwar mit Blick auf ihre Erfahrung, ihr Wissen und ihre soziale Kompetenz in der Lage sein, kritische Entscheidungen zu treffen (etwa ob ein Patient suizidal ist oder nicht, ob ein bestimmtes Medikament angebracht ist oder nicht, ob man eine Krankschreibung erteilen sollte, oder der Arbeitnehmer Krankheit nur vortäuscht). Sie sind jedoch nicht legitimiert, dies zu tun.

6 In diesem Buch wird einheitlich die Abkürzung EBM verwendet, jedoch ist auch die Abkürzung EbM geläufig. Die beiden Abkürzungen gehen auf unterschiedliche Schreibweisen des Begriffs im Englischen wie ‚evidence based medicine', ‚evidence-based medicine', ‚Evidence-Based Medicine', ‚Evidence-based Medicine' sowie auf den eingedeutschten Begriff ‚evidenzbasierte Medizin' zurück.

versucht wird, die Bearbeitung von Unsicherheiten durch Entscheidungsroutinen zu formalisieren. In einem ähnlichen Sinne vermutet auch Stichweh (2008), dass die Bedeutung von Professionen mit der Entwicklung moderner Organisationen abnehme. Ärzte wären demnach tendenziell nur noch Experten, die ein Segment aus den immer weiter ausdifferenzierten Fachgebieten betreuen. Da die entsprechenden Entscheidungspfade in Form standardisierter Routineprozeduren formuliert sind, würde dies dazu führen, dass die Entscheidungsunsicherheit in diagnostischen, therapeutischen wie auch sozialen Fragen abnimmt. Der professionelle Akteur alten Stils, der komplexe Sachlagen auf Basis einer Mischung aus explizitem Wissen, Intuition, Kunstlehre und eigener Persönlichkeit ‚gekonnt' beurteilt, würde entsprechend nicht mehr gebraucht.

Ohne die sich hier abzeichnenden Entwicklungen in Richtung einer zunehmend organisierten und standardisierten Krankenbehandlung abzustreiten, argumentiert der Autor in die andere Richtung. Der Autor postuliert, dass die Unsicherheiten und Ambivalenzen innerhalb der medizinischen Arbeit nicht abgenommen, sondern vielmehr noch zugenommen haben, also der Bedarf nach einem autonomen Akteur, der angesichts formal nicht entscheidbarer Lagen (etwa im Hinblick auf Wertkonflikte und inkommensurable institutionelle Logiken) auch in Zukunft bestehen wird.[7]

Worin bestehen aber nun die Domänen der Unsicherheit, die – so die Argumentation des Autors – auch künftig den Alltag der Ärzte prägen werden? Im Folgenden wird zunächst auf einige zentrale Bereiche der ärztlichen Arbeit und Reflexionstätigkeit eingegangen, um abschließend auf die Bedeutung der ärztlichen Profession im Zusammenhang der veränderten ökonomischen und institutionellen Kontexte ihrer Arbeit einzugehen.

7 Um es mit v. Foerster aus einer entscheidungstheoretischen Perspektive zu formulieren: Autonomie ist dort gefordert, wo keine Entscheidungspfade oder vorgefertigte Lösungen zur Verfügung stehen. „Wir können nur jene Fragen entscheiden, die prinzipiell unentscheidbar sind" (Foerster 1994, S. 351).

4.2 Professionelle Autonomie vs. Wissenschaft

Als gesellschaftlich ausdifferenziertes Funktionssystem erscheint die Medizin als ein autonomes und nach eigenen ‚Gesetzlichkeiten' operierendes Teilsystem der Gesellschaft, dessen originäre Aufgabe der Krankenbehandlung von keinem anderen System übernommen werden kann – denn weder der Wissenschaftler noch der Politiker und auch nicht der Ökonom oder der Gesundheitspädagoge wissen, was im Falle ernsthafter Krankheit zu tun ist. Als System orientiert sich die Medizin natürlich am Funktionsvollzug und nicht an ihren Grenzen. „Hohe Unsicherheiten in Diagnose und Krankheit" mögen zwar vorhanden sein und „werden zugestanden", spielen aber in der Praxis der Krankenbehandlung keine Rolle, „denn die Ärzte orientieren sich natürlich nicht an ihrer Unsicherheit, sondern an dem, was sie sehen und wissen" (Luhmann 1990, S. 183). Wenn man nicht weiterkommt, wird überwiesen, was jedoch nicht daran hindert, all das, was man weiß, erst einmal zu probieren.

Professionalisierung heißt in diesem Sinne, dass für die Medizin nun gerade nicht mehr der ganze Mensch (was immer das auch heißen mag) im Zentrum des Handelns steht, sondern der spezifische Leistungsvollzug überwiegend organbezogener Therapien und Diagnosen. Historisch gesehen wurde erst im institutionellen Rahmen des Krankenhauses die Distanzierung vom Patienten möglich und gestattete hiermit die Inklusion von Forschung in die Medizin. Die Beziehung von Wissenschaft und Medizin ist jedoch keinesfalls trivial, denn die ‚Experten' der akademischen Disziplinen generieren Wissen „eines relativ esoterischen Typs", da sie ihre Wissensbasis unter kontrollierten (Labor-) Bedingungen erzeugen. Es hat zwar oft „wissenschaftlichen Status", ist nach Stichweh aber „dennoch in entscheidender Sicht insuffizient", denn der „Tendenz nach gibt es eine Überkomplexität der Situation im Verhältnis zum verfügbaren Wissen, eine Relation, die es ausschließt, das Handeln des Professionellen als problemlose Applikation vorhandenen Wissens mit erwartbarem und daher leicht evaluierbarem Ausgang zu verstehen“ (Stichweh 1987, S. 228). Jeder Patient ist anders, hat ein spezielles Muster von Vorerkrankungen, hat beispielsweise eine spezifische Geschichte immunologischer Reaktionen, die dann höchst individuelle Antworten auf einen Therapieversuch provozieren. Ebenso ist nicht jeder Patient bereit oder willig, allen Anweisungen des Arztes Folge zu leisten. Erfahrene Ärzte wissen das und haben entsprechend gelernt, den klinischen Blick auf das individuelle Erscheinungsbild des Patienten sowie ihre allgemeine Menschenkenntnis mit den Labordaten, Untersuchungsbefunden und dem medizinischen Wissen in Beziehung zu setzen, wohl wissend, dass diese unterschiedlichen Sphären nicht immer übereinstimmen und hier mit Überraschungen zu rechnen ist.

Dabei erscheint jedoch mit Blick auf die Frage der Entscheidungssicherheit nicht nur das Verhältnis von Anwendungswissenschaft und Praxis, sondern auch der wissenschaftliche Fortschritt selbst prekär, da die immens wachsende Differenzierung der Wissensbestände ihrerseits eine Vielzahl offener Fragen aufwirft und zu Unsicherheit führt. Selbst der fortbildungswillige und an Wissenschaft interessierte Mediziner findet heute eine schiere Unzahl von Publikationen vor, die zudem oftmals in ihren Ergebnissen einander widersprechen. Darüber hinaus stellt sich das Problem, dass statistisch homogenisierte Gruppen (etwa geschlechts-, gesundheits- und altershomogene Versuchspersonen) im Regelfall nicht den Merkmalen realer Patienten entsprechen, also auch hier die wissenschaftlichen Ergebnisse im Hinblick auf ihre Praxisrelevanz interpretiert werden müssen.

Hinzu kommt das Problem, dass viele wissenschaftliche Befunde nur statistische Aussagen zulassen. Man denke hier beispielsweise an die Verlegenheit infolge einer Gendiagnostik, die ihre Ergebnisse nur in Form von Wahrscheinlichkeit, nicht jedoch mit Sicherheit präsentieren kann.

Wie auch immer, der Arzt hat im Sinne seines funktionsspezifischen Leistungsvollzugs gegenüber dem ihm anvertrauten Patienten zu handeln oder zumindest Handlungsalternativen vorzuschlagen. Das Nichtwissen der Ärzte kann in der klinischen Praxis nicht in jedem Fall durch Wissen reduziert werden, noch weniger durch Wissenschaft. Denn Wissenschaft im guten Sinne erzeugt – Poppers Falsifikationstheorem folgend – mehr Fragen als Antworten, erzeugt viel zu viel Komplexität, als dass sich hieran eine medizinische Praxis auch nur einigermaßen orientieren könnte.

Gewissermaßen konstituiert die Differenz zwischen Wissenschaft und Anwendung geradezu die Rolle des ‚**autonomen**‘ **Professionellen**, denn die logisch unüberbrückbare Kluft zwischen wissenschaftlicher und klinischer ‚Professionalität‘ eröffnet entsprechende Autonomie- und Gestaltungsräume. Die diffuse Grenze von Wissenschaft und Praxis sichert die professionelle Autonomie gegenüber dem Zugriff anderer Funktionssysteme ab. Die Wissenschaft ist immer zu abstrakt. Das Recht scheitert am mangelnden Verständnis medizinischer Inhalte. Kostengründe lassen sich nicht gegen Heilungschancen aufrechnen, und die Politik ist auf die Expertise gestandener Mediziner angewiesen.

Zu einem weiteren Punkt kommend, der das spezifische Verhältnis von Wissen und medizinischer Praxis prägt: Im klinischen Alltag kann die Begründung für eine konkrete Handlungspraxis unter ‚Zeitdruck‘ in der Regel immer nur post hoc getroffen werden. Eine Krisensituation im Nachtdienst oder ein Notfall in der ambulanten Praxis verlangt nach einer sofortigen Entscheidung, und entsprechend ist hier nicht Zeit, die Fachliteratur nochmals gründlich zu studieren, Kollegen zu Rate zu ziehen oder eine tiefergehende Analyse weiterer Bedingungsfaktoren vorzunehmen. Es muss etwas getan werden, und infolgedessen lässt sich nicht alles vorher gründlich durchdenken. Erst an der Reaktion des Patienten zeigt sich, ob der Arzt den richtigen Pfad eingeschlagen hat oder ob Korrekturen angesagt sind, die aber möglicherweise bereits zu spät erfolgen. Kompetentes ärztliches Handeln besteht im Sinne einer „**Logik der Risikoabwägung**“ im Wesentlichen darin, dass „auch unter den Bedingungen des Nicht-Wissens oder der Unklarheit darüber, welche Krankheit genau vorliegt bzw. welche therapeutische

Maßnahme genau passen könnte, eine Entscheidung getroffen werden" kann und muss (Oevermann 1996, S. 50).

Während der Wissenschaftler – vom akuten Handlungsdruck entlastet – sich weitgehend mit der Überprüfung und Reflexion von Modellen begnügen kann, hat der ärztliche Professionelle die Aufgabe, die grundlegenden Widersprüchlichkeiten der Praxis mit ihren stets auch sozialen Dimensionen zu balancieren:

> Professionen haben es in ihrer in sich widersprüchlichen Einheit von universalistischer theoretischer Geltungsbegründung einerseits und fallspezifischem Verstehen andererseits, von stellvertretender Entscheidung und Hilfe einerseits und der mäeutischen Aktivierung von Selbsthilfe sowie dem Respekt vor der Autonomie der Lebenspraxis in ihren gesunden Anteilen andererseits wesentlich immer mit Operationen der stellvertretenden Deutung lebenspraktischer Problemkonstellationen zu tun, ohne daß sie dabei einer theoretischen Bevormundung dieser Praxis technokratisch zum Opfer fallen dürfen. (Oevermann 1990, S. 15)

Das praktische professionalisierte Handeln ist aus dieser Sicht nolens volens die „Sache einer Kunstlehre und die Professionalisierungstheorie ist bestenfalls eine gültige Rekonstruktion des in der Kunstlehre eingeübten praktischen Handelns und eine gültige theoretische Begründung dieser Kunst- oder Handlungslehre" (Oevermann 1990, S. 15).

Das problematische Verhältnis von klinischer Praxis und medizinischer Wissenschaft erscheint nicht zuletzt auch dadurch pointiert, dass man im Gegensatz zur wissenschaftlichen Professionalität (hier gehört die Markierung des eigenen Nichtwissens zur intellektuellen Redlichkeit) in der klinischen Professionalität:

> [...] nicht auf demonstrative Offenlegung, das Mitkommunizieren des noch unsicheren Status des Wissens setzen kann. Eine solche Option, die gerade in der Relativität der Wahrheit die Unbegrenztheit des eigenen Fortschreitens erfährt, ist für die Professionen durch das Faktum oft existentieller Betroffenheit des Klienten ausgeschlossen, welches eher dazu zwingt, Ungewissheit zu verdecken, sie in Formen abzuarbeiten, die das Vertrauen des Klienten nicht erschüttern. (Stichweh 1987, S. 228)

Für den Kliniker besteht ein „wesentliches Moment der Problemsituation" in der „Ungewissheit hinsichtlich der Dynamik der Situation, hinsichtlich der zu wählenden Handlungsstrategie und schließlich dem mutmaßlichen Ausgang, und ebendiese Struktur lässt auf der Seite des Professionellen die Relevanz subjektiver Komponenten wie Intuition, Urteilsfähigkeit, Risikofreudigkeit und Verantwortungsübernahme hervortreten, die zugleich mit dem Vertrauen des Klienten als seiner komplementären und möglicherweise erfolgsrelevanten Investition interagieren" (Stichweh 1987, S. 228).

4.3 Unsicherheiten im Klientenbezug

Neben dem Problem des Verhältnisses von Wissen und Nichtwissen ergibt sich aus der Besonderheit der Arzt-Patient-Beziehung eine weitere Quelle der Unsicherheit. Denn der Patient erscheint nicht nur als objektivierbarer Körper, sondern zugleich als Subjekt seiner Lebenspraxis. Er hat Bewusstsein, empfindet und handelt seinerseits. Da man jedoch in ein anderes Bewusstsein nicht hineinschauen kann, bleibt nichts anderes übrig, als zu kommunizieren und zu versuchen, daraus zu erschließen, was in dem anderen vorgeht. Hierbei können Missverständnisse auftreten. Möglicherweise erzählt der Patient nicht alles, täuscht gar bewusst über seine Absichten oder verschweigt aus Scham oder Unwissenheit wichtige Details. Dem Arzt bleibt also nichts anderes übrig, als mit einer Mischung aus gesundem Menschenverstand und Raten zu erschließen, was die eigentlichen

Wünsche und Absichten des Patienten sind. Selbst beim bewusstlosen Patienten spielt der (vermeintliche) Patientenwille eine wichtige Rolle für die ärztlichen Entscheidungen. Man denke etwa an die Bedeutung von Patientenverfügungen. Offensichtlicher wird das Problem der **Patientensubjektivität** beim bewusstseinsfähigen Patienten. Zum einen muss er an den medizinischen Prozeduren partizipieren, also davon überzeugt werden. Zum anderen – und dies ist das gewichtigere Problem – stellt sich die Frage, ob die Behandlungen und Therapiemaßnahmen mit seinen eigenen Vorstellungen und in Bezug auf seine Lebensorganisation kompatibel sind. Eine Therapieoption mag zwar wissenschaftlich gut begründet und medizinisch indiziert sein, doch dies hilft wenig, wenn der Patient in seinem Alltag Orientierungen verfolgt, welche die Therapiebemühungen konterkarieren. Die Frage der **Compliance**, also der Einhaltung der vom Arzt verordneten Maßnahmen durch den Patienten, kann damit nicht mehr nur so verstanden werden, den Patienten vom Sinn der ärztlichen Anweisungen zu überzeugen. Vielmehr ist sie im Sinne einer professionellen Perspektivenübernahme auch so aufzufassen, dass die Auswahl potenzieller Maßnahmen in Bezug auf die Sinnhorizonte des Patienten stattzufinden hat, also Optionen zu wählen sind, welche der Eigenlogik des Patienten entsprechen.[8]

Verkompliziert wird die Problematik richtigen Verstehens nochmals durch die Sachlage, dass das Verhältnis von ‚Ich' und ‚Körper' oder ‚Ich' und ‚Leiblichkeit' seinerseits keine logische Einheit darstellt. Dies wird mit Blick auf die Dynamik der Reflexion ‚einen Körper haben' und ‚Leib sein' deutlich. Das Bewusstsein kann sich mit seinem Körper identisch und nichtidentisch fühlen, wobei dieses Verhältnis durch Sprache, Kommunikation und die hiermit einhergehenden Gedankenflüsse nochmals in nichttrivialer Weise moderiert wird (man denke hier an die allein durch Kommunikation vermittelte Wirkung des Placebos).[9] Einerseits „schnappen" die Dramen, welche die Worte spinnen, in den „Körper hinein", ohne dass sich ein Selbst dagegen wehren könnte (Merleau-Ponty 1974, S. 275). Andererseits werden im „Innen-Sprechen", also im inneren Dialog des Denkens, die gleichen psychomotorischen Pfade benutzt wie in den Vollzügen der menschlichen Interaktion (Fuchs 2010, S. 91ff.). Worte können buchstäblich erheben oder verletzen und entsprechend auch psychoneurophysiologische Prozesse bahnen und moderieren.[10] Auch die Frage der Identifikation oder Nichtidentifikation mit der eigenen Leiblichkeit ist damit als Ausdruck eines komplexen Arrangements zu verstehen, das wiederum durch Interaktion und Kommunikation formatiert wird. Zusammengenommen führt dies zu dem wichtigen Befund, dass in der unmittelbaren Interaktion mit einem anderen Menschen nicht immer eindeutig zu entscheiden ist, ob die Stimmungen und Gefühle, die man erlebt, und die Konsequenzen, die man hieraus ableitet, von einem selbst oder von dem anderen stammen oder sich möglicherweise erst aus der Interaktionssituation heraus

8 All dies wird nochmals pointiert durch die Möglichkeiten des Patienten, im Internet eigenständige Recherchen bezüglich seiner Krankheitsbehandlung durchzuführen (vgl. Tezcan-Güntekin 2010).

9 Mit Uexküll (2003) ist dann auch mit negativen Wirkungen der Kommunikation auf den Körper zu rechnen (dem sog. Nocebo-Effekt).

10 Um hier einige Beispiele zu geben: Wer aus einer Gruppe ausgegrenzt und von einem relevanten Menschen abgewiesen wird, erfährt nicht nur in einem metaphorischen Sinne eine Verletzung. Vielmehr laufen in seinem Gehirn nun ähnliche Prozesse an, die auch beim physischen Schmerzerleben aktiviert werden (vgl. Eisenberger et al. 2003; Panksepp 2003). Interessant erscheint auch hier, dass sich soziale Erfahrungen und die sich daraus ergebenden Kognitionen autokatalytisch verstärken, sodass die soziale Deklassifizierung nun über eine gesteigerte Sensitivität für unangenehme Erfahrungen nochmals pointiert wird. So weisen etwa die Befunde von Eisenberger darauf hin, dass die Erfahrung sozialer Ausgrenzung die Empfindlichkeit für körperliche Schmerzen erhöht und also eine habituelle Disposition zur Vermeidung weiterer potenziell schmerzhafter Erfahrungen enaktiert (vgl. Vogd 2010, Kap. IV).

ergeben. Die Frage also, ob man Gründe und Ursachen der Situation oder der Person zurechnen sollte und in Bezug auf Letztere sich selbst oder der anderen, ist also nicht mit einem eindeutigen Kalkül zu entscheiden.

Der letztgenannte Punkt eröffnet auch ein soziologisches Verständnis der in der psychoanalytischen Tradition als „**Übertragung**" und „**Gegenübertragung**" benannten Phänomene der professionellen Interaktion (Heimann 1950). Betrachten wir etwa das Beispiel eines Patienten, der eine Behandlung ablehnt, da er nicht mehr auf Heilung hoffen mag. Der Arzt kommt in der Begegnung mit dem Patienten nicht umhin, die depressiven Gefühle, welche die Interaktion überlagern, entweder als eigene Handlungsimpulse (und damit als legitimen Ausdruck des Patientenwillens auf Behandlungsverzicht) oder als eine Gegenübertragung zu verrechnen, die ihn veranlasst, den Patienten dann doch noch von weiteren Therapieversuchen zu überzeugen. Dementsprechend verhält er sich in seinen Entscheidungen entweder distanzierend oder affirmierend. Er kann die fehlende Hoffnung auch als Symptom der Krankheit betrachten, um dahinter einen Lebenswunsch zu vermuten, der wieder dominant wird, wenn die Krankheit überwunden ist. Mit Blick auf die geschädigte Autonomie ergibt sich also im Sinne von Klaus Dörner (2001) ein drittes Reflexionsverhältnis – wenn der Arzt durch eine nicht artikulierte Du-Perspektive in Verantwortung gegenüber dem Patienten genommen wird, um diesem zu Autonomie und Subjektivität zu verhelfen, von der er zum Zeitpunkt der Interaktion noch nicht wissen kann. Der Patient wiederum kann sich von der Hoffnung des Arztes anstecken lassen und ein therapeutisches Bündnis eingehen, das ihn zunächst vor allem zum Objekt des Arztes machen wird. Dieser wird hierdurch wiederum zugleich als professionelles Subjekt ermächtigt, das Bestmögliche für seinen Patienten zu versuchen.

Zum Thema dieses Beitrags zurückkommend, kann in Bezug auf das Problem der Unsicherheit festgestellt werden: Die Zurechnung der Übertragungsphänomene ist logisch nicht eindeutig und entsprechend gibt es keine Gewissheit im Hinblick auf die hieraus abgeleiteten Schlüsse. Letztere werden nur auf Basis eines komplexen Reflexionsprozesses möglich, der sich zugleich aus sinnlich erfahrbaren Indizien, Erfahrung, Intuition und Nichtwissen speist. Auch hier bedarf es also wiederum eines professionellen Akteurs, der sowohl in Referenz auf die Interaktionsbeziehung zu einer Entscheidung bereit ist als auch die hiermit einhergehenden Unsicherheiten wahrnehmen und aushalten kann.

4.4 Unsicherheiten medizinischer Technologien

Üblicherweise gehen die Menschen davon aus, dass die Apparatemedizin, die hiermit verbundenen diagnostischen Technologien und die in diesem Zusammenhang stehenden Verfahren der Überwachung dazu beitragen, therapeutische Entscheidungen zielgenauer und begründeter zu treffen. Dies trifft zwar einerseits zu, ist aber andererseits, wie insbesondere Schubert herausstellt, nur zum Preis von weiteren Unsicherheiten zu haben (vgl. Schubert 2006, 2008). Da diagnostische Prozeduren auch falsch positive Ergebnisse liefern können, die eine nicht vorhandene Krankheit anzeigen, erhöht die Ausweitung ihrer Anwendung gleichzeitig die Gefahr von Fehldiagnosen und hieran anschließenden Fehlbehandlungen.[11] Umgekehrt beweist ein negativer Befund noch nicht, dass keine Krankheit vorliegt. Darüber hinaus greifen viele diagnostische und therapeutische Prozeduren ihrerseits in einer Weise in den Körper ein, dass schädigende Nebenwirkungen entstehen können, die die möglichen therapeutischen Vorteile einer Früherkennung wieder aufheben. Nicht zuletzt haben technisierte Verfahren ihre eigene Störanfälligkeit, die weitere Techniken

11 Siehe zur Typisierung schädlicher Konsequenzen der breiten Anwendung medizinischer Prozeduren Fisher und Welsh (1999).

der Kontrolle nötig werden lässt, welche dann ihrerseits Fehlfunktionen aufweisen können.[12]

Ebenso erlauben bildgebende Verfahren es zwar, bislang verborgene Prozesse des Körpers in hohen Auflösungen darzustellen, doch ihre Auswertung stellt immense Anforderungen an die Verstehens- und Typisierungsleistungen der Interpreten. Biologische Strukturen und die dazugehörigen Resultate bildgebender Verfahren sind in sich so variantenreich und diversifiziert, dass die Fähigkeit, Gleiches in verschiedenen Bildern zu erkennen und ähnlich Aussehendes auf unterschiedliche morphologische Strukturen zurückzuführen, erst in langer Face-to-Face-Unterweisung antrainiert werden muss.[13] Viele diagnostische Bilder lassen sich zwar auch durch den Computer aufbereiten, um eine deutlichere visuelle Rhetorik zu entfalten. Die dabei entstehenden Artefakte sind jedoch wiederum mit Blick auf den Prozess ihrer technischen Herstellung zu betrachten, um die hieraus abgeleiteten Befunde beurteilen zu können.

Gleiches gilt für Laboruntersuchungen. Da Proben vertauscht oder falsch beschriftet sein können, die Laborchemie durch Medikamente und Nahrungsmittel beeinflusst werden kann und falsch positive und falsch negative Ergebnisse eher die Regel als die Ausnahme darstellen, gilt auch hier der Primat der ärztlichen Interpretation. Je stärker die (labor-)technisch vermittelte Information auf komplexen Aufbereitungsprozessen beruht, desto mehr wird eine kritische Kontextualisierung durch einen erfahrenen Experten benötigt, welcher in der Lage ist, die Relevanz der technisch erzeugten Daten ggf. wieder zu relativieren.[14]

Um es mit Schubert zusammenzufassen, kommt man mit Blick auf die modernen diagnostischen Techniken zu dem Befund:

> [...] dass die Zunahme von Apparaten und Gerätschaften mit einer Zunahme der Interpretationsleistung über die von ihnen erzeugten Daten einhergeht. Der Mythos der positivistischen Eindeutigkeit trifft also auf die Praxis der kontingenten[15] Erzeugung von Eindeutigkeit. Zum anderen sind auch die aus den Daten abgeleiteten Entscheidungsorientierungen aufgrund der zunehmend komplexer werdenden Wirkrelationen nicht mehr als simples Behandlungsschema im Sinne einfacher Kausalzusammenhänge verstehbar, sondern müssen als kontingente Entscheidungsheuristiken aufgefasst werden, bei denen ein gewisses Maß an situationaler Unsicherheit notwendigerweise bestehen bleibt. Medizinische Technologie ermöglicht auf diese Art eine bestimmte Form der ärztlichen Behandlung, indem sie neue Einblicke in den menschlichen Körper gewährt, gleichzeitig schafft sie damit auch eine der apparativen Diagnose und Therapie inhärente Komplexität, die in der Praxis der Behandlung bewältigt werden muss. (Schubert 2008, S. 143)

Die Fortschritte in der technisierten Medizin führen nicht zu Entscheidungssicherheit, sondern lassen neue Unsicherheitsbereiche entstehen. Entsprechend verschwindet auch hier nicht die Sonderrolle professioneller Akteure. Wem sonst, wenn nicht den Ärzten, ließe sich die Kompetenz zuweisen, durch Interpretation die Unschärfen diagnostischer Artefakte aufzulösen?

12 Siehe zur innermedizinischen Diskussion der Nachteile des ‚defensive testing' etwa DeKay und Asch (1998).

13 Siehe zur Ausbildung dieser Kompetenzen die Untersuchung von Atkinson (1995).

14 Neben Atkinson (1995) hat vor allem auch Cicourel (1990) in seinen Untersuchungen darauf hingewiesen, welche Bedeutung die Frage, wem man in welcher Hinsicht vertrauen kann, innerhalb der ärztlichen Entscheidungsfindung spielt.

15 Der Begriff der Kontingenz bezeichnet Sachverhalte, die nicht notwendig sind und sich einer ergebnisoffenen Praxis verdanken.

4.5 Organisationale Unsicherheiten

Um mit dem Soziologen Luhmann zu sprechen: Organisationen sind ein „Treffraum für die unterschiedlichsten Funktionssysteme“ und Funktionsbereiche (Luhmann 2000, S. 398). Eine der wesentlichen Eigenleistungen von Organisationen besteht zudem darin, qua Entscheidung inkommensurable Werthaltungen – Recht, Ökonomie, Effizienz, Medizin, Religion etc. – in ein arbeitsfähiges Arrangement zu bringen. Möglich wird dies dadurch, dass Prozesse voneinander entkoppelt, Dinge teilweise im Modus des Als-ob bearbeitet oder situativ gegenüber rechtlichen, wirtschaftlichen und manchmal auch medizinischen Handlungsprimaten auf Distanz gehalten werden.[16] Dies erfordert wiederum, dass an den Schnittstellen Akteure sitzen, die die hiermit verbundenen Ambivalenzen und Spannungen aushalten und balancieren können, um zu einer situationsangemessenen Entscheidung zu kommen.

Organisationen sind in der Regel allein schon auf Basis ihrer Prozessorganisation daraufhin angelegt, mehrdeutige Inputs, die auf unterschiedlichste Funktionsbezüge referieren, in bereits vorhandene Routinen zu überführen, um hierdurch Handlungssicherheit zu generieren. Wenn Ärzte und Pflegekräfte etwa den von der Organisation vorprogrammierten Pfaden folgen, lassen sich Probleme im Hinblick auf die multiplen Kontingenzen kranker Körper und sprechender Patienten in einen für die Organisation bearbeitbaren Sachverhalt umwandeln (vgl. Berg 2008). Falls man nicht weiterkommt, wird an eine andere Stelle überwiesen oder entlassen.

Da die unterschiedlichen Routinen jedoch ihrerseits wieder zu einer Desintegration von Behandlungsprozessen führen können, erzeugen Organisationen auf der anderen Seite neue Probleme, die mit der fehlenden Verzahnung von Prozessen einhergehen. Für die Medizin wird dies insbesondere mit der zunehmenden Ausdifferenzierung in vielfältige Subdisziplinen virulent. Die einzelnen Subdisziplinen, so der durchgängige Befund aus der Medizinsoziologie und den Gesundheitswissenschaften (vgl. Badura und Feuerstein 1994), erreichen zwar in ihren eigenen Leistungsbereichen ein recht hohes Niveau, doch die fehlende Verschränkung der Bereiche führt zu einer unzureichenden Integration, woraus eine Reihe von Folgeproblemen erwachsen – man denke etwa daran, dass Spezialisten blind für das sind, was sie nicht wahrnehmen, und entsprechend Krankheiten übersehen, die nicht in ihr Spezialgebiet fallen.

Was bedeutet dies wiederum für die Rolle des professionellen ärztlichen Akteurs? Die Organisation der Krankenbehandlung mag zwar einerseits die professionelle Sonderrolle überflüssig werden lassen. Die nun entstehenden Schnittstellenprobleme lassen andererseits jedoch die professionellen Kompetenzen zur Integration von Wissen und Nichtwissen umso wertvoller erscheinen.[17]

16 Um es mit Blick auf die Ergebnisse unserer Krankenhausforschung zusammenzufassen: „Gerade weil die medizinische Praxis, die rechtlich wirksame Dokumentation dieser Praxis, die Abrechnungen der Leistungen sowie die einzelnen Ebenen der ärztlichen Hierarchie nur lose miteinander gekoppelt sind, kann die Entscheidungsfähigkeit unter wechselnden Konstellationen aufrechterhalten werden. So kann behandelt werden, ohne zu behandeln, Rechtmäßigkeit hergestellt werden, indem Unrechtmäßiges nicht dokumentiert wird, wirtschaftlich gearbeitet werden, indem Medizin vorgetäuscht wird, wo anderes stattfindet, um an anderer Stelle umso mehr (ansonsten nicht bezahlbare) Medizin stattfinden zu lassen.“ Professionelle Organisationen scheinen „gerade dann gut zu funktionieren, wenn sie ein Arrangement entwickeln können, indem zugleich hingeschaut und nicht hingeschaut wird, also indem gegebenenfalls die Dinge im Diffusen gelassen werden, um weiter prozessieren zu können“ (Vogd 2007, S. 317).

17 In diesem Sinne ist Stichwehs These im Hinblick auf den „Bedeutungsverlust von Professionen zugunsten von Organisationen“ zunächst zuzustimmen. Im Hinblick auf das fortbestehende Bezugsproblem ärztlicher Arbeit ist ihm aber zu widersprechen (Stichweh 1996).

4.6 Professionelle Ambivalenzen

Gehen wir in diesem Zusammenhang auf einen weiteren wichtigen professionssoziologischen Aspekt ein, auf den auch Schubert hinweist, nämlich der durchaus ambivalenten Haltung des Arztes gegenüber seinen Klienten sowie anderen Zentralwerten seiner Profession (vgl. Schubert 2008, S. 146ff.). So wird die in den ärztlichen Selbstbeschreibungen vielfach deklarierte ‚selbstlose Haltung' (bedingungslose Zuwendung gegenüber dem Patienten) auf der anderen Seite durch Bemühungen konterkariert, den Patienten wieder loszuwerden, oder von diesem nicht allzu stark in sein Leiden involviert zu werden. Situative Nähe und Kontakt sind nur möglich unter der Voraussetzung, sich der Situation wieder entziehen zu können.

Daneben bestehen andere professionelle Ambivalenzen. Die Gemeinwohlorientierung des Arztes hebelt nicht seine Bestrebungen aus, die Machtstellung der eigenen Berufsgruppe auszubauen. Ebenso stehen dem praktischen Sinn eines durch Erfahrung gewonnenen Wissens, was im konkreten Fall am besten zu tun ist, und der professionsethischen Intuition, wann und wo Selbstbeschränkung angebracht ist, all jene performativen Aspekte der Inszenierung medizinischer Kompetenz und Macht gegenüber, welche das eigene Nichtwissen und die eigene Unsicherheit kaschieren sollen.

Dass der Arzt nur dann als kompetente Entscheidungskraft fungiert, wenn er eine Leistungselite verkörpert, die entsprechend für sich sorgen kann, dass er nur dann als „Droge Arzt" (Balint 2001) seine Wirksamkeit entfalten kann, wenn er die Grenze zwischen Körperwissen und symbolischer Heilung im Unscharfen belässt, dass er nur dann helfen kann, wenn er nicht zu sehr ins Helfen involviert wird — all dies verlangt Formen einer **Paradoxieentfaltung**,[18] die von niemandem sonst geleistet werden könnte als dem professionellen Akteur selbst.

Ein Arzt mag dabei auch selbstsüchtige Motive verfolgen oder für eine Organisation arbeiten, die sich die Gewinnorientierung auf die Fahne schreibt und entsprechenden Druck auf ihn ausübt. Dennoch bleibt der Arzt weiterhin eine Führungsperson besonderen Charakters, denn zwangsläufig hat er die normative Seite seiner Profession mitzuberücksichtigen. Wie anderen wissensbasierten Experten oder Vertretern aus den Managementeliten wird ihm zugerechnet und zugemutet, autonom Entscheidungen zu treffen, um die multiplen Kontingenzen seines Handlungsfeldes zu durchschlagen. Dabei hat sein Handeln jedoch immer auch auf dem kollektiven Vertrauensvorschuss zu gründen, der seinem Berufsstand entgegengebracht wird. Während Kaufleute aus beruflicher Sicht gut damit leben können, dass ihnen unterstellt wird, nur aus Gewinnsucht zu handeln, beruht die Reputation eines Arztes immer auch auf der Einbettung in eine Gemeinschaft der Gleichen, die als Milieu und Gruppe das professionelle Ethos verkörpert.[19]

Was aus dieser Perspektive einen guten Arzt ausmacht, ihn vom bloßen Experten unterscheidet, erscheint nicht nur von seinem medizinisch-fachlichen Wissen bestimmt, sondern ebenso der Fähigkeit geschuldet, mit Unschärfen, Ambivalenzen, widersprüchlichen Einheiten, Mehrdeutigkeiten im Sinne eines produktiven Klientelbezugs umzugehen. Der „gute Arzt" (Dörner 2001) kann die hieraus resultierenden psychischen Spannungen nicht nur ertragen, sondern weiß sie kommunikativ in ein Vertrauensverhältnis umzumünzen. Dabei wird er dem kranken Menschen zu verstehen geben, dass die Bedingungen der Unversehrtheit der eigenen Leiblichkeit zwar alles andere als garantiert sind, er aber in seinem Arzt genau jenen Partner findet, der hiermit handlungspraktisch umgehen kann.

18 Wir sprechen von Paradoxieentfaltung, da die hier aufscheinenden Ambivalenzen und Dichotomien nicht logisch gelöst, sondern nur praktisch entfaltet werden können, wobei mal mehr der eine, mal mehr der andere Aspekt im Vordergrund steht. Die Akteure oszillieren also zwischen den Polen, um auf diese Weise eine auch in normativer Sicht einigermaßen vertretbare Praxis hervorzubringen.

19 Ebenso verfügen Professionen über Institutionen (z. B. die Ärztekammern), um Fehlverhalten sanktionieren zu können.

Die vorangehenden Ausführungen verdeutlichen, dass sich die ärztliche Arbeit mit den Fortschritten in der Medizin (z. B. einer noch stärkeren Arbeitsteilung und dem Anspruch von mehr ‚Evidenzbasierung') zwar wandeln mag, dass aber die zentrale Dynamik dessen, was die Rolle des Professionellen ausmacht, nicht verschwinden wird. Im Gegenteil: Gerade aufgrund der ökonomischen Zurichtung und der komplexeren organisationalen Anforderungen bedarf es in noch höherem Maße Akteuren, die institutionell legitimiert und persönlich in der Lage sind, Unsicherheitslagen durch autonome Entscheidungen zu durchschneiden.[20]

4.7 Fazit – kritische Balancen?

Die Krankenbehandlung kann – um einem zentralen Befund der professionssoziologischen Arbeiten von Parsons (1958b) zu folgen – als soziales System nur dann auf Dauer gestellt werden, wenn der Patient im Großen und Ganzen darauf vertrauen kann, dass es in der Krankenbehandlung vor allem um seine Gesundheit, nicht jedoch vorrangig um Gewinn, Macht, wissenschaftliche Reputation oder anderes geht, dass also die Medizin der ‚primäre Rahmen' bleibt.

Diese Ausgangslage ändert sich auch in Zukunft nicht, wird aber durch einige gesellschaftliche Veränderungen verkompliziert.[21] Insbesondere die von politischer Seite gewollte Einführung von Knappheitskalkülen in die wohlfahrtsstaatlich organisierte Krankenbehandlung weicht die Grenzen zwischen den einzelnen Sphären auf und kann in der Folge zu einer Erosion des Vertrauens in die Institutionen der ärztlichen Profession führen.

Verdeutlichen lässt sich dies anhand der folgenden zwei Beispiele:

Beispiel 1 In der Bundesrepublik Deutschland werden seit 2003 die Krankenhausleistungen nach dem DRG-System, den diagnosebezogenen Fallpauschalen, abgerechnet. Diagnosis Related Groups (DRGs) beruhen darauf, dass der Gesetzgeber ein statistisches Konstrukt, das ursprünglich Epidemiologen zum Zweck der Qualitätssicherung entwickelt hatten, an ein Preissystem koppelt. Auf Basis der hiermit entstandenen Produkte wird es möglich, medizinische Dienstleistungen als Waren zu kalkulieren und entsprechend Krankenhäuser in Richtung einer Gewinnorientierung zu optimieren.[22] Mit dem DRG-System ist für die Krankenhäuser ein starker Anreiz entstanden, die medizinischen Indikationen von den Leistungen zu entkoppeln, die gegenüber den Krankenkassen abgerechnet werden können. In der Folge wird die Arzt-Patient-Beziehung vermehrt durch den Zweifel belastet, ob manche der zur Anwendung kommenden diagnostischen oder therapeutischen Maßnahmen nicht eher wirtschaftlichen denn medizinischen Kriterien geschuldet sind.

20 Im Sinne von Evetts besteht gerade in dem subtilen Wechselspiel von managementgeführter Organisation sowie den normativen und ideologischen Momenten professioneller Identität die Voraussetzung, um im Sinne von Parsons jene „fragile normative soziale Ordnung" hervorzubringen, in der sich Ökonomie, bürgerliche Rechtsordnung, die rationale Form der Organisation und professionelle Autonomie wechselseitig evozieren und balancieren können (Evetts 2013, S. 784, 788).

21 Siehe für das Krankenhaus ausführlicher Bode und Vogd (2016).

22 Um hier vergleichend für die US-amerikanischen Verhältnisse zu sprechen: „By putting a price on the DRGs devised by engineers, the law created a commodity out of an industrial product. The engineers had transformed medical practice into a measurable product. The economists had theoretically elaborated reasons for thinking about professional services as if they were commodities. But it was the law that joined the product without a market to the market that had no product. The legalized market in DRGs ignited a simmering revolution in health care finance that swept ‚through the health care system like fire through parched underbrush' […]. DRG-PPS increased and strengthened such other innovations as hospitalspecific contracts, deductibles and coinsurance, HMOs and PPOs that delivered medical services to the market" (Samuel et al. 2005, S. 269).

Beispiel 2 Ein weiteres Beispiel stellt der Ausschluss von bestimmten medizinischen Leistungen aus dem Katalog der Krankenkassen dar. Seitens des Gesetzgebers sind am unteren Ende des medizinisch Notwendigen eine Reihe von medizinischen Indikationen als ‚Bagatellkrankheiten' definiert worden, um sie aus dem Leistungskatalog der Krankenkassen streichen zu können. Zudem sind etliche weitergehende therapeutische und diagnostische Prozeduren als lifestylebezogene Zusatzangebote in den Bereich der sog. IGeL (individuelle Gesundheitsleistungen) verschoben worden. Nicht zuletzt entwickelt sich derzeit ein wachsender Markt mit Angeboten der „wunscherfüllenden Medizin" (Kettner 2008), die mit ihren Produkten nicht mehr nur allein auf die Behandlung des kranken, sondern auch auf die Gestaltung des gesunden Körpers zielt. Zu nennen sind hier etwa Eingriffe der ästhetischen Chirurgie wie auch die Einnahme neuroaktiver Drogen zur Steigerung kognitiver Leistungen. Medizinische, politische, wirtschaftliche und Lifestylefragen beginnen sich hier vermehrt zu durchkreuzen und zu vermischen.

Durch die vermehrte Vermarktung von Gesundheitsdienstleistungen wird jedoch die alte, bislang tragende Selbstbeschreibung des Gesundheitssystems als ‚gemeinwohlorientiert' aufgeweicht. Zudem werden mit Blick auf das Angebot des Wohlfahrtsstaats vermehrt Zweifel laut, ob die von der Gesundheitspolitik ausgeschlossenen Leistungen nicht doch für eine angemessene Krankenbehandlung notwendig seien,[23] folglich die Streichungen aus den Katalogen der Krankenkassen eher Sparprimaten folgen, als durch medizinische Evidenzbewertungen gerechtfertigt sind.

Hierdurch könnte mittelfristig die bislang noch tragende Beruhigung des prekären Verhältnisses von Wissen und Nichtwissen durch den Glauben an die politische und wirtschaftliche Unabhängigkeit der ärztlichen Profession brüchig werden. Die Unterscheidungen, welche die ärztliche Profession stabilisieren, würden sich hiermit entdifferenzieren. Die Grenzen zwischen Politik, Medizin und Ökonomik würden nicht mehr so leicht auszumachen sein.

Der Arzt als Mittler im Umgang mit den oben benannten professionellen Ambivalenzen könnte damit zugleich ebenfalls vermehrt in einem problematischen Lichte erscheinen.

Da die Patienten als Laien in der Regel nicht über das Wissen verfügen, wie die jeweiligen Informationen zu bewerten sind,[24] bleibt ihnen nichts anderes übrig, als weiterhin einen Arzt aufzusuchen.

Mit Blick auf die Besonderheiten der Ressource Vertrauen legt all dies die Vermutung nahe, dass der professionelle Akteur in Zukunft bedeutsamer als je zuvor sein wird.[25] Nicht nur die alten Unsicherheiten in Bezug auf Körper und Körperveränderung, sondern auch die systemischen Ambivalenzen der künftigen Krankenbehandlung können nur durch die Zurechnung auf die Kompetenz von Personen bewältigt werden, denen man die entsprechende Fähigkeit und moralische Integrität zutraut.

Allerdings ist bei all dem vor allem eines zu bedenken, nämlich dass es Menschen bedarf, die bereit sind, die hiermit verbundenen Zumutungen auszuhalten. Die Ermächtigung zum professionellen Subjekt beruht auf einer leiblichen Affizierung durch all jene Spannungslagen, die dann von einer autonomen Praxis bewältigt werden müssen. Die entsprechenden

23 An dieser Stelle ließe sich dann auch auf die Effekte der Budgetregulierungen im ambulanten Bereich verweisen, die dann etwa zu zeitbedingten Verknappungen von Behandlungsoptionen führen (etwa am Quartalsende).

24 Gerade auch das Internet kann hier keine Sicherheit geben, da vom Laien nicht beurteilt werden kann, wie die hier auffindbare Information zu kontextualisieren ist.

25 An dieser Stelle ist allerdings zu fragen, unter welchen systemischen bzw. strukturellen Bedingungen Vertrauen leichter möglich oder umgekehrt korrumpiert wird. Neben dem Blick auf das personale Vertrauen stellt sich hiermit die Frage nach der Verantwortung für die Gestaltung sozialer Systeme (wie Organisation und Institutionen; vgl. Bühl 1998).

Übertragungsphänomene, nun auch vermehrt das Misstrauen der Patienten, müssen ausgehalten und balanciert werden.

Lernziele

- Es wird aufgezeigt, weshalb Unsicherheit das zentrale Bezugsproblem der ärztlichen Profession darstellt. Als Unsicherheitsbereiche erscheinen unter anderen:
  - das Verhältnis von abstrakter Wissenschaft und konkreten klinischen Lagerungen,
  - die Intransparenz biologischer und psychischer Systeme,
  - falsch positive und falsch negative Ergebnisse diagnostischer Technologien,
  - Schnittstellenprobleme in und zwischen medizinischen Organisationen.
- ‚Übertragung' und ‚Gegenübertragung' sind als zentrale Konstituenten der Arzt-Patient-Beziehung zu verstehen. Sie beruhen darauf, dass das Erleben und die Absichten des jeweils anderen nicht direkt zugänglich sind, sondern nur durch Zurechnung entsprechender Motive und Haltungen erschlossen werden können. Entsprechend ergibt sich eine fragile Balance des Vertrauens. Nicht zuletzt hat man als Patient darauf zu vertrauen, dass der Arzt es gut mit einem meint und mit der Behandlung keine medizinfremden Interessen verfolgt.
- Benannt werden veränderte gesellschaftliche Bedingungen, die das Vertrauensverhältnis zwischen Arzt und Patient derzeit und in absehbarer Zukunft erodieren lassen. Gerade die derzeitigen Ökonomisierungstendenzen bedingen eine Rückbesinnung auf die Kernelemente der ärztlichen Profession, um das für die Arzt-Patient-Beziehung notwendige Vertrauen zu erhalten. Dies setzt bei den (angehenden) Ärzten allerdings eine hohe persönliche Integrität voraus, da nicht nur mit den professionstypischen Unsicherheitsbereichen umzugehen ist, sondern auch die Spannung zwischen ökonomischer Überformung, eigener Karriere und dem medizinisch Gebotenem auszuhalten ist.

Bezüge zu Lernzielen des NKLM[a] in diesem Kapitel

Professionelle Entwicklung	Ethik der Medizin
ID 7.2, ID 11.2, ID 11.4.2, ID14c.2.1.1	ID 5.2, ID 5.2.1.2, ID 6.1, ID 18, ID 18.2

[a] Hinweise zur Nutzung der ID-Codes des NKLM für Unterricht und Prüfung finden sich in ► Abschn. 1.7 „Hinweise für die Benutzung durch Dozierende und Studierende der Humanmedizin".

Literatur

Atkinson, P. (1995). *Medical talk and medical work. The liturgy of the clinic*. London, New Delhi: Sage Publications.

Badura, B., &. Feuerstein, G. (1994). *Systemgestaltung im Gesundheitswesen. Zur Versorgungskrise der hochtechnisierten Medizin und den Möglichkeiten ihrer Bewältigung*. Weinheim, München: Juventa.

Balint, M. (2001). *Der Arzt, sein Patient und die Krankheit*. Stuttgart: Klett-Kotta.

Berg, M. (2008). Praktiken des Lesens und Schreibens: Die konstitutive Rolle der Patientenakte in der medizinischen Arbeit. In I. Saake, & W. Vogd (Hrsg.), *Moderne Mythen der Medizin – Studien zur organisierten Krankenbehandlung* (S. 63–86). Wiesbaden: VS Verlag für Sozialwissenschaften.

Bode, I., &. Vogd, W. (2016). Einleitung. In I. Bode, & W. Vogd (Hrsg.), *Mutationen des Krankenhauses. Soziologische Diagnosen in organisations- und gesellschaftstheoretischer Perspektive* (S. 131–157). Wiesbaden: Springer VS.

Bühl, W. L. (1998). *Verantwortung für soziale Systeme. Grundzüge einer globalen Gesellschaftsethik*. Stuttgart: Klett-Cotta.

Cicourel, A. V. (1990). The integration of distributed knowledge in collaborative medical diagnosis. In J. Galegher, R. E. Kraut, & C. Egido (Hrsg.), *Intellectual teamwork. Social and technological foundations of cooperative work* (S. 221–241). Hillsdale, New Jersey: Lawrence Erlbaum Associates.

DeKay, M. L., & Asch, D. A. (1998). Is the defensive use of diagnostic tests good for patients or bad? *Medical Decision Making*, 18, 19–28.

Dörner, K. (2001). *Der gute Arzt. Lehrbuch der ärztlichen Grundhaltung*. Stuttgart, New York: Schattauer.

Eisenberger, N. I., Liebermann, M., & Williams, K. D. (2003). Does rejection hurt? An FMRI study of social exclusion. *Science*, 302, 290–292.

Evetts, J. (2013). Professionalism: Value and ideology. *Current Sociology Review*, 61, 778–796.

Fisher, E. S., & Welsh, G. H. (1999). Avoiding the unintended consequences of growth in medical care: how might more be worse? *Journal of American Medical Association (JAMA)*, 281, 446–453.

Foerster, H. v. (1994). *Wissen und Gewissen: Versuch einer Brücke*. Frankfurt/Main: Suhrkamp.

Fox, R. (1969). Training for uncertainty. In R. K. Merton, G. G. Reader, & P. L. Kendall (Hrsg.), *The student physician. Introductory studies in the sociology of medical education* (S. 207–241). Cambridge Massachusetts: Harvard Univ. Press.

Fuchs, P. (2010). *Das System Selbst*. Weilerswist: Velbrück Wissenschaft.

Heimann, P. (1950). On countertransference. *International Journal of Psychoanalysis*, 31, 81–84.

Kettner, M. (2008). *Wunscherfüllende Medizin*. Würzburg: Königshausen & Neumann.

Luhmann, N. (1990). Der medizinische Code. In N. Luhmann (Hrsg.), *Soziologische Aufklärung. Konstruktivistische Perspektiven* (S. 183–195). Opladen: Westdeutscher Verlag.

Luhmann, N. (2000). *Die Politik der Gesellschaft*. Frankfurt/Main: Suhrkamp.

Merleau-Ponty, M. (1974). *Phänomenologie der Wahrnehmung*. Berlin: de Gruyter.

Oevermann, U. (1990). *Klinische Soziologie. Konzeptualisierung, Begründung, Berufspraxis und Ausbildung*. Manuskript, Frankfurt/Main.

Oevermann, U. (1996). Theoretische Skizze einer revidierten Theorie professionalisierten Handelns. In A. Combe, & W. Helsper (Hrsg.), *Pädagogische Professionalität. Untersuchungen zum Typus pädagogischen Handelns* (S. 70–182). Frankfurt/Main: Suhrkamp.

Panksepp, J. (2003). Feeling the pain of social loss. *Science*, 302, 237–239.

Parsons, T. (1958a). The professions and social structure. In T. Parsons (Hrsg.), *Essays in sociological theory* (S. 39–49). Glencoe: Free Press.

Parsons, T. (1958b). Struktur und Funktion der modernen Medizin. Eine soziologische Analyse. *Kölner Zeitschrift für Soziologie und Sozialpsychologie*. Probleme der Medizinsoziologie, Sonderheft 3, 10–57.

Sackett, D. L., Rosenberg, W. M. C., Richardson, S. R., & Haynes, R. B. (1999). *Evidenzbasierte Medizin. EBM-Umsetzung und Vermittlung*. München, Bern, Wien: Zuckerschwerdt.

Samuel, S., Dirsmith, M. W., &. McElroy, B. (2005). Monetized medicine: from physical to the fiscal. *Accounting Organizations and Society*, 30, 249–278.

Schubert, C. (2006). *Die Praxis der Apparatemedizin. Ärzte und Technik im Operationssaal*. Frankfurt/Main: Campus.

Schubert, C. (2008). (Un-)Sicherheiten der organisierten Apparatemedizin. In I. Saake, W. Vogd (Hrsg.), *Moderne Mythen der Medizin. Studien zur organisierten Krankenbehandlung* (S. 139–159). Wiesbaden: VS Verlag für Sozialwissenschaften.

Stichweh, R. (1987). Professionen und Disziplinen – Formen der Differenzierung zweier Systeme beruflichen Handelns in modernen Gesellschaften. In K. Harney (Hrsg.), *Professionalisierung der Erwachsenenbildung: Fallstudien, Materialien, Forschungsstrategien* (S. 210–275). Frankfurt/Main: Lang.

Stichweh, R. (1996). Professionen in einer funktional differenzierten Gesellschaft. In A. Combe, & W. Helsper (Hrsg.), *Pädagogische Professionalität. Untersuchungen zum Typus pädagogischen Handelns* (S. 49–69). Frankfurt/Main: Suhrkamp.

Stichweh, R. (2008). Professionen in einer funktional differenzierten Gesellschaft. In I. Saake, W. Vogt (Hrsg.), *Moderne Mythen der Medizin. Studien zur organisierten Krankenbehandlung* (S. 329–344). Wiesbaden: VS Verlag für Sozialwissenschaften.

Tezcan-Güntekin, H. (2010). „Da muss ich denen erst mal den Wind aus den Segeln nehmen!" – Wie Ärzte mit informierten Patienten umgehen. In J. Begenau, C. Schubert, & W. Vogd (Hrsg.), *Die Arzt-Patient-Beziehung* (S. 95–111). Stuttgart: Kohlhammer.

Uexküll, T. v. (2003). *Psychosomatische Medizin. Modelle ärztlichen Denkens und Handelns*. München, Jena: Urban & Fischer.

Vogd, W. (2002). Professionalisierungsschub oder Auflösung ärztlicher Autonomie. Die Bedeutung von Evidence Based Medicine und der neuen funktionalen Eliten in der Medizin aus system- und interaktionstheoretischer Perspektive. *Zeitschrift für Soziologie*, 31, 294–315.

Vogd, W. (2007). Empirie oder Theorie? Systemtheoretische Forschung jenseits einer vermeintlichen Alternative. *Soziale Welt*, 58, 295–321.

Vogd, W. (2010). *Gehirn und Gesellschaft*. Weilerswist: Velbrück Wissenschaft.

Vogd, W. (2011). *Zur Soziologie der organisierten Krankenbehandlung*. Weilerswist: Velbrück Wissenschaft.

Vogd, W. (2014). Götter in grau. Über das gestörte Verhältnis zwischen Arzt und Patient. *Kursbuch*, 180, 58–73.

Vogd, W. (2015). Warum die (ärztliche) Profession auch in Zukunft nicht verschwindet. In J. Pundt, & K. Kälble (Hrsg.), *Gesundheitsberufe und gesundheitsberufliche Bildungskonzepte* (S. 62–82). Bremen: Apollon.

Vogd, W. (2017). The professions in modernity and the society of the future – continuity in discontinuity? *Professions and Professionalism* (Online-Journal), 7, 1–15.

Die gesetzliche Krankenversicherung und der Arztberuf als ambivalente Beziehung im Wandel?

Thomas Gerlinger

Aus Gründen der besseren Lesbarkeit wird in diesem Kapitel überwiegend das generische Maskulinum verwendet. Dieses impliziert natürlich immer auch die weibliche Form. Sofern die Geschlechtszugehörigkeit von Bedeutung ist, wird selbstverständlich sprachlich differenziert.

S. Klinke, M. Kadmon (Hrsg.), *Ärztliche Tätigkeit im 21. Jahrhundert - Profession oder Dienstleistung*, Springer-Lehrbuch, https://doi.org/10.1007/978-3-662-56647-3_5

Leitfragen

1. Welche unterschiedlichen Interessen verfolgen Ärzte und Krankenkassen?
2. In welcher Weise haben sich die Beziehungen von Ärzten und Krankenkassen historisch gewandelt?
3. Welche jüngeren Entwicklungen in der Gesundheitspolitik nehmen Einfluss auf die Beziehungen von Ärzten und Krankenkassen?

5.1 Einleitung

Das Verhältnis von Krankenkassen und Ärzteorganisationen war und ist durch ein Nebeneinander von Kooperation und Konflikt geprägt. Zahlreiche Widersprüche prägen das Verhältnis von gesetzlicher Krankenversicherung (GKV) und Ärzteschaft. So sorgt die GKV auf der einen Seite für den Zugang eines Großteils der Bevölkerung zur medizinischen Versorgung und garantiert damit die Nachfrage nach ärztlichen Leistungen. Auf der anderen Seite erfolgt die ärztliche Leistungserbringung in diesem institutionellen Setting unter Bedingungen, über die sich Ärzte und ihre Organisationen häufig beklagen. Dies betrifft vor allem die Vergütung von Leistungen und Leistungsbeschränkungen bzw. Vorgaben zum Leistungsgeschehen. Heute sind Kassenärztliche Vereinigungen (KVen), Krankenhausgesellschaften und Krankenkassen im Rahmen der Selbstverwaltung der GKV verpflichtet. Dabei bewegen sich diese Organisationen häufig im Widerspruch zwischen der Pflicht zur Erfüllung gesetzlicher Vorgaben (Einflusslogik) und der Vertretung von Mitgliederinteressen (Mitgliedschaftslogik).

Im Folgenden sollen zunächst der Grundsatz der gemeinsamen Selbstverwaltung der Ärzte und Krankenkassen sowie grundlegende Interessen der beiden Selbstverwaltungsparteien erörtert werden. Anschließend folgt eine Darstellung des historischen Wandels der Beziehungen zwischen Ärzteschaft und Krankenkassen, die nach wesentlichen Abschnitten der Geschichte der Gesundheitspolitik gegliedert ist. Ein kurzes Fazit schließt die Darstellung ab.

5.2 Gemeinsame Selbstverwaltung und Interessen von Ärzten und Krankenkassen

Die GKV ist nach dem Prinzip der Selbstverwaltung organisiert. Dies bedeutet zweierlei: Die **soziale Selbstverwaltung der Krankenkassen** erfolgt durch zumeist paritätisch besetzte Gremien aus Vertretern der Versicherten (überwiegend Arbeitnehmerinnen und Arbeitnehmer) und der Arbeitgeber. Sie trifft Entscheidungen von grundsätzlicher Bedeutung, etwa zur Festlegung des Zusatzbeitrags, zur Entscheidung über Kassenfusionen oder über die Gewährung von Satzungsleistungen, und kontrolliert die Arbeit des hauptamtlichen Vorstands, der für die operative Arbeit zuständig ist. Die **gemeinsame Selbstverwaltung** der Ärzte und Krankenkassen füllt den vom Gesetzgeber gesetzten Handlungsrahmen in der GKV nach ebenfalls vom Gesetzgeber definierten Entscheidungsregeln aus. Sie setzt damit untergesetzliches Recht und konkretisiert die staatlichen Rahmenvorgaben. Dies geschieht zum einen durch eine Reihe von Institutionen, die paritätisch aus Vertretern der Ärzte und Krankenkassen besetzt und in aller Regel um drei unparteiische Mitglieder erweitert sind, um bei Stimmengleichheit der beiden Selbstverwaltungsparteien die Entscheidungsfähigkeit der Gremien sicherzustellen. Von besonderer Bedeutung ist zum einen der **Gemeinsame Bundesausschuss (G-BA)**, der Richtlinien zur ärztlichen Behandlung erlässt und über die Aufnahme neuer Untersuchungs- und Behandlungsmethoden in den Leistungskatalog der GKV entscheidet (Gerlinger 2017). Weitere wichtige Institutionen sind z. B. der **Bewertungsausschuss**, der über die Vergütung vertragsärztlicher Leistungen entscheidet, und das **Institut für das Entgeltsystem im Krankenhaus (InEK)**, das sich mit der Definition und der Vergütung diagnosebezogener Fallpauschalen befasst. Zum anderen erfolgt die Konkretisierung gesetzlicher Rahmenvorgaben durch den Abschluss von **Versorgungsverträgen** zwischen Ärzten und Krankenkassen. Dabei handelt es sich zumeist um Kollektivverträge, also um

Verträge, die Krankenkassen bzw. ihre Verbände mit den Verbänden der Ärzteschaft, vor allem den KVen und den Krankenhausgesellschaften, schließen, und die alle Mitglieder der den Vertrag schließenden Seiten binden. Besonders wichtige Bestandteile solcher Verträge sind die Honorierung sowie Art, Umfang und Qualität der zu erbringenden Leistungen. Zur Klärung strittiger Fragen können die Vertragsparteien Schiedsstellen anrufen, die ebenfalls paritätisch besetzt und um unparteiische Mitglieder erweitert sind.

Dabei unterliegen alle Entscheidungen und Verträge der gemeinsamen Selbstverwaltung der staatlichen Rechtsaufsicht im Bund oder in den Ländern. In der Beschränkung staatlicher Aufsichtskompetenzen auf eine Rechtsaufsicht kommt zum Ausdruck, dass die gemeinsame Selbstverwaltung im Vergleich zu den Behörden des Bundes und der Länder, die einer Fachaufsicht unterliegen, über ein höheres Maß an Eigenständigkeit verfügt (Beschorner 2015). Wie weit oder eng der Staat in seiner legislativen und exekutiven Funktion den Handlungsrahmen der gemeinsamen Selbstverwaltung steckt, ist immer wieder Gegenstand von Auseinandersetzungen zwischen ihm und den Interessengruppen im Gesundheitswesen. Die Handlungsfelder, Aufgaben und Handlungsspielräume der gemeinsamen Selbstverwaltung wandelten sich dabei maßgeblich in Abhängigkeit von den staatlicherseits verfolgten Regulierungsstrategien.

In der gemeinsamen Selbstverwaltung kommen Akteure mit jeweils eigenen und in wesentlicher Hinsicht auch unterschiedlichen Interessen zusammen. Im Zentrum stehen dabei erstens die Vergütung für ärztliche Leistungen – sowohl die Vergütungshöhe als auch die Vergütungsform – und zweitens die Definitionshoheit über das – medizinisch notwendige und von den Kassen zu finanzierende – Leistungsgeschehen. Während Ärzte und ihre Verbände ein möglichst hohes Honorar anstreben, sind die Krankenkassen bemüht, die ärztliche Vergütung im Interesse der Beitragszahler, also der Versicherten und der Arbeitgeber, zu begrenzen, um die Krankenversicherungsbeiträge möglichst niedrig zu halten. Im Hinblick auf das Leistungsgeschehen ist Ärzten und ihren Verbänden an einer möglichst uneingeschränkten professionellen Autonomie gelegen. Sie rücken die ärztliche Therapiefreiheit in den Mittelpunkt und heben hervor, dass der Arzt frei sein müsse, auf seine Erfahrung zurückzugreifen und die Besonderheiten des einzelnen Behandlungsfalls zu berücksichtigen. Kassen betonen demgegenüber, dass die erbrachten oder veranlassten Leistungen wirksam und zweckmäßig sein und auf das Notwendige beschränkt sein sollen. Dies schließt auch das Beharren darauf ein, dass sich ärztliche Untersuchungen und Behandlungen an evidenzbasierten Leitlinien zu orientieren hätten. Demgegenüber finden sich in der Ärzteschaft zur Standardisierung in der medizinischen Versorgung auch immer wieder kritische Stimmen.

Diese unterschiedlichen Interessen sind gleichsam Konstanten der Beziehungen zwischen Ärzten und Krankenkassen, auch wenn sich der institutionelle Rahmen, in dem die Interessenkonflikte ausgetragen werden, seit der Gründung der GKV gewandelt hat und beide Seiten gehalten sind, bei der Konfliktaustragung zu Kompromissen zu kommen.

5.3 Die Beziehungen von Ärzten und Krankenkassen in den Anfängen der gesetzlichen Krankenversicherung

Anders als die soziale Selbstverwaltung stand die gemeinsame Selbstverwaltung der Ärzte und Krankenkassen nicht an der Wiege der GKV, sondern hat sich erst im Verlauf des ersten Drittels des 20. Jahrhunderts – im Zuge der Konflikte zwischen dem Hartmannbund und den Krankenkassen und der darauf bezogenen staatlichen Regulierungsbemühungen – herausgebildet (z. B. Göckenjan 1985). Das Gründungsdokument der GKV, das ‚Gesetz über die Krankenversicherung' vom 15.6.1883, enthielt Bestimmungen über die Leistungsansprüche der Versicherten, über die Finanzierung der Krankenversicherungsbeiträge und über die soziale Selbstverwaltung der Krankenkassen durch Versicherte und

Arbeitgeber, verzichtete aber auf Regelungen zum Verhältnis von Kassenärzten und Krankenkassen. Die Gestaltung ihrer Beziehungen wurde der jeweiligen Kasse und den Ärzten überlassen und häufig in Einzelverträgen fixiert. Daher existierte in den ersten Jahren nach der Gründung der GKV eine sehr große Vielfalt von Vertragsverhältnissen zwischen Ärzten und Krankenkassen (Tennstedt 1977, S. 23ff.; Huerkamp und Spree 1982, S. 96).

Das System der Einzelverträge gestattete es den Krankenkassen, einen dominierenden Einfluss auf den Inhalt dieser Verträge auszuüben, denn sie verfügten in Bezug auf die in der GKV Versicherten über eine kollektive Nachfragemacht (Göckenjan 1985). Die Behandlung dieses Personenkreises war für die Ärzte insofern von erheblicher und ständig wachsender Bedeutung, als er ein stabiles Nachfragepotenzial darstellte und sich zudem mit der Aufnahme in die GKV immer neuer Gruppen rasch vergrößerte, nämlich von etwa 10 % zum Zeitpunkt der Gründung der GKV auf etwa 50 % der Bevölkerung nach dem Inkrafttreten der **Reichsversicherungsordnung (RVO)** im Jahre 1911 (Huerkamp 1985, S. 193, 199). Gleichzeitig verstärkte sich die Abhängigkeit der Ärzte von den Kassen durch den Zustrom junger Mediziner ins Berufsleben, der einen wachsenden Konkurrenzdruck und damit die Neigung zur wechselseitigen Unterbietung bei den Vertragsverhandlungen mit den Kassen zur Folge hatte.

Bei aller Unterschiedlichkeit im Einzelnen lassen sich für die Zeit nach der Gründung der GKV zwei Hauptformen der Vertragsbeziehungen von Ärzten und Krankenkassen unterscheiden: Zum einen wurden Ärzte bei einem Teil der Krankenkassen fest angestellt (Huerkamp 1985, S. 216f.), zum anderen wurden niedergelassene Ärzte durch Einzeldienstverträge mit den Kassen zur Behandlung der Versicherten berechtigt (Huerkamp und Spree 1982, S. 96f.). Die vorherrschenden Vertragsverhältnisse stießen unter den Ärzten auf starke und wachsende Kritik. Ihre Unzufriedenheit bezog sich vor allem auf die Anstellungshoheit der Kassen, die vorherrschenden Einzeldienstverträge, die weite Verbreitung der Pauschalhonorierung sowie die Versuche der Kassen zur Reglementierung ihres Leistungsgeschehens (Goldammer 1964, S. 11ff.). Die Auseinandersetzung um die Vertragspolitik führte denn auch zur Gründung des **Hartmannbundes** (1900), zu dessen Kernforderungen die Einführung von Kollektivverträgen gehörte (Huerkamp 1985, S. 218; Kortmann 1968, S. 19).

5.3.1 Das Berliner Abkommen

Die 1911 verabschiedete Reichsversicherungsordnung (RVO) hatte in der Frage der kassenärztlichen Versorgung die standespolitischen Forderungen der Ärzte nicht berücksichtigt und sah insbesondere keine gesetzliche Verankerung der Kollektivverträge vor (Huerkamp 1985, S. 301f.). Darüber hinaus stärkte sie sogar die Position der Krankenkassen insofern, als sie ihnen die Möglichkeit einräumte, den Versicherten Barleistungen für den Fall zu gewähren, dass sie aufgrund eines Ärztestreiks nicht ihren Vertragsarzt in Anspruch nehmen konnten. Vor diesem Hintergrund trafen die Ärzte konkrete Streikvorbereitungen und der Konflikt mit Staat und Kassen drohte zu eskalieren. Daraufhin vereinbarten Ärzteschaft und Krankenkassen unter Federführung des Reichsamtes des Innern 1913 einen Zusatzvertrag zur neuen RVO, das **Berliner Abkommen**. Ihm zufolge sollten die Rahmenbedingungen der Verträge nun in einem von Kassen und Ärzten zu bildenden Vertragsausschuss vereinbart werden; allerdings wurden die Einzelverträge zwischen Ärzten und Krankenkassen nicht abgeschafft (Behaghel 1994, S. 45f.). Des Weiteren entschied über die Anstellung neuer Kassenärzte nun nicht mehr die Kasse allein, sondern ein gemeinsamer Zulassungsausschuss. Als Orientierungswert für die Zulassung wurde ein Verhältnis von 1350 Versicherten je Arzt zugrunde gelegt (Huerkamp 1985, S. 239f.). Mit dem Berliner Abkommen konnten die Ärzte zwar nicht die Gesamtheit ihrer Forderungen durchsetzen, dennoch markierte es insofern einen wichtigen Teilerfolg der Ärzteschaft, als die Kassen ihre bisherige Zulassungsautonomie verloren (Deppe 1987, S. 21).

5.3.2 Weimarer Republik: Institutionalisierung korporatistischer Koordination und Gründung der Kassenärztlichen Vereinigungen

Hatten die zehnjährige Laufzeit des Berliner Abkommens und der Erste Weltkrieg für einen Aufschub der Konflikte zwischen Kassen und Ärzten gesorgt, so spitzten sich in der ersten Hälfte der 1920er-Jahre die Auseinandersetzungen wieder zu. Angesichts der galoppierenden Inflation verschlechterte sich die Finanzlage der Kassen dramatisch, gleichzeitig verschärften die kriegsbedingte Ausweitung der Medizinerausbildung und die große Zahl an Ärzten, die als Kriegsrückkehrer in die medizinische Versorgung drängten, die innerärztliche Konkurrenz (Behaghel 1994, S. 46). Im Ergebnis trafen zwei Notverordnungen, beide erlassen am 30.10.1923, weitreichende Entscheidungen über die Beziehungen von Ärzten und Krankenkassen. Mit der ‚**Verordnung über Ärzte und Krankenkassen**' (RGBl. I, S. 1051) erhielten wesentliche Teile des Berliner Abkommens, kurz vor dessen Auslaufen, Gesetzeskraft. In diesem Zusammenhang wurde der paritätisch besetzte ‚**Reichsausschuss der Ärzte und Krankenkassen**' errichtet, der Richtlinien für die Verträge zwischen Ärzten und Krankenkassen und für die Zulassung von Ärzten zur kassenärztlichen Versorgung erlassen sollte (RGBl. I, S. 1054). Die ‚**Verordnung über Krankenhilfe bei den Krankenkassen**' (RGBl. I, S. 1054) ergriff weitgehend Partei zugunsten der Kassen, indem sie ihnen erweiterte Möglichkeiten einräumte, in die kassenärztliche Behandlungs- und Verordnungsfreiheit einzugreifen und das Vertragsverhältnis mit Ärzten aufzukündigen. Sie schrieb auch die im Berliner Abkommen vorgesehene Zahl von 1350 Versicherten je Arzt fest. Darüber hinaus durften die Kassen im Bedarfsfall ihren Versicherten auch Barleistungen gewähren – ein Schritt, mit dem ärztliche Streiks oder Streikdrohungen ihrer Wirksamkeit beraubt werden sollten. Die heftigen Proteste der Ärzteschaft trugen dazu bei, dass diese Regelung durch eine neuerliche Notverordnung vom 29.11.1923 wieder abgeschwächt und per Gesetz am 22.5.1926 vollständig aufgehoben wurde (Kortmann 1968, S. 23; Moser 2011, S. 70ff.). Daraufhin verbreitete sich insbesondere die Bildung von Prüfausschüssen für die ärztliche Behandlungs- und Verordnungsweise als Instrument zur Kostendämpfung in der ambulanten Versorgung.

Die Auseinandersetzungen zwischen Krankenkassen und Kassenärzten drohten, sich mit dem Beginn der Weltwirtschaftskrise wieder zu verschärfen. Die Massenarbeitslosigkeit verursachte einen dramatischen Einnahmerückgang der Kassen. Mit der Notverordnung vom 26.7.1930 (‚**Verordnung zur Behebung finanzieller, wirtschaftlicher und sozialer Notstände**') wurden die Befugnisse der Kassen, die Ärzte auf ein wirtschaftliches Verordnungsverhalten zu verpflichten, erweitert. Befleißigten sich die Ärzte einer unwirtschaftlichen Behandlungsweise, so konnten die Kassen sie schadenersatzpflichtig machen oder auch den Arztvertrag kündigen (Behaghel 1994, S. 47). Damit wurden neben den Versicherten auch die Ärzte in die Sparbemühungen einbezogen.

Da sich die Finanzsituation der Kassen weiter verschlechterte, rückten bald weitere Maßnahmen zur Ausgabenbegrenzung auf die politische Tagesordnung. Die Ärzteschaft sah sich in einer schwierigen Situation. Zum einen befürchteten sie, in die bevorstehenden Sparmaßnahmen noch stärker einbezogen zu werden, hatte doch die vorangegangene Notverordnung vor allem die Versicherten belastet und die kassenärztlichen Honorare kaum angetastet. Der Arbeitsminister drohte nun sogar damit, „die Kassenärzte in Kassenangestellte zu verwandeln" (Webber 1988, S. 174). Zum anderen sahen sie sich einem wachsenden Druck durch den ärztlichen Nachwuchs ausgesetzt, der unter einer hohen Arbeitslosenrate litt. Bei den Standesfunktionären setzte sich mehrheitlich die Einsicht durch, dass die angestrebten Ziele, insbesondere die Durchsetzung der Einzelleistungsvergütung und der Abbau der Kassenkontrolle über das ärztliche Leistungsgeschehen, unter den gegebenen Bedingungen nicht zu erreichen waren.

Vor diesem Hintergrund legte der Hartmannbund einen Maßnahmenkatalog vor, dessen Eckpunkte die Brüning-Regierung als Vorschlag für eine Notverordnung aufnahm (‚**Vierte Verordnung des Reichspräsidenten zur Sicherung von Wirtschaft und Finanzen zum Schutze des inneren Friedens**'), die am 8.12.1931 vom damaligen Reichspräsidenten Hindenburg erlassen wurde (RGBl. I, S. 699). Damit wurde die Beziehung zwischen Krankenkassen und Kassenärzten auf eine neue Grundlage gestellt (Sauerborn 1953; Kortmann 1968). Die Notverordnung umfasste folgende bedeutende Veränderungen:

- die Verhältniszahl Ärzte/Versicherte wurde von 1:1000 auf 1:600 reduziert;
- der Ausgabenanstieg für die ambulante ärztliche Behandlung wurde an die Einnahmenentwicklung der Krankenkassen gebunden;
- die Kassen hatten Gesamtverträge mit den neu gegründeten KVen zu schließen, denen als regionalen Kollektivorganisationen die Sicherstellung der kassenärztlichen Versorgung übertragen wurde;
- die Kassen zahlten eine Gesamtvergütung an die KVen;
- die KVen verteilten die Gesamtvergütung nach Maßgabe einer Kopfpauschale unter den Ärzten.

Mit dieser mehrheitlich befürworteten Regelung war die Ärzteschaft in ein Tauschgeschäft eingetreten. Auf der einen Seite nahmen die Ärzte durchaus beträchtliche Honorareinbußen in Kauf, denn eine nunmehr pauschalierte Gesamtvergütung, deren Anstieg an den Einnahmenzuwachs der Krankenkassen gekoppelt wurde, musste unter einer mit der Veränderung der Verhältniszahlen bedeutend größeren Zahl von Ärzten verteilt werden. Zudem erklärten sie sich mit dem Vorschlag einer Kopfpauschale und mit dem Verzicht auf die Einzelleistungsvergütung zur Übernahme des Morbiditätsrisikos bereit. Die Festlegung einer Gesamtvergütung sollte angesichts der Wirtschaftskrise dazu beitragen, die Ausgaben der Krankenkassen zu begrenzen und die Beitragssätze zur Krankenversicherung möglichst stabil zu halten. Indem alle ärztlichen Leistungen durch die Krankenkassen mit der Zahlung einer Gesamtvergütung abgegolten waren, lag das Morbiditätsrisiko nun bei den Kassenärzten (Göckenjan 1987, S. 31).

Für diese Zugeständnisse erhielten die Kassenärzte allerdings eine bedeutende Gegenleistung: Mit der Gründung der KVen als Körperschaft des öffentlichen Rechts wurden mächtige Organisationen geschaffen, die nun die kollektiven Interessen der Kassenärzte gegenüber den Kassen vertraten. Die KVen erhielten den Auftrag zur Sicherstellung der ambulanten Versorgung. Sie führten nun die Beaufsichtigung der ärztlichen Tätigkeit in eigener Verantwortung durch und übernahmen die Verteilung der Gesamtvergütung unter den Ärzten (Behaghel 1994, S. 47). Mit dieser Notverordnung hatten die Ärzte ihr wesentliches Ziel erreicht: die Bildung einer kollektiven Gegenmacht zu den Krankenkassen. In mehreren Etappen waren sie diesem Ziel schrittweise näher gerückt, wobei diese stets demselben Muster folgten.

> [...] zu den allerersten Zielen der kassenärztlichen Vereinigungen gehörte es immer, die professionelle Autonomie gegen die Krankenkassen und den Staat – sowie die „Tarifautonomie" mit den Krankenkassen gegen staatliche Eingriffe – zu verteidigen. Wenn die professionelle Autonomie der Kassenärzte gefährdet schien, waren die kassenärztlichen Vereinigungen immer wieder bereit, zugunsten dieses Ziels (zumindest kurzfristige) einkommenspolitische Zugeständnisse zu machen bzw. tarifpolitische Selbstbeschränkung zu üben [...]. Den Bemühungen, ihr ambulantes Behandlungsmonopol einzuschränken oder eine Einheitsversicherung bzw. Einheitskrankenkasse einzurichten, haben die kassenärztlichen Vereinigungen ihren starken Widerstand entgegengesetzt. (Webber 1988, S. 165)

5.4 Selbstverwaltung der Ärzte und Krankenkassen im Nationalsozialismus

Die Zeit des Nationalsozialismus markierte den tiefsten Einschnitt in der Geschichte der Selbstverwaltung. Dies betraf in erster Linie die soziale Selbstverwaltung der Krankenkassen. In den Jahren 1933 und 1934 wurde die Selbstverwaltung in der Sozialversicherung durch das ‚**Gesetz zur Wiederherstellung des Berufsbeamtentums**' (07.04.1933), das ‚**Gesetz über Ehrenämter in der sozialen Versicherung und der Reichsversicherung**' (18.05.1933) und das ‚**Gesetz über den Aufbau der Sozialversicherung**' (05.07.1934) de facto beseitigt und durch das Führerprinzip ersetzt (Tennstedt 1977, S. 184ff.; Leibfried und Tennstedt 1980; Reidegeld 2006, S. 431ff.). Funktionsträger der Selbstverwaltung, insbesondere Gewerkschafter, Sozialdemokraten, Kommunisten und Juden, wurden aus ihren Positionen verdrängt, und viele von ihnen wurden verfolgt. Die Aufsichtsbehörde bzw. die Regierung ernannte einen „Leiter", dem ein Beirat zur Seite gestellt war, der aus ebenfalls von der Aufsichtsbehörde berufenen Vertretern der Versicherten, „Führern von Betrieben", deren „Gefolgschaft", einem Arzt und einem Vertreter der Gebietskörperschaften bestand. Der Beirat hatte beratende und unterstützende Funktionen (Tennstedt 1977, S. 206f.).

Der Reichsausschuss der Ärzte und Krankenkassen wurde entmachtet, und ein reichseinheitlicher Vertrag trat an die Stelle der zuvor geschlossenen Kollektivverträge. Gleichzeitig wurden die auf Landesebene agierenden KVen ihrer rechtlichen Selbständigkeit weitgehend beraubt und zu untergeordneten Dienst- und Abrechnungsstellen der neugebildeten Kassenärztlichen Vereinigung Deutschlands (KVD). Die KVen erhielten nun weitgehende Kompetenzen zur Regulierung der Beziehungen zwischen Kassenärzten und Krankenkassen. Sie entschieden allein über die Zulassung von Ärzten zur kassenärztlichen Versorgung. Eine Beteiligung der Krankenkassen war hier ebenso wenig vorgesehen wie bei der Festlegung der kassenärztlichen Vergütung (Janda 2013, S. 35; Bogan 2012, S. 43f.). Dabei unterstanden die KVen der Aufsicht durch das Reichsarbeitsministerium. Die staatlicherseits durchgesetzte Auflösung der kasseneigenen Ambulatorien und Selbstabgabestellen verallgemeinerte die Freiberuflichkeit in der ambulanten Versorgung und nahm den Kassen die Möglichkeit, ihren Versicherten im Falle eines ärztlichen Streiks eine ambulante Behandlung zu ermöglichen (Tennstedt 1976, S. 405ff.). Somit hatten die Eingriffe in das Gesundheitssystem erhebliche Auswirkungen auf die Beziehungen der Akteure. Zudem schlossen das Verbot kasseneigener Ambulatorien und die Einschränkungen des Zugangs zur Krankenbehandlung für Heilpraktiker den Prozess der Herausbildung des ärztlichen Behandlungsmonopols ab und festigten damit die Stellung der Ärzteschaft auch gegenüber den Krankenkassen (Roelcke 2016).

5.5 Nachkriegszeit und Wiederaufbau: Restauration in der gesetzlichen Krankenversicherung

In den Nachkriegsjahren war die Frage, ob Bestimmungen zur Organisation des Gesundheitswesens und zu einer künftigen Selbstverwaltung wieder auf die in der Weimarer Republik geltenden Regelungen zurückgreifen sollten, heftig umstritten (Dobbernack 1951; Hockerts 1980). Das 1951 verabschiedete ‚**Gesetz über die Selbstverwaltung**' führte für die soziale Selbstverwaltung der Krankenkassen – von Ausnahmen für die Ersatzkassen und für die Knappschaft abgesehen – schließlich eine paritätische Sitzverteilung zwischen Arbeitgebern und Versicherten ein. Mit der Entscheidung für eine paritätische Besetzung der Selbstverwaltungsgremien verband der Gesetzgeber die Erwartung, dass die Kooperation in der Sozialversicherung auch auf andere Bereiche des Wirtschafts- und Arbeitslebens ausstrahlen würde (Bogs 1973, S. 88ff., 120ff., 146ff.).

Im Hinblick auf die Beziehungen zwischen Ärzten und Krankenkassen stellte das 1955 verabschiedete ‚**Gesetz über Kassenarztrecht (GKAR)**' nach den Eingriffen unter dem Nationalsozialismus und den Diskussionen über die Neuordnung der GKV in den ersten Nachkriegsjahren das am Ende der Weimarer Republik geltende Regelungssystem weitgehend wieder her (BGBl. I, S. 513). Das GKAR löste die verschiedenen regionalen Regelungen ab, die die Alliierten in den ersten Nachkriegsjahren in den Besatzungszonen eingeführt hatten. Es beauftragte die KVen mit der Sicherstellung der kassenärztlichen ambulanten Behandlung (§ 368n Abs. 1 RVO) und machte den Betrieb von Eigeneinrichtungen der ambulanten Behandlung auf Seiten der Krankenkassen von der Zustimmung der KV abhängig (§ 368d Abs. 1 RVO). Da diese nie erteilt wurde, waren die Krankenkassen auf das Einvernehmen mit den KVen als den regionalen Monopolorganisationen angewiesen. Mit der Übernahme des **Sicherstellungsauftrags** verzichtete die Kassenärzteschaft zugleich auf das Streikrecht. Im Falle unvereinbarer Interessen wurden die Verhandlungspartner einem obligatorischen Schlichtungsverfahren unterstellt (§ 368h Abs. 1 RVO). In enger Anlehnung an Funktion, Struktur und prozedurale Regeln des früheren ‚Reichsausschusses der Ärzte und Krankenkassen' wurde der ‚**Bundesausschuss der Ärzte und Krankenkassen**' errichtet. Die Bedeutung des Bundesausschusses wuchs insbesondere seit Mitte der 1970er-Jahre, als der Übergang zur Kostendämpfung in der Gesundheitspolitik vollzogen wurde (Döhler und Manow-Borgwardt 1992a). Dabei blieb die gemeinsame Selbstverwaltung auf die kassenärztliche Versorgung beschränkt. Die Regelung der Krankenhausversorgung und anderer Bereiche der Krankenversorgung blieben weitgehend außen vor.

Seit der Gründung der Bundesrepublik Deutschland wurden die Handlungsfelder der gemeinsamen Selbstverwaltung erheblich ausgeweitet (Döhler und Manow-Borgwardt 1992a; Döhler und Manow-Borgwardt 1992b). Dies kommt vor allem im Bedeutungszuwachs des gemeinsamen Bundesausschusses und seiner historischen Vorläufer zum Ausdruck (Urban 2001). Der Aufgabenzuschnitt und die Funktion der gemeinsamen Selbstverwaltung und ihr Wandel seit den 1970er-Jahren stehen in engem Zusammenhang mit dem Wandel der Regulierungsstrategien in der Krankenversicherungspolitik. Es lassen sich hier zwei Phasen der Gesundheitspolitik unterscheiden – eine Phase der strukturkonservierenden Kostendämpfungspolitik, die bis 1992 reichte, und eine Phase wettbewerblicher Strukturreformen, die 1992 mit der Verabschiedung des Gesundheitsstrukturgesetzes begann und bis in die Gegenwart andauert (Rosenbrock und Gerlinger 2014). Beide Phasen berührten in spezifischer Weise die Aufgaben und die Funktion der gemeinsamen Selbstverwaltung.

5.6 Strukturkonservierende Kostendämpfungspolitik (1975 bis 1992)

Die Krisenjahre 1974/75 leiteten den Übergang zur Kostendämpfungspolitik in der GKV ein. In der ersten Phase der Kostendämpfungspolitik war es ein wichtiges Ziel des Bundesgesetzgebers, die Position der Krankenkassen gegenüber den Leistungsanbietern, insbesondere gegenüber den KVen, zu stärken. Dahinter stand der Befund, dass die Leistungserbringer über größere Machtressourcen und Durchsetzungschancen verfügten als die Krankenkassen und genau darin ein wichtiger Grund für den Ausgabenanstieg in der GKV zu suchen sei (z. B. Enquete-Kommission 1990). Die Periode strukturkonservierender Kostendämpfungspolitik ist durch folgende Kernmerkmale gekennzeichnet:

1. Die einnahmeorientierte Ausgabenpolitik hob die Beitragssatzstabilität in den Rang einer globalen Zielgröße. Sie setzte stark auf Empfehlungen und Appelle unter gleichzeitiger Einbindung der beteiligten Akteure, zunächst vor allem im Rahmen der Konzertierten Aktion im Gesundheitswesen (Wiesenthal 1981, bes. S. 76ff.). Allerdings wurden Mehrausgaben nicht strikt unterbunden, der Ausgabenanstieg in der GKV dennoch spürbar gedrosselt (Alber 1992).

2. Eine vorsichtige, aber doch spürbare Stärkung der Finanzierungsträger gegenüber den Leistungserbringern – insbesondere in der ambulanten Versorgung: Diese Stärkung erfolgte vor allem auf dem Wege der Angleichung und Zentralisierung der zwischen den Kassen bzw. Kassenarten zum Teil sehr unterschiedlichen Handlungskompetenzen und -bedingungen. Wichtige Maßnahmen waren a) die Verlagerung der Vergütungsverhandlungen bei den Orts-, Innungs-, Betriebs- und landwirtschaftlichen Krankenkassen von der einzelnen Kasse auf die Ebene der Landesverbände, b) die Schaffung einer gemeinsamen – also für alle Kassenarten geltenden – kassenärztlichen Gebührenordnung und c) die Einbeziehung der Ersatzkassen in den Geltungsbereich der vom Bundesausschuss der Ärzte und Krankenkassen erlassenen Richtlinien. Hintergrund dieser Schritte war die Überzeugung, dass das Vertragsmonopol der KVen und die gleichzeitige Fragmentierung der Kassenseite zu einer asymmetrischen Machtverteilung zwischen den Akteuren geführt hatte, die es der verfassten Ärzteschaft gestattete, die Kassen in einen Aufschaukelungswettbewerb um ausgabenwirksame Zugeständnisse zu treiben (z. B. Mayntz und Derlien 1979, S. 23ff., 37ff.).
3. Fehlanreize auf der Seite der Leistungsanbieter wurden vorsichtig korrigiert (z. B. Wanek 1994, S. 126ff.). Handlungsleitend war hier die Erkenntnis, dass ein erheblicher Teil der Ausgabensteigerungen anbieterinduziert war. Dementsprechend richteten sich die Bemühungen darauf, die Wirkung solcher Faktoren zu begrenzen. Zu den ergriffenen Maßnahmen zählten u. a. die Einführung einer kassenärztlichen Bedarfsplanung, die den Anstieg der Arztzahlen und damit auch die arztinduzierte Nachfrage nach Gesundheitsleistungen begrenzen sollte (Deppe 1987) sowie die Reform des einheitlichen Bewertungsmaßstabs für die kassenärztlichen Leistungen.
4. Einen Trend zur Privatisierung von Krankenbehandlungskosten: Für verschiedene Leistungen wurden individuelle Zuzahlungen eingeführt bzw. sukzessive erhöht; vereinzelt wurden Leistungen auch von der Erstattungspflicht der Kassen ausgenommen (z. B. die sog. Bagatellarzneimittel) oder der Zugang zu bestimmten Leistungen eingeschränkt.

Im Kern aber blieben unter dem Dach der einnahmeorientierten Ausgabenpolitik die bisherigen Anreizstrukturen für die Akteure unverändert. Entweder wiesen sie in Richtung auf eine Ausweitung der Leistungsmenge oder waren zumindest nicht so beschaffen, dass sie die Akteure veranlasst hätten, aus eigenem finanziellem Interesse die Erbringung, Finanzierung oder Inanspruchnahme von Leistungen auf das Maß des medizinisch Notwendigen zu beschränken. Der Gesetzgeber hielt am bisherigen Kollektivvertragssystem fest und war bemüht, die Verbände der beteiligten Akteure in die Strategien der Kostendämpfung einzubeziehen („Korporatisierung" – Döhler und Manow 1997). Wirkliche Strukturreformen blieben bis zum Ende der 1980er-Jahre – auch mit Blick auf die gemeinsame Selbstverwaltung – aus (Rosewitz und Webber 1990). Insofern war die strukturkonservierende Kostendämpfungspolitik durch den Widerspruch zwischen dem globalen Ziel der Beitragssatzstabilität und den finanziellen Anreizen für die Individualakteure gekennzeichnet.

5.7 Übergang zu einem System des regulierten Wettbewerbs (seit 1993)

In der ersten Hälfte der 1990er-Jahre kam es zu einer Kumulation von Problemen sowohl in der politisch-gesellschaftlichen Umwelt des Gesundheitssystems als auch im GKV-System selbst, angesichts derer die bisher verfolgten Problemlösungen zunehmend als unzulänglich wahrgenommen wurden. Vor diesem Hintergrund wuchs die Entschlossenheit der politischen Eliten zu strukturellen Eingriffen in das Gesundheitssystem (z. B. Wanek 1994, S. 299ff.; Perschke-Hartmann 1994, S. 203ff.). In der Folge leitete das 1992 verabschiedete ‚**Gesundheitsstrukturgesetz (GSG)**' weitreichende Veränderungen im Regulierungssystem der GKV. Seitdem haben sich nicht nur Tempo und Reichweite gesundheitspolitischer Reformen unverkennbar erhöht, sondern auch die Steuerungsinstrumente erheblich gewandelt.

Mit dieser Reform wurde eine neue Dimension der ökonomischen Überformung individueller Entscheidungen der Akteure eingeleitet (Schimank und Volkmann 2008). Zwar waren ökonomische Interessen auch zuvor für das Akteurshandeln sehr bedeutsam gewesen. Neu an dem nun im Aufbau begriffenen Regulierungssystem war allerdings, dass es die Akteure darauf orientierte, diese ökonomischen Interessen vorrangig auf dem Weg der **Leistungsbegrenzung** und nicht dem der Leistungsausweitung zu verfolgen. In der Folge wurden viele Leistungsanbieter und insbesondere die Krankenkassen mit einem Netz entsprechender Handlungszwänge überzogen. Den mit den Weichenstellungen des GSG beschrittenen Weg verfolgte der Gesetzgeber seitdem in einer Vielzahl inkrementeller Reformen weiter.

Im Zentrum dieses Wandels steht die Etablierung einer Wettbewerbsordnung in der GKV („managed competition" oder „regulated competition"), die eine effiziente Versorgung ermöglichen soll (z. B. Enthoven 1988). Die mit dem GSG auf den Weg gebrachten Veränderungen erfuhren dabei eine Reihe von Ergänzungen. Mit ihnen wandelte sich auch die Rolle der gemeinsamen Selbstverwaltung. Zunächst wurden die Wettbewerbsbeziehungen, die sich zunächst auf die mit der Einführung der freien Kassenwahl um Versicherte konkurrierenden Krankenkassen beschränkten, in der Folgezeit nach und nach auf die Beziehungen zwischen Krankenkassen und Leistungsanbietern (‚**Vertragswettbewerb**') ausgeweitet. Das wichtigste Instrument zur Implementierung dieses Wettbewerbs war die Einführung von **Selektivverträgen**, also Verträgen mit einzelnen oder Gemeinschaften von Leistungsanbietern, für die das bisher kollektivvertraglich ausgerichtete Regulierungssystem partiell geöffnet wurde (z. B. Götze et al. 2009). Diese Öffnung erfolgte in bestimmten Bereichen der ambulanten Versorgung (hausarztzentrierte Versorgung, besondere Versorgungsformen, strukturierte Behandlungsprogramme für bestimmte chronische Erkrankungen), später auch in der Arzneimittelversorgung (Rabattverträge für Generika) und der Hilfsmittelversorgung (Ausschreibungen). Somit bildeten sich neben den kollektivvertraglich gestalteten Versorgungsbereichen einzelvertraglich regulierte Handlungsfelder heraus. Vom Bedeutungsverlust des kollektivvertraglichen Rahmens sowie damit verbundener Vertragsmonopole und Kontrahierungszwänge versprach sich der Gesetzgeber eine Effizienzsteigerung in der medizinischen Versorgung. Selektivverträge würden – so die Erwartung – Leistungsanbieter veranlassen, ihr Leistungsangebot im Hinblick auf Preis und Qualität zu verbessern, weil sie untereinander um den Abschluss von Versorgungsverträgen mit den Krankenkassen konkurrieren müssten. Allerdings ist für das gesamte Leistungsgeschehen der kollektivvertragliche Rahmen nach wie vor prägend.

Der Trend zu einer Liberalisierung des Vertragsrechts führte allerdings nicht dazu, dass kollektiv verbindliche Regelungen für die Steuerung der GKV an Bedeutung verloren. Vielmehr wurde und wird die Einführung und allmähliche Ausweitung von Wettbewerbselementen von einem **Bedeutungszuwachs hierarchischer Steuerung** in der GKV begleitet. Deren Hauptakteure sind der Gesetz- und Verordnungsgeber, insbesondere das Bundesministerium für Gesundheit (BMG), einerseits und – in dessen Auftrag – die Akteure der gemeinsamen Selbstverwaltung auf Bundesebene andererseits, insbesondere der G-BA.

Der Bedeutungszuwachs staatlicher Intervention kommt vor allem darin zum Ausdruck, dass der Gesetzgeber der GKV einen zunehmend restriktiven Finanzrahmen setzte (Budgets, Verschärfung des Grundsatzes der Beitragssatzstabilität) und die Finanzautonomie der Krankenkassen nach und nach einschränkte.

Des Weiteren setzt der Bundesgesetzgeber vielgestaltige prozedurale Steuerungsinstrumente ein. Mit der Veränderung von Verfahrens- und Entscheidungsregeln, mit der Zuweisung oder dem Entzug von Kompetenzen, mit der Erweiterung oder der Einschränkung von Handlungsoptionen konfiguriert er die Interessenlagen der Akteure und beeinflusst ihre Machtressourcen. Auf diese Weise will der Bundesgesetzgeber die Wahrscheinlichkeit erhöhen, dass die in der gemeinsamen Selbstverwaltung zu treffenden Regelungen den staatlichen Zielsetzungen folgen.

Nicht zuletzt überzieht der Gesetzgeber die gemeinsame Selbstverwaltung der GKV mit einem immer dichteren Netz gesetzlicher Vorschriften. Gegenstand solcher Regelungen sind insbesondere Fragen der Vergütung und der Qualitätssicherung – beides Felder, auf denen sich ein hochgradig ausdifferenziertes Vorschriftenwerk herausgebildet hat. Diese staatlichen Regelungen werden ergänzt durch ein komplexes Regelwerk der zentralisierten korporatistischen Regulierungsgremien, insbesondere des G-BA. Die Qualitätssicherung, die bis zum Ende der 1980er-Jahre fast ausschließlich eine Angelegenheit der ärztlichen Selbstverwaltung gewesen und noch kaum durch gesetzliche Bestimmungen reguliert worden war, wird nun überhaupt erst als politisches Handlungsfeld konstituiert. Antizipierte oder wahrgenommene Strategien zur Umgehung gesetzlicher Regelungen vor allem durch die Leistungsanbieter sollten auf diese Weise verhindert oder zumindest eingeschränkt werden. Wettbewerb und verstärkte hierarchische Intervention gehen also Hand in Hand (Gerlinger 2002; Rothgang et al. 2010). Die Liberalisierung wird begleitet von einer umfangreichen Re-Regulierung – ein Merkmal, das auch auf anderen Politikfeldern anzutreffen ist (Vogel 1996).

Zwar kommt die Zunahme staatlicher Intervention für die auf der Makro- und der Mesoebene fortbestehenden korporatistischen Verhandlungssysteme der gemeinsamen Selbstverwaltung einerseits in der Einschränkung von Handlungsspielräumen zum Ausdruck. Andererseits überträgt der Gesetzgeber der gemeinsamen Selbstverwaltung nach wie vor gezielt Handlungskompetenzen. Dies wird besonders deutlich in der Errichtung und im Bedeutungszuwachs des G-BA.

Der **G-BA** ist ein Nachfolgegremium des – auf die Belange der vertragsärztlichen Versorgung beschränkten – Bundesausschusses der Ärzte und Krankenkassen. Er wurde 2004 als sektorenübergreifende Einrichtung geschaffen. Seine wichtigsten Aufgaben sind die Verabschiedung von Richtlinien zur ärztlichen Versorgung und zur Qualitätssicherung sowie die Bewertung neuer Untersuchungs- und Behandlungsmethoden (Gerlinger 2017). Die Zuständigkeit für die Bewertung von Behandlungsmethoden verleiht dem G-BA einen weitreichenden Einfluss auf den Leistungskatalog der GKV. Seine Entscheidungen fällt der G-BA in einem paritätisch aus Vertretern der Ärzte und der Krankenkassen besetzten und um drei unparteiische Mitglieder erweiterten Gremium. Als rechtsfähige Körperschaft des öffentlichen Rechts setzt er untergesetzliche Rechtsnormen, die für die Normadressaten (Leistungserbringer, Kostenträger, Versicherte bzw. Patienten) unmittelbar verbindlich sind. Seine Richtlinien und Entscheidungen unterliegen der Rechtsaufsicht durch das BMG. Sie werden direkt Bestandteil der Bundesmantelverträge sowie der Verträge zwischen den Landesverbänden der Krankenkassen und den KVen bzw. den Krankenhäusern.

Der Gesetzgeber hat den G-BA in den vergangenen Jahren mit mehr und mehr Aufgaben betraut. Wegen seiner umfangreichen Kompetenzen wird er mitunter auch als „kleiner Gesetzgeber“ bezeichnet (z. B. Hess 2008). Der Sachverständigenrat für die Begutachtung der Entwicklung im Gesundheitswesen (SVR; 2006, S. 59, 103) charakterisierte ihn zu Recht als „eine zentrale korporative ‚Super-Organisation'“.

5.8 Fazit

In den ersten Jahrzehnten nach der Errichtung der Krankenversicherung befanden sich die Kassen in einer starken Position gegenüber den Ärzten. Entweder waren Ärzte in den

Ambulatorien der Kassen fest angestellt oder als niedergelassene Ärzte durch einen Einzeldienstvertrag an die Kasse gebunden. Die vorherrschenden Vertragsverhältnisse stießen unter den Ärzten auf wachsende Kritik. Ihre Unzufriedenheit bezog sich vor allem auf die Anstellungshoheit der Kassen, die vorherrschenden Einzeldienstverträge, die weite Verbreitung der Pauschalhonorierung sowie die Versuche der Kassen zur Reglementierung des Leistungsgeschehens.

Die ärztliche Standespolitik zielte seit den Anfängen der GKV darauf, sich aus der Abhängigkeit von den Krankenkassen zu befreien. Auf der Basis ihrer damals ausgeprägten Koordinations- und Konfliktfähigkeit konnten die niedergelassenen Ärzte ihre ökonomische und politische Position seit Schaffung der GKV kontinuierlich stärken. In mehreren Schritten gelang es ihnen, die Anstellungshoheit der Kassen zu beseitigen (Berliner Abkommen 1913) und mit der Bildung der KVen als einem öffentlich-rechtlichen Vertretungsmonopol der niedergelassenen Kassenärzte (Notverordnung vom 8.12.1931) das Prinzip der Kollektivverträge durchzusetzen.

In der frühen Bundesrepublik wurde die unter dem Nationalsozialismus vollzogene Zerschlagung der Selbstverwaltung wieder aufgehoben. Die Regelungen zu den Beziehungen von Ärzten und Krankenkassen stellten den am Ende der Weimarer Republik erreichten Stand weitgehend wieder her. Im Zentrum steht bis heute das Kollektivvertragssystem mit Krankenkassen und KVen als zentralen Akteuren. Mit dem Übergang zur Kostendämpfungspolitik erfuhr das Regulierungssystem seit Mitte der 1970er-Jahre eine Reihe von Veränderungen. Mit dem in der ersten Hälfte der 1990er-Jahre einsetzenden Übergang zu einem System des regulierten Wettbewerbs wurde das Kollektivvertragssystem auf zahlreichen Handlungsfeldern um Einzelverträge ergänzt. Dies ist für die Beziehungen von Ärzten und Krankenkassen insofern bedeutsam, als auf diesen Handlungsfeldern nun kein Vertragsmonopol der KVen mehr existiert, sondern Gemeinschaften von Ärzten im Wettbewerb um Versorgungsverträge mit Krankenkassen stehen. Im Zuge des Übergangs zum regulierten Wettbewerb gewannen auch finanzielle Handlungsanreize für Ärzte und Krankenkassen weiter an Bedeutung.

Lernziele

- Die Leserinnen und Leser verstehen, warum zwischen Ärzten und Krankenkassen Interessenkonflikte existieren und worin diese bestehen.
- Die Leserinnen und Leser können den Wandel der Beziehungen von Ärzten und Krankenkassen im historischen Zeitverlauf beschreiben.
- Die Leserinnen und Leser können darlegen, welche jüngeren Entwicklungen in der Gesundheitspolitik Einfluss auf die Beziehungen von Ärzten und Krankenkassen nehmen.

Bezüge zu Lernzielen des NKLM[a] in diesem Kapitel

Professionelle Entwicklung	Ethik der Medizin
ID 11, ID 11.2	ID 6.1, ID 6.1.13, ID 18.1, ID 18.3, ID 18.5

[a] Hinweise zur Nutzung der ID-Codes des NKLM für Unterricht und Prüfung finden sich in ► Abschn. 1.7 „Hinweise für die Benutzung durch Dozierende und Studierende der Humanmedizin".

Literatur

Alber, J. (1992). *Das Gesundheitswesen der Bundesrepublik Deutschland. Entwicklung, Struktur und Funktionsweise*. Frankfurt a. M., New York: Campus.

Behaghel, K. (1994). *Kostendämpfung und ärztliche Interessenvertretung. Ein Verbandssystem unter Streß*. Frankfurt a. M., New York: Campus.

Beschorner, J. (2015). Staatsaufsicht über Sozialversicherungsträger. In L. Mülheims, K. Hummel, S. Peters-Lange, E. Toepler, & I. Schuhmann (Hrsg.), *Handbuch Sozialversicherungswissenschaft* (S. 777–798). Wiesbaden: Springer VS.

Bogan, A. (2012). *Der Sicherstellungsauftrag der Kassenärztlichen Vereinigungen. Zugleich eine*

Analyse der Auswirkungen selektivvertraglicher Versorgungsstrukturen auf die vertragsärztliche Sicherstellungsarchitektur. Baden-Baden: Nomos.

Bogs, H. (1973). *Die Sozialversicherung im Staat der Gegenwart. Öffentlich-rechtliche Untersuchungen über die Stellung der Sozialversicherung im Verbändestaat und im Versicherungswesen*. Berlin: Duncker & Humblot.

Deppe, H.-U. (1987). Zulassungssperre: Ärzte in den Fesseln der Standespolitik. In H.-U. Deppe, H. Friedrich, & R. Müller (Hrsg.), *Medizin und Gesellschaft, Jahrbuch 1: Ärztliches Behandlungsmonopol und ambulanter Sicherstellungsauftrag* (S. 37–67). Frankfurt a. M., New York: Campus.

Dobbernack, W. (1951). *Die Selbstverwaltung in der Sozialversicherung*. Essen: Essener Verlag für Sozialversicherung.

Döhler, M., & Manow-Borgwardt, P. (1992a). Gesundheitspolitische Steuerung zwischen Hierarchie und Verhandlung. *Politische Vierteljahresschrift*, 33(4),571–596.

Döhler, M., & Manow-Borgwardt, P. (1992b). Korporatisierung als gesundheitspolitische Strategie. *Staatswissenschaften und Staatspraxis*, 3(1),64–106.

Döhler, M., & Manow, P. (1997). *Strukturbildung von Politikfeldern. Das Beispiel bundesdeutscher Gesundheitspolitik seit den fünfziger Jahren*. Opladen: Leske & Budrich.

Enthoven, A. C. (1988). *Theory and practice of managed competition in health care finance*. Amsterdam, New York: North-Holland.

Gerlinger, T. (2002). *Zwischen Korporatismus und Wettbewerb: Gesundheitspolitische Steuerung im Wandel*, Wissenschaftszentrum Berlin für Sozialforschung, Arbeitsgruppe Public Health, Discussion Paper P02-204. Berlin: WZB.

Gerlinger, T. (2017). Der Gemeinsame Bundesausschuss als Governance-Struktur. In H. Pfaff, E. A. M. Neugebauer, G. Glaeske, & M. Schrappe (Hrsg.), *Lehrbuch Versorgungsforschung*, 2., vollst. überarb. Aufl. (S. 295–300). Stuttgart: Schattauer.

Göckenjan, G. (1985). *Kurieren und Staat machen. Gesundheit und Medizin in der bürgerlichen Welt*. Frankfurt a. M.: Suhrkamp.

Göckenjan, G. (1987). Nicht länger Lohnsklaven und Pfennigkulis? Zur Entwicklung der Monopolstellung der niedergelassenen Ärzte. In H.-U. Deppe, H. Friedrich, & R. Müller (Hrsg.), *Medizin und Gesellschaft, Jahrbuch 1: Ärztliches Behandlungsmonopol und ambulanter Sicherstellungsauftrag* (S. 9–36). Frankfurt a. M., New York: Campus.

Goldammer, H.-D. (1964). *Die Beziehungen zwischen Kassenärztlichen Vereinigungen und Krankenkassen*, Dissertation. Köln: Universität Köln.

Götze, R., Cacace, M., & Rothgang, H. (2009). Von der Risiko- zur Anbieterselektion. Eigendynamiken wettbewerblicher Reformen in Gesundheitssystemen des Sozialversicherungstyps. *Zeitschrift für Sozialreform*, 55(2),149–175.

Hess, R. (2008). Der Gemeinsame Bundesausschuss als kleiner Gesetzgeber. In N. Roeder, & P. Hensen (Hrsg.), *Gesundheitsökonomie, Gesundheitssystem und öffentliche Gesundheitspflege* (S. 237–251). Köln: Deutscher Ärzte-Verlag.

Hockerts, H. G. (1980). *Sozialpolitische Entscheidungen im Nachkriegsdeutschland: alliierte und deutsche Sozialversicherungspolitik 1945–1957*. Stuttgart: Klett-Cotta.

Huerkamp, C. (1985). *Der Aufstieg der Ärzte im 19. Jahrhundert. Vom gelehrten Stand zum professionellen Experten: Das Beispiel Preußen*. Göttingen: Vandenhoeck & Ruprecht.

Huerkamp, C., & Spree, R. (1982). Arbeitsmarktstrategien der deutschen Ärzteschaft im späten 19. und frühen 20. Jahrhundert. In T. Pierenkemper, & R. Tilly (Hrsg.), *Historische Arbeitsmarktforschung. Entstehung, Entwicklung und Probleme der Vermarktung von Arbeitskraft* (S. 77–116). Göttingen: Vandenhoeck & Ruprecht.

Janda, C. (2013). *Medizinrecht*, 2., überarb. u. erw. Aufl. Konstanz, München: UVK Verlagsgesellschaft.

Kortmann, K. D. (1968). *Der Übergang von der Pauschal- zur Einzelleistungsvergütung bei der Honorierung von kassenärztlichen Leistungen*, Dissertation. Köln: Universität Köln.

Leibfried, S., & Tennstedt, F. (1980). *Berufsverbote und Sozialpolitik 1933. Die Auswirkungen der nationalsozialistischen Machtergreifung auf die Krankenkassenverwaltung und die Kassenärzte*. Bremen: Universität Bremen.

Mayntz, R., & Derlien, H.-U. (1979). *Die Organisation der gesetzlichen Krankenversicherung: eine strukturell-funktionale Problemstudie*. Bonn: Bundesministerium für Arbeit und Sozialordnung.

Moser, G. (2011). *Ärzte, Gesundheitswesen und Wohlfahrtsstaat. Zur Sozialgeschichte des ärztlichen Berufsstandes in Kaiserreich und Weimarer Republik*. Freiburg i. Br.: Centaurus.

Perschke-Hartmann, C. (1994). *Die doppelte Reform. Gesundheitspolitik von Blüm zu Seehofer*. Opladen: Leske & Budrich.

Reidegeld, E. (2006). *Staatliche Sozialpolitik in Deutschland, Bd. II: Sozialpolitik in Demokratie und Diktatur 1919–1945*. Wiesbaden: Verlag für Sozialwissenschaften.

Roelcke, V. (2016). Profession und Professionalität in der Medizin: Aktualität, historische Dimension und normatives Potential eines zentralen Begriffspaars für ärztliches Handeln. *Zeitschrift für medizinische Ethik*, 62(3),183–201.

Rosenbrock, R., & Gerlinger, T. (2014). *Gesundheitspolitik. Eine systematische Einführung*, 3., vollst. überarb. Aufl. Bern u. a.: Huber.

Rosewitz, B., & Webber, D. (1990). *Reformversuche und Reformblockaden im deutschen Gesundheitswesen*. Frankfurt a. M., New York: Campus.

Rothgang, H., Cacace, M., Grimmeisen, S., Schmid, A., & Wendt, C. (Hrsg.). (2010). *The state and healthcare. Comparing OECD countries 2010*. Houndmills, Basingstoke: Palgrave Macmillan.

Sachverständigenrat zur Begutachtung der Entwicklung im Gesundheitswesen (SVR). (2006). *Gutachten 2005: Koordination und Qualität im Gesundheitswesen. Bd. I: Kooperative Koordination und Wettbewerb, Sozioökonomischer Status und Gesundheit, Strategien der Primärprävention*. Stuttgart: Kohlhammer.

Sauerborn, M. (1953). Kassenärzterecht in der Entwicklung. *Bundesarbeitsblatt*, 8, 205–215.

Schimank, U., & Volkmann, U. (2008). Ökonomisierung der Gesellschaft. In A. Maurer (Hrsg.), *Handbuch der Wirtschaftssoziologie* (S. 382–393). Wiesbaden: Verlag für Sozialwissenschaften.

Tennstedt, F. (1976). Sozialgeschichte der Sozialversicherung. In M. Blohmke, C. Ferber von, K. P. Kisker, & H. Schaefer (Hrsg.), *Handbuch der Sozialmedizin, Bd. III: Sozialmedizin in der Praxis* (S. 385–492). Stuttgart: Oldenbourg.

Tennstedt, F. (1977). *Soziale Selbstverwaltung, Bd. 2: Geschichte der Selbstverwaltung in der Krankenversicherung*. Bonn: Verlag der Ortskrankenkassen.

Urban, H.-J. (2001). *Wettbewerbskorporatistische Regulierung im Politikfeld Gesundheit. Der Bundesausschuss der Ärzte und Krankenkassen und die gesundheitspolitische Wende*, Wissenschaftszentrum Berlin für Sozialforschung, Arbeitsgruppe Public Health, Discussion Paper P01-206. Berlin: WZB.

Vogel, S. K. (1996). *Freer markets, more rules. Regulatory reform in advanced industrial countries*. Ithaca, London: Cornell University Press.

Wanek, V. (1994). *Machtverteilung im Gesundheitswesen. Struktur und Auswirkungen*. Frankfurt a. M.: VAS.

Webber, D. (1988). Krankheit, Geld und Politik. Zur Geschichte der Gesundheitsreformen in Deutschland. *Leviathan*, 16(2),156–203.

Wiesenthal, H. (1981). Die Konzertierte Aktion im Gesundheitswesen. Ein Beispiel für Theorie und Politik des modernen Korporatismus. Frankfurt a. M., New York: Campus.

Deprofessionalisierung des Ärztestandes revisited

Heinrich Bollinger

S. Klinke, M. Kadmon (Hrsg.), *Ärztliche Tätigkeit im 21. Jahrhundert - Profession oder Dienstleistung*, Springer-Lehrbuch, https://doi.org/10.1007/978-3-662-56647-3_6

- **Leitfragen**

1. Was bedeutet ‚Deprofessionalisierung des Ärztestandes' in der soziologischen Professionstheorie?
2. Welche empirischen Hinweise gibt es für den beruflichen Veränderungsprozess, der als Deprofessionalisierung verstanden werden kann?
3. Wie stellt sich der Arztberuf heute aus soziologischer Sicht dar?

6.1 Einleitung

Aus dem Redebeitrag von Herrn Dr. Kaplan auf dem Deutschen Ärztetag 2006:

> Die Deprofessionalisierung unseres Berufs, die zum Teil offen, zum Teil aber auch ganz verdeckt von Politikern, von Kostenträgern, aber auch von der Industrie – hier nenne ich besonders die Pharmaindustrie – betrieben wird, führt zu einer Neudefinition der Rolle des Arztes. Er wird nämlich vom Gestalter zum Mitgestalter, er wird vom Verantwortlichen zum Mitverantwortlichen herabgestuft. Er wird auch eines Teils seiner ärztlichen Kompetenz beraubt, die auf nicht ärztliche Heilberufe übertragen werden soll. (Kaplan 2006, S. 115)

In Redebeiträgen und Beschlüssen vieler Deutscher Ärztetage seit 2006 erscheint der Begriff ‚Deprofessionalisierung' als eine Art Kampfbegriff von Vertretern[1] der Ärzteschaft, mit dem gesundheitspolitische oder -ökonomische Änderungen interessensgeleitet verhindert werden sollen. In der soziologischen Fachdiskussion handelt es sich bei dem Begriff Deprofessionalisierung um einen analytischen Fachbegriff, mit dem soziale Sachverhalte beschrieben und theoretisch verortet werden sowie Entwicklungstendenzen auf dem Gebiet der strukturierten und spezifisch verfassten Erwerbsarbeit erfasst werden sollen. Zu beachten ist dabei, dass die Begriffe ‚Profession', ‚Professionalisierung' oder ‚Deprofessionalisierung' nicht wertend verwendet werden. Die soziologische Kennzeichnung als Profession ist nicht besser oder schlechter als etwa die Charakterisierung als Beruf.

In der professionssoziologischen Debatte findet man allerdings höchst unterschiedliche Diagnosen über die gegenwärtige Entwicklung des Arztberufs: Mal ist auch in der Soziologie von „Deprofessionalisierung" (Bollinger und Hohl 1981; Müller 1979; Unschuld 1978) oder gar „Proletarisierung" (Mc Kinley und Marceau 2002) die Rede, mal von „Reprofessionalisierung" (Wilkesmann et al. 2015), mal von einer ungefährdeten kategorialen Einordnung der Ärzteschaft als „Profession" (Vogd 2015). *Professionalism Redundant, Reshaped, or Reinvigorated!* – so lautet der Titel eines Aufsatzes von Martin et al. aus dem Jahr 2016. Man könnte ‚professionalism' hier problemlos auch durch ‚profession' ersetzen.

6.2 Die professionstheoretische Verortung von Deprofessionalisierung

Ob nun so etwas wie Deprofessionalisierung im soziologischen Sinne beobachtet und beschrieben werden kann, hängt grundsätzlich davon ab, welchen Begriff von Profession man der Analyse zugrunde legt. Dies wiederum hängt von der theoretischen Fundierung des Blicks ab, mit dem man auf soziale Prozesse schaut, von der jeweiligen soziologisch-theoretischen Perspektive (► Kap. 2). Je nach der theoretischen Fundierung des Begriffs Profession kommt man zu völlig unterschiedlichen Ergebnissen, ob man Deprofessionalisierung beobachten kann oder nicht. Systemtheoretisch und handlungstheoretisch orientierte Studien sehen keine relevanten Tendenzen der Deprofessionalisierung, Vertreter einer subjektorientierten Berufssoziologie (zu denen ich mich zähle) kommen zu dem Ergebnis, dass der Arztberuf durchaus einen Prozess der Deprofessionalisierung durchläuft.

1 Aus Gründen der besseren Lesbarkeit wird in diesem Kapitel teilweise das generische Maskulinum verwendet. Dieses impliziert natürlich immer auch die weibliche Form.

Meine Position ist in Teilen kompatibel mit derjenigen der ärztlichen Standesvertretung. Es wird sich allerdings zeigen, dass Deprofessionalisierung im Sinne der subjektorientierten Berufssoziologie viel weiterreichende soziale Prozesse umfasst, als die von der organisierten Ärzteschaft genannten, und dass die Ärzteschaft selbst nicht nur ‚Opfer', sondern auch aktiver Akteur des Prozesses der Deprofessionalisierung ist.

Die folgenden Ausführungen gehen aus von der Verortung der Begriffe ‚Beruf' und ‚profession' als soziale Institutionen in ihrem jeweiligen kulturellen Kontext (Deutschland vs. angelsächsischer Raum). Die dabei sichtbar werdenden Unterschiede müssen bei professionssoziologischen Betrachtungen stets berücksichtigt werden. Nach einer Darstellung der frühen Arbeiten zu Deprofessionalisierung werden ausgewählte aktuelle Aspekte der Entwicklung des Arztberufs mit Blick auf ihre Relevanz für die These von der Deprofessionalisierung des Ärztestandes diskutiert und professionstheoretisch eingeordnet: die soziale Herkunft der Ärzteschaft, die Geschlechterbesetzung des Berufs, die Zunahme der Arbeitsteilung im Medizinsystem, der Wandel im Arzt-Patient-Verhältnis, staatliche oder staatsnahe Eingriffe (Beispiel ‚Evidence-Based Medicine' [EBM]) und das Einkommen der Ärzteschaft. Im Resumee wird die Reichweite unterschiedlicher professionstheoretischer Ansätze diskutiert und ein Vorschlag für die weitere Diskussion unterbreitet.

6.3 Zur Geschichte des soziologischen Begriffs Deprofessionalisierung

Der Begriff Deprofessionalisierung wurde 1972 von **Heinz Hartmann** in die theoretische soziologische Debatte eingeführt, war damals aber nicht spezifisch auf die Ärzteschaft bezogen (Hartmann 1972). Hartmann stellte „Arbeit", „Beruf" und „Profession" als eine Art fließendes Kontinuum von Zuständen dar, wobei Entwicklungsübergänge jeweils in beiden Richtungen möglich seien. Als entscheidende Dimensionen für solche Übergänge werden das „Wissen" und die „soziale Orientierung" herausgearbeitet, die typisch für die jeweiligen Zustände sind.

Der Übergang von Arbeit zu Beruf wird als „Verberuflichung" bezeichnet, der Übergang vom Beruf zur Profession als „Professionalisierung". Für die Professionalisierung entscheidend sei die Verwissenschaftlichung des Wissens einerseits und die Ausrichtung der sozialen Orientierung über das Wirtschaftssystem hinaus auf die Gesamtgesellschaft. Deprofessionalisierung bedeutet dann umgekehrt den Verlust an wissenschaftlicher Begründung bzw. den „Einbruch unwissenschaftlicher Ideen in formal-theoretisches Denken" (Hartmann 1972, S. 43) und/oder den Verlust an gesamtgesellschaftlicher Orientierung sowie den Rückzug der sozialen Orientierung „auf ein Wirtschaftsbewußtsein" (ebd.). Hartmann und Hartmann weisen 1982 auch auf die zunehmende Bürokratisierung als Element der Deprofessionalisierung hin, die zu einer „Einschränkung der Entscheidungsfreiheit des Professionellen" und damit zur „Begrenzung seiner Autonomie" führen würde (Hartmann und Hartmann 1982, S. 192ff.).

Der Medizinhistoriker **Paul Unschuld** hat 1978 mit Blick auf die USA Tendenzen der Deprofessionalisierung der Medizin ausgemacht. Indikatoren sah er vor allem sowohl in der steigenden Zahl von Kunstfehlerprozessen und in den in der Öffentlichkeit ausgetragenen gutachterlichen Streitereien innerhalb der Ärzteschaft als auch in dem dadurch ausgelösten Vertrauensverlust der Bevölkerung gegenüber Ärztinnen und Ärzten und schließlich in den Folgen von Staatseingriffen in die medizinische Forschung durch Definition eigener Forschungsziele (Unschuld 1978).

Für die Ärzteschaft der Bundesrepublik Deutschland konstatierte **Ulrich Müller** 1979 ebenfalls einen zunehmenden Autonomieverlust und damit eine Deprofessionalisierungstendenz. Müller sah in der zunehmenden „Verrechtlichung" der Medizin und der Etablierung neuer Expertenberufe im Gesundheitsbereich Indikatoren für Deprofessionalisierung. Beide Prozesse führten zu einem Autonomieverlust der Ärzteschaft, indem einerseits die ausschließliche Kontrollkompetenz über das ärztliche Handeln durch seine Justiziabilisierung und andererseits die Kontrolle über die medizinischen „Hilfsberufe“ durch die Entwicklung deren Expertenwissens geschwächt würden (Müller 1979).

1981 veröffentlichten **Bollinger und Hohl** den Aufsatz *Auf dem Weg von der Profession zum Beruf – Zur Deprofessionalisierung des Ärztestandes*. Die Ursachen für Deprofessionalisierung wurden dabei auf zwei Ebenen untersucht – der Ebene gesellschaftlicher Entwicklung und der Ebene benennbarer konkreter Akteure (Bollinger und Hohl 1981).

Auf gesellschaftlicher Ebene geht es um Erfordernisse, die konstitutiv sind für die sich entwickelnde bürgerliche Gesellschaft an der Schwelle zum 19. Jahrhundert – um die Grundlagen der Vertragsgesellschaft, um die Neuentwicklung der Legitimation sozialer Kontrolle, um die Rationalisierung und Säkularisierung der Interpretation von Krankheit und um die neuartigen Bedrohungen der Volksgesundheit. Auf allen vier Feldern lieferte die frühe bürgerliche Medizin erhebliche produktive Beiträge: als „Medizinalpolizey“, als Psychiatrie, als Adressat im Falle von Krankheiten und als eine Art „Entwicklungshelfer“ bei der Organisation des Schutzes von Arbeitskraft für Verwertungs- oder Militärzwecke. Die „Haltung“ von Ärzten, ihre Aufgabenorientierung und ihre gesellschaftliche Orientierung (im Sinne Hartmanns) und ihr politisches Interesse an einem aufgeklärten Staat bildeten die Grundlage dafür, dass die Medizin Leistungen auf diesen Gebieten erbringen konnte. Und die Beiträge und Leistungen in diesen Bereichen waren es, die der Medizin (und dem gesamten Bildungsbürgertum) einen anerkannten Platz in der neuen Gesellschaftsordnung einbrachten.

Doch gelte: Mit dem „Reifen“ der neuen Gesellschaft und der weitgehenden Akzeptanz und Durchsetzung der Rationalisierung werden diese Leistungen der Medizin immer unwichtiger. Mit der Entwicklung des Berufs als Organisationsform der Arbeitskraft treten anachronistische Elemente der Profession stärker in den Vordergrund: Die ständische Ungleichheit, mit der Profession aus der alten Gesellschaftsordnung tradiert, wird immer weniger akzeptiert, und die Aufgabe der Ärzteschaft wird zunehmend auf das Kurieren kranker Körper beschränkt. Damit ist eine gesellschaftliche Situation umschrieben, in der Deprofessionalisierung möglich ist oder vielleicht sogar naheliegt.

Bollinger und Hohl (1981) identifizierten vier wesentliche Akteure, die dazu beitrugen, die Prozesse der Deprofessionalisierung anzustoßen und voranzutreiben:

- den Staat als institutionellen Akteur,
- die Patienten als Adressaten der medizinischen Leistung,
- andere Berufsgruppen des Gesundheitswesens,
- die Ärzteschaft selbst.

Staatliche, die Deprofessionalisierung fördernde Interventionen wurden gesehen auf ökonomischer Ebene, in der Veränderung der Zulassungsbedingungen sowie in den staatlichen Eingriffen in das Prüfungswesen. In den 70er-Jahren war eine breite öffentliche Debatte über die Kosten-Nutzen-Relation der Medizin entstanden, mit der die professionelle Autonomie der Definition von Effizienzkriterien geschwächt und die Ärzteschaft stärker zu Verhandlungen über ihr angemessenes Einkommen gezwungen worden war (Bollinger und Hohl 1981, S. 460). Die Veränderungen von Zulassungsbedingungen führten zu Austauschprozessen hinsichtlich der sozialen Herkunft der Studierenden in Humanmedizin und ließen damit für die Profession typische vorgängige Sozialisationserfahrungen in großbürgerlichen Haushalten und die Selbstreproduktion des Bildungsbürgertums obsolet werden (Bollinger und Hohl 1981, S. 459). Und schließlich führten staatliche Eingriffe in das Prüfungswesen dazu, dass früher gängige Formen der „Prüfung der gesamten Person, ihres Auftretens, ihrer Gesinnung etc.“ (Bollinger und Hohl 1981, S. 460) weitgehend verschwanden.

Die Patienten würden die Deprofessionalisierung befördern, indem sie „die Haltung des infantilen Brav-Seins“ aufgäben und als „mündige Patienten“ dem Arzt zunehmend „selbstbewußt gegenüber(träten) als einem Geschäftspartner, dessen Dienstleistung sie in

Anspruch nehmen" (Bollinger und Hohl 1981, S. 457). „Fehlerhafte Lieferungen" würden oft eingeklagt, was an der steigenden Zahl von Kunstfehlerprozessen sichtbar würde.

Andere Berufsgruppen des Gesundheitswesens – wie etwa die Gesundheits- und Krankenpflege, die Physiotherapie, die Ergotherapie, die Logopädie – sind für den Deprofessionalisierungsprozess bedeutsam. Sie befinden sich selbst in einem beruflichen Emanzipationsprozess, mit dem sie ihre berufliche Situation verbessern und mit ihrer beruflichen Expertise zu unabhängigen Kooperationspartnern der Ärzteschaft werden wollen und stehen insofern tendenziell in einem Zuständigkeitswettbewerb mit der Ärzteschaft.

Bollinger und Hohl sehen jedoch auch die Ärzteschaft selbst als treibende Kraft der Deprofessionalisierung. Diese würde sich selbst von der paternalistischen Haltung Patienten gegenüber befreien, indem sie Hausbesuche reduzierten, Sprechzeiten einschränkten und „nicht mehr das ganze Leben der Patienten in den Blick" bekämen. Die Technisierung der Medizin trägt dazu bei, dass die Persönlichkeit des Arztes ihre Bedeutung in Diagnose und Therapie einbüßt (Bollinger und Hohl 1981, S. 458f.). Festzuhalten ist, dass für Bollinger und Hohl Deprofessionalisierung dabei nichts anderes meint als den Übergang von einer Profession (im Sinne der subjektorientierten Professionssoziologie) zu einem hoch qualifizierten akademischen Beruf.

6.4 Deprofessionalisierung revisited

Wie stellt sich der Arztberuf heute dar – etwa 40 Jahre nach der Veröffentlichung der ersten soziologischen Arbeiten zur Deprofessionalisierung des Ärztestandes?

Eingangs wurde darauf hingewiesen, dass soziologische Diagnosen zur Frage der Deprofessionalisierung sehr unterschiedlich ausfallen – je nach professionstheoretischer Verortung. Die folgenden Ausführungen gehen von einer **subjektorientierten Perspektive** aus, wobei system- bzw. interaktionstheoretische Analysen dort, wo es möglich und sinnvoll erscheint, kontrastiv gegenübergestellt werden.

Es geht ausschließlich um die Bestandsaufnahme, ob und inwieweit solche Kategorien für den Arztberuf der Gegenwart oder seine Entwicklung sinnvoll anzuwenden sind. Bewertbare Konsequenzen für die beteiligten Akteure – Ärztinnen und Ärzte, Patientinnen und Patienten, Angehörige nichtärztlicher Berufsgruppen oder staatliche bzw. staatsnahe Organe – ergeben sich nicht aus der soziologischen Analyse, sondern aus den realen Entwicklungsprozessen.

Im Folgenden können auch nicht alle Aspekte diskutiert werden, die für die Entwicklung des Arztberufs relevant erscheinen. Viele dieser Aspekte sind soziologisch nicht analysiert, noch wichtiger aber: Die Realprozesse (etwa von staatlichen oder staatnahen Eingriffen in das Gesundheitssystem) laufen viel schneller und sind viel komplexer, als dass die soziologische Analyse sie zeitnah einholen könnte. Es werden also nur einige Aspekte behandelt, die – jedenfalls aus subjektorientierter Perspektive – als relevant anzusehen sind und/oder die soziologisch untersucht sind.

Aus subjektorientierter Perspektive interessiert zunächst die banale Frage, wer heute in Deutschland eigentlich den Beruf Medizin ausübt, bzw. wer ihn – legt man die aktuellen Zahlen von Studierenden der Humanmedizin zugrunde – den Beruf in Zukunft ausüben wird. Diese Frage ist im Rahmen einer system- oder interaktionstheoretischen Professionssoziologie irrelevant und wird dort nicht behandelt, weil sich die Theorien auf eine quasi universalistische Grundproblematik ‚professionellen ärztlichen Handelns' (entsprechend des verwendeten Professionsbegriffes) beziehen.

6.4.1 Zur sozialen Herkunft der Ärzteschaft

Von Bollinger und Hohl war in den 80er-Jahren prognostiziert worden, dass staatliche Veränderungen der Zugangsvoraussetzungen zum Studium der Humanmedizin (Numerus clausus, Verzicht auf das große Latinum) sowie Veränderungen der Gestaltung von Prüfungen zu einer Veränderung der sozialen Rekrutierungsmilieus der Studierenden führen würden. Erwartet wurde eine Reduktion des Anteils von Studierenden mit bildungsbürgerlichem Hintergrund.

Dies erscheint aus subjektorientierter Perspektive deshalb interessant, weil die Sozialisation vor der Ausbildung und die Art der schulischen Bildung nicht irrelevant sind für die Orientierungen, Haltungen und Sichtweisen von Ärztinnen und Ärzten. Und auch das strukturelle Verhältnis von Arzt und Patient wird nicht nur von der Asymmetrie der Wissensbestände geprägt, sondern kann auch sozial und habituell strukturiert sein.

In meiner nicht veröffentlichten **Analyse von Todesanzeigen** von Ärzten (in verschwindend geringer Anzahl von Ärztinnen) in einer großen überregionalen Tageszeitung in den Jahren 1990 bis 2015 bestätigt sich zunächst die These von der Verortung der Ärzteschaft im bildungsbürgerlichen Milieu (Bollinger 2017). Insbesondere die männlichen Kinder der zwischen 1910 und 1925 geborenen verstorbenen Ärzte haben wieder den Beruf des Arztes ergriffen, bei verstorbenen Juristen dominiert ebenfalls die Berufsvererbung innerhalb der Jurisprudenz, mit fallweisem Vorkommen von promovierten Philosophen und Medizinern. Die weiblichen Nachkommen haben, so sie nicht selbst in Medizin oder Jurisprudenz promoviert wurden, häufig in diesen Disziplinen promovierte Männer geheiratet. Dies lässt sich an den Todesanzeigen gut nachvollziehen, weil die Angehörigen des Bildungsbürgertums in der Inszenierung dieser Mitteilungen offenbar großen Wert darauf legen, dass die akademischen Grade der Familienmitglieder transportiert werden. Diese Berufsvererbung setzt sich – in abgeschwächter Form – bis in die Enkelgeneration fort. Neben die klassischen bildungsbürgerlichen Disziplinen Medizin und Jurisprudenz treten jedoch andere akademische Berufe wie etwa die Betriebswirtschaftslehre oder Berufe des Ingenieurwesens. Dies ist wohl Ausdruck des allgemeinen sozialstrukturellen Schwindens des Bildungsbürgertums als Stand, verweist aber auf die nach wie vor geltende Reproduktion gesellschaftlicher Eliten durch die Wahl akademischer Berufe (► Kap. 14).

Neuere Zahlen zur sozialen Herkunft von Medizinstudierenden (Kolbert-Ramm und Ramm 2011) sprechen ebenfalls dafür, dass der Wandel von Herkunftsmilieus begrenzt bleibt. Fast drei Viertel der Medizinstudierenden haben – gemessen am höchsten Bildungsabschluss der Eltern – einen akademischen Hintergrund (im Vergleich zu 53 % aller Studierenden). Neben dieser akademischen „Vererbung" – so die Autoren – „findet häufig auch eine ‚fachtraditionale Reproduktion' statt." (Kolbert-Ramm und Ramm 2011, S. 1). Wenn man also ansieht, welchen sozialen Milieus die zukünftige Medizinergeneration entstammt, dann sind zwar Veränderungen sichtbar, diese halten sich jedoch in Grenzen.

Dieser Befund spricht zunächst gegen eine weitgehende Deprofessionalisierung im subjektorientierten Sinne, denn erwartbar wäre eine tendenzielle Angleichung der sozialen Zusammensetzung im Studienfach Medizin gegenüber der generellen Zusammensetzung der Studierendenschaft. Diese würde eine völlige ‚Normalisierung' bedeuten, auch wenn ein akademisches Herkunftsmilieu generell in der Studierendenschaft dominiert.

6.4.2 Das Schwinden der Medizinmänner

Dramatisch verändert hat sich allerdings ein anderer Aspekt der Rekrutierung für das Studienfach Medizin: die Geschlechterbesetzung. Mittlerweile sind deutlich über 60 % der Studierenden weiblich. (Geissler 2013) Der Arztberuf scheint tendenziell auf dem Weg zu einem Frauenberuf zu sein und die bürgerlichen ‚Medizinmänner' werden quantitativ weniger bedeutsam. Diese – von systemtheoretischen und interaktionistischen Ansätzen ignorierte – Verschiebung in der Geschlechterbesetzung der Humanmedizin scheint mir folgenreich.

Mit der tendenziellen Verweiblichung verabschiedet sich die ärztliche Profession von einem oft kritisierten Halbgott-in-Weiß-Habitus, nicht zwingend von einer paternalistischen Haltung gegenüber den Patienten. Wahrscheinlich scheint mir allerdings, dass die Bedeutung des Geschlechts in der Medizin bei der Behandlung von Kranken eine nachgeordnete Rolle spielt. Dies entspricht letztlich sowohl der systemtheoretischen wie der interaktionistischen Behandlung der Arzt-Patient-Interaktion, in der das Geschlecht ausgeblendet bleibt. Aus subjektorientierter Perspektive handelt es sich dabei jedoch um einen ganz erheblichen Wandel im Arzt-Patient-Verhältnis und um eine Facette von Deprofessionalisierung, weil sich die Arztfigur und die an sie geknüpften Erwartungen verändern.

Im Zusammenwirken mit heute selbstverständlichen organisatorischen Veränderungen in der Notfallversorgung dürfte der Geschlechterwandel dazu beitragen, das Bildes vom traditionellen Hausarzt – das ist im Übrigen die andere Seite der Medaille des paternalistischen Halbgott in Weiß –, der seine Patienten auch bei Nacht und Nebel im Notfall zu Hause aufsucht und sie versorgt, verblassen zu lassen. Seit dem Ausbau des Notarztsystems ab den 70er-Jahren des letzten Jahrhunderts sind diese Versorgungsform und die zugehörige Sozialfigur im Verschwinden begriffen.

Insbesondere für Ärztinnen, mittlerweile aber auch für viele männlichen Mediziner gilt heute die für Berufe typische Trennung von Beruf und Privatleben, von Arbeit und Leben. Der Typus des Arztes, der den Beruf uneingeschränkt prioritär lebt, dürfte – von karrierebiografischen Phasen abgesehen – eher der Vergangenheit angehören. Nach wie vor belasten zwar extensive Arbeitszeiten mit Bereitschafts-, Nacht- und Wochenenddiensten die private Lebensführung – dies gilt allerdings auch für andere Berufe des Gemeinwohlwesens wie Krankenpflege, Polizei oder Feuerwehr.

Der Umgang mit solchen Zeitstrukturen und den daraus folgenden Anforderungen an die Gestaltung des Privatlebens, insbesondere mit Kindern, war in der ärztlichen Profession strukturell gelöst: Die meist nicht berufstätigen Frauen der männlichen Ärzte hielten diesen – oft unterstützt durch meist weibliches Hauspersonal – den Rücken frei (vgl. hierzu die Analyse der Sauerbruch-Biografie von Gudrun Brockhaus (1981) und ► Kap. 12).

Für Frauen in der Medizin stellt dies – auch heute – eine noch größere Herausforderung dar als für Männer. In ihrer empirischen Studie *Beruf und Familie bei Medizinerinnen und Medizinern* von 1996 stellen Oelkers und Mesletzky fest:

> » Die privaten Lebensverhältnisse [von Ärzten und Ärztinnen] differieren erheblich. Während eine deutlich höhere Zahl von Medizinern […] in traditionelle Familienformen (mit auffallend mehr Kindern) eingebettet sind und eine private Lebensform favorisieren, die sie von Hausarbeit und Kinderbetreuung weitgehend freistellt, sind Medizinerinnen eher kinderlos und in partnerschaftlichen, bildungshomogenen Arrangements zu finden oder leben alleine. (Oelkers und Mesletzky 1996, Vorwort)

Ärztinnen neigen auch eher als Ärzte dazu, ihre Arbeitszeit zur Versorgung und Erziehung von Kindern zu reduzieren (vgl. hierzu auch Geissler 2013).

All dies ist nicht besonders überraschend und kennzeichnet die Situation auch in anderen Berufen. Wie immer man dies bewerten mag – sie entspricht der gegenwärtigen allgemeinen Lage im Verhältnis von Erwerbsarbeit und Privatleben.

6.4.3 Zunahme der Arbeitsteilung und organisationale Einbettung

Die bisher empirisch gültige geschlechtsspezifische Neigung zur Reduktion der Arbeitszeit lässt im Zusammenhang mit der tendenziellen Verweiblichung der Medizin erwarten, dass Arbeitsteilungsprozesse in der Patientenversorgung anwachsen. Eine solche Zunahme von Arbeitsteilungsprozessen in der medizinischen Versorgung hat sich in allen Versorgungsbereichen verstärkt. Auf die Ausdifferenzierung der notärztliche Erstversorgung wurde bereits hingewiesen. Innerhalb der Krankenhäuser setzt sich diese Arbeitsteilung dann jedoch – durchaus hocheffizient gemanagt – weiter fort. Der Neurochirurg, der nach einem Schädel-Hirn-Trauma eine Notoperation durchführt, erfährt vielfach über das weitere Schicksal seiner Patienten auch nach erfolgreicher Operation nichts mehr. Das Gleiche gilt für die weiterbehandelnden Ärztinnen und Ärzte etwa nach Rehabilitationsmaßnahmen.

Insbesondere in der stationären Versorgung sehen sich Patientinnen und Patienten im Rahmen eines auch kurzen Krankenhausaufenthalts mit verschiedenen Ärztinnen und Ärzten konfrontiert. Auf Patientenseite wird dieser Umstand potenziell vorhandene Neigungen, sich bei einer verantwortungsvollen Person aufgehoben zu fühlen, also bei der Suche nach einer Spur Paternalismus, enttäuschen (müssen). Es bedarf des hoch rationalen Vertrauens sowohl in arbeitsteilige Prozesse als auch in einen funktionierenden Informationsaustausch, kurz gesagt: Es bedarf nicht persönlichen, sondern **systemischen Vertrauens**. Dies impliziert in meinen Augen eine dramatische Wandlung des Arzt-Patient-Verhältnisses, die mit Fug und Recht als Element des Deprofessionalisierungsprozesses angesehen werden kann.

Deprofessionalisierung hat in diesem Zusammenhang möglicherweise sehr zweischneidige Folgen: Einerseits besteht die Gefahr, dass die arbeitsteiligen Prozesse nicht hinreichend koordiniert werden, Informationen nicht angemessen ausgetauscht werden – eine Gefahr, die angesichts stark reduzierter Liegezeiten, allgemein hohen Zeitdrucks und trotz eines hohen Maßes an Dokumentationspflichten besteht. Andererseits zeigt die aktuelle, von der Allgemeinen Ortskrankenkasse (AOK) angestoßene Debatte um die Mindestmengenregelung von Operationen (Klauber et al. 2017), dass die Verstärkung der Funktionsorientierung ärztlichen Handelns durchaus im Sinne von Patienten sein kann.

Konterkariert wird die Zunahme der medizinischen Arbeitsteilung durch die derzeit ein Stück weit noch unverändert bestehende hausärztliche Versorgung. Insbesondere mit dem **Hausarztmodell**, bei dem gesetzliche Krankenkassen die Bindung an einen hausärztlichen Ansprechpartner honorieren, bleibt die persönliche Bindung eines Arztes zu einem Patienten erhalten, und das Wirken der Funktionsspezialisten (Fachärzte/Fachärztinnen) beschränkt sich auf diagnostische und therapeutische Vorschläge, die vom Hausarzt in mehr oder minder besserer Kenntnis der gesamten Lebenssituation eines Patienten übernommen, modifiziert oder alternativ umgesetzt werden können bzw. könnten. Das klassische, aus subjektorientierter Sicht die Profession kennzeichnende Arzt-Patient-Verhältnis scheint mir jedenfalls im Setting hausärztlicher Versorgung deutlich widerstandsfähiger zu sein als in der stationären ärztlichen Versorgung. Jedenfalls wäre es wünschenswert, wenn die soziologische Analyse der Entwicklung der ärztlichen Profession solche unterschiedlichen organisatorischen Settings stärker berücksichtigen würde. Diese Aufforderung gilt gleichermaßen für alle unterschiedlichen professionstheoretischen Ansätze.

Birgit Geissler sieht in der organisationalen Einbindung von Professionellen, generell und auch spezifisch in der Medizin (Geissler 2013, S. 28) die Gefahr der Infragestellung der professionellen Autonomie:

> » In einer Organisation Beschäftigte sind mit dem teilweisen Verlust der Autonomie konfrontiert. Aus arbeitsrechtlicher Abhängigkeit und betriebsinterner Hierarchisierung entsteht eine spezifische Problematik – nämlich die Notwendigkeit, die eigene fachliche Entscheidung gegen die (politische, ökonomische, personalpolitische) Rationalität der Organisation zu verteidigen. (Geissler 2013, S. 27)

Grundsätzlich können solche Zielkonflikte nicht nur in großen Organisationen wie etwa Kliniken oder Rehabilitationseinrichtungen auftreten, in denen fachliche, ökonomische oder personalpolitische Perspektiven von unterschiedlichen Funktionsträgern vertreten werden (müssen), sondern auch in arztgeführten Praxen, die immer gleichzeitig Einrichtungen der Patientenbehandlung und kleine Unternehmen sind. Die daraus resultierenden mehrdimensionalen und möglicherweise konkurrierenden Zielsetzungen haben **Eliot Freidson** zu seiner nachdrücklichen Verteidigung des Prinzips ‚professionalism' als ‚third logic' der Steuerung des Arbeitshandelns geführt, das jenseits der Prinzipien Markt und Bürokratie auch und gerade in der Medizin verteidigt und gestärkt werden müsste (Freidson 2001). Freidson hatte für die USA eine Schwächung der ärztlichen Profession im letzten Viertel des 20. Jahrhunderts diagnostiziert:

> » During the last third of the twentieth century the virtually ideal-typical professionalism of American medicine was eroded, though it is still probably closer to the ideal than are other occupations. (Freidson 2001, S. 185)
>
> The bureaucratic management of government agencies, private insurance companies, and investor-owned health service facilities came to mediate the relationship between doctor and patient. Although they did not necessarily employ doctors, they gained the power to determine how much the doctor would be paid and for what services. Many physicians become employees, and virtually all are bound by some sort of contractual agreement with those who pay for their patients' services. (Freidson 2001, S. 187)

Trotz dieser Entwicklungen sieht Freidson die Möglichkeit zum Erhalt ärztlicher ‚Professionalität' vor allem in der durch sie gesicherten Qualität der medizinischen Arbeit (Freidson 2001, S. 200).

Zu beachten ist allerdings, dass sich Freidson mit der Fokussierung von ‚professionalism' als Steuerungsmechanismus von Arbeit ein Stück weit vom Begriff ‚profession' entfernt. Professionalität ist m. E. nicht an den soziologischen Begriff von Profession gebunden und die Konkurrenz der Steuerungsmechanismen ‚Markt', ‚Bürokratie' und ‚Professionalität' findet sich auch in ganz anderen Bereichen und bei anderen Berufen. Ein Extrembeispiel liefert der jüngste Betrugsskandal, der beim Automobilhersteller Volkswagen AG Milliardenkosten verursachte. Ganz offensichtlich führte der organisationsinterne (bürokratisch und unternehmenskulturell kommunizierte) Druck auf die Entwicklungsingenieure dazu, dass sie nicht mehr lege artis arbeiteten, nicht erfüllbare Zielvorgaben dennoch einzuhalten versuchten und den einzigen Ausweg in betrügerischem Verhalten fanden. Dies scheint mir ein Beispiel für den Verzicht auf Professionalität zugunsten von Bürokratie (und vermutlich auch Markt). Professionstheoretisch bieten sich dann zwei Vorgehensweisen an: Entweder erweitert man den Professionsbegriff auf Berufe, die nicht zu den klassischen Professionen zählen oder man konzediert, dass Professionalität auch für andere Berufe kennzeichnend ist. Ich neige zur zweiten Position, würde dann aber umgekehrt die wachsende Einbettung ärztlichen Handelns in Markt und/oder Bürokratie für einen Aspekt der Deprofessionalisierung des Ärztestandes halten – für den Übergang der ärztlichen Profession zum Arztberuf. Dass ein so gefasster Arztberuf u. a. durch professionelles ärztliches Handeln ausgezeichnet ist, versteht sich von selbst.

6.4.4 Staatseingriffe und Bürokratie: Das Beispiel EBM

Im Rahmen der frühen Debatte um Deprofessionalisierung wurden auch staatliche Eingriffe in die Autonomie des ärztlichen Handelns als Ursache für den diagnostizierten Prozess thematisiert. Die staatlichen Eingriffe gesundheitspolitischer oder gesundheitsökonomischer Art (und ich verwende hier einen sehr weiten Staatsbegriff, der u. a. die Akteure des Kassenwesens oder Einrichtungen wie den Gemeinsamen Bundesausschuss umfasst) werden von den ärztlichen Standesvertretungen kontinuierlich als Angriffe auf die Autonomie der Profession und sogar auf das besonders schützenswerte Vertrauensverhältnis zwischen Patient und Arzt kritisiert.

Aus professionssoziologischer Sicht soll dies hier beispielhaft an der Entstehung der EBM abgehandelt werden, weil dazu – im

Gegensatz zu vielen anderen Entwicklungen – eine einschlägige Diskussion dokumentiert ist. EBM steht hier für diverse Versuche, ärztliches Handeln durch Leitlinien o. ä. zu unterstützen bzw. je nach Lesart zu strukturieren.

Werner Vogd sieht in der EBM ein erhebliches Eingriffspotenzial in die ärztliche Autonomie und das professionelle Selbstverständnis der Ärzteschaft. EBM sei zunächst nichts anderes als der Versuch, die Modernisierung der Medizin aktiv „in Richtung zunehmender wissenschaftlicher Rationalität (zu) verändern" (Vogd 2002, S. 294; ► Kap. 4). **Johann Behrens** betont den „antiautoritären Charakter" (Behrens 2003, S. 264) der EBM-Bewegung, die wissenschaftliche, also externe Evidenz gerade gegen eine „Eminenzbegründete professionelle [...] Praxis" stärken und damit eine „vertrauensbildende Entzauberung" befördern würde (Behrens 2003, S. 262).

Beide Autoren stimmen – in Ablehnung an interaktionstheoretisch fundierte Analysen der Arzt-Patient-Interaktion und der konkreten Behandlung der Krankheit eines Patienten – darin überein, dass das fallbezogene und patientenorientierte Vorgehen niemals nur in der Anwendung wissenschaftlicher Erkenntnisse (externer Evidenz) begründet sein kann, sondern der einzelne Fall stets ein Sonderfall ist und immer Entscheidungen verlangt, die nicht aus dem aggregierten Bestand wissenschaftlicher Erkenntnisse ableitbar sind. Vogd argumentiert hier mit der klinischen Erfahrung und dem impliziten Erfahrungswissen von Ärzten und bezieht sich explizit auf das von Oevermann geforderte Ausbalancieren des grundlegenden Widerspruchs zwischen universalistischer Geltungsbegründung und fallspezifischem Verstehen unter hohem Handlungsdruck und in Respekt vor der Autonomie von Patienten (Vogd 2002, S. 306). Behrens betont die „irreduzible Differenz zwischen interner und externer Evidence" (Behrens 2003, S. 263), die eine „technisch-automatische, also entscheidungsfreie Ableitung einer Behandlung aus externer Evidence" ausschließen würde (ebd.).

Die beiden Autoren kommen jedoch zu völlig anderen Schlussfolgerungen, was EBM mit Blick auf die ärztliche Profession bedeutet. Werner Vogd respektiert zwar den ursprünglich kritischen Charakter der EBM-Bewegung, sieht jedoch wegen der Anschlussfähigkeit von EBM an die Logiken anderer gesellschaftlicher Funktionssysteme wie Recht, Politik und Wirtschaft mögliche Auswirkungen auf die ärztliche Autonomie.

> Evidence based medicine lässt die Medizin für das Recht handhabbar werden. Der Standard setzt die Norm, und das Abweichen von der Norm verlangt nach einer Begründung. Haftungsrechtlich wird das ärztliche Handeln greifbarer. (Vogd 2002, S. 300)
>
> Evidence based medicine erscheint für die Politik wie auch für Kostenträger zunächst ein willkommener Partner, um ihre Interessen nach gesundheitspolitischer Steuerung durchsetzen zu können. Die Bestrebungen zu solcher „externer" Verwissenschaftlichung der Medizin verpuffen zum einen an den Gegenstrategien der professionellen Fachverbände, zum anderen agieren sie schlicht an den Bedingungen der Praxis vorbei. Der Politik dient EBM dennoch als Reservoir für die „wissenschaftliche" Begründung ihres Handelns. Aus wirtschaftlicher Perspektive dient sie als Legitimation für Rationierungsmaßnahmen, obwohl durchaus mit verdeckten Kosten zu rechnen ist. EBM nährt in diesem Sinne vorrangig medizinfremde Funktionsbezüge. Nicht zuletzt entstehen durch die Professionalisierung neuer Verwaltungseliten weitere Mitspieler im Gesundheitssystem, die ihrerseits Bezüge und Identitäten aufrechterhalten und konstituieren wollen. (Vogd 2002, S. 306)

Vogd argumentiert hier auf systemtheoretischer Grundlage aus einer durchaus macht- und interessenpolitischen Perspektive. Er sieht hier ausdrücklich auch die Möglichkeit einer „Entdifferenzierung" von Systemen bzw. zumindest die Möglichkeit, dass „die Beziehungen zwischen den Funktionssystemen [Recht, Politik, Wirtschaft] durchlässiger werden (könnten)" und er konstatiert „die Gefahr einer Deprofessionalisierung von Medizin" – hier verstanden im Sinne eines ärztlichen Autonomieverlustes (Vogd 2002, S. 312).

Behrens widerspricht vehement der These, dass EBM dazu beitragen würde, „Rationierungsmaßnahmen aus wirtschaftlicher Perspektive zu legitimieren" (Behrens 2003, S. 265) und sieht diese Behauptung nicht belegt. Er widerspricht auch der Auffassung eines möglichen Autonomieverlustes der Ärzteschaft durch EBM, weil die Berücksichtigung der EBM im konkreten medizinischen Fall nur eine bessere Informiertheit über fallrelevante wissenschaftliche Erkenntnisse bedeuten, nicht aber die interne Evidenz des Falls ersetzen würde (Behrens 2003, S. 263). Würde sich die ärztliche Autonomie über den Patientenwillen hinwegsetzen (und nur die externe Evidenz berücksichtigen), wäre dies in seinen Augen Ausdruck von Deprofessionalisierung (ebd.). Dieser Begriff von Deprofessionalisierung findet seinen Bezugspunkt in einem allerdings stark normativen Entwurf der professionellen Gestaltung der Arzt-Patient-Interaktion.

Aus Sicht der subjektorientierten Professionssoziologie neige ich dazu, eher der Argumentation von Vogd zu folgen, weil hier die Interessen der beteiligten Akteure Berücksichtigung finden und die theoretische Grundlage weniger normativ erscheint. Den Begriff Deprofessionalisierung würde ich selbst dann verwenden, wenn das Widerstandspotenzial der Ärzteschaft nicht zu einer umstandslosen Durchsetzung politisch-wirtschaftlicher Absichten führt. Die Ärzteschaft hat gelernt, mit bürokratischen Zumutungen umzugehen und diese mehr oder minder innovativ zu verarbeiten. Dennoch handelt es sich um Anforderungen aus Politik, Wirtschaft und Rechtssystem, die das alltägliche berufliche Handeln mitprägen.

Es zeigt sich an dieser Debatte, dass selbst Analysen, die sich auf der Ebene handlungsstrukturtheoretischer Ansätze bewegen, zu sehr unterschiedlichen Diagnosen hinsichtlich der Frage kommen können, ob Deprofessionalisierung beobachtbar ist oder nicht. Die meisten Aspekte jüngerer und jüngster staatlicher Eingriffe in das Gesundheitssystem in Deutschland sind professionssoziologisch nicht erforscht, soziologische Aussagen dazu sind deshalb immer problematisch.

6.4.5 Die Emanzipation nichtärztlicher Gesundheitsberufe

Die von Müller (1979) und von Bollinger und Hohl (1981) festgestellten Prozesse der Emanzipation nichtärztlicher Berufsgruppen gegenüber der quasi monopolistischen Stellung der Medizin haben sich in Deutschland fortgesetzt und verdichtet (Borgetto 2016; Krampe 2016; Bollinger und Gerlach 2015). Die Therapieberufe Physiotherapie, Ergotherapie, Logopädie werden genauso wie der Hebammenberuf und die Pflegeberufe (Krankenpflege und Altenpflege in generalistischer Form) seit den 90er-Jahren nicht mehr nur in Fachschulen, sondern ergänzend auch an Universitäten und Fachhochschulen ausgebildet. Dies impliziert die Einrichtung fachbezogener Professuren und Lehrstühle sowie den Aufbau eigener Forschungsstrukturen und damit die wachsende Möglichkeit, berufsbezogenes Wissen wissenschaftlich begründet zu entwickeln und das berufliche Handeln daran auszurichten.

Pflegeberufe Im Bereich der Pflegeberufe wird die Frage intensiv diskutiert und in Modellprojekten erprobt, inwieweit die Krankenpflege insbesondere in Regionen mit geringer ärztlicher Versorgungsdichte bestimmte ärztliche Funktionen übernehmen können sollte. Die Ärzteschaft steht Modellen der Aufgabenübernahme im Zuge ärztlicher Delegation dabei eher offen gegenüber, während die Substitution ärztlicher Verordnung durch den Krankenpflegeberuf strikt abgelehnt wird. Letztere würde natürlich einen dramatischen Eingriff in die ärztliche Diagnose- und Therapiehoheit bedeuten, die seit 1933 ja nur durch das Heilpraktikergesetz eingeschränkt war.

Physiotherapie In der Physiotherapie gibt es ebenfalls Bemühungen, die physikalische Therapie bzw. Teile davon von der ärztlichen Verordnung zu entkoppeln und ein eigenständiges Behandlungsrecht auf der Grundlage des Heilpraktikergesetzes durchzusetzen. Mittlerweile liegen mehrere Urteile von Verwaltungsgerichten in unterschiedlichen Bundesländern vor, mit denen die Klagen führender Physiotherapeuten in ihren Auffassungen bestätigt wurden. Eine abschließende höchstrichterliche Entscheidung fehlt jedoch bislang. Das VG Wiesbaden weist in der Begründung seines Urteils vom 18. März 2009 ausdrücklich darauf hin, dass eine Modernisierung des Berufsrechts des Heilpraktikers dringend erforderlich erscheine (VG Wiesbaden 2009, Absatz 70).

(Psychologische) Psychotherapeuten Vorläufig abgeschlossen scheinen hingegen die jahrelangen Bemühungen der (psychologischen) Psychotherapeuten, sich aus dem früher geltenden ärztlichen Delegationsverfahren zu befreien. Mit dem ‚Gesetz über die Berufe des Psychologischen Psychotherapeuten und des Kinder- und Jugendpsychotherapeuten' vom 16. Juni 1998 wird den zugelassenen und approbierten Therapeuten das Recht zur eigenständigen Ausübung der Psychotherapie eingeräumt. Das Quasi-Monopol der Ärzteschaft zur Ausübung der Heilkunde wurde mit diesem Gesetz in weit stärkerem Maße tangiert, als dies mit dem Heilpraktikergesetz der Fall war.

Ich sehe insbesondere im Psychotherapeutengesetz einen deutlichen Aspekt von Deprofessionalisierung des Ärztestandes, weil hier die ärztlichen Kernkompetenzen Diagnose und Therapie und die alleinige Verantwortung der Ärztin oder des Arztes für die Behandlung eingeschränkt und begrenzt substituiert werden.

Inwieweit die emanzipatorischen Bemühungen der Pflegeberufe erfolgreich verlaufen werden, lässt sich derzeit nicht absehen. In der gegenwärtigen Entwicklung und insbesondere auch in der Akademisierung der Pflegeberufe sehe ich jedoch eine deutliche Stärkung ihrer Beruflichkeit und eine tendenzielle Überwindung des historisch gewachsenen – mit Weiblichkeit assoziierten – Dienst- und Assistenzcharakters, der mit der Deprofessionalisierung (und Geschlechtsneutralisierung) des Ärztestandes korrespondiert (Bollinger 2016). Welche Bedeutung der tendenziellen Generalisierung der Pflegeausbildung mit einem zukünftigen Pflegeberufsgesetz zukommt, ist zum gegenwärtigen Zeitpunkt noch nicht abschätzbar.

Aus systemtheoretischer Perspektive sieht Werner Vogd für die Pflegeberufe mögliche Ansatzpunkte für eine Professionalisierung (im systemtheoretischen Sinne) allenfalls in der Unterstützung der „Personalität" und der „Würde des Patienten" insbesondere, wenn „Körper durch Alter, Unfall oder Krankheit irreversibel beeinträchtigt oder geschädigt worden sind bzw. langsam in die Phase des Sterbens übergehen" und es um die Aufrechterhaltung der Würde des Menschen geht (Vogd 2015, S. 78 f.).

6.4.6 Der Wandel des Arzt-Patient-Verhältnisses

Von Bollinger und Hohl (1981) wurden in der frühen Debatte um Deprofessionalisierung auch die Patienten als potenzielle Ursache dafür ausgemacht. Bereits damals wuchs die Anzahl der Menschen, die sich als ‚aufgeklärte Patienten' von der paternalistischen Medizin abgrenzten. Von der Frauenbewegung wurde das ‚Recht über den eigenen Körper' propagiert. Heute ist der mündige Patient' Realität – auch wenn es sicherlich noch viele Patienten und Patientinnen gibt, die sich insbesondere in existenziellen Krisen gerne dem Arzt oder der Ärztin ihres Vertrauens im wahrsten Sinne des Wortes anvertrauen. Es ist noch nicht einmal ausgeschlossen, als Patientin oder als Patient beides gleichzeitig zu suchen.

Ein Beispiel mag den doch erheblichen Wandel des Arzt-Patient-Verhältnisses verdeutlichen: Die Medizinsoziologin Kaupen-Haas hat sich 1969 auf der Grundlage von Parsons Professionstheorie mit dem Wandel der ärztlichen Autorität beschäftigt und die mangelnde oder gefährdete Autorität des Arztes u. a. mit der Neigung von Patienten operationalisiert, unterschiedliche Ärzte zu konsultieren – sie sprach vom „wandernden Patienten" (Kaupen-Haas 1969). Heute ist es selbstverständlich, dass Patienten zumindest bei schweren Erkrankungen Zweitmeinungen zu Diagnose und Therapievorschlägen einholen. Dieser Wandel im Arzt-Patient-Verhältnis stellt in meinen Augen ebenfalls eine Facette von Deprofessionalisierung dar, wird jedoch gleichermaßen von Ärztinnen und Ärzten wie von Patientinnen und Patienten meist als Fortschritt angesehen.

Zweifellos wird die **Patientenautonomie** durch diese Entwicklung gestärkt, die andere Seite der Medaille besteht allerdings im daraus folgenden Entscheidungsdruck für Patienten. Sie müssen sich im Falle unterschiedlicher Therapieangebote für dieses oder jenes Vorgehen entscheiden.

Ärztinnen und Ärzte sehen sich heute – auch dies stellt eine erhebliche Neuerung dar – mit mehr oder weniger gut informierten Patienten konfrontiert. Informationstechnisch affine Patienten haben die Möglichkeit, sich selbst eine Fülle mehr oder weniger relevanter Informationen zu eigenen Symptomen oder diagnostizierten Krankheiten im Internet zu beschaffen. Diese Möglichkeit der Informationsbeschaffung auf Patientenseite kann die strukturelle Asymmetrie des Wissens nicht beseitigen. Die daraus entstehenden Wissensbestände oder Missverständnisse, mehr oder weniger korrekte Prognosen oder berechtigte Ängste fließen dann aber in die Interaktion zwischen Arzt und Patient ein und bedürfen der Bearbeitung, der Erläuterung, der Erklärung oder der Korrektur.

In einem gerade abgeschlossenen Begleitforschungsprojekt haben Anke Gerlach und ich untersucht, welche Einstellungen Ärztinnen und Ärzte gegenüber der dem Projekt zugrunde liegenden radikalen Form der Stärkung von Patientenautonomie aufweisen (Gerlach und Bollinger 2017). Von der Stärkung der Autonomie erwartet man sich eine Beförderung der aktiven und eigenverantwortlichen Rolle von Patienten insbesondere beim Umgang mit chronischen Krankheiten (Aujoulat et al. 2007).

In jüngerer Zeit spielen neue Informations- und Kommunikationstechniken im Rahmen des ‚**Empowerments**' von Patienten eine wachsende Rolle. In den USA werden zu diesem Zweck zunehmend ‚**personal health records (PHR)**' eingesetzt, die den Patienten den umfassenden Zugang zu ihren krankheitsbezogenen Daten erlauben sollen (Fisher et al. 2009). In der Regel sind den Patienten im autonomen Umgang mit den in PHR gespeicherten Daten dabei jedoch enge Grenzen gesetzt. Weiterreichende Möglichkeiten sollen den Patienten in dem Forschungs- und Entwicklungsprojekt INFOPAT eröffnet werden, in dem eine ‚**persönliche elektronische Patientenakte (PEPA)**' entwickelt wird (Baudendistel et al. 2015). In die webbasierte PEPA sollen alle krankheitsbezogenen Daten des Patienten eingehen, die in stationären klinischen Einrichtungen oder in Praxen niedergelassener Haus- oder Fachärzte generiert werden. Die Patienten erhalten jedoch nicht nur Zugang zu diesen Informationen, sondern sie können selbstverantwortlich darüber entscheiden, wer Zugriff auf welche der gespeicherten Informationen erhält. Dies bedeutet eine erhebliche Erweiterung der Autonomie von Patienten im Umgang mit den sie betreffenden Daten.

Diese Option wurde in den im Zuge der Studie mit Ärztinnen und Ärzten geführten Interviews immer wieder kritisch diskutiert. Obwohl die Ärztinnen und Ärzte einvernehmlich die Hoheit der Daten beim Patienten sehen, kommt es bei dieser konkreten Ausgestaltung dieses Patientenrechtes in der PEPA immer wieder zu heftigen Einwänden. Kritische Aussagen zur PEPA beschränken sich dabei nicht nur auf Gesichtspunkte wie Haftung und Datenschutz, sondern berühren auch das professionelle ärztliche Selbstverständnis und die Gestaltung der Arzt-Patient-Beziehung. Bezogen auf die mit der PEPA verbundene vollständige Hoheit der Patienten über den Umgang mit gespeicherten Daten zeigen sich die Ärztinnen und Ärzte sehr irritiert.

Fast durchgängig bestehen erhebliche Befürchtungen hinsichtlich der mit diesem Konzept verbundenen potenziellen Gefahren. Diese reichen von Gefahren für das Wohl des Patienten bis hin zum Suizid im Falle nicht angemessen interpretierter Daten, PEPA-induzierten

Behandlungsfehlern und Überforderungen von vulnerablen Patienten. Genannt wurden in diesem Zusammenhang vor allem akut lebensbedrohlich erkrankte Patienten, solche mit Migrationshintergrund, ältere Patienten und jene mit psychischen Erkrankungen.

All diese Bedenken spiegeln eine Haltung wider, die man im Kern als paternalistisch bezeichnen könnte. Dass sich diese Haltung bei der Ärzteschaft mindestens teilweise auch heute noch zeigt, ist auch aus der Literatur bekannt (Schmöller 2008). Dies gilt trotz der seit den 70er-Jahren forcierten Debatte um den ‚mündigen Patienten', um eine ‚partnerschaftliche Arzt-Patient-Beziehung' und um ‚shared decision making' (Stollberg 2008).

Doch zeigt sich nicht nur der Typus des paternalistischen Arztes irritiert von dieser Gestaltung der PEPA, sondern auch Ärztinnen und Ärzte, die ihrem Selbstverständnis nach eine durchgehend paternalistische Haltung gegenüber Patienten ablehnen. Für sie würde sich durch die PEPA ein Grundproblem in ihrem Verhältnis zu den Patienten verstärken. Weder ein rein paternalistisches noch ein ausschließlich partnerschaftlich orientiertes Verhalten wären in jedem Fall zielführend für ein vertrauensvolles und konstruktives Arzt-Patient-Verhältnis. Vielmehr stünde jeder Arzt immer wieder erneut vor der Frage des adäquaten Umgangs mit jedem einzelnen Patienten. Dies entspricht auch den Schlussfolgerungen einer Analyse von 55 Publikationen zum Thema ‚patient empowerment' im Zeitraum zwischen 1996 und 2006 für die Behandlungspraxis:

> » The goals and outcomes of patient empowerment should neither be predefined by health-care professionals, nor restricted to some disease and treatment-related outcomes, but should be discussed and negotiated with every patient, according to his/her own particular situation and life priorities. (Aujoulat et al. 2007, Abstract)

Für das professionelle Selbstverständnis bedeutet dies, dass sowohl klassisch paternalistisch anmutende Elemente als auch partnerschaftlich orientierte Sichtweisen und Haltungen verinnerlicht werden, miteinander in Beziehung gesetzt und abrufbar sein müssen. Das erfordert gleichzeitig ein hohes Maß an Sensibilität und Reflexionsfähigkeit.

Im Sinne des subjektorientierten Ansatzes handelt es sich bei der Modernisierung des Arzt-Patient-Verhältnisses im Sinne der Abkehr vom Paternalismus bereits um einen Aspekt von Deprofessionalisierung. Die Irritation, die bei nahezu allen befragten Ärztinnen und Ärzten mit der informationstechnisch ermöglichten Stärkung der Patientenautonomie verbunden ist, erscheint aus dieser Perspektive nachgerade als Widerstandsform gegen eine solche Deprofessionalisierung. Die von den befragten Ärztinnen und Ärzten dargestellte Komplexitätserhöhung im Umgang mit Patienten würde aber aus dem Blickwinkel der Handlungsstrukturtheorie ein eher professionelles Handeln signalisieren.

6.4.7 Die ärztlichen Einkommen

Gesundheitspolitische und gesundheitsökonomische Eingriffe des Staates haben häufig auch direkt oder indirekt Auswirkungen auf die ärztlichen Einkommen. Interessant scheint mir in diesem Zusammenhang die Frage nach dem subjektiven Empfinden einer angemessenen Honorierung der ärztlichen Arbeit. Der Maßstab von Angemessenheit entsteht – das zeigt die betriebspsychologische Motivationsforschung – stets relational im Vergleich zu anderen Berufsgruppen bzw. innerhalb von Berufsgruppen zu anderen Berufstätigen.

Für die Ärzteschaft war die Einkommensfrage historisch immer wieder Gegenstand von Klagen. Als Teil des Bürgertums galt jedoch niemals das Prinzip der Einkommensmaximierung. Das Einkommen musste ein bürgerliches, fallweise ein großbürgerliches standesgemäßes Leben ermöglichen. Für das Bildungsbürgertum war dieses Ziel – neben der Selbstdefinition als Kulturträger – sogar eines der Abgrenzungsmerkmale gegenüber dem Besitzbürgertum, das Marktmacht und Einkommen zu maximieren suchte. Wesentlich waren für das Bildungsbürgertum neben dem Einkommen vor allem gesellschaftliche Anerkennung in Form von sozialen Positionen und von Ehrungen.

Mit der Veränderung der Sozialstruktur, dem Verschwinden des Bildungsbürgertums als Stand, der tendenziellen Entbürgerlichung der Gesellschaft verändern sich auch die Bezugspunkte für die relationale Verortung in der Einkommensfrage. Wir verfügen leider über keine Erkenntnisse hinsichtlich der Frage, welches Einkommen Ärztinnen und Ärzte heute für angemessen halten. Wir hören allerdings viele Klagen von Ärztinnen und Ärzten über zu geringe und nicht angemessene Einkommen, und wir können Versuche beobachten, Einkommen zu optimieren – etwa durch IGeL-Leistungen bei niedergelassenen Ärztinnen und Ärzten, bevorzugten Praxisniederlassungen in Stadtteilen mit einem höheren Anteil an Privatversicherten, Beschränkung der ärztlichen Tätigkeit auf Privatversicherte. Auch das mehr oder weniger innovative Umgehen des standespolitisch verankerten Werbeverbots zählt zu solchen Versuchen. Im Zusammenhang mit dem standesethisch geforderten Wettbewerbsverbot wäre sicher auch die Frage zu diskutieren, wie sich dieses zu den nicht unter das Verbot fallenden Werbemaßnahmen insbesondere privater Anbieter medizinischer Dienstleistungen verhält, in denen Ärztinnen und Ärzte für die medizinische Arbeit zuständig sind.

In dem Ringen der Ärzteschaft um ein subjektiv angemessenes Einkommen – sei es durch Verhandlungen mit Leistungsträgern, gewerkschaftlicher Vertretung oder standesethisch problematischen Aktivitäten – sehe ich nichts anderes als eine Normalisierung der ärztlichen Situation. Eliot Freidson hat in seiner Verteidigung der Professionalität darauf hingewiesen, dass alle Professionen natürlich immer auch ökonomische Interessen verfolgten, aber eben stets neben ihrer inhaltlichen Fokussierung:

> » True, no one can deny that all professions, like all workers, have an economic interest in making what they regard as a good living (though what is considered a good living varies considerably from one profession to another). But the professional ideology also asserts another primary interest – commitment to the quality of work. (Freidson 2001, S. 200)

Dies entspricht letztlich der Janusköpfigkeit des Berufs in der subjektorientierten Berufstheorie – nämlich auf der einen Seite ein Arbeitsvermögen darzustellen, das zur Deckung von auf dem Markt nachgefragten Bedarfen bzw. als öffentliches Gut von gesellschaftlich nachgefragten Bedarfen geeignet ist (Gebrauchswert), und auf der anderen Seite ein Arbeitsvermögen zu sein, mit dem man seinen Lebensunterhalt verdienen kann (Tauschwert).

6.5 Fazit

Es sind in Zusammenhang mit der Diagnose Deprofessionalisierung noch viele Fragen zu stellen und viele Fragen zu klären: Welche Bedeutung haben Immigration, Emigration und Berufsflucht von Ärztinnen und Ärzten? Wie verhält sich der tendenziell nicht erfüllte Versorgungsauftrag in ländlichen Regionen zum professionellen Selbstverständnis? Welche Bedeutung hat es, dass ausgerechnet die Ärzteschaft als Berufsgruppe (auch) politisch aktive Organisationen wie ‚Ärzte ohne Grenzen' oder (früher) ‚Ärzte gegen den Atomkrieg' schafft? Welche Rolle spielt es, dass der Arztberuf – allen kritischen Kommentaren der letzten 50 Jahre zum Trotz – in den regelmäßig durchgeführten Vergleichsuntersuchungen zum Berufsprestige durch das Institut für Demoskopie Allensbach durchweg am meisten Respekt bei den Befragten genießt?

Ich komme zu meiner Feststellung zu Beginn dieser Ausführungen zurück: Ob die soziologische Rede von Deprofessionalisierung sinnvoll ist oder nicht, hängt von der zugrunde gelegten Professionstheorie ab. Ob sich empirische Belege für einen Prozess der Deprofessionalisierung finden lassen, hängt ebenfalls davon ab, wonach man – theoretisch geleitet – sucht. Insofern ist der soziologische Streit um Deprofessionalisierung ein Streit um des Kaisers Bart.

Auf der Grundlage der Systemtheorie und der Handlungsstrukturtheorie(n) wird man eher keine Deprofessionisierung beobachten, weil der Professionsbegriff hier theoretisch eingeengt ist auf die Zuständigkeit der Ärzteschaft für die Definition von Krankheit (resp. Gesundheit) oder sich auf die spezifische Struktur des professionellen Handelns von Ärztinnen und Ärzten in Zonen der Unsicherheit bezieht, die sich daraus ergeben, dass dieses professionelle Handeln stets fallbezogen und nicht technisch aus vorliegenden wissenschaftlichen Erkenntnissen ableitbar ist.

Aus Sicht der Oevermann'schen Theorie der Professionalisierung (Oevermann 1996) ergibt die Rede von Deprofessionalisierung ebenfalls keinen Sinn. Eher stellt sich die Frage, ob die klassische bürgerliche Medizin überhaupt jemals die hohe Bedeutung des Arbeitsbündnisses zwischen Therapeut und Patient erfüllt hat, ob die Autonomie der Patienten in einem durch Paternalismus geprägten Sozialverhältnis überhaupt respektiert wurde. Verneint man dies, stellt sich eher die Frage nach der Professionalisierungsbedürftigkeit der Medizin.

Sinnvoll erscheint die Analyse von Deprofessionalisierungsprozessen aus der Perspektive der subjektorientierten Professionssoziologie und aus dem Blickwinkel der klassischen, aber eher theorielosen merkmalsorientierten Ansätze. Hier lassen sich erhebliche soziale Veränderungen nachweisen, die weit fortgeschritten, aber noch keineswegs beendet sind. Zu nennen sind vor allem folgende Tendenzen: soziale Austauschprozesse in der Frage, wer überhaupt beruflich Medizin ausübt; veränderte Strukturen des Arzt-Patient-Verhältnisses und der Arzt-Patient-Interaktion, tendenzielles Verschwinden des sozialen Typus des paternalistischen männlichen Arztes in Verbindung mit einer hoch arbeitsteilig und geschlechtsneutralen Gestaltung von Versorgungsstrukturen, eine Modernisierung der Einstellung der Ärzteschaft zum Beruf mit einer tendenziellen Angleichung an ‚normale Arbeitsverhältnisse' mit der Trennung von Erwerbsarbeit und Freizeit, dem Kampf um gute Arbeitsbedingungen und um angemessene Honorierung.

Je nach theoretisch fundiertem Blick erscheinen solche Aspekte eher nachrangig oder kategorial bedeutsam. Systemtheorie und Handlungsstrukturtheorie müssen sich fragen lassen, ob die beschriebenen Veränderungen es nicht wert sind, beachtet zu werden, und ob sie theoretisch wirklich irrelevant sind. Die Subjektorientierung wiederum führt dazu, dass der Blick für die großen Entwicklungslinien und deren (auch internationale) Konvergenz vielleicht zu kurz kommt.

Was bedeutet das alles für die Ärztinnen und Ärzte? Die Handlungsstrukturtheorien können m. E. wesentliche Impulse für die Ausbildung in der Medizin und für die reflektierte Gestaltung des Arzt-Patienten-Verhältnisses und entsprechender Interaktionen liefern.

Subjektorientierte Beiträge können mit ihrem Blick auf die Geschichte der ärztlichen Profession und die gegenwärtigen Entwicklung des Berufs eher dazu dienen, auch heute noch vorkommende, oft als merkwürdig erscheinende und kaum in die Moderne passende Verhaltensweisen in Ausbildung, Weiterbildung (etwa den Modalitäten der Facharztbildung) oder intra- und interberuflichen Kooperationen und auch das Verhalten mancher älterer Patienten oder spezifischer Patientengruppen zu verstehen. Und sie können dabei helfen, die neue Beruflichkeit der Medizin aktiv und interessensgeleitet zu strukturieren und zu positionieren – so wie das bei allen Berufen der Fall ist. Ob die Begriffe Profession, Professionalisierung oder Deprofessionalisierung dabei hilfreich sind, wage ich zu bezweifeln.

Aus berufstheoretischer Sicht würde ich vorschlagen, dem Übergang vom Ärztestand zum Arztberuf dadurch gerecht zu werden, dass – wenn es um die moderne Medizin geht – auf den analytischen Begriff Profession verzichtet wird. Dieser Begriff weist immer auch sozialstrukturelle und habituelle Konnotationen auf, die im Schwinden begriffen sind. Dies ändert nichts daran, dass es sich beim Arztberuf um einen hoch qualifizierten akademischer Beruf handelt, in dem all die von den Handlungsstrukturtheorien thematisierten Anforderungen zu bewältigen sind und ‚professionelles Handeln' gefordert ist. Es ist aber auch ein Beruf, dessen Protagonisten ihre Interessen in einem eher schwieriger werdenden Umfeld behaupten müssen. Und Bestandteil dieses Umfelds sind auch die Mitglieder der Berufsgruppe selbst.

Lernziele

- Die Auseinandersetzung mit soziologischen Analysen zur Deprofessionalisierung des Ärztestandes soll das Verständnis für deren Erscheinungsformen, ihre Reichweite und ihre komplexen sozialen Ursachen befördern.
- Zu beachten ist dabei, dass Deprofessionalisierung in der Soziologie – je nach professionstheoretischer Verortung – sehr unterschiedliche Aspekte (wie z. B. die Arzt-Patient-Beziehung, die Definitionshoheit im Feld der Gesundheitsberufe, die Folgen staatlicher Regulierung im Gesundheitssystem, die soziale Rekrutierung der Ärzteschaft oder die Gestaltung der beruflichen Biografie) thematisiert. Die Verwendung des Begriffs in der Soziologie unterscheidet sich außerdem von der Verwendung des Begriffs Deprofessionalisierung in berufspolitischen Auseinandersetzungen der Ärzteschaft.
- Das Verständnis der soziologischen Diskussion um Deprofessionalisierung kann und soll ein reflexives ärztliches Handeln unterstützen – das Handeln gegenüber Patienten, aber auch das Handeln in berufspolitischen Auseinandersetzungen und in der Gestaltung der eigenen beruflichen Biografie und des Lebens im und mit dem Beruf.

Bezüge zu Lernzielen des NKLM[a] in diesem Kapitel

Professionelle Entwicklung	Ethik der Medizin
ID 11, ID 11.2, ID 11.3.1.4, ID 11.4.2	ID 5.2, ID 5.2.1.2, ID 6.1.13, ID 18, ID 18.1, ID 18.5

[a] Hinweise zur Nutzung der ID-Codes des NKLM für Unterricht und Prüfung finden sich in ► Abschn. 1.7 „Hinweise für die Benutzung durch Dozierende und Studierende der Humanmedizin".

Literatur

Aujoulat, I., d'Hoore, W., & Deccache, A. (2007). Patient empowerment in theory and practice: polysemy or cacophony? *Patient Educational and Counseling*, 66 (1), 13–20.

Baudendistel, I., Winkler, E., Kamradt, M., Brophy, S., Längst, G., Eckrich, F., et al. (2015). The patients' active role in managing a personal electronic health record: a qualitative analysis. *Support Cancer Care*, 23, 2613–2621.

Behrens, J. (2003). Vertrauensbildende Entzauberung: Evidence- und Eminez-basierte professionelle Praxis. Eine Entgegnung auf den Beitrag von Werner Vogd: Professionalisierungsschub oder Auflösung ärztlicher Autonomie (ZfS 4/2002). *Zeitschrift für Soziologie*, 32(3),262–269.

Bollinger, H. (2016). Profession – Dienst – Beruf. Der Wandel der Gesundheitsberufe aus berufssoziologischer Sicht. In: H. Bollinger, A. Gerlach, & M. Pfadenhauer (Hrsg.), *Gesundheitsberufe im Wandel. Soziologische Beobachtungen und Interpretationen*, 4. Aufl. (S. 13–30). Frankfurt/Main: Mabuse.

Bollinger, H. (2017). *Todesanzeigen als Indikator für die soziale Reproduktion der Zugehörigkeit zum Bildungsbürgertum*. Unveröffentlichtes Arbeitspapier. Franken.

Bollinger, H., & Gerlach, A. (2015). Profession und Professionalisierung im Gesundheitswesen Deutschlands – zur Reifikation soziologischer Kategorien. In J. Pundt, & K. Kälble (Hrsg.), *Gesundheitsberufe und gesundheitsberufliche Bildungskonzepte* (S. 83–103). Bremen: Apollon University Press.

Bollinger, H., & J. Hohl (1981). Auf dem Weg von der Profession zum Beruf. Zur Deprofessionalisierung des Ärztestandes. *Soziale Welt*, 32(4),440–464.

Borgetto, B. (2016). Zwischenbilanz und aktuelle Entwicklungen in der Akademisierung der Therapieberufe. In J. Pundt, & K. Kälble (Hrsg.), *Gesundheitsberufe und gesundheitsberufliche Bildungskonzepte* (S. 265–290). Bremen: Apollon University Press.

Brockhaus, G. (1981). Geheimrat Sauerbruch. Aus dem Leben eines großen Arztes. In H. Bollinger, G. Brockhaus, J. Hohl, & H. Schwaiger (Hrsg.), *Medizinerwelten. Die Deformation des Arztes als berufliche Qualifikation* (S. 88–144). München: Zeitzeichen.

Fisher, B., Bhavnani, V., & Winfield, M. (2009). How patients use access to their full health record: a qualitative study of patients in general practice. *Journal of the Royal Society of Medicine*, 102(12),539–544.

Freidson, E. (2001). *Professionalism. The Third Logic*. Chicago: University of Chicago Press.

Geissler, B. (2013). Professionalisierung und Profession. Zum Wandel klientenbezogener Berufe im Übergang zur post-industriellen Gesellschaft. *Die Hochschule*, 1, 19–32.

Gerlach, A., & Bollinger, H. (2017). *Patientenautonomie. Zur Bedeutung einer persönlichen elektronischen Patientenakte für das Arzt-Patient-Verhältnis*. Unveröffentlichtes Arbeitspapier. Fulda.

Hartmann, H. (1972). Arbeit, Beruf, Profession. In T. Luckmann, & W. M. Sprondel (Hrsg.). *Berufssoziologie* (S. 36–52). Köln: Pahl-Rugenstein.

Hartmann, H., & Hartmann, M. (1982). Vom Elend der Experten: Zwischen Anerkennung und De-Professionalisierung. *Kölner Zeitschrift für Soziologie und Sozialpsychologie*, 34(2), 193–223.

Kaplan, M. (2006). *Wortbericht Deutscher Ärztetag 2006* (S. 114–115). http://www.bundesaerztekammer.de/arzt2006/media/Wortbericht_2006.pdf. Zugegriffen: 26.05.2017.

Kaupen-Haas, H. (1969). *Stabilität und Wandel ärztlicher Autorität. Eine Anwendung soziologischer Theorie auf die Arzt-Patient-Beziehung*. Stuttgart: Enke.

Klauber, J., Geraedts, M., Friedrich, J., & Wasem, J. (2017). *Krankenhaus-Report 2017*. München: Beck.

Kolbert-Ramm, C., & Ramm, M. (2011). *Zur Studiensituation im Fach Humanmedizin. Ergebnisse des 11. Studierendensurveys*. Konstanz: Universität Konstanz. Arbeitsgruppe Hochschulforschung. Büro für Sozialforschung.

Krampe, E.-M. (2016). Zwischenbilanz und aktuelle Entwicklungstendenzen in der Akademisierung der Pflegeberufe. In J. Pundt, & K. Kälble (Hrsg.), *Gesundheitsberufe und gesundheitsberufliche Bildungskonzepte* (S. 139–164). Bremen: Apollon University Press.

Martin, G. P., Armstrong, N., Aveling, E.-L., Herbert, G., & Dixon-Woods, M. (2015). Professionalism redundant, reshaped, or reinvigorated? Realizing the „third logic" in contemporary health care. *Journal of Health and Social Behavior*, 56(3),378–397.

Mc Kinlay, J. B., & Marceau, L. D. (2002). The end of the golden age of doctering. *International Journal of Health Services*, 32(2),379–416.

Müller, U. (1979). Verrechtlichung medizinischen Handelns. Deprofessionalisierungsprozesse im Berufsfeld Medizin. In R. Mackensen, & F. Sagebeil (Hrsg.), *Soziologische Analysen. Referate aus den Veranstaltungen der Sektionen der Deutschen Gesellschaft für Soziologie und der ad-hoc-Gruppen beim Deutschen Soziologentag*, Berlin, 17.-20. April 1979 (S. 193–195). Berlin: Campus.

Oelkers, S., & Mesletzky J. (1996). *Beruf und Familie bei Medizinerinnen und Medizinern*. Heidelberg: Springer.

Oevermann, U. (1996). Theoretische Skizze einer revidierten Theorie professionalisierten Handelns. In A. Combe, & W. Helsper (Hrsg.), *Pädagogische Professionalität. Untersuchungen zum Typus professionellen Handelns* (S. 70–182). Frankfurt/Main: Suhrkamp.

Schmöller, M. (2008). Neue Ärzte? Selbst- und Rollenverständnis niedergelassener Ärzte in Deutschland. In W. Gellner, & M. Schmöller (Hrsg.), *Neue Patienten – Neue Ärzte?* Baden-Baden: Nomos.

Stollberg, G. (2008). Informed consent and shared decision making. Ein Überblick über medizinische und sozialwissenschaftliche Literatur. *Soziale Welt*, 59, 397–411.

Unschuld, P. (1978). Professionalisierung und ihre Folgen. In H. Schipperges, E. Seidler, & P. Unschuld (Hrsg.), *Krankheit, Heilkunst, Heilung* (S. 517–556). Freiburg, München: Alber.

VG Wiesbaden (2009). Urteil vom 18. März 2009, Az. 7 K 631/08.WI.

Vogd, W. (2002). Professionalisierungsschub oder Auflösung ärztlicher Autonomie. Die Bedeutung von Evidence Based Medicine und der neuen funktionalen Eliten in der Medizin aus system- und interaktionstehoretsicher Perspektive. *Zeitschrift für Soziologie*, 31(4), 294–315.

Vogd, W. (2015). Warum die (ärztliche) Profession auch in Zukunft nicht verschwindet. Systemtheoretische Überlegungen. In J. Pundt, & K. Kälble (Hrsg.), *Gesundheitsberufe und gesundheitsberufliche Bildungskonzepte* (S. 63–81). Bremen: Apollon University Press.

Wilkesmann, M., Apitzsch, B., & Ruiner, C. (2015). Von der Deprofessionalisierung zur Reprofessionalisierung im Krankenhaus? Honorarärzte zwischen Markt, Organisation und Profession. *Soziale Welt*, 66, 327–345.

Verortungen der ärztlichen Ethik im Wettbewerb – ärztliche Handlungslogiken im ordnungspolitischen Wandel

Das berufliche Selbstverständnis von ÄrztInnen im DRG-Krankenhaus

Qualitative und quantitative Tendenzen

Sebastian Klinke

S. Klinke, M. Kadmon (Hrsg.), *Ärztliche Tätigkeit im 21. Jahrhundert - Profession oder Dienstleistung*, Springer-Lehrbuch, https://doi.org/10.1007/978-3-662-56647-3_7

Leitfragen

1. Worin besteht das bislang gültige ‚traditionelle' berufliche Selbstverständnis von KrankenhausärztInnen?
2. Welche speziellen Konflikte bestehen im DRG-Krankenhaus für ÄrztInnen[1] im Allgemeinen und für leitende ÄrztInnen im Besonderen?
3. Wieso beeinflussen sich normative Orientierungen (Soll) und ärztliche Handlungspraxis (Ist) wechselseitig?
4. Welche Veränderungstendenzen für das berufliche Selbstverständnis und die ärztliche Handlungspraxis lassen sich empirisch nachweisen?

7.1 Einleitung

Untersuchungen über das berufliche Selbstverständnis von ÄrztInnen (eine zentrale Determinante des Arzt-Patient-Verhältnisses) thematisieren direkt oder indirekt die jeweiligen normativen Einstellungen zum Versorgungsgebot, zu den sozialrechtlichen Leistungsansprüchen der GKV-Versicherten und zu einer möglichen Überformung medizinischer Handlungslogiken durch eine Stärkung des Wirtschaftlichkeitsgebotes. Neben einer solchen Abfrage normativer Einstellungen ist es jedoch notwendig, eine zweite Seite des beruflichen Selbstverständnisses zu betrachten, nämlich die berufliche Praxis: Besonders in Berufen mit einem hohen Maß an Eigenverantwortung, wie es bei ÄrztInnen der Fall ist, stehen Normen (Soll) und Praxis (Ist) in einem beständigen Spannungsverhältnis und beeinflussen sich wechselseitig. Ein zu großes Auseinanderdriften von Norm und Praxis führt zu kognitiven bzw. moralischen Dissonanzen, die mittel- bis langfristig entweder über Anpassung der Norm an Veränderungen der Praxis oder über Widerstand (Voice)[2] gegen eine normverletzende Praxis mit dem Ziel, diese in Richtung Normerhalt zu beeinflussen, reduziert werden.[3] Im Folgenden werden daher die Ergebnisse verschiedener Erhebungen zu Veränderungstendenzen des beruflichen Selbstverständnisses von ÄrztInnen im heutigen DRG-Krankenhaus vorgestellt, mit denen derartige Soll-Ist-Spannungen gemessen und im Zeitverlauf verglichen werden.

Sowohl Untersuchungen zum ärztlichen Selbstverständnis im Kontext der Einführung von Budgetierung (ab 1993) und chirurgischen Fallpauschalen (ab 1996) im Krankenhaus (Kühn und Simon 2001; Klinke 2003) als auch die im Vorfeld der DRG-Einführung im Jahr 2004[4] publizierten Einschätzungen (Simon 2000; Lauterbach und Lüngen 2000; Hoffmann 2000; Gerlinger et al. 2000) lassen für die Umstellung auf ein vollständig **prospektives[5] Krankenhausfinanzierungsystem** (effektive Deckelung der Gesamtausgaben bei

1 Die vorliegende Schreibweise von Personenbezeichnungen wird zur Adressierung beider oder mehrerer Geschlechter sowie auf (traditionelle) Geschlechtlichkeiten verweisende Identitäten verwendet.

2 Angesprochen ist hier die Studie von Hirschman, der das Verhalten von Beschäftigten in Krisenzeiten untersuchte, mit dem Ergebnis, dass sich deren Verhalten entlang der drei Kategorien Exit, Voice und Loyalty beschreiben lässt, wobei mit „Loyalty" die Anpassung an die neue Norm gemeint ist (Hirschman 1970).

3 Eine dritte Möglichkeit, Dissonanzen zu beseitigen, besteht darin, die Exit-Lösung (Arbeitsplatzwechsel) zu wählen, wird jedoch nicht näher betrachtet, da dies zwar eine Rolle im Kontext Ärztemangel spielt, aber nicht für das Thema dieses Beitrags.

4 Die DRGs wurden im Rahmen einer mehrfach verlängerten sog. Konvergenzphase von 2004–2009 eingeführt. Nach Abschluss der Konvergenzphase sollte die Budgetierung der Gesamterlöse eines Krankenhauses abgeschafft werden, dies ist bis heute nicht geschehen.

5 Als ‚prospektiv' bezeichnet man ein Vergütungssystem, das Erlöse unabhängig von den realen Kosten definiert, sodass sowohl Gewinne als auch Verluste entstehen können. Dies kann sich sowohl auf den maximal möglichen Gesamterlös (Budgetierung bzw. Deckelung der Gesamterlöse) als auch auf einzelfallbezogene Erlöse (DRGs bzw. Fallpauschalen) beziehen. Vor der Einführung von Budgetierung und DRG-Fallpauschalen galt in der Bundesrepublik ein ‚retrospektives' Krankenhausfinanzierungssystem, d. h. die Krankenhäuser konnten erwarten, dass die jeweils tatsächlich verursachten Kosten von den Krankenkassen gedeckt werden (Kostendeckungsprinzip).

gleichzeitiger einzelfallbezogener Pauschalierung der Erlöse) sowohl spezifische Effekte organisationaler als auch handlungspraktischer Art für die Beschäftigten im Krankenhaus allgemein und für die ärztliche Tätigkeit im Besonderen erwarten. Diese von Experten geäußerten Befürchtungen und empirisch bereits teilweise erhärteten Hypothesen bezüglich des Einflusses von Diagnosis Related Groups (DRGs) und Budgetierung auf das berufliche Selbstverständnis von ÄrztInnen werden im Folgenden aufgegriffen und anhand der umfangreichen Daten des **WAMP-Projekts**[6] und neuerer Untersuchungen (Bräutigam et al. 2014; Wehkamp 2016; Wilkesmann 2016) auf ihre Gültigkeit überprüft.

Die meisten der für diesen Beitrag relevanten Fragen zum beruflichen Selbstverständnis werden zweifach gestellt: als Frage nach normativen Einstellungen (Soll) und als Frage nach der realen Praxis der Versorgungsentscheidungen (Ist). Die Fragen nach der Praxis von Versorgungsentscheidungen werden auf die normativen Einstellungen rückbezogen, weil sich im praktischen Handeln die übergeordneten Normen und Deutungen des beruflichen Selbstverständnisses reflektieren, die die ärztliche Praxis präformieren: Die konkrete Versorgungsentscheidung im Einzelfall findet immer im Rahmen von überindividuellen, mit dem beruflichen Selbstverständnis verknüpften handlungsleitenden Normen und Deutungen statt (vgl. Vogd 2004; ► Kap. 4). Insofern knüpfen die hier präsentierten Ergebnisse auf der Mikroebene der Leistungserbringung an Befunde der Analysen auf der gesundheitspolitischen Makroebene (Gesetzgebung) an, indem überprüft wird, inwieweit sich die dort verorteten Konflikte zwischen Versorgungsgebot und Wirtschaftlichkeitsprinzip (Braun et al. 2010) auf das Spannungsverhältnis zwischen traditionellen medizinischen Handlungsimperativen und betriebswirtschaftlichen Kalkülen durch die Einführung der DRGs und der mit ihnen transportierten Anreize und Deutungen auswirken.

Zu berücksichtigen ist, dass die Vorstellung von dem, wie man gerne handeln möchte (Soll) immer in einem gewissen Spannungsverhältnis zur eigenen Handlungspraxis (Ist) steht (s. o.). Je größer dieser Konflikt – also die Differenz zwischen dem, wie man sich als Arzt[7] oder Pflegekraft verhalten möchte, und dem, wie man sich konkret verhält –, desto mehr muss davon ausgegangen werden, dass neue Rahmungen und Deutungen die alten und grundsätzlich immer noch als gültig angesehenen Handlungsnormen (Soll) in Frage stellen. Somit kann diese Gegenüberstellung von Soll und Ist einen normativen bzw. ordnungspolitischen Wandel auf der Mikroebene der Implementation sichtbar werden lassen (Klinke 2005b), bevor neue Deutungen und normative Leitbilder die alten als herrschend ersetzt haben: Der befragte Arzt wünscht sich zwar noch einen Zustand ex ante bzw. betrachtet die Norm noch als im Prinzip gültig (Soll), inkludiert aber bereits andere Handlungsmaximen in seine Praxis (Ist).

Inhaltlich liegt der Fokus in diesem Beitrag auf dem Spannungsverhältnis, das zwischen dem Anreiz, möglichst wenig Ressourcen zu verbrauchen bzw. möglichst hohe Erlöse zu generieren, und der Handlungsnorm, alle medizinisch notwendigen Leistungen für den Patienten erbringen zu wollen, besteht. Dieser Anreiz entsteht durch Deckelung der Gesamtausgaben (Budgetierung) und Pauschalierung des Einzelfalls (DRG-Entgeltsystem), auf die die Krankenhäuser

6 Das Projekt ‚Wandel von Medizin und Pflege im DRG-System' wurde vom Wissenschaftszentrum Berlin für Sozialforschung und dem Zentrum für Sozialpolitik der Universität Bremen durchgeführt und von der Hans-Böckler-Stiftung, ver.di, der Gmünder Ersatzkasse (GEK), der Robert Bosch Stiftung und der LÄK Hessen gefördert bzw. unterstützt. Als Wissenschaftler waren Bernard Braun, Petra Buhr, Sebastian Klinke, Hagen Kühn, Rolf Müller und Rolf Rosenbrock an der Durchführung des Projekts beteiligt. In dem Projekt wurden mehrmalige standardisierte Befragungen von ÄrztInnen, Pflegekräften und PatientInnen sowie qualitative Fallstudien in ausgewählten Krankenhäusern durchgeführt (ein Überblick findet sich unter: www.wamp-drg.de).

7 Aus Gründen der besseren Lesbarkeit wird in diesem Kapitel teilweise das generische Maskulinum verwendet. Dieses impliziert natürlich immer auch die weibliche Form.

mit organisationalen Anpassungen, durch Übernahme betriebswirtschaftlicher Steuerungstechniken im Rahmen von **New Public Management (NPM)**, reagiert haben. Der traditionellen medizinischen Handlungsnorm steht seitdem eine betriebswirtschaftliche Logik gegenüber, deren Beachtung in der Behandlungsentscheidung erwartet wird. Unter diesen Anreizbedingungen ist eine Versorgung auf qualitativ hohem Niveau ohne von der traditionellen Handlungsnorm motivierte ÄrztInnen unwahrscheinlich.

Deshalb ist es wichtig zu untersuchen, ob und wie sich derzeit Handlungsorientierungen von ÄrztInnen verändern. Marktförmige Anreize und deren negative Auswirkungen auf Verteilung und Qualität müssen erfahrungsgemäß durch nachträgliche umfangreiche Regulation (Kontrollorgane) kompensierend aufgefangen werden (vgl. Reimon und Felber 2003). Für den medizinischen Bereich erscheint eine technische Regulation des Problems durch Aufbau einer umfangreichen Qualitätssicherung nur bedingt erfolgversprechend, da sich weite Teile medizinischer Entscheidungsfindung und Handlung einer Kontrolle entziehen und das Vertrauen des Patienten in seinen Arzt als Anwalt seiner Interessen daher nicht zu ersetzen ist (vgl. Kühn 2002, 2005; ► Kap. 8). Der Patient möchte ÄrztInnen, die ihn als Individuum betrachten, und von denen er erwarten kann, dass diese im Konfliktfall seine medizinischen Interessen über die wirtschaftlichen Interessen des Hauses stellen (► Kap. 8). Durch die Verlagerung des Morbiditätsrisikos auf die Leistungserbringer wird der Arzt im Krankenhaus jedoch auch „zum Agenten der Distribution knapper medizinischer Güter gemacht“ (Borgetto 2006, S. 235), d. h. nicht nur faktisch knappe Güter, wie z. B. Organe, werden rationiert, sondern potenziell jede medizinsiche Handlung wird unter betriebswirtschaftlichem Vorbehalt erbracht.

Eine solche „ökonomische Überformung der medizinischen Handlungsrationalität“ führt für den behandelnden Arzt zu einem „Intrarollenkonflikt“, der eine Benachteiligung derjenigen Patientengruppen vermuten lässt, die ihre Versorgungsbedarfe nicht oder nur unzureichend durchsetzen können, wie z. B. bildungsfernere und ältere PatientInnen (Borgetto 2006, S. 235). Dieser Intrarollenkonflikt führt zu einer „**moralischen Dissonanz**“ (Kühn 2006; vgl. ► Kap. 8), die für den professionell Tätigen nur schwer zu ertragen ist. Kühn spricht in diesem Zusammenhang von quälendem psychischen Unbehagen, das lange anhält und tief an das Selbstbewusstsein der betroffenen Individuen rühren kann. Dieser Konflikt berührt nach Kühn die gesamte Arzt-Patient-Beziehung und – da die Beziehung das Handeln bestimmt – tendenziell auch das medizinische Handeln. Darüber hinaus bestehe die Tendenz, das moralische Dissonanzerlebnis möglichst umgehend wieder zu harmonisieren. Die individuellen Strategien können dabei verschiedenster und gegensätzlichster Art sein. Einerseits kann die Strategie in einem Festhalten an der traditionellen moralischen Orientierung bestehen, entweder um eine andere Praxis durchzusetzen (Voice) oder um durch einen Tätigkeits- oder Berufswechsel (Exit-Option) den Konflikt aufzulösen. Andererseits – und dies ist häufig der dominante, weil einfachere Weg – kann die Strategie in der „Verinnerlichung des Gesollten und seine[r] psychische[n] Rationalisierung zum Gewollten“ (Kühn 2006) bestehen – sprich in einer Anpassung der Handlungsnorm an die Handlungspraxis (Loyalty).

In der zum Zeitpunkt der Befragungen bestehenden Umbruchphase ist davon auszugehen, dass die Mehrheit der betroffenen ÄrztInnen „eher nach Kompromissen sucht, nicht nur im Handeln, sondern bereits schon in der Problemwahrnehmung“ (Kühn 2006; vgl. auch Kühn 2005, 2004, 2003, 2002; Kühn und Klinke 2007). Die zu überprüfenden Hypothesen lauten demnach:

- Eine Überformung der traditionellen medizinischen Handlungsnorm durch betriebswirtschaftliche Handlungskalküle ist zu erwarten.
- Dadurch entsteht ein spezifisches Spannungsverhältnis zwischen dem Anreiz zu erlösorientiertem Verhalten und der Handlungsnorm, alle medizinisch und pflegerisch notwendigen Leistungen für den Patienten erbringen zu wollen.
- Der Anreiz zur Inklusion betriebswirtschaftlicher Handlungskalküle entsteht durch die Deckelung der Gesamtausgaben

(Budgetierung) und die Pauschalierung des Einzelfalls (DRG-Entgeltsystem).
- Unter diesen Anreizbedingungen (Wahrnehmung von vermutetem oder auch explizitem Kostendruck) wird eine Versorgung auf qualitativ hohem Niveau ohne einen klaren Vorrang medizinischer vor ökonomisierten[8] Handlungsnormen unwahrscheinlich.
- Da Handlungsnormen sich nicht ad hoc wandeln, ist es notwendig, im Zeitverlauf zu untersuchen, ob und wie sich Handlungsorientierungen (berufliches Selbstverständnis) und medizinische Praxis von ÄrztInnen verändern.

Überprüfen lassen sich die genannten Hypothesen anhand von Soll-Ist-Vergleichen, wobei beide Kategorien anhand von multiplen Frage-Items operationalisiert und über Pretest-Verfahren (Fokusgruppen- und Fragebogen-Pretest) abgesichert wurden. Die Vorstellungen von dem, wie man gerne handeln möchte (Soll), stehen handlungspraktisch – wie bereits ausgeführt (s. o.) – immer in einem gewissen Spannungsverhältnis zur eigenen Handlungspraxis (Ist), weshalb vor allem im Zeitvergleich Veränderungen im Ausmaß einer „moralischen Dissonanz" (Kühn 2003, S. 18; vgl. ► Kap. 8) bzw. von wachsenden Spannungen zwischen Anspruch an das eigene Handeln und tatsächlicher Handlung gemessen werden können.

Durch die Budgetierung und die bisherigen Anpassungsmaßnahmen der Krankenhausleitungen zur Sicherung der Wirtschaftlichkeit unter DRG-Bedingungen wurde bei ÄrztInnen ein Bewusstsein dafür geschaffen, dass ein Krankenhaus ein Wirtschaftsbetrieb ist, dass tendenziell gespart werden muss und ÄrztInnen neben medizinischen auch ökonomische Aspekte bei ihren Entscheidungen berücksichtigen müssen.[9] Wobei anzumerken ist, dass rein betriebswirtschaftlich betrachtet Konflikte zwischen Versorgungsentscheidungen und Entgeltsituation kalkulatorisch eigentlich nur bei einer Minderheit von PatientInnen auftreten, es sei denn, die Mehrzahl der DRGs sind zu knapp kalkuliert, und/ oder die Basisfallwerte sind insgesamt nicht kostendeckend. Wenn jedoch nicht genügend einzelfallbezogene Informationen vorliegen, um derart rational kalkulierend Versorgungsentscheidungen überhaupt treffen zu können, ist damit zu rechnen, dass erlös- oder kostenorientierte Handlungsweisen anderen, weniger stark formalisierten Logiken gehorchen. Es geht daher eher um die Frage, wie ÄrztInnen vor dem Hintergrund ihres beruflichen Selbstverständnisses Situationen bewerten, in denen sie z. B. vor der Entscheidung stehen, dem Patienten wirksame Leistungen vorzuenthalten (Unterversorgung) oder aber den (schätzungsweise vermuteten) finanziellen Nachteil für ihre Abteilung, ihr Haus und mittelbar für ihren Arbeitsplatz in Kauf zu nehmen bzw. entsprechenden Handlungserwartungen vorgesetzter ÄrztInnen und Geschäftsführungen zu widerhandeln. Wobei natürlich die gleiche betriebswirtschaftliche Logik auch medizinisch nicht oder kaum indizierte Behandlungen zur Erlössteigerung begünstigen kann (Über- und Fehlversorgung).

Es folgt nun die Darstellung der empirischen Ergebnisse aus den Untersuchungen des WAMP-Projekts zu Soll-Einstellungen und ärztlicher Handlungspraxis (Ist). Zuerst wird auf Veränderungen der Soll-Einstellungen eingegangen.

8 Der Begriff der Ökonomisierung beruht maßgeblich auf den Arbeiten von Kühn (vgl. ► Kap. 8) und meint eine Verkehrung der Zweck-Mittel-Verhältnisse: Während volkswirtschaftlich betrachtet die Ökonomie Mittel bereitstellt, effektiv und effizient gesellschaftliche Zwecke zu befriedigen, wie z. B. die bedarfsdeckende Versorgung mit Gesundheitsleistungen, sind im ökonomisierten Krankenhaus die erbrachten Gesundheitsleistungen Mittel, um betriebswirtschaftliche Zwecke zu verfolgen. Das eine schließt das andere nicht aus, aber anhand dieser Unterscheidung lässt sich theoretisch fassen und empirisch untersuchen, welche Handlungsorientierung sich handlungspraktisch als tendenziell dominant erweist.

9 Diese und alle weiteren Aussagen beruhen primär auf umfangreichen Untersuchungen im Zeitraum der DRG-Einführung aus den Jahren 2003–2010, die im Rahmen des WAMP-Projekts durchgeführt wurden. In den Publikationen finden sich Darstellungen zu Studiendesign, Methoden, Repräsentanz der Befragungen und Dokumentationen des Datenmaterials (vgl. Klinke und Müller 2008; Klinke 2008, 2010; Braun et al. 2010).

7.2 Einstellungen der ÄrztInnen zum Thema Versorgungsgebot versus Wirtschaftlichkeitsprinzip – Soll

Die Auswertung der qualitativen Fallstudien ergibt, dass ein grundsätzlicher Primat der Medizin vor der Ökonomie auf Ebene der ärztlichen AbteilungsleiterInnen (ChefärztInnen) tendenziell in Frage gestellt wird. Oberstes Kriterium müsse nach Meinung dieser leitenden ÄrztInnen das Wohl des Hauses bzw. der Abteilung sein:

B: Wir müssen uns wirtschaftlich hier etablieren und müssen wirtschaftlich bestehen. Und wenn wir das nicht tun, dann sind unsere ***alle*** *Arbeitsplätze gefährdet. Dann wird es dieses Krankenhaus bald nicht mehr geben. Und um dem vorzubeugen, sind wir diesen wirtschaftlichen Zwängen unterworfen, und wir* ***werden*** *uns ihnen auch unterwerfen. Das heißt im Endeffekt, wirtschaftliche Gesichtspunkte stehen in* ***allen*** *Entscheidungen ganz oben. (CA HNO, W1, 182)*[10]

B: Je mehr die Chefärzte in die Verantwortung genommen werden von Seiten der Verwaltung, umso mehr, wie soll ich das ausdrücken, umso mehr machen die Chefärzte einen unspezifischen Druck. Unspezifisch größtenteils deshalb, das ist meine Erfahrung, tut mir leid, wenn ich das sage, aber es wird ja anonymisiert, weil die meisten Chef…, oder die Chefärzte, die ich kenne, meiner Meinung nach gar nicht wissen, was das DRG-System ist und will. (OA Innere, W1, 18–19)

- **„Aus Kostengründen muss man Patienten effektive Leistungen vorenthalten"**

In den repräsentativen quantitativen Befragungen wurden die ÄrztInnen gebeten, den Satz: „Aus Kostengründen muss man Patienten effektive Leistungen vorenthalten" zu bewerten (■ Abb. 7.1; Zahlen aus dem WAMP-Projekt, unveröffentlicht). Gefragt wird also nach der Bereitschaft, PatientInnen medizinisch notwendige Leistungen aus Kostengründen vorzuenthalten, was im Falle einer Zustimmung Rationierung aus Kostengründen für legitim erklärt. Ohne Einschränkung als „falsch" lehnen 62 (+5/+6)[11] % der ÄrztInnen diese Aussage ab. 28 (-2/-2) % halten sie zumindest für „bedenklich und problematisch". Nur 2 (-1/-2) % der ÄrztInnen finden sie ohne Abstriche „richtig" und 8 (-2/-2) % bewerten sie mit „eingeschränkt richtig", d. h. 10 (-3/-4) % stimmen also – zumindest abgestuft – der Rationierung aus Rentabilitätserwägungen zu. Unter DRG-Bedingungen hat die Zustimmung zu Rationierung tendenziell abgenommen, was man entweder als Abwehrhaltung gegenüber einem zunehmenden Einfluss nichtmedizinischer Handlungskalküle oder aber als Folge einer Abnahme von Rationierungsdruck interpretieren kann. Welche Interpretation eher wahrscheinlich ist, wird später anhand der IST-Vergleiche deutlich.

10 Diese und alle weiteren zitierten Interviewpassagen (sofern nicht anders angegeben) beruhen auf umfangreichen qualitativen Fallstudien, die in zwei Wellen im Zeitraum der DRG-Einführung in den Jahren 2004 und 2007 im Rahmen des WAMP-Projekts durchgeführt wurden. In Publikationen des WAMP-Projekts finden sich Darstellungen zu Studiendesign und Methoden der Befragungen und Dokumentationen der Transkripte (vgl. Buhr und Klinke 2006a, b; Braun et al. 2010). Die in den zitierten Passagen verwendeten Kürzel ‚B' und ‚I' beziehen sich auf die jeweiligen Sprecher, so meint ‚B' die Befragte/den Befragten, während ‚I' den jeweiligen Interviewer/die jeweilige Interviewerin bezeichnet. Am Ende stehen in Klammern jeweils Kürzel zu Funktion und Status des/der Befragten (AA = Assistenzärzt/-ärztin, ÄD = Ärztlicher Direktor/Ärztliche Direktorin, CA = Chefarzt/Chefärztin, OA = Oberarzt/Oberärztin, KL = kaufmännische Leitung, LT Finanzen = Leitung Finanzen), danach folgt das Kürzel für das jeweilige Fachgebiet – hier z. B. HNO = Hals-Nasen-Ohren, die Angabe der Befragungswelle (W1 = 2004/2005 oder W2 = 2007) sowie die Absatznummer(n) im Transkript.

11 Insgesamt wurden drei Befragungswellen (2007 / 2005 / 2004) durchgeführt. Der erste Wert (vor der Klammer) steht für den Prozentwert der jüngsten (dritten) Befragung aus 2007, während in Klammern die gegenüber dieser Befragung gemessenen Veränderungswerte (in Prozentpunkten) der mittleren (zweiten) aus 2005 und der ältesten (ersten) Befragung aus 2004 stehen; bspw. heißt 50 (+4/-2): 50 % in 2007, 46 % in 2005 und 52 % in 2004.

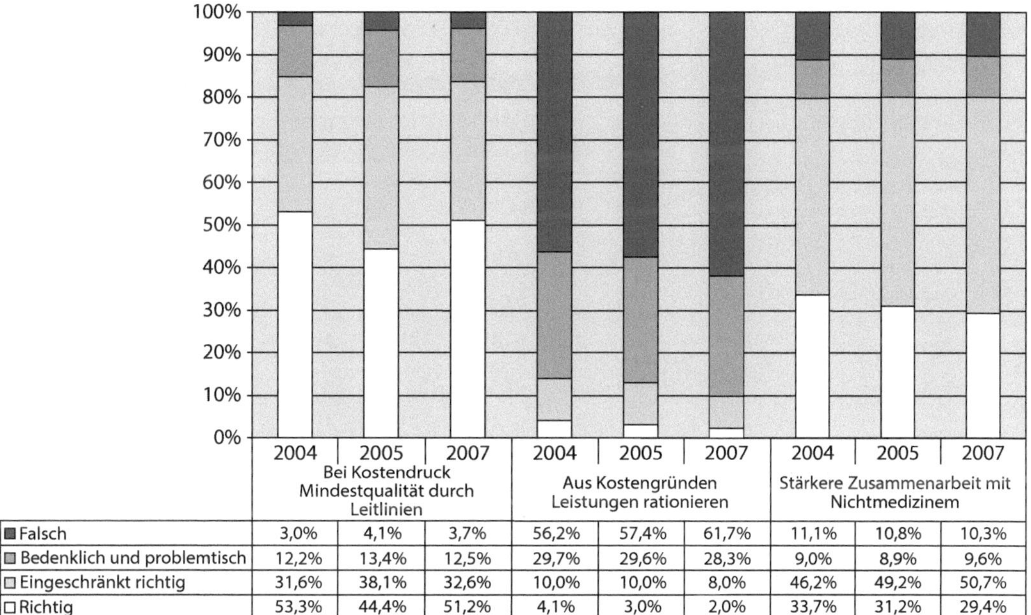

	Bei Kostendruck Mindestqualität durch Leitlinien			Aus Kostengründen Leistungen rationieren			Stärkere Zusammenarbeit mit Nichtmedizinem		
	2004	2005	2007	2004	2005	2007	2004	2005	2007
■ Falsch	3,0%	4,1%	3,7%	56,2%	57,4%	61,7%	11,1%	10,8%	10,3%
■ Bedenklich und problemtisch	12,2%	13,4%	12,5%	29,7%	29,6%	28,3%	9,0%	8,9%	9,6%
□ Eingeschränkt richtig	31,6%	38,1%	32,6%	10,0%	10,0%	8,0%	46,2%	49,2%	50,7%
□ Richtig	53,3%	44,4%	51,2%	4,1%	3,0%	2,0%	33,7%	31,2%	29,4%

Abb. 7.1 Soll – Einstellungen von KrankenhausärztInnen zur Rationierung effektiver Leistungen

Die Ergebnisse einer Regressionsanalyse dieser Antworten (Tab. 7.1; Zahlen aus dem WAMP-Projekt, unveröffentlicht) lassen den Schluss zu, dass ÄrztInnen eine Rationierung aus wirtschaftlichen Gründen tendenziell umso weniger kategorisch ablehnen, je höher ihr beruflicher Status ist (ChefärztInnen +5 Prozentpunkte), sofern sie Männer sind (+5 Prozentpunkte), nicht mit Kindern arbeiten (+6 Prozentpunkte) und je unzufriedener sie mit ihrer Berufswahl sind (+4 Prozentpunkte). Als mögliche Erklärung dient folgende berufs- und organisationssoziologische Annahme: Je höher der berufliche Status eines Krankenhausarztes ist, desto mehr Jahre hat er im Schnitt in der Organisation verbracht und sich tendenziell mehr ihren Normen angepasst, da er seinen Lebensweg mit dem der Institution über die Jahre immer stärker verknüpft hat. Auch darf man annehmen, dass der persönliche Kontakt zu den individuellen PatientInnen mit jeder Hierarchiestufe zunehmend geringer wird. Es kann unterstellt werden, dass die Bereitschaft, für den Patienten Verantwortung zu übernehmen, mit wachsender Distanz zu ihm abnimmt, während die Identifikation mit den Funktionslogiken und Erfordernissen der Organisation an Bedeutung tendenziell zunimmt. Unter DRG-Bedingungen (im Jahr 2007) ist der Effekt hinzugekommen, dass ÄrztInnen, die ihr Arbeitspensum nicht schaffen, signifikant häufiger Rationierung befürworten (+4 Prozentpunkte).

Auch die Verteilung von Befürwortung und Ablehnung der Rationierung je nach Fachgebiet unterstreicht die Bedeutung von Distanz zur Person des Patienten für das berufliche Selbstverständnis: Unter den Anästhesiologen (2004: +7 Prozentpunkte)[12] ist die Zustimmung zu Rationierung im Schnitt höher als bei Internisten. KinderärztInnen lehnen demgegenüber die Vorenthaltung effektiver Leistungen weitaus stärker ab. Hier dürfte die Art der Nähe zum Patienten eine Rolle spielen: Je mehr der Patient Objekt der Behandlung ist (Narkose, OP), desto geringer ist möglicherweise das Verantwortungsgefühl dem

12 Leider sind die Effekte nicht in allen Wellen signifikant; interpretiert werden nur signifikante Werte, dies gilt auch für alle folgenden Regressionsanalysen.

Tab. 7.1 Aus Kostengründen Leistungen vorenthalten – Soll aus Sicht von KrankenhausärztInnen

	Gesamt (2004–2007)		Welle 1 (2004)		Welle 2 (2005)		Welle 3 (2007)	
Konstante	0,13	**	0,13	*	0,18	*	0,02	
Welle 2	-0,01							
Welle 3	-0,04	**						
Weiblich	-0,05	***	-0,07	**	-0,07	*	-0,02	
Chefarzt	0,05	*	0,08	*	0,02		0,04	
Leitender Oberarzt	0,04		0,03		0,04		0,04	
Oberarzt	0,00		-0,01		0,03		0,00	
Teilzeit	0,00		0,01		-0,01		-0,01	
Privates Krankenhaus	-0,01		0,00		-0,04		0,00	
Freigemeinnützig	-0,01		0,00		-0,07		-0,01	
Kleines Haus (< 200 Betten)	0,01		0,00		0,06		-0,02	
Großes Haus (> 1000 Betten)	-0,02		-0,03		-0,02		-0,00	
Innere	-0,02		-0,04		-0,01		-0,02	
Pädiatrie	-0,05	*	-0,01		-0,06		-0,08	*
Anästhesiologie	0,03		0,07	*	0,01		0,00	
Andere Fachabteilungen	0,00		-0,01		0,02		0,00	
Koordinierte Behandlungen	-0,00		-0,00		0,01		-0,00	
Haus schrumpft	0,01		0,02		-0,00		0,00	
Einfluss Verwaltung	0,04	*	0,04		0,05		0,04	
Einfluss Krankenkassen	0,00		0,03		-0,02		0,00	
Informationsfluss intern	-0,00		0,00		-0,01		-0,02	
Kooperation ÄrztInnen – Pflege	-0,03	**	-0,03		-0,07	*	-0,02	
Zu hohes Arbeitspensum ÄrztInnen	0,02		-0,00		0,02		0,04	*
Anteil medizinischer/ patientennaher Tätigkeit	0,09	*	0,11		0,03		0,13	*

Tab. 7.1 (Fortsetzung)

	Gesamt (2004–2007)		Welle 1 (2004)		Welle 2 (2005)	Welle 3 (2007)
Anteil administrativer Tätigkeit	0,07		0,07		0,08	0,07
Wiederwahl Arztberuf	-0,03	*	-0,05	*	-0,03	-0,01
Adj. R^2	0,02		0,03		0,03	0,01

*** Irrtumswahrscheinlichkeit < 0,1 %; ** Irrtumswahrscheinlichkeit < 1 %; * Irrtumswahrscheinlichkeit < 5 % – vgl. zur Methodik und der Merkmalsbildung Braun et al. (2010). **Konstante:** Die Konstante setzt sich zusammen aus männlich (Geschlecht), Assistenzarzt (Position), Vollzeit (Arbeitszeit), öffentliches Krankenhaus (Träger), 200–1000 Betten (Krankenhausgröße), chirurgische Fachgebiete (Fachgebiet), keine koordinierte Behandlung (koordinierte Behandlung), keine schlechte wirtschaftliche Lage (Situation des H.), kein hoher Einfluss der Verwaltung (Einfluss der V.), kein hoher Einfluss der Krankenkassen (Einfluss der K.), wenig Fallbesprechungen (Informationsfluss intern), schlechte Kooperation mit Pflege (Kooperation Ärzte – Pflege), Arbeitspensum ist zu schaffen (zu hohes Arbeitspensum Ä.), hohe Berufsunzufriedenheit (Wiederwahl Arztberuf). **Adjustiertes R-Quadrat:** Das korrigierte R-Quadrat ist ein Gütemaß der linearen Regression. Es lässt sich interpretieren als der Anteil der Varianz, der durch die unabhängigen Variablen erklärt wird. Es besteht aus dem Wert von R^2, welcher um einen bestimmten Wert erniedrigt wurde, der mit der Anzahl der eingefügten unabhängigen Variablen steigt. Daher kann das ‚adj. R^2' in manchen Fällen sogar negativ werden.

unbekannten Subjekt gegenüber und umgekehrt (Patientengespräch, konservative Medizin).

„Ärzte müssen alles tun, was gesundheitlich notwendig ist und wirtschaftliche Fragen nachrangig berücksichtigen"

Den ÄrztInnen wurde außerdem die normative Aussage (Soll) vorgelegt: „Ärzte müssen alles tun, was gesundheitlich notwendig ist und wirtschaftliche Fragen nachrangig berücksichtigen" (Abb. 7.2; Zahlen s. Braun et al. 2010, S. 147). Diese Aussage entspricht dem sozialpolitischen Ziel einer bedarfsgerechten Versorgung. Sie entspricht außerdem:

- dem beruflichen Selbstverständnis (vgl. MBO-Ä 1997; Klinke 2003, S. 112), wonach ÄrztInnen im Rahmen der Therapiefreiheit (Vogel 1994) autonom entscheiden und dabei ökonomische und gesellschaftliche Aspekte nicht beachten, sondern sich voll und ganz auf das Arzt-Patienten-Verhältnis konzentrieren können;
- der derzeit vorherrschenden Patientenerwartung (Braun und Müller 2003, 2006);
- dem sozialrechtlichen Leistungsanspruch der PatientInnen nach dem Sozialgesetzbuch (SGB V), wonach die Leistungen „ausreichend, zweckmäßig und wirtschaftlich" (§ 12,1 SGB V) sein sollen; das qualitative Leistungsniveau soll „dem allgemein anerkannten Stand der medizinischen Erkenntnisse" entsprechen „und den medizinischen Fortschritt berücksichtigen" (§ 2, 1 SGB V); es soll also das wissenschaftlich Mögliche angestrebt, jedoch „das Maß des Notwendigen" nicht überschritten werden (VdAK 2007).

Das bestmögliche Versorgungsniveau soll also mit möglichst geringem Ressourceneinsatz erreicht und die PatientInnen von überflüssigen und schädlichen Leistungen verschont werden.[13] Die im SGB V kodifizierte

13 Die Gesundheitsreformen der vergangenen Jahre haben zu zahlreichen Einfügungen in das SGB V geführt, die erkennen lassen, dass der Gesetzgeber bemüht ist, diese Leistungsansprüche der Versicherten in Richtung eines Abwägungsgebots zwischen Kosten und Nutzen medizinischer Leistungen für die Leistungserbringer und Kostenträger umzudeuten (Klinke 2005a).

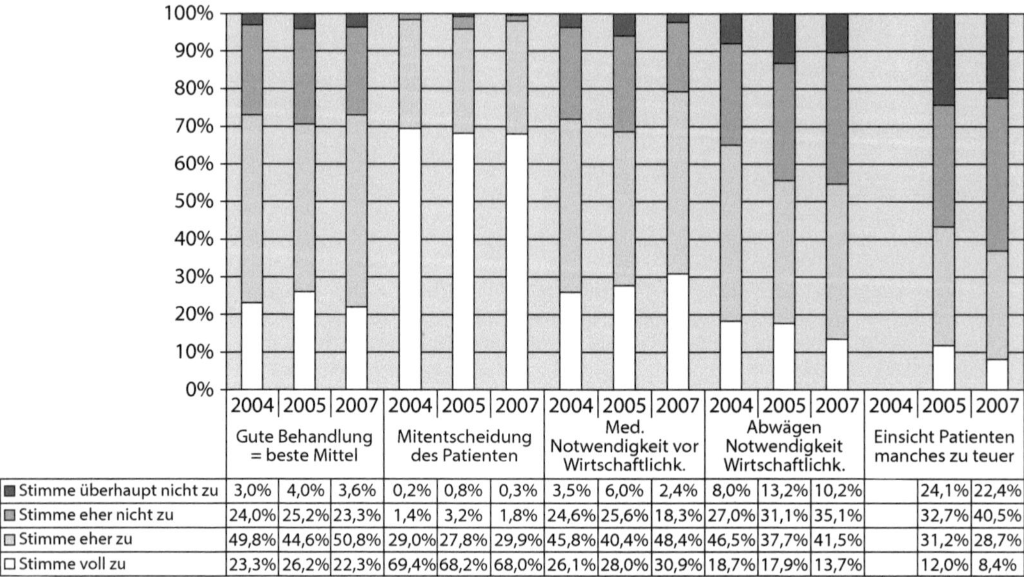

	Gute Behandlung = beste Mittel 2004	2005	2007	Mitentscheidung des Patienten 2004	2005	2007	Med. Notwendigkeit vor Wirtschaftlichk. 2004	2005	2007	Abwägen Notwendigkeit Wirtschaftlichk. 2004	2005	2007	Einsicht Patienten manches zu teuer 2004	2005	2007
Stimme überhaupt nicht zu	3,0%	4,0%	3,6%	0,2%	0,8%	0,3%	3,5%	6,0%	2,4%	8,0%	13,2%	10,2%		24,1%	22,4%
Stimme eher nicht zu	24,0%	25,2%	23,3%	1,4%	3,2%	1,8%	24,6%	25,6%	18,3%	27,0%	31,1%	35,1%		32,7%	40,5%
Stimme eher zu	49,8%	44,6%	50,8%	29,0%	27,8%	29,9%	45,8%	40,4%	48,4%	46,5%	37,7%	41,5%		31,2%	28,7%
Stimme voll zu	23,3%	26,2%	22,3%	69,4%	68,2%	68,0%	26,1%	28,0%	30,9%	18,7%	17,9%	13,7%		12,0%	8,4%

Abb. 7.2 Soll – Einstellungen von KrankenhausärztInnen zum Versorgungsgebot

Wirtschaftlichkeit[14] kann als Ergänzung der eigentlichen Ziele aufgefasst werden. Sie steht in einem untergeordneten Verhältnis zum primären Ziel der **bedarfsgerechten Versorgung**, nämlich dem Primat des medizinisch Notwendigen. Das Wirtschaftlichkeitsgebot ist jedoch im Zuge der Reformgesetzgebung durch das Gebot der Beitragssatzstabilität ergänzt und konkretisiert worden (Klinke 2003). Obwohl der Grundsatz der **Beitragssatzstabilität** (§ 141 Abs. 2 Satz 2 SGB V) als „Abwägungsgebot" (Bieback 1993, S. 205) formuliert wurde, dem vor allem der Grundsatz der ausreichenden, zweckmäßigen und wirtschaftlichen Versorgung (§§ 2, 12, 70 SGB V, 17 Abs. 1 KHG) gegenübersteht, besteht dennoch die Gefahr, dass „die Aufsicht[15] die eigene Abwägungskompetenz der Vertragspartner nicht hinreichend beachtet und sich nicht auf die Einhaltung bestimmter Argumentations- und Begründungspflichten beschränkt" (Bieback 1993, S. 205). Speziell die Einführung

14 Der den Normen des SGB V implizite Begriff von Wirtschaftlichkeit kann als „material rational" (Weber 1964, S. 60) gekennzeichnet werden, d. h. ökonomisches Handeln orientiert sich an einem ethisch definierten, politisch gesetzten oder vertraglich vereinbarten qualitativen Ziel, wie z. B. dem Ziel der Steigerung der Wohlfahrt aller Bürger. Im Unterschied dazu sind monetär definierte Ziele (Einhaltung eines Budgets oder einer Pauschale, Gewinn usw.), wie sie im Zuge der Gesundheitsreformen Eingang in das SGB V gefunden haben, „formal rational" im Sinne einer „Rechenhaftigkeit", deren Ideal die Reduzierung aller Qualitäten auf Geld ist (Weber 1964, S. 60) und damit eine Abwägung machbar und sinnvoll erscheinen lassen. Auch wenn bisher Gerichte im Zweifelsfall einen Primat des Versorgungsgebots vor dem Wirtschaftlichkeitsprinzip bestätigen, bleibt abzuwarten, ab wann die Einfügungen durch weitere Reformen einen Umfang erreicht haben, den Gerichte dann als Normwandel in Richtung eines Abwägungsgebots interpretieren. Ein solches Abwägungsgebot würde dann einem Vorrang formal rationaler Wirtschaftlichkeit vor Bedarfs- und Versorgungsprinzip zur Durchsetzung verhelfen.

15 „Aufsicht" meint die Kontroll- und Eingriffsbefugnisse („staatliche Ersatzvornahme", Bieback 1993: S. 205) des Bundesgesundheitsministerium (BMG) und der entsprechenden Landesbehörden gegenüber der Selbstverwaltung (hier: Deutsche Krankenhausgesellschaft und gesetzliche Krankenkassen).

der „**harten Budgetierung**“[16] führte zu einer Abkehr vom bis dato gültigen Bedarfsprinzip im Gesundheitswesen, hin zu einem (zumindest impliziten) Primat der Beitragssatzstabilität als Notwendigkeit volkswirtschaftlicher Erfordernisse.[17]

Der Aussage, es müsse alles medizinisch Notwendige getan und wirtschaftliche Fragen nachrangig berücksichtigt werden, stimmen 2007 31 % (+3/+5) „voll“ zu. 48 % (+8/+2) stimmen „eher“ zu, was insgesamt immerhin 79 % (+11/+7) Zustimmung bedeutet (◘ Abb. 7.2). Vergleicht man jedoch diese Werte mit der Frage nach der Rationierungsbereitschaft (◘ Abb. 7.1), die spiegelbildlich identisch ist, wird die entschiedene Ablehnung von Rationierung statt von 62 %, hier also nur von 31 % der KrankenhausärztInnen vertreten.

Umgekehrt wird bei der Frage nach einem Primat medizinischer Notwendigkeit vor Wirtschaftlichkeitserwägungen von ÄrztInnen eine relativierende Zustimmung weit häufiger geäußert, als bei der Rationierungsfrage (48 % gegenüber 28 %; vgl. ◘ Abb. 7.2 und ◘ Abb. 7.1), was auf eine starke normative Unsicherheit hinsichtlich der Legitimität von Rationierungsentscheidungen schließen lässt. Es fällt auf, dass der Anteil relativierender, abgeschwächter bzw. normativ unklarer Antwortmöglichkeiten („eingeschränkt richtig“, „eher falsch“, „problematisch“ usw.) ungewöhnlich hoch ist, wenn Entscheidungen zwischen Versorgungsanspruch und betriebswirtschaftlichem Vorteilskalkül angesprochen werden. Im Wellenvergleich fallen zwei Dinge auf: Einerseits nimmt die Ablehnung von Rationierung zu, andererseits bleibt der Anteil unsicherer Antworten entweder gleich hoch oder wächst sogar. Dies deutet auf eine Situation hin, in der die herkömmlichen Normen in Frage stehen, aber alternative Deutungen noch keine vollständige Gültigkeit erlangt haben bzw. man unsicher ist, ob man sich zu ihnen bekennen soll. Unsicherheit in Fragen, die das berufliche Selbstverständnis berühren und alltäglich immer wieder auftauchen, dürften ein belastender Faktor und somit auch ein Grund für die Antworten zur Arbeitsunzufriedenheit sein: Nur 28 % der befragten ÄrztInnen geben in 2007 (+2/-1) an, sicherlich den Beruf wieder wählen zu wollen. Mehr als ein Drittel meint „eher ja“, dies tun zu wollen. Ein überraschend hoher Anteil von über einem Viertel der befragten ÄrztInnen gibt an, den Arztberuf „eher nicht“ wieder wählen zu wollen. Als Warnsignal darf sicherlich der Anteil von ca. 10 % der ÄrztInnen gesehen werden, die meinen, ihren Beruf „sicher nicht“ noch einmal zu wählen, stünden sie jetzt vor dieser Entscheidung.

Vor dem Hintergrund der derzeit gesundheitspolitisch vorherrschenden **Knappheitsthese**[18] ist es bemerkenswert, dass auf der normativen Ebene der Meinungsäußerung (vgl. „Aus Kostengründen Leistungen rationieren“ in ◘ Abb. 7.1 und „Medizinische Notwendigkeit vor Wirtschaftlichkeit“ in ◘ Abb. 7.2) weiterhin eine Mehrheit zwischen 90 (+3/+4) % und 79 (+11/+7) % der befragten ÄrztInnen die ‚traditionellen‘ Werte teilt. Dies konnte nicht

16 Der Begriff „harte Budgetierung" bezeichnet die verbindliche Festschreibung bestimmter Ausgabengrößen ohne oder mit nur geringem Spielraum für Ausnahmeregelungen (Bieback 1993, S. 205), während mit dem Begriff „weiche Budgetierung" die Bestimmung von Ausgabenzielgrößen gemeint ist, für deren Überschreitung mehr oder weniger zahlreiche Ausnahmeregelungen existieren.

17 Heinz Rothgang hat in diesem Zusammenhang in Bezug auf die Einführung der Pflegeversicherung die Formulierung „vom Bedarfs- zum Budgetprinzip" entwickelt (Rothgang 1996). Diese Hypothese kann mittelbar in den Kontext der von anderen Autoren allgemeiner gefassten These einer „Ökonomisierung der Politik" gestellt werden (Blanke und Kania 1996).

18 Nachdem sich der von Heiner Geißler 1974 geprägte Terminus „Kostenexplosion" zur Beschreibung der Ausgabensteigerungen im Gesundheitswesen in weiten Kreisen der Politik durchgesetzt hat (Bontrop 1999, S. 84f.), ist sich die Mehrheit der gesundheitspolitischen Akteure darin einig, als Grundlage und Ziel künftiger Gesundheitspolitiken eine einnahmeorientierte Ausgabensteuerung verfolgen zu wollen. Als Legitimation dient in Folge häufig die Annahme von theoretisch tendenziell unendlichen medizinischen Bedarfen, die Formen von Rationierung bzw. Priorisierung unabwendbar und damit notwendig und vernünftig erscheinen lässt.

unbedingt erwartet werden. Andererseits deuten die hohen Anteile eingeschränkter Zustimmung von 51 (+6/+1) % und 48 (+8/+2) % der ÄrztInnen auf einen Erosionsprozess hin.

Wenn die Befragten den Satz „Ärzte müssen alles tun, was gesundheitlich notwendig ist und wirtschaftliche Fragen nachrangig berücksichtigen" (Soll) ablehnen, dann stimmen sie implizit einer Rationierung aus wirtschaftlichen Gründen zu. Eine Regressionsanalyse zeigt, dass 19 % der KinderärztInnen[19] den Vorrang des medizinisch Notwendigen ablehnen, während dies die Anästhesiologen zu etwa 47 % tun. Dies deckt sich mit o. g. Aussage, dass die Bereitschaft, für den Patienten Verantwortung zu übernehmen, mit wachsender Distanz zu ihm abnimmt und Funktionslogiken und Erfordernisse der Organisation an Bedeutung zunehmen.

Außerdem ist multivariat ersichtlich, dass auch zwischen materialem Wirtschaftlichkeitsverständnis (Primat des medizinisch Notwendigen – Soll) und der beruflichen Position eine schwache und auch nicht immer signifikante Beziehung besteht. Diese ist aber nicht über alle Statusgruppen hinweg linear verteilt. Der Unterschied bei der Zustimmung zum Soll zwischen einerseits den ChefärztInnen (-4 Prozentpunkte), leitenden OberärztInnen bzw. OberärztInnen (-6 Prozentpunkte / -4 Prozentpunkte) und andererseits den AssistenzärztInnen verhält sich analog zur Rationierungsfrage. Über alle Befragungswellen hinweg betrachtet, zeigt sich zumindest ein schwach signifikanter Zusammenhang zwischen Arbeitsüberlastung und dem Hochhalten des Primats des medizinisch Notwendigen (+3 Prozentpunkte).

Der Wellenvergleich zeigt, dass unter DRG-Bedingungen die Anerkennung der traditionellen Handlungsorientierung (Soll des Primats des medizinisch Notwendigen) tendenziell gestiegen ist (2004 im Vergleich zu 2007), wenngleich zuvor in 2005 ein leichter Rückgang zu verzeichnen war. Insgesamt sind innerhalb der Fachabteilungen starke Einstellungsschwankungen zu verzeichnen, die möglicherweise auf wechselnde Konfliktlagen innerhalb der Häuser hinweisen, wie sie durch die jährlichen Anpassungen des DRG-Katalogs im Untersuchungszeitraum und der daraus resultierenden schwankenden ökonomischen Lage von Abteilungen entstehen. Durchgängig ist jedoch eine Zunahme der Ablehnung von Rationierung unter AssistenzärztInnen zu beobachten (zu denen überproportional Frauen gehören), während leitende ÄrztInnen nach einer Phase verstärkter Infragestellung des Primats medizinischer Notwendigkeit in 2007 anscheinend einen Schwenk in Richtung der Orientierung am traditionellen beruflichen Selbstverständnis vollzogen haben. ChefärztInnen bejahen in 2007 einen Primat medizinischer Notwendigkeit sogar stärker als AssistenzärztInnen, was auf eine strategische Änderung des Diskurses im Kontext einer verstärkten Politisierung des beruflichen Selbstverständnisses hindeuten könnte – allerdings ist dieser Umschwung nicht signifikant geworden und kann nur unter Vorbehalt in dieser Weise gedeutet werden.

- **„Ärzte müssen das medizinisch Notwendige und die Kosten gegeneinander abwägen"**

Außerdem wurde den ÄrztInnen die Aussage vorgelegt „Ärzte müssen das medizinisch Notwendige und die Kosten gegeneinander abwägen" (◘ Abb. 7.2). Auch hier wird also nach der Bereitschaft zur Rationierung gefragt, aber in Form einer Formulierung, die an Diskurse einer Legitimation von Kosten-Nutzen-Vergleichen zur Begrenzung des Umfangs solidarisch finanzierter Gesundheitsleistungen anknüpft. Interessanterweise hat der Begriff „Kosten-Nutzen-Vergleich" im Rahmen der Erweiterung von Instrumenten der Qualitätssicherung zum 01.04.2007 als § 35b SGB V Eingang in das SGB V gefunden: Es wird also die Doppelbotschaft ausgesendet, dass mittels Rationierung die Versorgungsqualität gesichert oder sogar

19 Konstante setzt sich zusammen aus: Assistenzarzt (Position), Männlich, Vollzeit, 200–1000 Betten (Krankenhausgröße), öffentliches KH (Träger), Chirurgie (Fach), keine koordinierten Behandlungen, Haus schrumpft nicht (Situation des Hauses), keine Überforderung durch zu hohes Arbeitspensum (Überforderung), aber keine Wiederwahl Arztberuf (Berufszufriedenheit).

gesteigert werden kann. So gefragt, wird Rationierung nur von 10 (-3/+2) % der ÄrztInnen voll abgelehnt und von 35 (+4/+8) % eingeschränkt abgelehnt. Mehr als die Hälfte der Mediziner ist unter diesem Vorzeichen zu einer Relativierung des Versorgungsanspruchs des Patienten anhand von Kosten-Nutzen-Erwägungen bereit. Im Wellenvergleich zeigt sich auch bei dieser Frage, dass der Anteil unsicherer Antworten unter DRG-Bedingungen zugenommen hat.

In der Regressionsanalyse zur Frage „Ärzte müssen das medizinisch Notwendige und die Kosten gegeneinander abwägen" (◘ Tab. 7.2; Zahlen aus dem WAMP-Projekt, unveröffentlicht) ist die Variable „Wiederwahl Arztberuf" als mögliche erklärende Variable aufgenommen worden. Die Frage „Würden Sie sich, wenn Sie diese Entscheidung noch einmal zu treffen hätten, auch heute wieder für den Arztberuf entscheiden?" dient als Indikator der Berufszufriedenheit (s. o.). 66 (±0/+4) % der KrankenhausärztInnen würden 2005 sicher oder eher die Berufsentscheidung noch einmal so treffen und 34 (±0/-4) % eher oder sicher nicht. Dies ist ein sehr hoher Wert, der die – für deutsche ÄrztInnen – einmalig hohe Mobilisierung für den Streik 2006 und die Kampagne „Der Deckel muss weg" 2008 verständlicher werden lässt.

Betrachtet wird in der multivariaten Analyse also u. a. die Einstellung zur Rationierung aus

◘ **Tab. 7.2** Abwägen von Kosten und Leistungen – Soll aus Sicht von KrankenhausärztInnen

	Gesamt (2004–2007)		Welle 1 (2004)		Welle 2 (2005)		Welle 3 (2007)	
Konstante	0,61	***	0,58	***	0,54	***	0,52	***
Welle 2	-0,10	***						
Welle 3	-0,10	***						
Weiblich	-0,01		0,01		0,01		-0,05	
Chefarzt	0,02		0,10		0,07		-0,08	
Leitender Oberarzt	0,04		0,05		0,07		0,02	
Oberarzt	0,02		0,07	*	-0,03		-0,01	
Teilzeit	0,04		0,09		0,01		0,01	
Privates Krankenhaus	0,01		-0,03		0,03		0,03	
Freigemeinnützig	0,05	*	0,03		0,08		0,04	
Kleines Haus (< 200 Betten)	-0,04		0,00		-0,08		-0,04	
Großes Haus (> 1000 Betten)	0,03		0,02		0,06		0,00	
Innere	-0,00		-0,01		0,00		-0,01	
Pädiatrie	-0,12	**	-0,09		-0,13		-0,12	
Anästhesiologie	0,01		0,05		0,03		-0,04	
Andere Fachabteilungen	-0,01		-0,01		-0,06		0,03	
Koordinierte Behandlungen	0,00		-0,02		0,07		-0,03	
Haus schrumpft	0,00		-0,00		0,01		0,00	
Einfluss Verwaltung	0,01		-0,02		0,05		0,01	

Tab. 7.2 (Fortsetzung)

	Gesamt (2004–2007)	Welle 1 (2004)	Welle 2 (2005)	Welle 3 (2007)
Einfluss Krankenkassen	0,01	0,05	-0,07	0,02
Informationsfluss intern	0,02	0,01	0,00	0,05
Kooperation ÄrztInnen – Pflege	-0,00	-0,02	-0,02	0,02
Zu hohes Arbeitspensum ÄrztInnen	-0,01	0,03	-0,03	-0,05
Anteil medizinischer/ patientennaher Tätigkeit	-0,02	-0,07	-0,02	0,02
Anteil administrativer Tätigkeit	0,04	0,11	-0,07	0,07
Wiederwahl Arztberuf	0,03	0,03	0,02	0,04
Adj. R^2	0,01	0,00	0,00	0,00

*** Irrtumswahrscheinlichkeit < 0,1 %; ** Irrtumswahrscheinlichkeit < 1 %; * Irrtumswahrscheinlichkeit < 5 % – vgl. zur Methodik und der Merkmalsbildung Braun et al. (2010). **Konstante:** Die Konstante setzt sich zusammen aus männlich (Geschlecht), Assistenzarzt (Position), Vollzeit (Arbeitszeit), öffentliches Krankenhaus (Träger), 200–1000 Betten (Krankenhausgröße), chirurgische Fachgebiete (Fachgebiet), keine koordinierte Behandlung (koordinierte Behandlung), keine schlechte wirtschaftliche Lage (Situation des H.), kein hoher Einfluss der Verwaltung (Einfluss der V.), kein hoher Einfluss der Krankenkassen (Einfluss der K.), wenig Fallbesprechungen (Informationsfluss intern), schlechte Kooperation mit Pflege (Kooperation Ärzte – Pflege), Arbeitspensum ist zu schaffen (zu hohes Arbeitspensum Ä.), hohe Berufsunzufriedenheit (Wiederwahl Arztberuf). **Adjustiertes R-Quadrat**: Das korrigierte R-Quadrat ist ein Gütemaß der linearen Regression. Es lässt sich interpretieren als der Anteil der Varianz, der durch die unabhängigen Variablen erklärt wird. Es besteht aus dem Wert von R^2, welcher um einen bestimmten Wert erniedrigt wurde, der mit der Anzahl der eingefügten unabhängigen Variablen steigt. Daher kann das ‚adj. R^2' in manchen Fällen sogar negativ werden.

Kostengründen im Verhältnis zur Berufszufriedenheit. Entgegen der Annahme, dass die Legitimierung von Rationierung unter ungünstigen Arbeitsbedingungen (z. B. „Haus schrumpft") als ein Resultat der Unzufriedenheit mit dem Beruf („Wiederwahl Arztberuf") zunimmt und sich im Modell als signifikant erweist, beeinflussen eher strukturelle Faktoren (Hierarchie, Fach, Teilzeit) die Verteilung. Dominanter Effekt, wie schon aus Tab. 7.1 zu entnehmen, ist der Welleneinfluss auf die Verteilung.

Was die Trägerschaft anbelangt, so sind ÄrztInnen in freigemeinnützigen Einrichtungen signifikant eher (um +5 Prozentpunkte) bereit, Rationierung als Abwägungsentscheidung für gerechtfertigt zu halten als ihre KollegInnen in öffentlichen Einrichtungen. Außerdem ist zumindest schwach signifikant, dass diejenigen ÄrztInnen, die relativ zufrieden mit ihrer Berufswahl sind, auch eher bereit sind, eine ‚moderate' Infragestellung von Elementen des traditionellen beruflichen Selbstverständnisses zu befürworten. Tendenziell nimmt dieser Zusammenhang im Wellenvergleich – sprich unter DRG-Bedingungen – zu.

- **Einstellungen zur Ganzheitlichkeit medizinischer Versorgung (psychosoziale Versorgung)**

Nach den verschiedenen Fragen zu einer möglichen Überformung des traditionellen beruflichen Selbstverständnisses durch betriebswirtschaftliche Handlungskalküle, die darauf abzielen, den Vorrang medizinischer Handlungslogiken in der Versorgung der PatientInnen zu relativieren, wurden die ÄrztInnen außerdem zu ihren Einstellungen zur Ganzheitlichkeit medizinischer Versorgung

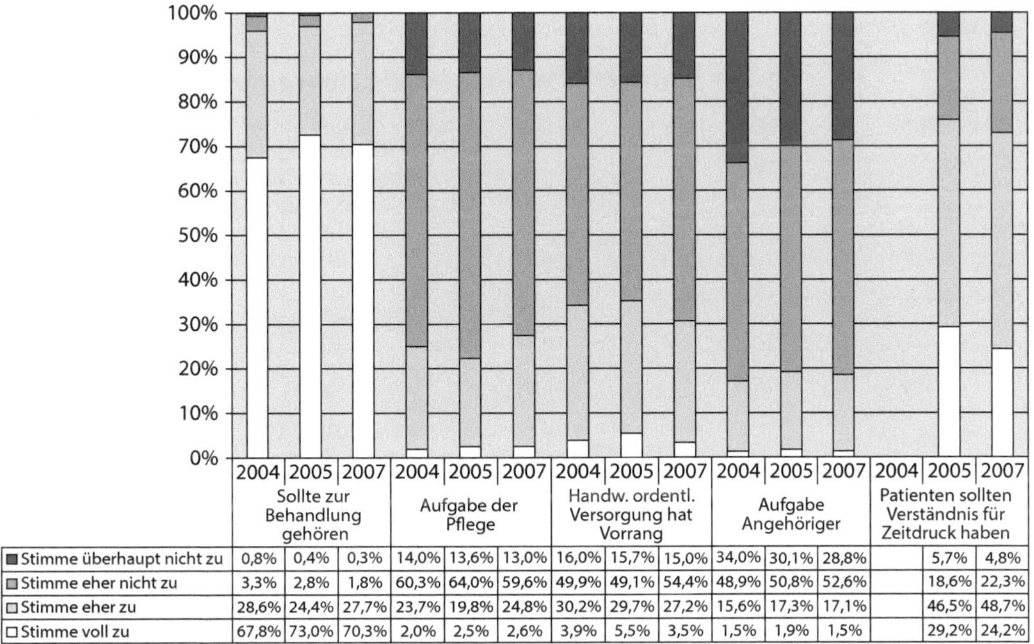

	Sollte zur Behandlung gehören 2004	2005	2007	Aufgabe der Pflege 2004	2005	2007	Handw. ordentl. Versorgung hat Vorrang 2004	2005	2007	Aufgabe Angehöriger 2004	2005	2007	Patienten sollten Verständnis für Zeitdruck haben 2004	2005	2007
Stimme überhaupt nicht zu	0,8%	0,4%	0,3%	14,0%	13,6%	13,0%	16,0%	15,7%	15,0%	34,0%	30,1%	28,8%		5,7%	4,8%
Stimme eher nicht zu	3,3%	2,8%	1,8%	60,3%	64,0%	59,6%	49,9%	49,1%	54,4%	48,9%	50,8%	52,6%		18,6%	22,3%
Stimme eher zu	28,6%	24,4%	27,7%	23,7%	19,8%	24,8%	30,2%	29,7%	27,2%	15,6%	17,3%	17,1%		46,5%	48,7%
Stimme voll zu	67,8%	73,0%	70,3%	2,0%	2,5%	2,6%	3,9%	5,5%	3,5%	1,5%	1,9%	1,5%		29,2%	24,2%

Abb. 7.3 Soll – Psychosoziale Zuwendung aus Sicht von KrankenhausärztInnen

(psychosoziale Versorgung) gefragt (Abb. 7.3; Zahlen s. Braun et al. 2010, S. 151). Diese steht unter DRG-Bedingungen ebenfalls zur Disposition, da pauschalierte Entgeltsysteme eine Konzentration auf Handlungsroutinen verstärken, die als Kernaufgaben der beruflichen Identität und organisationaler Erfordernisse aufgefasst werden, während alle anderen Handlungen tendenziell als optional und disponibel erscheinen, um Risiken der Refinanzierung verausgabter Ressourcen zu vermeiden.

Während der Norm „psychosoziale Versorgung gehört zur Behandlung dazu" durchgängig und unter DRG-Bedingungen mehr (70 %) oder weniger (28 %) zugestimmt wird, zeigt sich bei der Betrachtung der Zusatzfragen eine Tendenz, diese Aufgabe an die Pflege (27 %) und die Angehörigen (19 %) zu delegieren. Zentrale Voraussetzung dafür, eine psychosoziale Versorgung zu gewährleisten, ist aber genügend Zeit für PatientInnen. In der Befragung wird deutlich, dass die Mehrheit der ÄrztInnen (73 %) diese Zeit wohl nicht hat, da sie von PatientInnen Verständnis für ihren Zeitdruck erwarten.

Die multivariate Analyse in Tab. 7.3 (Zahlen aus dem WAMP-Projekt, unveröffentlicht) macht deutlich, dass die Forderung nach einem traditionellen ärztlichen Selbstverständnis, welches eine ganzheitliche Behandlung der PatientInnen einschließt, sehr unterschiedlich ausgeprägt ist. Während Teilzeitbeschäftigte, Pädiater und Internisten diese Forderung eher vertreten als ihre jeweiligen Referenzpersonen[20], sind es nur 49 % (Wert der Konstante im Gesamtmodell) der in der Chirurgie tätigen AssistenzärztInnen, die der Norm zustimmen.

Signifikant ist auch eine erhöhte Zustimmung zur traditionellen Norm unter leitenden ÄrztInnen (ChefärztInnen +7 Prozentpunkte), unter Ärztinnen (+5 Prozentpunkte) und unter mit ihrer Berufswahl zufriedenen ÄrztInnen (+5 Prozentpunkte). Im Wellenvergleich zeigt sich, dass die chirurgischen AssistentInnen unter

20 Mit Referenzpersonen ist die Zusammensetzung der Konstante in den multivariaten Regressionsrechnungen gemeint (vgl. die jeweilige Legende in den Tabellen).

Tab. 7.3 Psychosoziale Zuwendung aus Sicht von KrankenhausärztInnen

	Gesamt (2004–2007)		Welle 1 (2004)		Welle 2 (2005)		Welle 3 (2007)	
Konstante	0,43	***	0,46	***	0,48	***	0,41	***
Welle 2	0,04							
Welle 3	0,02							
Weiblich	0,04	*	0,06	*	0,03		0,04	
Chefarzt	0,06	*	0,10		-0,05		0,09	
Leitender Oberarzt	0,06		0,08		-0,05		0,12	*
Oberarzt	0,03		0,02		-0,01		0,07	
Teilzeit	0,14	***	0,15	**	0,09		0,18	***
Privates Krankenhaus	0,00		-0,01		-0,00		-0,01	
Freigemeinnützig	0,03		0,05		-0,02		0,04	
Kleines Haus (< 200 Betten)	-0,00		-0,05		0,05		0,01	
Großes Haus (>1000 Betten)	0,00		-0,01		-0,08		0,09	**
Innere	0,10	***	0,13	***	0,09	*	0,06	
Pädiatrie	0,14	***	0,12	*	0,14	*	0,13	*
Anästhesiologie	0,06	*	0,08		0,09		0,01	
Andere Fachabteilungen	0,05	*	0,09	*	0,08		-0,01	
Koordinierte Behandlungen	0,01		0,03		0,06		-0,05	
Haus schrumpft	0,01		-0,01		0,06		-0,01	
Einfluss Verwaltung	0,05	*	0,02		0,04		0,08	*
Einfluss Krankenkassen	0,02		0,00		0,05		0,02	
Informationsfluss intern	0,02		0,01		-0,00		0,06	*
Kooperation ÄrztInnen - Pflege	0,03		0,01		0,03		0,05	
Zu hohes Arbeitspensum ÄrztInnen	0,03		0,03		0,02		0,05	
Anteil medizinischer/patientennaher Tätigkeit	0,00		-0,02		-0,00		0,05	

■ Tab. 7.3 (Fortsetzung)

	Gesamt (2004–2007)		Welle 1 (2004)		Welle 2 (2005)		Welle 3 (2007)
Anteil administrativer Tätigkeit	0,06		0,02		0,11		0,10
Wiederwahl Arztberuf	0,06	**	0,06	*	0,08	**	0,03
Adj. R^2	0,03		0,02		0,02		0,03

*** Irrtumswahrscheinlichkeit < 0,1 %; ** Irrtumswahrscheinlichkeit < 1 %; * Irrtumswahrscheinlichkeit < 5 % – vgl. zur Methodik und der Merkmalsbildung Braun et al. (2010). **Konstante:** Die Konstante setzt sich zusammen aus männlich (Geschlecht), Assistenzarzt (Position), Vollzeit (Arbeitszeit), öffentliches Krankenhaus (Träger), 200–1000 Betten (Krankenhausgröße), chirurgische Fachgebiete (Fachgebiet), keine koordinierte Behandlung (koordinierte Behandlung), keine schlechte wirtschaftliche Lage (Situation des H.), kein hoher Einfluss der Verwaltung (Einfluss der V.), kein hoher Einfluss der Krankenkassen (Einfluss der K.), wenig Fallbesprechungen (Informationsfluss intern), schlechte Kooperation mit Pflege (Kooperation Ärzte – Pflege), Arbeitspensum ist zu schaffen (zu hohes Arbeitspensum Ä.), hohe Berufsunzufriedenheit (Wiederwahl Arztberuf). **Adjustiertes R-Quadrat:** Das korrigierte R-Quadrat ist ein Gütemaß der linearen Regression. Es lässt sich interpretieren als der Anteil der Varianz, der durch die unabhängigen Variablen erklärt wird. Es besteht aus dem Wert von R^2, welcher um einen bestimmten Wert erniedrigt wurde, der mit der Anzahl der eingefügten unabhängigen Variablen steigt. Daher kann das ‚adj. R^2' in manchen Fällen sogar negativ werden.

DRG-Bedingungen häufiger der Norm zustimmen (+5 Prozentpunkte 2007 gegenüber 2004), ebenso wie die leitenden ÄrztInnen und Teilzeitbeschäftigten, während die Normzustimmung bei InternistInnen eher etwas abgenommen hat.

Außerdem neigen ÄrztInnen in sehr großen Häusern 2007 zu einer höheren Zustimmungsquote als ihre KollegInnen in kleineren Einrichtungen. Insgesamt sind also auch hinsichtlich dieser traditionellen Norm recht große Schwankungen innerhalb der Ärzteschaft zu beobachten, die möglicherweise Konflikte widerspiegeln, die durch DRG-bedingte Veränderungen der Arbeitsbedingungen in den Abteilungen verursacht wurden.

■ Auswirkungen der DRGs auf die ärztliche Therapiefreiheit

In gewisser Weise komplementär zu den Einstellungen zu ganzheitlicher Therapie liegt die Frage nach den Auswirkungen der DRGs auf die ärztliche Therapiefreiheit. ÄrztInnen verbinden mit der Forderung nach Therapiefreiheit traditionell das Selbstverständnis, dass nur der behandelnde Arzt letztendlich entscheiden soll, welche Diagnose- und Behandlungsstrategie für den einzelnen Patienten angemessen ist. Eine solche Auffassung steht somit in einem gewissen Konflikt mit wissenschaftlichen Ansätzen zur Generierung von Therapiestandards, wie sie im Rahmen von evidenzbasierter Medizin (EbM), Disease-Management-Programmen (DMP) und entsprechenden Leit- und Richtlinien vertreten werden. Betrachtet man unter diesen Vorzeichen die Antworten der KrankenhausärztInnen, zeigt sich erwartungsgemäß, dass die DRGs nach Meinung der ÄrztInnen keinen positiven Einfluss auf die Therapiefreiheit haben und eine große Mehrheit von 78 % (+1/+1) einen negativen Einfluss wahrnimmt, der über alle drei Wellen hinweg konstant ist. Dies könnte auch erklären, warum sich unter DRG-Bedingungen tendenziell mehr Ärzte der traditionellen Norm anschließen, die psychosoziale Versorgung als Bestandteil der Behandlung betrachtet.

Die Fallstudien bestätigen den Hinweis, der aus den Ergebnissen der quantitativen Befragung erwächst (bereits 2004 ein recht hohes

Niveau von Antworten, die einen Primat des medizinisch Notwendigen relativieren, s. o.), dass das traditionelle berufliche Selbstverständnis von ÄrztInnen nicht erst durch die DRGs unter Druck geraten ist, sondern bereits die Budgetierung der Gesamtausgaben der Krankenhäuser und die damit verknüpften organisationalen Anpassungsmaßnahmen der Krankenhausleitungen diesen Prozess initiiert haben. Unter DRG-Bedingungen wird jedoch dieser Erosions-, Anpassungs- und partieller Neuformulierungsprozess fortgesetzt und tendenziell verstärkt, der auf eine Integration gewinnwirtschaftlicher Handlungskalküle abzielt. Unter ÄrztInnen wird – vermittelt über Handlungslogiken des neuen Entgeltsystems – das Bewusstsein gestärkt, Teil eines Wirtschaftsbetriebes zu sein, in dem gespart werden muss und in dem neben medizinischen auch ökonomische Aspekte bei Versorgungsentscheidungen zu berücksichtigen sind.[21]

Der Einfluss der ÄrztInnen bei Investitionsentscheidungen ist zurückgegangen, während die Rolle der Verwaltung zugenommen hat. Viele ÄrztInnen sehen sich zum Teil in der Rolle des „Bittstellers" gegenüber der Verwaltung. Auch die Kommunikation wird als schwierig erlebt, da der Verwaltung teilweise das Verständnis gegenüber medizinischen Aspekten fehle.[22] Für den Leiter des Rechnungswesens eines Hauses ist es z. B. klar, dass Mehrkosten von 300 Euro nicht rechtfertigen, dass ein Patient zwei Tage schneller wieder mobil ist. Das Recht des Patienten auf einen möglichst schnellen Heilungserfolg wird also geringer bewertet als die ökonomischen Interessen des Hauses. Allerdings erreichen bisher viele der Anordnungen, Zielvorgaben etc. anscheinend nicht ihre Adressaten – was eine gewisse Wirkungslosigkeit der Vorgaben der Verwaltung nach sich zieht und zu erklären hilft, weshalb der Einfluss der Krankenkassen (Medizinischer Dienst der Krankenversicherung [MDK]) von den Befragten stärker wahrgenommen wird.

Ärztliche Direktoren bzw. Leiter teilen mittlerweile (teilweise) die Ansicht, dass der Einfluss der Verwaltung/Geschäftsführung zugenommen und das Versorgungsangebot in Folge sich nach Erlöskriterien zu entwickeln habe:

B: Es ergibt sich eine völlig andere Sicht auf die Patientenströme, indem angefangen wird, wirklich genauer zu gucken, welche Schweregrade behandeln wir, bei welchen Schweregraden haben wir welche Erlöse, und wie ist diese quasi naturwüchsige Mischung von Schweregraden. Ist es wünschenswert, die zu beeinflussen oder nicht zu beeinflussen, also Portfolio-Management zu betreiben? (ÄD, W1, 79)

B: Und die Krankenhäuser der alten kommunalen Struktur, glaube ich, die haben sich überlebt. Die haben sich überlebt. Die werden sich irgendwie alle in irgendeiner Weise doch ändern müssen. Weil das …, letztendlich ist ein Krankenhaus ein Wirtschaftsunternehmen. Die Träger sind ja auch gerne bereit gewesen, diesen Krankenhäusern möglichst schnell den gesetzlichen Rahmen eines freien Wirtschaftsunternehmens zu geben. Wir sind ja alle GmbH geworden, da gibt es schon sehr viele. Es ist eben ein freies Wirtschaftsunternehmen, was eben handeln muss wie in der freien Wirtschaft eben auch, und wo es halt doch …, es gibt natürlich Dinge, die es im Krankenhaus nicht so ganz einfach machen. Zum Beispiel werden Krankenhäuser ja gezwungen, über die Versorgungsaufträge auch an sich **unrentable** *Dinge zu tun. Das wird ja jemand in der freien Wirtschaft nicht machen. […] Aber diese Gemengelage, auch diese Schwierigkeit, auch die ganze Schwierigkeit der Kalkulation, wenn man sich vorstellt, dass man praktisch …, dass jemand ein Unternehmen führt, und er ja immer erst am Ende des Jahres weiß, wie viel er für die Produkte, die er seit Anfang des Jahres produziert, dann auch wirklich abrechnen kann, […] das ist natürlich extr*

21 Ein Oberarzt macht, neben der Zunahme an Verwaltungstätigkeiten, diesen Interessenkonflikt zwischen Medizin und Ökonomie auch für eine sinkende Attraktivität des Arztberufes verantwortlich (OA Innere, W1, 23).

22 Ein Chefarzt erlebt die Verwaltung allerdings heute als kooperativer als früher: „[…] heute erlebe ich allerdings die Verwaltung auch eher als zuarbeitend. Gleichwohl glaube ich, dass es immer noch mal ein bisschen besser sein könnte auf manchen Ebenen, aber damals hatten die uns schon eher alleingelassen (CA Chirurgie, W1, 69)."

..., schon schwierig. Aber umso mehr braucht man eben Leute, die clever sind, die auch perspektivisch denken, die auch strategisch denken, die wissen, was ..., wo will ich hin mit dem Krankenhaus. [...] Der muss immer gucken: Wie positioniere ich mich auf dem Markt? Und dann habe ich da Schwerpunkte und die baue ich aus. [...] Das ist ja eine ganz wichtige Angelegenheit. (OA Pneumologie, W2, 116)

Eine Folge der in einigen Kliniken bereits eingeführten Abteilungsbudgets ist, dass ChefärztInnen anfangen, einen diffusen Druck auf ihre MitarbeiterInnen auszuüben, wenn sie den Eindruck haben, dieses oder jenes sei zu teuer. ChefärztInnen identifizieren sich mit dem Geld ihrer Abteilung, obwohl es nicht ihres ist, weshalb die Krankenhausleitungen über Abteilungsbudgets die Wahrnehmung der ChefärztInnen für patientenindividuelle Erlöse und Kosten beeinflussen können:

B: Es ist ein Spannungsverhältnis, sicherlich. Aber wir müssen uns aus meiner Sicht danach richten, was dem Patienten gut tut. Und ich wurde letztens noch gefragt, wie muss ich das jetzt einordnen, wenn ein Patient kommt? Vorstationär, ambulant, ambulantes Operieren, vorstationäre Aufnahme, stationäre Aufnahme – wie soll ich handeln? Da kann ich nur sagen, wenn es ambulant geht, dann macht ambulant. Wenn das nicht geht, dann macht vorstationär. Also, immer die niedrigste ..., die nächst niedrige Behandlungsstufe, so wie es auch der Gesetzgeber vorschreibt. Weil man schon davon ausgehen muss, dass es auch im Sinne des Patienten ist. Wenn es nicht so ist, dann wird er sich schon melden und sagen, Mensch, lasst mich doch mal eine Nacht hier ..., oder so etwas. Also, ich sehe da zunächst einmal keinen Konflikt eigentlich. Das mit diesem Spannungsbogen, so wird es zwar oft aufgebaut, aber hier im Haus sehe ich zunächst einmal keinen Konflikt. [...] Also, der ökonomische Aspekt bei der Behandlung sollte, von wenigen Ausnahmen mal abgesehen, sollte der doch in den Hintergrund treten. Weil, ich als Patient würde das nicht gerne wollen! Und wie heißt es so schön? Was du nicht willst, das man dir tut, das füg' auch keinem anderen zu! (KL, W1, 224–226; vgl. auch KL, W1, 131)

Von den ÄrztInnen wird mehrheitlich akzeptiert, dass gespart werden muss. Den ÄrztInnen wird jedoch nicht genügend vermittelt, wie das gehen soll. Angesichts knapper werdender Ressourcen entstehen Interessenkonflikte zwischen ÄrztInnen und Verwaltung, die je nach Abteilung unterschiedlich stark ausgeprägt sind. ÄrztInnen empfinden ihren medizinischen Handlungsspielraum durch die wirtschaftlichen Zwänge eingeschränkt, wenngleich sie häufig noch zu Gunsten der PatientInnen entscheiden können. Zwischen Direktion und ÄrztInnen bestehen unterschiedliche Einschätzungen darüber, in welchen Bereichen gespart werden kann und wo die medizinisch/pflegerischen Grenzen von Sparmaßnahmen liegen. Allerdings kann sich die Verwaltung meistens mit ihren Vorstellungen durchsetzen, teilweise auch dann, wenn darunter die Qualität der Versorgung leidet. Die Folge ist z. B. eine zunehmende Ungleichbehandlung von Kassen- und PrivatpatientInnen – „die kriegen dann auch einen schnelleren Termin" (CA HNO, W1, 132, 218):

B: Also, für uns ist eben immer das Spannungsfeld, dass wir denken, dass zwar Einsparungen sicherlich irgendwo auch nötig sind und auch sinnvoll sind, aber dann kommen wir an einen Punkt, wo dann einfach die Qualität darunter leidet. Unser Geschäftsführer hat ja immer gern die Beispiele aus der Autoindustrie, weil er meint, dass es eben auch jeder versteht. Aber das ist dann diese Geschichte wie mit dem Lopez damals bei Opel: Natürlich kann man immer weiter sparen, aber irgendwann geht auch die Qualität runter. Und wenn dann keiner mehr zu uns kommt, weil alle denken, was ist das denn hier für ein Krankenhaus, dann haben wir uns natürlich tot gespart, weil dann die Einnahmen auch nicht mehr stimmen. Und ich glaube, da ist eben auch ..., herrschen durchaus unterschiedliche Meinungen darüber, wo denn dieser Punkt erreicht ist zwischen den Ärzten und zwischen den Wirtschaftlern. (OA Innere, W1, 43)

B: Ich halte es auch hier in der Klinik für ein Problem, weil man schon schaut, dass man Untersuchungen macht, die man noch abrechnen kann, gerade bei den Privatpatienten, die werden vollkommen geschröpft, von allen Chefs hier im Hause. Die bekommen unzählige von Ultraschalluntersuchungen, wo ich mich frage, wieso die Krankenkasse nicht sagt, was das soll, wenn jemand an Hämorrhoiden operiert wird, warum der dann eine Ultraschalluntersuchung von der Schilddrüse bekommt, ohne irgendeinen Verdacht, einfach nur mal so durchschallen, heißt es dann. […] Die bekommen alle Untersuchungen, da wird dann extra abgerechnet eine Rektoskopie, also eine Dickdarm …, also eine kurze Spiegelung, da wird abgerechnet eine Zystoskopie, dann kommt die Koloskopie, alles, was man im Grunde mit einem Handgriff macht, wird alles getrennt abgerechnet. Und das halte ich alles für ein Problem dieses Abrechnungssystems. War ja früher nicht. Früher hieß es, Betten, Liegezeit, und dann ist die Liegezeit bezahlt worden und Schluss. Und da haben die gar nicht so viel gemacht, weil das Geld haben sie auch so gekriegt. Und jetzt geht es, wie viel man gemacht hat, dann wird eben so viel gemacht, damit im Endeffekt so viel rauskommt. (OA Viszeralchirurgie, W1, 131)

Die ÄrztInnen wollen sich bei ihren Entscheidungen am Kriterium der ‚medizinischen Notwendigkeit' orientieren können und berufen sich dabei teilweise auf das jeweilige Leitbild des Hauses. Einige ÄrztInnen wenden sich auch gegen die (angebliche) Haltung vieler PatientInnen, das Gesundheitswesen sei ein „Selbstbedienungsladen" (OA Neonatologie-Intensiv, W1, 148): Jeder habe zwar Anspruch auf das, was wissenschaftlich begründet und medizinisch notwendig ist, aber eben nicht mehr. Eine Kosten-Nutzen-Abwägung ist jedoch zum Zeitpunkt der Befragung weitgehend unmöglich. Denn durch die DRGs ist zwar die Erlösseite transparenter geworden, nicht aber die Kostenseite, da eine Einzelfallkostenrechnung meist noch nicht entwickelt ist. Interessant ist, dass von den ÄrztInnen nicht thematisiert wird, dass eine Kosten-Nutzen-Kalkulation nur zwischen rechenbaren Größen möglich ist, die nutzenseitig nicht vorhanden sind. Sofern genügend Evidenz zu Vorteilen alternativer Behandlungsmethoden vorliegt, können zwar prozentuale Verbesserungen bezüglich Komplikationsrate etc. abgebildet werden, aber die Einschätzung wie wertvoll z. B. die Absenkung der 3-Tage-Mortalität um 5 % ist, bleibt ein Werturteil. Befürchtet werden muss, dass ein solches Werturteil vom finanziellen Spielraum des jeweiligen Hauses oder der Abteilung abhängig gemacht wird, d. h. für den einen Arzt sind 5 % 20.000 Euro wert, während für den anderen Arzt dieser Preis dazu führt, eine Leistung nicht zu erbringen. Auch die Berücksichtigung altersspezifischer Gesichtspunkte[23] bei der Auswahl der Therapien gilt als legitim. Ein Oberarzt verdeutlicht seine Überlegungen, wie er sich Abwägungen zwischen Patienteninteresse und organisationalem Interesse vorstellen könnte:

B: Aber es wäre natürlich schon schön, wie wir gerade gesagt haben, wenn ich dann auch erst einmal wüsste, wenn ich vor einer Alternative stehe, ich kann jetzt drei verschiedene Untersuchungen machen. Von der einen weiß ich, dass sie mir 100 %ig etwas sagt, die kostet mich aber vielleicht, weiß ich nicht, 3000 Euro. Von der anderen, da weiß ich, vielleicht bei 50 %, und die billigste, die ich gerade in fünf Minuten gemacht habe, kann mir vielleicht in 10 % darüber Auskunft geben. Da kann ich mir natürlich auch überlegen, was mache ich jetzt? Und wo es dann vielleicht auch einen Mittelweg gibt, dass ich den medizinisch ***und*** *ökonomisch vertreten kann. Aber diese Information habe ich derzeit nicht. Muss ich schlichtweg sagen. (OA Innere, W1, 53)*

Durch eine voll ausgebaute Kostenrechnung würde sich also der Konflikt zwischen Ökonomie und Medizin verstärken. Für einen Chefarzt sind Informationen über die Kosten auch Voraussetzung dafür, gezielt Sparmaßnahmen ergreifen zu können und im Interesse des Krankenhauses dafür zu sorgen, dass defizitäre und gewinnträchtige Behandlungen sich die Waage halten. Hier deutet sich also eine Veränderung des beruflichen Selbstverständnisses des Chefarztes an, der Verantwortung für das finanzielle Überleben des Krankenhauses übernimmt und

23 Gemeint sind nicht altersbedingte Komplikationsraten bei knappen Gütern wie Organen, sondern z. B. altersbezogene Annahmen über die Restlebenszeit bei Endoprothesen oder Kinderwunsch/Sexualität bei der Wahl von Krebstherapien.

ggf. steuernd eingreift. Durch die DRGs werden den ÄrztInnen die wirtschaftlichen Folgen ihrer Entscheidungen expliziter als vorher vor Augen geführt, was diese im Allgemeinen begrüßen. Einige möchten sogar möglichst viel für das Krankenhaus „herausholen“:

B: Wir haben noch eine sehr schlechte Kostenstellenrechnung. Wir wissen nicht, was uns unsere eigene Leistung kostet. Ich weiß zwar inzwischen sehr genau, schon seit vielen Jahren, was zum Beispiel die Entfernung einer Gallenblase mir für Geld bringt. Aber wie viel das Krankenhaus dafür bezahlt, das weiß ich immer noch nicht. […] Ich kann …, wir leben heute, oder sagen wir mal, wir leben in einer Zeit, wo man realistisch sehen muss, wenn hier kein Geld reinkommt, dann geht das Krankenhaus baden. Wir müssen also sehen, dass unterm Strich schon genügend Geld reinkommt. Das heißt also, ich muss bei der Mehrheit meiner Prozeduren, die ich mache, auch Geld verdienen! […] Was sie einbringen, wissen wir ja über DRG. Kann man ja relativ … das ist ja heute ganz leicht, auch […], das ist auch ein Vorteil, ein Vorteil von Transparenz uns gegenüber. Ich weiß ja jetzt zum ersten Mal richtig …, kann ja nachgucken, steht ja im Computer drin. Der Grouper sagt mir sofort, pass auf, für diesen Patienten kriegst du soundso viel Geld. In Euro. Steht da, zack, bis auf den Pfennig drin. […] Nur als Erstes müsste man dann immer gucken, und dann auch ganz konkret gucken, im Augenblick ist ja so …, die Sparsamkeit wird ja so mit der Gießkanne über uns aus … Oder mit der Zwangsjacke über alles ausgedrückt. Wenn Sie das …, wenn wir wüssten, genau, zum Beispiel diese Diagnose, da legen wir zu. Dann müsste man die Arbeitsschritte, die ‚clinical pathways‘ dieser Diagnose einmal durchgehen und gucken, wo sind denn Einsparmöglichkeiten? […] Wir werden uns sicher eine Gruppe von Diagnosen erlauben können, wo wir Geld zulegen. Weil es eine andere Gruppe von Diagnosen gibt, wo wir einen Überschuss machen. Aber man kann diese […], wo wir zulegen, nicht unendlich steigen lassen. Das darf immer nur ein kleinerer Teil sein und muss sich die Waage mit denen halten, wo man Überschüsse macht. Und wenn das nicht mehr funktioniert, dann kommt das Krankenhaus in eine Schieflage. Und das muss man auch als Arzt erkennen und muss da dann steuern. (CA Chirurgie, W1, 67–71)

B: Klar, es ist ja …, es macht ja auch ein bisschen Spaß, wenn Sie das verschlüsseln und sagen, wie viel kriegen Sie jetzt eigentlich für den Patienten oder so, das hat dann auch einen gewissen sportlichen Anreiz, dass man sagen kann, wenn ich jetzt das vielleicht noch besser verschlüsseln kann oder dann kann ich vielleicht auch mehr Geld rausholen in Anführungsstrichen, ich meine, ich ja nicht, aber das erkenne ich schon, wenn die und die OP gelaufen ist und da stehen da 500 Euro, dann sehe ich, das kann nicht sein, das muss mehr geben, da ist irgendein Fehler. Und manchmal sind die Patienten einfach nur falsch verschlüsselt, und das gibt natürlich nicht mehr Geld, aber ich muss es trotzdem ändern, weil ich sonst ein Schreiben von der Krankenkasse bekomme. (OA Chirurgie, W1, 273)

Die behandelnden ÄrztInnen stehen unter DRG-Bedingungen von drei Seiten unter Druck: Einerseits möchte die Krankenhausleitung (bzw. ihr Chefarzt), dass sie die Dokumentationen möglichst zeitnah erledigen, andererseits steigen die Nachfragen des MDK, die ihrerseits Mehrarbeit bedeuten, und drittens sind da die PatientInnen, die man eigentlich möglichst gut versorgen möchte. Vor allem jüngere ÄrztInnen fühlen sich dabei unter einem permanenten Rechtfertigungsdruck, weil sie Abwägungsentscheidungen zwischen medizinischer und ökonomischer Notwendigkeit über die Aufnahme oder Entlassung eines Patienten oder die Durchführung oder Nichtdurchführung von diagnostischen Maßnahmen zu treffen haben. Im Jahr 2007 hat bei den befragten ÄrztInnen das Gefühl, den PatientInnen nicht gerecht werden zu können, weiter zugenommen. Zugespitzt wird formuliert: „Ich kann eine AOK-Anfrage beantworten, oder ich kann einen AOK-Patienten behandeln. Beides geht nicht“ (AA Chirurgie, W2, 34).

B: Wenn man so im Dienst ist, dann versorgt man halt die Notfallambulanz. Und am Wochenende ist man ganz alleine da. Man hat hier sehr viele internistische Stationen. Man ist da ja …, es sind zwei Internisten im Dienst anwesend, und fast alle Patienten, die hier liegen, haben auch immer irgendwie internistische Probleme. Und man ist ..., man muss Konsildienste machen, man muss die Patienten aufnehmen, man hat die Station zu versorgen mit alltäglichen Sachen wie Blutentnahmen und Viggos [umgangssprachlich für Venenverweilkanüle, abgeleitet vom Markennamen Vygonüle; Anm. d. Verf.] legen, dass die Infusionen laufen können. Und permanent klingelt das Telefon, und immer kommt man eigentlich schon zu spät. Und die Schwestern fragen immer: Warum kommt man erst jetzt? Und warum geht das hier nicht weiter? Zeitweise ist die Ambulanz hier ..., ist ja auch ein großes Krankenhaus der Maximalversorgung, dadurch kommen hier sicherlich auch viele Patienten her. Man ist dann in der Notfallambulanz; es sind so viele Fälle gleichzeitig, die man irgendwie abarbeiten muss. Dadurch verlängern sich die Wartezeiten, und dann merkt man da besonders wieder diese Unzufriedenheit, dass man dem nicht gerecht werden kann, weil, man kann sich nicht zerteilen und gleichzeitig in der Ambulanz sein und auf Station und alle nun glücklich versorgen. Und ich weiß auch nicht, was man da besser machen könnte. Wahrscheinlich noch mehr Diensthabende da vor Ort haben. Aber das ist, denke ich, nicht machbar. Also, ich weiß auch nicht, wie man es besser organisieren kann. Ich denke, wir teilen uns die Zeit schon irgendwie so ein, wie es geht. Aber in so einem Dienst ist man die ganze Zeit nur am Rennen – und man kommt trotzdem immer zu spät dahin. (AA Innere, W2, 50)

I: Im ärztlichen Bereich hört man auch immer wieder ..., von zunehmenden Überlastungen ist die Rede und ...

B: Durch arztfremde Tätigkeit. Dazu zählt unter anderem auch diese ganze Verschlüsselung, die an sich kein Arzt machen muss. Wobei das Krankenhaus natürlich sagt: Das ist etwas ganz Wichtiges, das ist für unseren Etat wichtig, und das kann nur ein Arzt richtig machen, weil der alleine weiß, was steht hinter welcher Prozedur, und was ist wo wie gemacht worden. Warum spielt der Blasenkatheter eine große Rolle, warum spielt der Harnwegsinfekt eine Rolle für den Gesamtertrag und so weiter und so fort. Und warum ..., das ist schon klar. Aber das ist ganz wichtig. Und ich habe hier ..., verbringe einen guten Teil meiner Tätigkeit hier mit der Beantwortung von Anfragen des MDK. Das ist halt so. (ÄD, W2, 52–53)

Das berufliche Selbstverständnis der ÄrztInnen steht 2007 unter dem Druck, betriebswirtschaftliche Denkweisen in medizinische Handlungslogiken zu integrieren: Ein älterer Facharzt berichtet, dass er aus diesem Grund jüngst angefangen habe, nebenbei „Healthcare" an der Universität zu studieren (AA Chirurgie, W2, 81). Befürchtet wird, dass heutige Mediziner im Kontext von DRG-Kodierungslogiken den Patienten dauerhaft aus dem Blick verlieren und künftige Medizinergenerationen ihnen dies zu Recht vorwerfen werden. Die durch die DRGs derzeit begünstigte Handlungslogik wird mit dem Satz „Der MDK wird gucken, ob Sie den Verbandswechsel dokumentiert haben. Es wird keiner Sie danach fragen, ob Sie den getan haben" (AA Chirurgie, W2, 144–146) charakterisiert. Diese Logik wirke sich bereits auf die Kommunikation zwischen KollegInnen aus, indem man eher die fehlende Dokumentation einer Behandlung anmahnt, als darauf zu insistieren, dass diese Behandlung/Untersuchung auch tatsächlich gemacht wird, weil man weiß, dass der Kollege dafür keine Zeit hat. Insofern befindet man sich in einem Konflikt mit seinem beruflichen Selbstverständnis und dem bisherigen Arzt-Patient-Verhältnis. Das Dilemma und die Verunsicherung über das traditionelle ärztliche Selbstverständnis sind nach Aussage eines ärztlichen Direktors auch deshalb so groß, weil keiner der KollegInnen eine Lösung weiß: Die Begrenzung durch die Budgetierung wird sogar als entscheidender wahrgenommen als die DRGs, aber gerade diese Überlegung stößt auf die Grenze volkswirtschaftlicher Erwägungen, weil man davon ausgeht, dass gute Medizin auch einen entsprechend hohen Anteil des Sozialproduktes beansprucht.

B: Also, wie gesagt, ich sage das so als jemand ..., ich habe die DRGs eigentlich immer aktiv angenommen. Ich habe mich damit eigentlich immer so ..., ich habe immer gesagt: Ich möchte es nicht **erleiden**. *Weil ich das so das Furchtbarste finde. Das prügelt einen in die Resignation. Deswegen habe ich auch so Sachen wie Healthcare und so im Hinterkopf, vielleicht mal einen MBA in dieser Hinsicht oder so. Ja? Aber letztendlich macht man* *es ..., beschäftigt man sich mit Sachen, von denen ich mir im Grunde meines Herzens als Mediziner nicht sicher bin, ob es das Richtige ist. Ich könnte mir vorstellen, dass man das, was wir jetzt tun ..., dass es spätere Medizinergenerationen geben wird, die das, was wir jetzt tun, uns vorwerfen werden. Zu Recht. Dass wir unter der Prämisse unglaublicher Datensammlungen und Kodierungen und Strukturierungen den Blick auf den Patienten verloren haben. Sekunde. [...] Ich habe manchmal das Gefühl, nicht das Richtige zu tun. (AA Chirurgie, W2, 138–142)*

B: Genau das ist das richtige Wort: Medizinfremde Logik. Und fachfremde Kriterien. Das ..., und, also, das ist jetzt eine ganz persönliche Sache. Ich habe mit 25 schon gesagt, dass ich mit 60 aufhören will. Das war immer mein festes Ziel. Immer. Das habe ich nicht erreicht. Jetzt wird es dann mit fast 62. Aber das hat jetzt am Ende der Endphase sozusagen, wo ich sage, ich gehe in Altersteilzeit, hat ..., diese ganzen Umstände haben das ganz stark befördert. Also, wenn Sie ..., wenn ich so mit Leuten meines Alters telefoniere, dann ist immer, weil, ohne dass man sich das jetzt vorgibt, sagen die alle: „Das ist nicht mehr die Medizin, wie wir sie gelernt haben. Wir können das nicht mehr machen". Das ist einfach ..., es geht sicherlich auch anders, und es wird auch weitergehen. Aber für meine Generation, die zwar immer kostenbewusst – Also, von meinem Chef her war das immer so. Der hat die Wasserkästen einem vorgerechnet, die verordnet worden sind, also verbraucht worden sind auf Station. (ÄD, W2, 116)

Auch unter DRG-Bedingungen sind die ÄrztInnen teilweise nicht bereit, wirtschaftliche Aspekte bei Versorgungsentscheidungen über medizinische Notwendigkeiten zu stellen. Begründet wird dies mit ihrem beruflichen Selbstverständnis, das einem solchen Verhalten widerspricht. Das traditionelle berufliche Selbstverständnis, eine möglichst hohe Qualität als Ziel der eigenen Arbeit zu betrachten, steht jedoch 2007 von Seiten der Geschäftsführungen und ChefärztInnen unter Druck. Zeit wird als zentraler limitierender Faktor wahrgenommen, was bei personaler Dienstleistungsarbeit auch plausibel ist, da ÄrztInnen aus ihrem traditionellen beruflichen Selbstverständnis heraus danach trachten, Zeit für „ihren" Patienten zu maximieren, während kaufmännische und medizinische Geschäftsführer und Abteilungsleiter Zeit pro Patient tendenziell zu limitieren suchen. Gesprochen wird an dieser Stelle auch von dem „ärztlichen Gewissen", und dass die Politik und Geschäftsführungen beständig über undokumentierte, weil offiziell unerwünschte Überstunden ärztliche moralische Ressourcen für geldwerte Zwecke instrumentalisieren. Neben dieser auf die inhaltliche Seite der Arbeit gerichteten Perspektive steht das berufliche Selbstverständnis auch auf der Seite der gesellschaftlichen Anerkennung unter Druck, da bisherige Einkommenserwartungen (s. o.) für immer mehr ÄrztInnen sich nicht realisieren und darauf aufbauende Lebenskonzepte sich nicht verwirklichen lassen. Deutlich wird auch, dass den ÄrztInnen bewusst ist, dass es eine politische Entscheidung ist, die Ressourcen im Gesundheitswesen so zu verknappen, dass ÄrztInnen zu wenig Zeit für PatientInnen haben.

Im Folgenden werden nun die Ergebnisse zur medizinischen Handlungspraxis (Ist) vorgestellt. Dabei wird rekursiv auf die Ergebnisse dieses Kapitels verwiesen und somit werden normative Handlungsorientierungen (Soll) mit tatsächlicher Handlungspraxis (Ist) miteinander in Beziehung gesetzt, um daraus materiale Aussagen über Entwicklungen des beruflichen Selbstverständnisses von ÄrztInnen im DRG-Krankenhaus ableiten zu können.

7.3 Betriebswirtschaftliche Handlungsmotive in Versorgungsentscheidungen – Ist

7.3.1 Versorgungsgebot versus Wirtschaftlichkeitsprinzip

Im DRG-Kontext wird von den Befürwortern wettbewerblicher Steuerung und New Public Management im Gesundheitswesen eine effizientere und bedarfsgerechtere

Leistungserbringung erwartet, während von den Kritikern ein zunehmender Konflikt zwischen betriebswirtschaftlichen und pflegerisch-medizinischen Handlungslogiken der Leistungserbringung befürchtet wird. In den Fallstudien wird in beiden Befragungswellen teilweise eingeräumt, dass man aus Kostengründen nicht mehr alles medizinisch Sinnvolle bzw. Notwendige für den (Kassen-)Patienten tun kann:

B: Die Krankenkassen sagen zum Teil Nein. Und ich muss mich dem letztendlich beugen. Wenn die Krankenkassen sich weigern, gewisse Eingriffe zu bezahlen, können wir sie nicht mehr machen. Wir können sie nicht umsonst durchführen. Das ist klar. Also, das sind so medizinische Notwendigkeiten, die im Grenzbereich liegen. (CA HNO, W1, 218)

B: Und da wird eben deutlich, dass die Verknappung von Personal da irgendwann mal dazu führt, dass auch die Abläufe behindert werden. Und ich glaube schon, dass man eine ganze Menge dafür tun muss, die Abläufe zu verbessern. Es gibt sicher eine ganze Menge vermeidbaren Leerlauf, wo man durch gute Strukturierung, gute Organisation noch viel Verbesserungspotenzial drin hat, aber Sie brauchen eben dafür auch Menschen. Wenn wir jeden Tag wieder überlegen müssen, wie wir unsere Arbeit tun sollen, dann wird das manchmal schwierig. Das ist so ein Konflikt, mit dem wir derzeit kämpfen. (CA Chirurgie, W1, 77)

Darauf bezogen mussten die schriftlich standardisiert Befragten bewerten, ob die Aussage „Jedem Patienten stehen die besten Experten, Präparate und Geräte zur Verfügung" mit ihrer Erfahrung übereinstimmt. Damit ist nicht gemeint, dass Kostenerwägungen keine Rolle spielen, sondern dass sie nachrangig berücksichtigt werden.[24] Das entspricht dem **impliziten Wirtschaftlichkeitsbegriff des SGB V**: Ein medizinisches Ziel wird definiert und soll mit möglichst geringem Aufwand erreicht werden. Während 31 % (+3/+5) der befragten ÄrztInnen einem Primat medizinischer Notwendigkeit (Soll) „voll" zustimmen (vgl. ◘ Abb. 7.2), sehen nur 11 % (-1/-6) diese Norm in ihrem Erfahrungsbereich als „voll" erfüllt an (vgl. ◘ Abb. 7.4; Zahlen s. Braun et al. 2010, S. 180). Anders ausgedrückt: Während 90 % (+3/+4) der KrankenhausärztInnen mehr oder weniger deutlich die Rationierung effektiver Leistung aus Kostengründen (Soll) ablehnen, wird die Nachrangigkeit des Kostenkalküls hinter der medizinischen Notwendigkeit nur von 11 % (-1/-6) in ihrem Bereich ohne Einschränkung als realisiert angesehen. 52 % (-2/-3) meinen einschränkend, eine Nachrangigkeit des Kostenkriteriums treffe für ihre Abteilung oder Klinik „eher zu". Für den Erfahrungsbereich von 4 (-1/+1) % der befragten ÄrztInnen stimmt das „gar nicht", und für 34 (+5/+9) % trifft dieser Umstand „eher nicht" zu. Der Wellenvergleich zeigt, dass unter DRG-Bedingungen die sozialpolitische Norm des SGB V unter Druck gerät und aus Sicht der ÄrztInnen immer weniger erfüllt wird, was 2007 noch mit erhöhter Einforderung nach Geltung der traditionellen Norm beantwortet wird. Deutlich wird an diesem Auseinanderdriften von Normerwartung und Normerfüllung ein massiver Konflikt, den jeder zweite Arzt in seiner täglichen Arbeit erfährt, da er über seine Versorgungsentscheidungen Mitproduzent der Dissonanz ist.

Aus den Zahlen zur Rolle von Kostenerwägungen in Behandlungsentscheidungen (Ist – vgl. ◘ Abb. 7.4) lässt sich folgern, dass die meisten ÄrztInnen in einer Realität arbeiten, in der die medizinische Notwendigkeit anhand von Kostenerwägungen relativiert wird: Nur 4 (±0/±0) % schließen eine Abwägung aus und 12 (-2/±0) % sehen eine Abwägung bereits als Regelfall („trifft voll zu") an. Mit 84 % (+2/±0) überwiegen hier die eingeschränkten Einschätzungen. Noch deutlicher wird das Spannungsverhältnis zwischen den normativen Einstellungen (Soll) und der realen Praxis der Leistungserbringung (Ist) an der Rationierungsfrage sichtbar: Während insgesamt 90 % der ÄrztInnen mehr oder weniger stark die Vorenthaltung effektiver Leistung aus Kostengründen ablehnen, wird die Abwesenheit von Rationierung

24 Dieses Verständnis der Aussage wurde in einer Fokusgruppe und bei Referenzpersonen ermittelt.

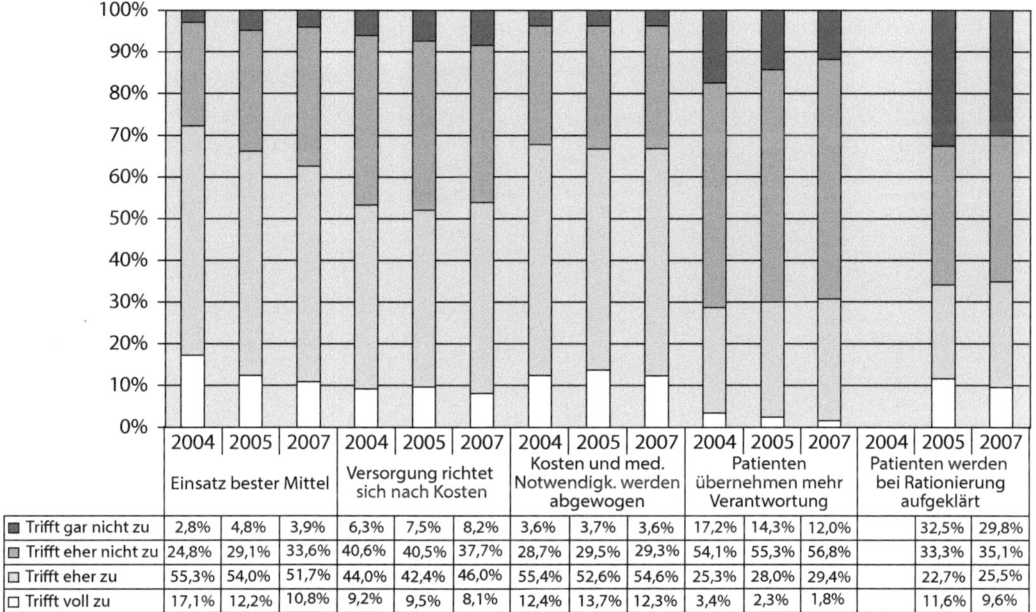

	Einsatz bester Mittel			Versorgung richtet sich nach Kosten			Kosten und med. Notwendigk. werden abgewogen			Patienten übernehmen mehr Verantwortung			Patienten werden bei Rationierung aufgeklärt		
	2004	2005	2007	2004	2005	2007	2004	2005	2007	2004	2005	2007	2004	2005	2007
Trifft gar nicht zu	2,8%	4,8%	3,9%	6,3%	7,5%	8,2%	3,6%	3,7%	3,6%	17,2%	14,3%	12,0%		32,5%	29,8%
Trifft eher nicht zu	24,8%	29,1%	33,6%	40,6%	40,5%	37,7%	28,7%	29,5%	29,3%	54,1%	55,3%	56,8%		33,3%	35,1%
Trifft eher zu	55,3%	54,0%	51,7%	44,0%	42,4%	46,0%	55,4%	52,6%	54,6%	25,3%	28,0%	29,4%		22,7%	25,5%
Trifft voll zu	17,1%	12,2%	10,8%	9,2%	9,5%	8,1%	12,4%	13,7%	12,3%	3,4%	2,3%	1,8%		11,6%	9,6%

Abb. 7.4 Ist – Wahl der Mittel und der Rolle von Kostenerwägungen aus Sicht von KrankenhausärztInnen

nur von 8 (±0/+2) % in ihrem Bereich ohne Einschränkung als realisiert angesehen. Anders ausgedrückt arbeiten nur 13 (-1/+2) % der ÄrztInnen, die eine Rationierung medizinisch notwendiger Leistungen normativ voll ablehnen, in einem Kontext, in dem das nach ihrer Einschätzung tatsächlich auch der Fall ist. Ein großer Teil der KrankenhausärztInnen arbeitet also in einer Realität, in der das, was sie moralisch oder professionell für richtig erachten, nicht ihre Praxis bestimmt. Das fällt besonders deshalb ins Gewicht, weil es sich hier um eine weitgehend selbst gestaltete Realität handelt, denn ob im Konfliktfall dem Kostenkalkül oder der medizinischen Notwendigkeit Vorrang eingeräumt wird, ist letztendlich Resultat von ärztlichen Entscheidungen. Dieses Verhältnis hat sich unter DRG-Bedingungen (Wellenvergleich) nicht verbessert und z. T. sogar verschlechtert (s. o.).

Die ÄrztInnen schätzen die Praxis der Einschränkung medizinisch notwendiger Leistungen in ihrem eigenen Erfahrungsbereich in Abhängigkeit von ihrem beruflichen Status kaum unterschiedlich ein. Im Wellendurchschnitt betrachtet sind nur ChefärztInnen[25] deutlich optimistischer in der Einschätzung der Praxis in ihrer Abteilung als ihre MitarbeiterInnen (um +10 Prozentpunkte). 2007 haben sich die Sichtweisen zwischen AssistenzärztInnen auf der einen und leitenden ÄrztInnen auf der anderen Seite weit voneinander entfernt: 41 % der chirurgischen AssistenzärztInnen nehmen in ihrer Abteilung eher keine Rationierung von medizinischen Leistungen wahr, ein Anteil der bei OberärztInnen mit 53 %, bei leitenden OberärztInnen mit 58 % und bei ChefärztInnen sogar mit 61 % deutlich höher liegt (Tab. 7.4; Zahlen s. Braun et al. 2010, S. 182).

Wie lässt sich eine solche Divergenz in der Wahrnehmung des Leistungsgeschehens im Kontext der DRG-Einführung deuten? Nimmt man die Aussagen ernst, hat sich etwas an den Erfahrungswirklichkeiten geändert, die mit den unterschiedlichen Tätigkeitsschwerpunkten zusammenhängen. Während AssistenzärztInnen

25 Internistische Fachgebiete (Fachgebiet), > 1000 Betten (Krankenhausgröße), öffentliches KH (Träger), keine Überforderung durch zu hohes Arbeitspensum (Überforderung), gute Situation des Hauses (Situation des H.) und gute Situation der Abteilung (Situation der A.).

Tab. 7.4 Einsatz bester Mittel aus Sicht der ÄrztInnen

	Gesamt (2004–2007)		Welle 1 (2004)		Welle 2 (2005)		Welle 3 (2007)	
Konstante	0,51	***	0,59	***	0,31	**	0,41	***
Welle 2	-0,06	**						
Welle 3	-0,10	***						
Weiblich	0,00		-0,03		0,03		0,01	
Chefarzt	0,10	**	0,04		0,11		0,20	***
Leitender Oberarzt	0,02		-0,09		-0,02		0,17	**
Oberarzt	0,02		-0,03		-0,03		0,12	**
Teilzeit	-0,02		-0,05		-0,03		0,03	
Privates Krankenhaus	0,00		0,00		-0,02		0,03	
Freigemeinnützig	-0,05	*	-0,08	*	-0,05		-0,01	
Kleines Haus (< 200 Betten)	-0,06	*	-0,10	**	-0,05		-0,04	
Großes Haus (> 1000 Betten)	0,05	*	0,02		0,05		0,09	*
Innere	0,01		0,00		0,00		0,04	
Pädiatrie	0,05		0,06		0,10		-0,01	
Anästhesiologie	-0,11	***	-0,08		-0,15	**	-0,11	*
Andere Fachabteilungen	-0,01		0,07	*	-0,05		-0,05	
Koordinierte Behandlungen	0,04	**	0,07	**	0,00		0,05	
Haus schrumpft	-0,09	***	-0,07	**	-0,10	**	-0,10	**
Einfluss Verwaltung	-0,03		-0,04		-0,03		-0,01	
Einfluss Krankenkassen	-0,06	**	-0,08	*	-0,05		-0,07	*
Informationsfluss intern	0,08	***	0,07	**	0,08	*	0,07	*
Kooperation ÄrztInnen – Pflege	0,06	**	0,04		0,08		0,09	*
Zu hohes Arbeitspensum ÄrztInnen	0,00		0,00		0,09	*	-0,06	*
Anteil medizischer/ patientennaher Tätigkeit	0,04		-0,02		0,11		0,03	
Anteil administrativer Tätigkeit	-0,07		-0,02		0,01		-0,22	
Belastungen (0–1)	-0,10	**	-0,06		-0,15	*	-0,05	

■ Tab. 7.4 (Fortsetzung)

	Gesamt (2004–2007)		Welle 1 (2004)		Welle 2 (2005)		Welle 3 (2007)	
Ressourcen (0–1)	0,26	***	0,24	***	0,36	***	0,20	***
Soll: Abwägung Leistung und Kosten	0,01		-0,01		0,00		0,05	
Soll: Psychosoziale Versorgung	0,02		0,01		0,05		-0,01	
Adj. R^2	0,11		0,10		0,12		0,11	

*** Irrtumswahrscheinlichkeit < 0,1 %; ** Irrtumswahrscheinlichkeit < 1 %; * Irrtumswahrscheinlichkeit < 5 % – vgl. zur Methodik und der Merkmalsbildung Braun et al. (2010). **Konstante:** Die Konstante setzt sich zusammen männlich (Geschlecht), Assistenzarzt (Position), Vollzeit (Arbeitszeit), öffentliches Krankenhaus (Träger), 200–1000 Betten (Krankenhausgröße), chirurgische Fachgebiete (Fachgebiet), keine koordinierte Behandlung (koordinierte Behandlung), keine schlechte wirtschaftliche Lage (Situation des H.), kein hoher Einfluss der Verwaltung (Einfluss der V.), kein hoher Einfluss der Krankenkassen (Einfluss der K.), wenig Fallbesprechungen (Informationsfluss intern), schlechte Kooperation mit Pflege (Kooperation Ärzte – Pflege), Arbeitspensum ist zu schaffen (zu hohes Arbeitspensum Ä.), niedrige Belastungen (Belastungen), niedrige Ressourcen (Ressourcen), Leistung und Kosten sollen nicht abgewogen werden (Soll: Abwägung Leistung und Kosten), psychosoziale Versorgung ist nicht notwendig (Soll: Psychosoziale Versorgung). **Adjustiertes R-Quadrat:** Das korrigierte R-Quadrat ist ein Gütemaß der linearen Regression. Es lässt sich interpretieren als der Anteil der Varianz, der durch die unabhängigen Variablen erklärt wird. Es besteht aus dem Wert von R^2, welcher um einen bestimmten Wert erniedrigt wurde, der mit der Anzahl der eingefügten unabhängigen Variablen steigt. Daher kann das ‚adj. R^2' in manchen Fällen sogar negativ werden.

mehr Zeit auf der Station verbringen und Patienten- und Angehörigengespräche führen, sind Ober- und ChefärztInnen tendenziell stärker von der alltäglichen Auseinandersetzung mit Patientenbedürfnissen distanziert und verbringen mehr Zeit im OP. AssistenzärztInnen sind außerdem diejenigen, die am häufigsten überlastet sind. Diese Überlegungen helfen zu erklären, warum unter DRG-Bedingungen vor allem die AssistenzärztInnen merken, dass sie ihre PatientInnen nicht so umfassend versorgen können, wie sie es für medizinisch notwendig halten – z. B. im Bereich psychosozialer Versorgung und Ganzheitlichkeit der Behandlung –, während leitende ÄrztInnen im Bereich OP-Standards etc. noch keine Einschränkung der Therapie wahrnehmen – allerdings auch mit leicht abnehmender Tendenz.

Die Praxis der Leistungserbringung wird von den ÄrztInnen auch je nach Fachgebiet unterschiedlich eingeschätzt. Interessanterweise beurteilen ÄrztInnen aus zwei Fächern, die sich inhaltlich besonders stark unterscheiden, nämlich Pädiater und Anästhesiologen, den Ist-Zustand in ihrem jeweiligen Erfahrungsbereich analog zu ihren normativen Einstellungen. Während insgesamt 59 % der Anästhesiologen normativ dem Vorrang des medizinisch Notwendigen voll und eher zustimmen, sehen 40 % dies auch als gewährleistet an. Von den KinderärztInnen stimmen 81 % diesem Prinzip zu und 56 % halten es in ihrem Bereich auch mehr oder weniger für gegeben. Hier scheinen sich normative Haltung und Wahrnehmung der Praxis wechselseitig beeinflusst zu haben.

Die mit der Frage nach dem Einsatz bester Mittel angesprochene Frage nach einer Rationierung medizinisch notwendiger Leistungen wird auch je nach Größe des Hauses unterschiedlich eingeschätzt. ÄrztInnen in großen Häusern beurteilen die Lage deutlich günstiger als ihre KollegInnen in kleineren und ganz kleinen Einrichtungen. Die Differenz der Einschätzungen der eigenen Praxis zwischen ÄrztInnen aus Krankenhäusern mit unterschiedlicher Trägerschaft ist recht gering, aber es besteht eine leichte Tendenz, dass in freigemeinnützigen Einrichtungen 2004 die Situation schlechter ist als unter öffentlicher Trägerschaft (-8 Prozentpunkte). 2007 hat sich die Situation auf niedrigerem Niveau egalisiert. Auffällig ist jedoch, dass die schlechte Situation des Hauses (-9 Prozentpunkte), Belastungen (-10 Prozentpunkte) und ein starker Einfluss der Krankenkassen (-6 Prozentpunkte) zusammen mit einer Rationierung medizinischer Leistungen wahrgenommen werden: Ein chirurgischer Assistenzarzt in einem großen Haus mit allen drei negativen Einflüssen erlebt in drei Viertel aller Fälle Einschränkungen in der Versorgung der PatientInnen. Dies deutet darauf hin, dass in Abteilungen, deren (ökonomische) Position schlecht ist und die Arbeitsbedingungen schlecht sind, Krankenkassen Druck auf Versorgungsentscheidungen ausüben und notwendige medizinische Leistungen versagt werden. Spiegelbildlich verringert sich im Kontext von guten Arbeitsbedingungen (+26 Prozentpunkte), guter Kooperation zwischen ÄrztInnen und Pflege (+6 Prozentpunkte) und gutem Informationsfluss (+8 Prozentpunkte) die Wahrscheinlichkeit einer schlechten Versorgung um die jeweils angegebenen Prozentpunkte. Dieser Einfluss ist im Wellenvergleich im Wesentlichen konsistent. 2004 hatte auch die Existenz von koordinierten Behandlungen einen positiven Einfluss (+7 Prozentpunkte), der Wellenvergleich lässt diesen Aspekt aber etwas unklar erscheinen (◘ Tab. 7.5; Zahlen aus dem WAMP-Projekt, unveröffentlicht).

◘ **Tab. 7.5** Ist – Rationierung von Leistungen aus Sicht von KrankenhausärztInnen multivariat

	Gesamt (2004-2007)		Welle 1 (2004)		Welle 2 (2005)		Welle 3 (2007)	
Konstante	0,42	***	0,46	***	0,38	**	0,38	**
Welle 2	0,01							
Welle 3	0,00							
Weiblich	-0,01		0,05		-0,04		-0,04	
Chefarzt	-0,04		-0,09		0,08		-0,08	
Leitender Oberarzt	-0,01		-0,02		0,01		-0,01	
Oberarzt	-0,02		-0,01		-0,02		-0,05	
Teilzeit	-0,04		-0,09		0,01		-0,03	
Privates Krankenhaus	-0,01		-0,03		0,02		0,01	
Freigemeinnützig	0,03		0,02		0,08		0,03	
Kleines Haus (< 200 Betten)	0,08	**	0,10	*	0,11	*	0,04	
Großes Haus (> 1000 Betten)	0,01		0,01		0,10	*	-0,05	
Innere	0,01		0,03		0,00		0,00	
Pädiatrie	-0,10	**	-0,13	*	-0,12		-0,05	
Anästhesiologie	-0,03		-0,09		0,07		-0,05	
Andere Fachabteilungen	0,02		-0,03		0,04		0,06	
Koordinierte Behandlungen	0,01		-0,03		0,03		0,03	

Tab. 7.5 (Fortsetzung)

	Gesamt (2004-2007)		Welle 1 (2004)		Welle 2 (2005)		Welle 3 (2007)	
Haus schrumpft	0,07	***	0,04		0,06		0,14	***
Einfluss Verwaltung	0,12	***	0,14	***	0,14	**	0,09	*
Einfluss Krankenkassen	0,09	***	0,09	*	0,10	*	0,07	
Informationsfluss intern	-0,05	*	-0,04		-0,05		-0,06	
Kooperation Ärzte – Pflege	0,02		-0,02		0,04		0,05	
Zu hohes Arbeitspensum Ärzte	0,05	*	0,05		0,06		0,04	
Anteil medizinischer/ patientennaher Tätigkeit	-0,08		-0,15		-0,06		-0,03	
Anteil administrativer Tätigkeit	0,05		0,09		-0,06		0,12	
Belastungen (0–1)	0,02		-0,01		0,02		0,06	
Ressourcen (0–1)	-0,12	**	-0,07		-0,14	*	-0,15	**
Soll: Wegen Kosten Leistungen vorenthalten	0,00		0,04		-0,04		0,00	
Soll: Abwägung Leistung und Kosten	0,05	**	0,07	**	0,06		0,02	
Soll: Psychosoziale Versorgung	0,01		0,02		-0,02		0,03	
Adj. R^2	0,05		0,06		0,05		0,04	

*** Irrtumswahrscheinlichkeit < 0,1 %; ** Irrtumswahrscheinlichkeit < 1 %; * Irrtumswahrscheinlichkeit < 5 % – vgl. zur Methodik und der Merkmalsbildung Braun et al. (2010). **Konstante:** Die Konstante setzt sich zusammen männlich (Geschlecht), Assistenzarzt (Position), Vollzeit (Arbeitszeit), öffentliches Krankenhaus (Träger), 200–1000 Betten (Krankenhausgröße), chirurgische Fachgebiete (Fachgebiet), keine koordinierte Behandlung (koordinierte Behandlung), keine schlechte wirtschaftliche Lage (Situation des H.), kein hoher Einfluss der Verwaltung (Einfluss der V.), kein hoher Einfluss der Krankenkassen (Einfluss der K.), wenig Fallbesprechungen (Informationsfluss intern), schlechte Kooperation mit Pflege (Kooperation Ärzte – Pflege), Arbeitspensum ist zu schaffen (zu hohes Arbeitspensum Ä.), niedrige Belastungen (Belastungen), niedrige Ressourcen (Ressourcen), Leistungen sollen nicht aus Kostengründen rationiert werden (Soll: Wegen Kosten Leistungen vorenthalten), Leistung und Kosten sollen nicht abgewogen werden (Soll: Abwägung Leistung und Kosten), psychosoziale Versorgung ist nicht notwendig (Soll: Psychosoziale Versorgung). **Adjustiertes R-Quadrat**: Das korrigierte R-Quadrat ist ein Gütemaß der linearen Regression. Es lässt sich interpretieren als der Anteil der Varianz, der durch die unabhängigen Variablen erklärt wird. Es besteht aus dem Wert von R^2, welcher um einen bestimmten Wert erniedrigt wurde, der mit der Anzahl der eingefügten unabhängigen Variablen steigt. Daher kann das ‚adj. R^2' in manchen Fällen sogar negativ werden.

Die Regressionsanalyse zur Praxis der Rationierung medizinisch notwendiger Leistungen zeigt in Abhängigkeit zum beruflichen Status der ÄrztInnen keine signifikanten Unterschiede und bestätigt ansonsten weitgehend die Ergebnisse der spiegelbildlich gestellten Frage nach der Versorgung mit besten Mitteln, Experten und Präparaten. Die Praxis der Leistungserbringung wird von den ÄrztInnen wie zuvor je nach Fachgebiet unterschiedlich eingeschätzt: KinderärztInnen halten Rationierung in ihrem Bereich für weniger gegeben (-10 Prozentpunkte) als ihre KollegInnen aus anderen Disziplinen, allerdings ist dieser Effekt nicht über alle Wellen hinweg signifikant.

Die Rationierung medizinisch notwendiger Leistungen wird wie zuvor bei der Frage nach dem Einsatz bester Mittel auch je nach Größe des Hauses unterschiedlich eingeschätzt. ÄrztInnen in großen Häusern beurteilen die Lage deutlich günstiger als ihre KollegInnen in kleinen Einrichtungen (+8 Prozentpunkte). Die Differenz der Einschätzungen der eigenen Praxis zwischen ÄrztInnen aus Krankenhäusern mit unterschiedlicher Trägerschaft ist recht gering und nicht signifikant. Auffällig ist jedoch, dass die schlechte Situation des Hauses (+7 Prozentpunkte), starker Einfluss der Verwaltung (+12 Prozentpunkte) und ein starker Einfluss der Krankenkassen (+9 Prozentpunkte) eine Rationierung medizinischer Leistungen stark begünstigen: Ein chirurgischer Assistenzarzt in einem großen Haus mit allen drei verstärkenden Einflüssen erlebt in über zwei Drittel aller Fälle eine Rationierung medizinisch notwendiger Leistungen. Dies deutet darauf hin, dass in Abteilungen, deren (ökonomische) Position schlecht ist und wo die Verwaltungen und Krankenkassen Druck auf Versorgungsentscheidungen ausüben, notwendige medizinische Leistungen versagt werden. Rationierung wird auch verstärkt wahrgenommen, wo ÄrztInnen überlastet sind und ein Primat der Wirtschaftlichkeit bereits akzeptiert wurde. Spiegelbildlich verringern auch hier gute Arbeitsbedingungen (-12 Prozentpunkte) und ein guter Informationsfluss (-5 Prozentpunkte) die Wahrscheinlichkeit einer schlechten Versorgung. 2007 tritt der Rationierungseffekt einer schlechten ökonomischen Lage des Hauses besonders deutlich zutage (+14 Prozentpunkte), was möglicherweise auf eine Heterogenisierung der Versorgungsqualität in deutschen Krankenhäusern, analog zu den jeweiligen wirtschaftlichen Bedingungen des Hauses im neuen Entgeltsystems hinweist.

Es zeigt sich, dass eine Mehrheit von 67 (±0/±0) % der ÄrztInnen die Praxis in ihrem Erfahrungsbereich so einschätzt, dass Kosten und medizinische Notwendigkeit „gegeneinander abgewogen" werden. Ärztliche Entscheidungen wären demnach anders ausgefallen, wenn nur die medizinische Behandlungsbedürftigkeit den Versorgungsentscheidungen zugrunde gelegen hätte. Lediglich 4 (±0/±0) % der Befragten sind der Ansicht, dass eine solche Relativierung des Versorgungsanspruchs für ihren Kontext „gar nicht" zutrifft.

Leitende OberärztInnen sehen 2005 das medizinisch Notwendige tendenziell häufiger durch betriebswirtschaftliche Vorteile relativiert als ihre KollegInnen (+17 Prozentpunkte). Eine solche Kosten-Nutzen-Abwägung darf man sich aber nicht als eine Rechenaufgabe vorstellen, in der Wert x (medizinischer Nutzen) mit Wert y (Kosten) in einer Gleichung in Beziehung gesetzt werden. In den Interviews der Fallstudien (Buhr und Klinke 2006a, b) äußerten die ÄrztInnen, dass ihnen die genauen Kosten einer Behandlung oder Prozedur nicht bekannt seien, sondern nur der zu erwartende Erlös. Was die Kosten angehe, so werde ein **allgemeiner diffuser Druck** (häufig von Seiten der ChefärztInnen) verspürt, der in Richtung Sparen geht. Dieser Druck führt dann zu Entscheidungen, in denen gewisse Nachteile oder Risiken für den Patienten in Kauf genommen werden:

B: Und das hat man auch gemerkt seit den …, ja, auch seit den 90er-Jahren, dass sozusagen das rein Medizinisch-ärztliche in der Krankenhausleitung immer weiter in den Hintergrund getreten ist. Es ist natürlich immer noch wichtig, klar, ich meine, deswegen gibt es ja Krankenhäuser. Es wäre ja verrückt, wenn wir hier nur nach den Kosten gucken würden und keine Krankheiten behandeln würden. Aber das merkt man schon. Mein alter Chef war hier auch damals ärztlicher

Direktor, und ich glaube, viele Probleme, die wir jetzt so haben, wo wir um Budgets feilschen und neue Geräte und so, die gab es damals nicht. Das wurde dann einfach gemacht, wenn der das gesagt hat. Ich weiß zwar nicht, ob der Verwaltungsleiter dann immer Bauchschmerzen dabei gehabt hat, oder ob den das vielleicht auch nicht interessiert hat, weil das Geld noch da war, keine Ahnung, aber das ist jetzt ganz anders. Jetzt sind wir öfter in der Rolle des Bittstellers und müssen dann auch noch begründen, warum wir etwas haben wollen. Das ist manchmal schon recht nervig, weil, von uns Ärzten wird dann immer erwartet, dass wir ökonomisch denken, aber umgekehrt verlangt niemand von den ganzen Ökonomen, die hier für uns auch das Krankenhaus leiten, dass die medizinische Probleme verstehen. Und das macht die Kommunikation sehr schwierig. (OA Innere, W1, 39)

B: Vom Kostenbewusstsein hat es in einigen Bereichen, […] man bekommt jetzt als Rechnungswesenleiter […] Fragen gestellt, […] wo man sich dran freut, wo man sagt, ich glaube, die Message ist schon mal ein bisschen angekommen. […] Und man plötzlich festgestellt hat, ich will jetzt nicht immer nur noch das Beste, sondern […] man hat ein Kostenbewusstsein schon mal da in der Richtung entwickelt. […] Das ist die Verteilung der Kosten im OP. […] Weil, es gibt natürlich unterschiedliche Operationsmethoden, die von der Konsequenz natürlich bedeuten, dass ein Patient vielleicht zwei Tage früher entlassen wird. Aber wenn die Operation dadurch 500 oder 600 Euro teurer wird, weil man mit irgendwelchen heißen Skalpellen oder irgendwelchen anderen Geschichten arbeitet, dass die Wunde gleich hinterher wieder verödet wird […], dann muss man sich die Frage stellen, diese 300 Euro, dafür dass der Patient zwei Tage früher entlassen wird, ist es das wert? Oder was kostet mich der Patient, wenn er konservativ operiert wurde mit Nadel und Faden, […] und der Patient eben zwei Tage länger im Krankenhaus bleibt, bis die Wunde verheilt ist, und er geht dann nach Hause. (LT Finanzen, W1, 168–169)

Auch hinsichtlich der Form das medizinisch Notwendige am betriebswirtschaftlichen Vorteil zu relativieren, zeigt sich je nach Fachgebiet eine unterschiedliche Praxis: Hier sind es die Internisten (+6 Prozentpunkte), die am stärksten eine Praxis in ihren Abteilungen wahrnehmen, in der medizinische Notwendigkeit und betriebswirtschaftliche Erfordernisse bei Versorgungsentscheidungen gegeneinander abgewogen werden. Am wenigsten ist das bei den Anästhesiologen (-7 Prozentpunkte weniger als Chirurgen) der Fall. Trägerschaft und Krankenhausgröße beeinflussen diese Praxiseinschätzung jedoch kaum, wenngleich sich auch hier andeutet, dass die Versorgungssituation in freigemeinnützigen Häusern (+4 Prozentpunkte) stärker von Abwägungsentscheidungen geprägt ist als in anderen Einrichtungen. Den stärksten und im Wellenvergleich konsistenten Effekt auf die Praxis der Leistungserbringung hat die Einstellung zu einem Primat des Wirtschaftlichkeitsgebots: Wer bereits die Abwägung medizinischer und betriebswirtschaftlicher Handlungskalküle in sein berufliches Selbstverständnis integriert hat, besitzt eine um 20 Prozentpunkte höhere Wahrscheinlichkeit, in einer Abteilung zu arbeiten, in der diese Abwägung die tägliche Versorgungspraxis beeinflusst. Unterstellt man, dass ÄrztInnen nicht aus persönlicher Neigung vom traditionellen ärztlichen Selbstverständnis abweichen, welches der medizinischen Versorgung einen klaren Vorrang vor ökonomischen Erwägungen einräumt, muss man annehmen, dass in diesen Abteilungen die **kognitive Dissonanz** zwischen Anspruch und Realität so groß geworden ist, dass eine Verringerung der Dissonanz durch Anpassung der Norm an die Praxis stattgefunden hat. Weitere Plausibilität erlangt diese Annahme dadurch, dass ÄrztInnen, die in ihrer Abteilung einen starken Druck der Krankenkassen wahrnehmen, häufiger medizinische Entscheidungen anhand von betriebswirtschaftlichen Erwägungen relativieren (+11 Prozentpunkte) als ihre KollegInnen, die einem solchen Druck weniger ausgesetzt sind. Was Veränderungstendenzen betrifft, so sind die übrigen Effekte nicht in allen Wellen signifikant und DRG-Effekte sind mittels dieser Frage nicht nachweisbar. Ein Chefarzt liefert außerdem folgende Erklärung für die Unsichtbarkeit von

Verschlechterungen der Versorgung im Rahmen von Patientenbefragungen:

B: Wobei, das sage ich auch immer, die, wo alles glatt läuft, wo sie also perfekt gearbeitet haben, die haben die wenigsten Zuwendungen. Da, wo was passiert, oder wo was klemmt, oder wo es nicht so gut geht, mit denen spricht man automatisch länger und mehr, und die sind hinterher teilweise wesentlich dankbarer als die, wo die – zack – durchgegangen sind. Das ist ein ganz großes Phänomen, da lache ich mich innerlich immer drüber kaputt. Was die, gerade, wenn sie irgendwelche Probleme gehabt haben, wo sie sagen, Mensch, da hast du vielleicht was nicht so gut gemacht, oder da ist irgendwas misslungen, und den, wenn sie den betüddeln: „Ach, das ist ein guter Arzt." Dabei ist der Arzt das Sinnbild, dass er betüddeln muss. Der nächste kommt und hat kaum mit mir gesprochen – da haben wir perfekt alles gemacht. (ÄD, W2, 140)

Folgt man dieser Schilderung, würde die Zunahme von Behandlungsfehlern, wie sie z. B. durch Zeitdruck begünstigt werden, dazu führen, dass in Befragungen besonders hohe Zufriedenheitswerte gemessen würden. Grundsätzlich stellt natürlich die Tendenz zum Ausgleich kognitiver Dissonanzen auch ein methodisches Problem für Längsschnittanalysen der Ärztebefragungen dar, da man davon ausgehen muss, dass ein Teil der zu messenden Veränderung durch Wahrnehmungsverschiebungen nivelliert wird, insbesondere dann, wenn die Befragten Mitproduzenten einer Versorgungsrealität sind, zu der das eigene Verständnis vom gesollten Handeln im Widerspruch steht. Umso bedeutsamer erscheint es also, wenn im Längsschnitt trotzdem eine Zunahme von Dissonanzen messbar ist.

Die Fallstudien verdeutlichen, dass ÄrztInnen unter DRG-Bedingungen neben medizinischen auch ökonomische Aspekte bei ihren Behandlungsentscheidungen beachten sollen. Die Nichtdurchführung oder Einschränkung von Behandlungen aus ökonomischen Gründen wird zwar mehrheitlich abgelehnt, aber aufgrund der Etablierung ökonomischer Handlungslogiken sehen sich ÄrztInnen veranlasst, in Grenzbereichen entgegen ihren Überzeugungen zu handeln. 2007 wird hier sehr differenziert geäußert, dass unter den Bedingungen einer hohen Arbeitsverdichtung die Versorgungsqualität eines Patienten von seiner eigenen und der Artikulationsfähigkeit seiner Angehörigen abhängt:

Je älter, je weniger artikulationsfähig und je weniger sozial eingebunden der Patient ist, da bin ich überzeugt von, desto höher ist die Gefahr, dass das, was Medizin letztendlich […] ausmacht, dass man sich nämlich mit den Menschen beschäftigt und nicht nur mit der Fraktur in Zimmer 730, dass das untergeht. (AA Chirurgie, W2, 46)

Auch die bisherige **Qualitätssicherung** kann derartige Mängel in der Versorgung nicht verhindern, weil sie diese nicht erfasst, da z. B. die Prävalenz von Infektionen im Krankenhaus statistisch erfasst wird, obwohl bekannt ist, dass diese erst nach der Entlassung der PatientInnen auftreten und entsprechende Messungen nicht auf den ambulanten Bereich ausgedehnt wurden. Entsprechende eigene Qualitätssicherungsinitiativen, die nicht vorgeschrieben waren, sind von den Kassen nicht unterstützt worden. Anfragen bezüglich postoperativer Komplikationsraten für bestimmte Fallgruppen, die die Kassen aus § 137-Daten rekonstruieren könnten, sind aus datenschutzrechtlichen Gründen abgewiesen worden, obwohl man keine Einzelpatientendaten haben wollte, d. h. Ansätze einer wirklichen Qualitätssicherung wurden vereitelt.

Als möglicher Ausweg bei extrem teuren Behandlungen wird in kleineren Häusern auf die Möglichkeit verwiesen, PatientInnen an andere, dafür kompetentere Häuser zu verweisen oder Behandlungen ggf. direkt mit den Krankenkassen auszuhandeln. 2007 wird berichtet, dass MDK-Anfragen zur Beeinflussung von Behandlungsentscheidungen führen, weil man sich zusätzliche Arbeit und Frustration ersparen will. Kritisiert wird auch eine gewisse Zwiespältigkeit der Ökonomisierung des Krankenhauses: Während einerseits aufgrund von Entscheidungen der Geschäftsführung bei kleineren Serviceleistungen für PatientInnen gespart werde, werde andererseits versucht, auch geringfügige Erlöseinbußen durch teure Gutachten zu verhindern, statt diese Gelder in die Versorgung zu stecken. Teilweise wird aus Kostengründen auch eine **künstliche Verknappung der Kapazitäten** durchgeführt (z. B. durch die Schließung von zwei Stockwerken in einem Krankenhausturm), die zu einer hohen faktischen Auslastung führt (viertes Bett in Dreibettzimmern und Betten auf Gängen), jedoch in offiziellen Statistiken nicht auftaucht, da man aus Kostengründen weniger Betten aktiv betreibt, als im Landeskrankenhausplan ausgewiesen sind. Dadurch, dass Stationen zusammengelegt werden, müssen PatientInnen mit unterschiedlichsten Versorgungsbedarfen auf einer Station versorgt werden. Eventuell hat sich mittlerweile die fachliche Betreuungssituation auf den Mischstationen durch Fortbildungen, Übung und Lernprozesse wieder verbessert. In jedem Fall sind die großen Mischstationen aus Kostengründen unter DRG-Bedingungen zur Normalität geworden.

Seit der ersten Befragung hat sich die AEP-Problematik (‚appropriate evaluation protocol'; Ambulantisierung) 2007 betriebswirtschaftlich entschärft, da man sich nach den herben Einnahmeverlusten im Jahr 2005 besser auf die Regelungen eingestellt und das Aufnahmeverfahren angepasst habe. Allerdings sind auch einige Dilemmata deutlich geworden, weil bei unklarer Diagnose eine ambulante Abklärung vorgesehen wäre, die aber ambulant faktisch nicht geleistet wird (Beispiel: unklarer Bauchbefund, Verdacht auf Blinddarm) und man dann als Krankenhausarzt ‚tricksen' muss, um den Patienten zur Beobachtung stationär aufnehmen zu können (z. B. durch i.v.-Spritzen von Schmerzmitteln ohne Indikation). Hier belohnt das DRG-System den schnellen Eingriff auf Verdacht, sodass in Deutschland wohl viele Appendixe ohne eindeutige Indikation entfernt würden (ÄD, W2, 104). Unmittelbare Konsequenz der DRG-Einführung ist, dass ÄrztInnen und Pflegekräfte weniger Zeit für ihre PatientInnen oder gemeinsame Visiten haben. Die knappe Personalausstattung führt mittlerweile zu **Informationsverlusten** über den Zustand des Patienten. 2007 haben sich die durch Zeitmangel verursachten Defizite in der Behandlung eher verstärkt. Außerdem finden sich auch Hinweise darauf, dass ÄrztInnen zunehmend DRG-Anreizen folgen und unnötige und die PatientInnen belastende Behandlungen oder sogar Eingriffe (Blinddarm, künstliche Beatmung) durchführen.

B: Eine MDK-Anfrage ist für mich ja nicht nur der Hinweis darauf, dass ich weniger Geld kriege, sondern es ist ja auch gleichzeitig ein Signal, was lässt mir der jeweilige Sachbearbeiter noch durchgehen? Und wenn ich sehe, der gibt mir viermal hintereinander einen ganz bestimmten Sachverhalt, und mein Controller …, und signalisiert mir, dass dieser Verlust nicht auf dem Wege eines Sozialgerichtsverfahrens behoben werden kann, dann muss ich mir natürlich Gedanken machen, wie ich meine Abläufe dem anpasse, dass ich diese Anfragen nicht kriege. Erstens, um die Zeit für die Anfragen zu vermeiden, die ja völlig frustran Diktierübungen sind, und zum anderen, um natürlich auch den Verlust zu vermeiden. Solche Aspekte nehmen ganz sicher zu. Das ist ganz klar. Und zwar jetzt nicht, dass man bewusst jemandem etwas Böses tut, sondern dass man da ein Stück weit eine Schere in den Kopf kriegt. (AA Chirurgie, W2, 48)

ÄrztInnen halten es für sinnvoll und vertretbar, sowohl auf überflüssige diagnostische Untersuchungen als auch auf Leistungen mit unsicherem Erfolg zu verzichten. Jedoch werden, teilweise schon seit Jahren, kostenintensive Laboruntersuchungen eingeschränkt. Die Entwicklung und Einführung von Behandlungspfaden wird generell begrüßt, sowohl zur Kostensteuerung als auch für die Versorgungsqualität (Transparenz/Qualität der Behandlung). Eindeutig ist jedoch, dass derzeit die Entwicklung von Pfaden und die Verknüpfung mit einer Prozesskostenrechnung primär betriebswirtschaftlich motiviert ist und somit fraglich bleibt, ob nicht bereits in die Entwicklung der Pfade Kostenerwägungen einfließen, die zu Belastungen der Patienten führen:

B: Ich habe, sage ich mal so, kein Problem damit, Leistungen zu unterlassen, von denen ich medizinisch nicht so ganz überzeugt bin, ob die mich wirklich so weit bringen. Und wenn sie mich dann auch noch teuer zu stehen kommen, weil ich sowieso nicht die Information, durch eine Untersuchung zum Beispiel, bekomme, die ich eigentlich haben möchte, das berührt dann wieder so das Stichwort auch „evidenzbasierte Medizin", dass ich dann diese Leistung auch unterlasse. Dann spare ich natürlich auch. Dann sparen die Patienten vielleicht auch etwas, und ich habe ihn im Endeffekt vielleicht genauso gut behandelt. Das ist sicherlich richtig. Damit kann ich auch leben. Damit hätte ich auch kein Problem. (OA Innere, W1, 53)

Es wird nicht um jeden Preis gespart: „Die Qualität der medizinischen Versorgung hat bisher sicherlich nicht gelitten" (CA HNO, W1, 241) und „Was die Patienten betrifft, eigentlich nicht, das wird alles wie vorher gemacht, da habe ich keinen Unterschied bemerkt" (AA Kardiologie-Innere, W1, 30). Wenn der Nutzen eindeutig gegeben ist, werden auch teure Geräte, Medikamente oder Behandlungsmethoden eingesetzt. Bei der Ausstattung mit medizinischen Geräten und pflegerischen Hilfsmitteln wurden bisher wenige Abstriche gemacht. Wirtschaftlich ungünstige Behandlungen müssen aber auf begründete Ausnahmefälle beschränkt bleiben oder an anderen Stellen kompensiert werden. Dies dürfte jedoch nur so lange möglich sein, wie die Häuser insgesamt finanziell gut dastehen:

B: Na teilweise ..., also das ist nicht immer ganz kongruent, also teilweise sind Widersprüche da, die wir dann, wenn es also eine Gefährdung beinhaltet, auch so nicht ganz widerspruchslos hinnehmen und dann teilweise auch abweichen, dass wenn wir dann eben die wirtschaftlich ungünstigere Variante wählen müssen, das dann natürlich versuchen, auf die begründeten Ausnahmefälle zu beschränken und nicht auf die große Masse, sondern die paar, die eben aus diesem Raster rausfallen, was günstig und kosteneffektiv zu behandeln ist. Die werden dann eben anders behandelt, auch wenn es ein Minusgeschäft wird, aber man kann das nun nicht mit allen machen, weil, wir können ja natürlich nicht ins Minus fahren. Also dann schließen wir Kompromisse, aber in den medizinisch begründeten Fällen weichen wir davon ab, aber wissend, dass wir hier gerade rote Zahlen produzieren. (AA Kardiologie, W1, 46)

Wenn mehrere Wege zum Ziel führen, wird der kostengünstigere gewählt. Es werden aber auch Situationen beschrieben, in denen auf die Durchführung von Behandlungen verzichtet wurde, vor allem, wenn der Nutzen nicht eindeutig ist. Dies wird mit den übergeordneten finanziellen Interessen des Hauses begründet. Weitere Einsparmaßnahmen betreffen die Rationalisierung organisatorischer Strukturen und Abläufe: So wird etwa verstärkt auf eine gute Auslastung der OP-Säle geachtet, nur geringe Vorratshaltung[26] betrieben und sparsamer mit Material umgegangen. Die Entwicklung von Behandlungspfaden als Möglichkeit der Rationalisierung wird noch nicht in größerem Umfang genutzt. Vollständige Behandlungspfade existieren in der Praxis kaum.

Durch die DRGs wird die Ökonomisierung medizinischer Entscheidungen insofern befördert, als den ÄrztInnen die geldwerten Folgen alternativer Behandlungsformen unmittelbar sichtbar sind. Eine echte Kosten-Nutzen-Abwägung ist aber unter DRG-Bedingungen bisher kaum möglich, da nur die Erlösseite transparenter geworden ist, nicht jedoch die Kostenseite. Allerdings wird sich dies in zentralen Bereichen, nämlich dem OP, demnächst ändern. Unmittelbare Konsequenz der DRG-Einführung ist, dass die ÄrztInnen weniger Zeit für Kassenpatienten haben – was demnach die große Mehrheit der Behandlungsfälle betrifft. Die knappe Personalausstattung führt zu Informationsverlusten über den Zustand des Patienten und in einigen Häusern bereits zu Wartezeiten und unzulänglicher Versorgung, wenn ein Arzt ausfällt. In der Praxis kommt es unter DRG-Bedingungen durchaus vor, dass diejenige Behandlungsmethode gewählt wird, die dem Krankenhaus am meisten Geld bringt und nicht die, die dem Patienten am meisten nutzt. Auch 2007 wird jedoch noch von keinem gravierenden Qualitätsverlust berichtet, wenngleich der Zeitmangel auf Seiten der ÄrztInnen zugenommen hat und bereits teilweise wichtige medizinische Gespräche mit PatientInnen und Angehörigen verhindert, die auch von der Pflege nicht aufgefangen

26 Durch den Verzicht auf ‚Vorratshaltung' im Bereich der Chirurgie müssen im Einzelfall Wartezeiten z. B. auf bestimmte Prothesen in Kauf genommen werden.

werden können. Von ÄrztInnen wird auch eingeräumt, dass man aus Erlöserwägungen PatientInnen operiere, deren Risikofaktoren einen längerfristigen Erfolg der Behandlung ausschließen, solange man damit rechnen könne, dass dies nicht zu Wiederaufnahmen innerhalb der Dreimonatsfrist führt, sondern einen neuen Fall ermöglicht. Ein anderes Beispiel für die Ökonomisierung der Arzt-Patient-Beziehung ist aus dem Bereich der Herzchirurgie bekannt[27]: Medikamentenbeschichtete Stents, die besser geeignet sind als die herkömmlichen Stents, wurden über einen längeren Zeitraum nicht eingesetzt, weil die Krankenkassen die Mehrkosten nicht übernommen haben.[28]

B: Aber ich denk', der Versuch, das wirtschaftlich zu machen, hat dazu geführt, dass man konkurriert, und das ist wieder ein Nachteil, weil man da nicht mehr ehrlich als Arzt sagt: „Das ist gar nichts zum Operieren" oder „Es ist ja nicht so schlimm, versuch erst mal dieses oder jenes einzustellen". Das sagt keiner mehr, weil, jeder rechnet nur noch mit den Fällen, die DRG, und mit dem Geld, was er dann kriegt, nicht. (OÄ Viszeralchirurgie, W2, 97)

B: Es gibt Untersuchungen, wir wissen ganz genau, okay, diese Untersuchung bringt im Vergleich zu der Untersuchung mehr Geld. Wir haben auch die Ziffer im Kopf, und dann sagt man, okay, anstatt das zu machen, machen wir das andere, denn das wird im DRG-System ja viel besser belohnt. Das ist vom Aufwand her fast gleich, aber wie auch immer, ist das halt anders vergütet. Dann sagt man halt, wir machen das hier, damit wir eine bessere Vergütung bekommen, als das andere. Dann überlege ich mir, ist das denn so richtig, dass man so sehr nach diesen Kriterien arbeitet, anstatt zu sagen, okay, wir machen einen Schritt langsamer und machen etwas anderes, was vielleicht ein bisschen weniger Risiko bringt oder so. Das ist so ein bisschen ..., am Anfang hatte ich immer das Gefühl, das ist ein bisschen an den Bedürfnissen vorbei gemachte Medizin, denn wir orientieren uns weniger an den Patienten, sondern wie gesagt, an diesen Richtlinien. So nach dem Motto, guck doch mal in den Richtlinien nach, ist der jetzt stationär oder nichtstationär, und muss das sein. (AA Urologie; W1, 123)

B: Wie man sich da entscheidet, dass man sich da nicht immer nur für die ..., ob man sich da immer wirklich für den Patienten entscheidet, wann man sich für die Ökonomie entscheidet, wenn man sich meint, für den Patienten zu entscheiden, ob man sich da nicht gegen seinen eigenen Arbeitsplatz entscheidet, was da nun im Einzelnen richtig und falsch ist, das ist sehr schwierig. (AA Chirurgie, 190)

I: Ich habe da jetzt gehört, [...] dass es so ein Dokumentationssystem gibt [...]. Welche Erfahrung haben Sie damit gemacht?

B: Das hilft ein bisschen, aber nicht viel, weil da kann man nur [...] die Fragen (reinschreiben), die [...] sehr wichtig sind. Zum Beispiel ob Patient diese Medikamente haben soll oder nicht, ist gestürzt, [...] aber wir können nicht überall schreiben, wie war der Stuhlgang bei dem Patienten [...] Das sind Sachen, die man [...] bei der Visite bespricht [...]. Und besonders auf unserer Station hier, die kardiologische Abteilung, das ist sehr wichtig, weil die Bewegung und die Belastbarkeit des Patienten oder der Patientin, das ist sehr wichtig, um zu sehen, ob die Therapie [...] Erfolg bringt oder nicht. Und eigentlich in dem Moment Visite, wo man 10 Minuten oder Viertelstunde bei

---

27 Medikamentenbeschichtete Koronarstents (Willich et al. 2005) wurden aus Kostengründen, d. h. weil sie von den Krankenkassen nicht bezahlt werden, nicht eingesetzt.

28 Inzwischen übernehmen die Krankenkassen die Kosten von ca. 1000 Euro pro beschichtetem Stent. Neuere Studien haben gezeigt, dass beschichtete Stents nicht für alle Patientengruppen nur Vorteile bedeuten. Eindeutige Vorteile – geringere Rückfallquote – bieten beschichtete Stents für Diabetiker, PatientInnen mit besonders kleinen Herzkranzgefäßen oder bei denen die Verengung der Gefäße besonders lang ist. Gegenüber unbeschichteten Gefäßstützen haben beschichtete Stents den Nachteil, dass die Gefahr von Thrombosen länger anhält und medikamentös verringert werden muss (6 Monate gegenüber 4 Wochen), d. h. die Anforderungen an die Compliance des Patienten sind höher (Hetscher 2006). Gegenwärtig wird anhand weiterer Studien zusätzlich diskutiert, inwieweit die perkutane koronare Intervention (PCI) – auch mit neuer medikamentöser Beschichtung – einer Bypassoperation überhaupt überlegen ist (Park et al. 2015; Bangalore et al. 2015).

der Patientin am Bett steht, dann ist der Patient im Bett, dann merkt man nicht, ob er nach dem Waschen pustig war, Luftnot usw., das merkt man nicht, das merken nur die Leute, die mitmachen, und leider wegen dieser Sparmaßnahmen gehen die Informationen verloren. (AA Kardiologie-Innere, W1, 35–36)

Da den Kosten für Diagnostik unter DRG-Bedingungen eine besonders problematische Rolle zukommt[29], wird an dieser Stelle dezidiert dargestellt, wie die befragten ÄrztInnen mit der neuen Situation umgehen. Eine Einschränkung diagnostischer Maßnahmen, weil man Zeit bzw. Geld sparen will, konfligiert mit dem berechtigten Anspruch des Patienten, erst behandelt zu werden, wenn die Diagnose eindeutig ist. Für PrivatpatientInnen gilt jedoch derzeit das genaue Gegenteil. Was bei KassenpatientInnen an eventuell medizinisch notwendigen Untersuchungen nicht erbracht wird, wird bei PrivatpatientInnen systematisch zu viel gemacht. Dies wird als Folge des neuen Abrechnungssystems wahrgenommen, d. h. unter DRG-Bedingungen setzt sich eine **Tendenz der Parallelität von Unter- und Überversorgung** durch. Zumindest solange die privaten Versicherer dieses System mittragen. Nach Aussage eines Assistenzarztes führen die DRGs sowohl zu einer schnelleren Durchführung als auch zur (weiteren) Einschränkung diagnostischer Maßnahmen, da man vorliegende Ergebnisse nicht nochmals überprüft. Verwaltung und ChefärztInnen entfachen teilweise einen diffusen Druck, weniger Diagnostik zu betreiben. Das könne dann schon dazu führen, dass man im falschen Moment ein CT zu wenig macht. Behandlungsentscheidungen werden dadurch weniger abgesichert, was für junge und unerfahrene ÄrztInnen ein Problem darstellt. 2007 wird berichtet, dass vor allem im Bereich der ärztlichen Anamnese aus Zeitgründen ungenau gearbeitet wird. Dies gelte insbesondere für die Anamnesen, die nachmittags während unbezahlter Überstunden erfolgen. Der Nachfrage, ob dieses nicht so genaue Hinschauen auch daraus resultiert, dass Handlungs- bzw. Behandlungsbedarf ja nur dann entsteht, wenn man etwas sieht, Handlungsdruck also durch unvollständige Untersuchung vermieden wird, wurde zugestimmt. Zum Zeitpunkt der zweiten Befragung wird als eine gewisse Tendenz geschildert, dass man versucht, teure Diagnostik auf den ambulanten Bereich abzuwälzen, um dem Krankenhaus diese Kosten zu sparen.

B: Wenn Sie fünfmal von Ihrem Chef gesagt bekommen, wir machen zu viele CTs, dann machen Sie beim nächsten Zugang keinen CT mehr. Ja? Und vielleicht beim falschen Patienten dann. Während umgekehrt, wenn sich der Chefarzt immer gern auf die sichere Seite bringt, und seine CTs sind ja immer indiziert, das ist manchmal schon ein Problem. Oder meiner Meinung nach machen wir zum Beispiel zu wenig CTs. Und aufgrund dieses Drucks in Anführungsstrichen, das ist jetzt nicht so, dass man ständig einen drüber kriegt, […] das Ergebnis ist, dass man in der Tat weniger macht. Obwohl es eigentlich eine Milchmädchenrechnung ist. Wenn wir natürlich durch das CT zu einer schnelleren Diagnose kommen, dann verkürzt sich ja auch die Liegezeit. […] Auch ein Gedankengang, der gar nicht präsent ist. Ja? Weil diese Jungs alle nur gucken, was steht denn unten? Die Zahl, die absolute Zahl steht da. (OA Innere, W1, 104)

Bislang ist der Einfluss der DRGs auf die Diagnostik noch moderat. Allerdings wird immer häufiger prästationäre Diagnostik betrieben, um die Verweildauer niedrig zu halten und zusätzliche Erlöse für das Haus zu generieren. Nach Ansicht eines Oberarztes wirkt sich die DRG-Einführung negativ auf die Durchführung diagnostischer Maßnahmen aus, da diese nicht oder nur zum Teil über Fallpauschalen abgerechnet werden können. Damit das Krankenhaus kein Minusgeschäft macht, müssen aufwendige diagnostische Maßnahmen in den ambulanten Bereich verlagert oder aber die Prozesse im Haus optimiert werden, was aber bisher kaum geschehen ist. Als neueste Entwicklung zeichnen sich in

29 Kosten für Diagnose können nicht gesondert abgerechnet werden, sondern gelten als mit der jeweiligen DRG-Fallpauschale abgegolten. Das Kostenrisiko trägt das Haus bzw. der behandelnde Arzt, der entscheiden muss, ob er sich seiner Diagnose sicher ist oder weitere differenzialdiagnostische Maßnahmen ergreift, um sich und den Patienten vor einer Fehlbehandlung zu schützen.

2007 im Schnittstellenbereich ambulant/stationär **Probleme mit der Vergütung von diagnostischen Leistungen** ab. Obwohl es im Interesse einer Verkürzung der Verweildauer sinnvoll ist, prästationäre Diagnostik zu fördern, verweigern die Kassen zunehmend mit Hinweis auf die pauschale Vergütung eine zusätzliche Abrechnung.[30]

Eine weitere befürchtete Folge der Fallpauschalen ist ein zunehmender Trend zur **Fragmentierung von Behandlungen**. Da das Krankenhaus jeweils nur eine Hauptdiagnose abrechnen kann, ist es wirtschaftlich ungünstig, mehrere Erkrankungen eines Patienten während eines stationären Aufenthalts zu behandeln. Dies kann zur Folge haben, dass PatientInnen nach Durchführung einer Behandlung zunächst entlassen und später erneut aufgenommen werden. Dies betrifft sowohl PatientInnen mit unterschiedlichen behandlungsbedürftigen Leiden, als auch PatientInnen, die bei nur einem Krankheitsbild mehrere behandlungsbedürftige Stellen aufweisen. Ein **Fallsplitting** in dem Sinne, dass ein Patient nach der Diagnostik erst mal entlassen und dann für die Operation wieder aufgenommen wird, oder eine Nebendiagnose über Entlassung zu einem neuen Fall wird, findet bereits teilweise statt (abteilungsspezifisch, s. o.). Auffälligerweise wird Fallsplitting besonders in dem Haus als Praxis eingeräumt, das ökonomisch am schlechtesten aufgestellt ist. Einige Befragte haben von PatientInnen erfahren, dass in anderen Häusern Fallsplitting bereits gängige Praxis ist, da die Kassen diese tolerieren[31]:

B: Also es gibt schon Dinge, die mich stören, das ist z. B. jetzt in der Kardiologie, da kann ich ja immer nur zu sprechen, bei einer Herzbehandlung wird nur ein Stent bezahlt und die Dinger sind, sagte ich ja gerade schon, extrem teuer, und wenn der Patient eben an zwei oder mehr Stellen am Herzen ein Problem hat, dann wird, wenn es nicht unbedingt sein muss, auch nur eine Stelle behandelt, und wenn es erforderlich wäre, dann eher noch mal in einem zweiten Eingriff die zweite Stelle behandelt. Das finde ich im Grunde nicht gut, dass das so ist. […] Und wenn ich es selber wäre, würde ich mir auch wünschen, dass ich da nicht zwei …, dreimal hin müsste und diesen Eingriff machen lassen müsste, sondern dass das alles in einem gemacht wird. Das ist aus Kostengründen im Normalfall nicht möglich, das finde ich eigentlich vom System her falsch angelegt. (AA Kardiologie, W1, 72–74)

B: Es ist ja so, wenn jemand zwei ernsthafte Erkrankungen hat, die beide, sage ich mal, auch ein gewisses Gewicht haben und eine Bedeutung und auch Kosten verursachen, dass man sicherlich überlegt, was ist das Entscheidende im Moment, dass man das behandelt. Und dann ist es wirtschaftlich gesehen, man entlässt den Patienten wieder und nimmt ihn dann wieder auf und macht dann das nächste. Wenn man das nicht tut, verschenkt man Geld. Geld, das letztlich leider erforderlich ist, dafür sind wir inzwischen zu knapp mit unseren Budgets, dass wir uns da irgendwelchen Luxus erlauben können. Das ist nicht möglich. Und das ist für mich schon ziemlich schizophren. (AA Kinderklinik, W1, 78–79)

B: Wir müssen nur die Diagnose gucken, warum der Patient da ist, und alles was daneben steht, das spielt keine Rolle, und da wird der Patient als Krankheitsbild weiterbehandelt, leider, nicht als eine Person. […] Er kommt zur Kardiologie, kommt mit Herzinfarkt und […] nur das wird berücksichtigt, und wenn das heile ist oder wenn alles versorgt ist, dann geht er nach Hause und dann muss er durch den Hausarzt wieder eine Einweisung kriegen und wieder herkommen zum Gastrologen, […] aber so sind jetzt die Regeln. (AA Kardiologie-Innere, W1, 40, 46)

Auch hier existieren Spielräume, die genutzt werden, um bei bestimmten Patientengruppen (insbesondere Kindern und multimorbiden,

30 Ob prästationäre Diagnostik generell positiv für den jeweiligen Patienten ist, wurde in den Interviews nicht hinterfragt. Sofern der eingewiesene Patient durch seine Krankheit bereits stark geschwächt ist, sollte ihm zumindest die Möglichkeit offenstehen, zu entscheiden, ob er auf prästationäre Diagnostik verzichten möchte, um unnötige Belastungen durch Wege und Wartezeiten in der Ambulanz zu vermeiden.

31 Genannt wird von den Befragten ein Zeitraum von 2–3 Tagen bis zur Wiederaufnahme. Offiziell muss allerdings hier ein längerer zeitlicher Abstand eingehalten werden (> 30 Tage und außerhalb oberer Grenzverweildauer), um eine Fallzusammenführung zu vermeiden (Metzger 2004).

älteren PatientInnen) mehrere Behandlungen zusammen durchzuführen, auch wenn das für das Krankenhaus mit Verlusten verbunden ist. Für die Existenz und Nutzung von Spielräumen und Handlungsoptionen sprechen auch die Ergebnisse einer gezielten Suche von Hinweisen auf Fallsplitting und Rehospitalisierung in Routinebehandlungsdaten von KrankenhauspatientInnen der Gmünder Ersatzkasse (GEK) im zeitlichen Kontext der DRG-Einführung bis einschließlich des Jahres 2005 (Braun und Müller 2006, S. 100ff.).

7.3.2 Psychosoziale Versorgung

Nach normativem Verständnis (s. o.) ist die psychosoziale Versorgung für die Mehrheit der ÄrztInnen integraler Bestandteil einer guten Versorgung der PatientInnen, wenngleich eine starke Minderheit (ca. 30 %, vgl. ◘ Abb. 7.3) dies auch normativ nur eingeschränkt richtig findet. Eine gute psychosoziale Versorgung ist nicht nur für psychosomatische Krankheitsbilder bedeutsam und nimmt auch nicht nur über die Steigerung von Wohlbefinden Einfluss auf den Heilungserfolg, sondern ist **Bestandteil einer umfassenden Anamnese** bei PatientInnen mit komplexer Krankheitsgeschichte, deren Kenntnis eine zielgerichtete Diagnostik und Therapie erst ermöglicht[32]:

B: Als ich angefangen habe vor 20 Jahren, war sicher mein Ansatz, dass ich gesagt habe, ich will ***möglichst*** *viel von den Patienten wissen, ich möchte* ***möglichst*** *genau meine Anamnese, meine Diagnosen erhoben haben, und mir möglichst viel Gedanken darüber machen, mag sein, dass das idealistisch war, aber was wir so tun wollen. Und heute ist es so, dass, wenn ein Patient kommt, ich mich wirklich tunlichst als Erstes frage, wann will ich ihn entlassen? Und das ungebremste Umgehen mit Ressourcen ist sicher etwas, was gesundheitsökonomisch und unter vielen Aspekten nicht das Ideale ist. Ob das, was wir zurzeit tun, das Ideale ist, das weiß ich nicht. Und ich bin nun 47, das heißt, ich habe sicher noch, wenn ich gesund bleibe, ein Berufsleben von 20 Jahren vor mir, und ob sich die DRGs so lange halten, wenn ich wetten müsste, würde ich eher sagen, nein. Ich denke, ich könnte es noch erleben, dass kluge Köpfe uns die Vorteile des tagesgleichen Pflegesatzes wieder erläutern. Ich gehe eigentlich davon aus. (Assistenzarzt Chirurgie, W1, 82)*

Ein Krankenhausarzt muss Vertrauen aufbauen, damit der Patient ihm seine ganze Krankengeschichte erzählt. Zeit ist ein weiterer Faktor: PatientInnen sind unterschiedlich gut in der Lage, alle ihre Symptome zu schildern. Wird das Gespräch unter Zeitdruck geführt, bleiben mitunter viele Zusammenhänge ungenannt und fließen somit nicht in die Überlegungen des behandelnden Arztes mit ein. Gerade unter DRG-Bedingungen wird jedoch erwartet, erhofft und zur eigenen Entlastung unterstellt, dass der Patient mit möglichst vollständiger Diagnose eingewiesen wird (s. o.), weshalb verstärkt die Gefahr besteht, dass komplexe Krankheitsbilder nicht erkannt, geschweige denn behandelt werden.

Während durchgängig und unter DRG-Bedingungen sogar tendenziell leicht steigend der Norm voll (70 %) oder eher (28 %) zugestimmt wurde, psychosoziale Versorgung gehöre zur Behandlung (vgl. ◘ Abb. 7.3), zeigt sich bei der Betrachtung der Praxis ein anderes Bild (vgl. ◘ Abb. 7.5; Zahlen s. Braun et al. 2010, S. 200): Nur 11 % (-2/-2) der ÄrztInnen sehen 2007 eine „soziale und emotionale Zuwendung" als „voll" gewährleistet und 53 % (+5/+2) als „eher" zutreffend an. Für 36 % (-3/+2) ist eine psychosoziale Versorgung eher nicht oder gar nicht gewährleistet. Allerdings wird aus Sicht von 64 % (±0/-1) der ÄrztInnen die soziale und emotionale Zuwendung von der Pflege erbracht. 53 (+/-0/+6) % beobachten eine psychosoziale Versorgung durch die Angehörigen. Auch hier ist also eine starke Spannung zwischen dem ärztlichen Anspruch und der Leistungspraxis erkennbar.

32 „Ohne vernünftige Anamnese geht die Arbeitsdiagnose aber in die falsche Richtung, die Diagnostik in die falsche Abteilung und die Therapie zum falschen Patienten." Selbst „ob das auch ökonomisch dauerhaft Sinn macht, ist mehr als fraglich" (Feld 2005).

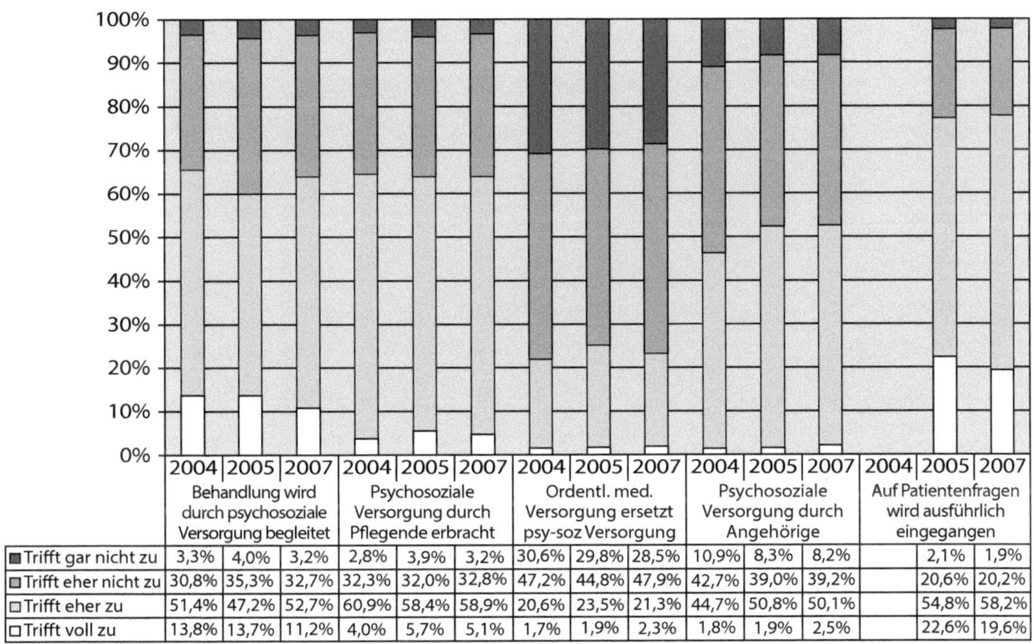

	Behandlung wird durch psychosoziale Versorgung begleitet			Psychosoziale Versorgung durch Pflegende erbracht			Ordentl. med. Versorgung ersetzt psy-soz Versorgung			Psychosoziale Versorgung durch Angehörige			Auf Patientenfragen wird ausführlich eingegangen		
	2004	2005	2007	2004	2005	2007	2004	2005	2007	2004	2005	2007	2004	2005	2007
■ Trifft gar nicht zu	3,3%	4,0%	3,2%	2,8%	3,9%	3,2%	30,6%	29,8%	28,5%	10,9%	8,3%	8,2%		2,1%	1,9%
■ Trifft eher nicht zu	30,8%	35,3%	32,7%	32,3%	32,0%	32,8%	47,2%	44,8%	47,9%	42,7%	39,0%	39,2%		20,6%	20,2%
□ Trifft eher zu	51,4%	47,2%	52,7%	60,9%	58,4%	58,9%	20,6%	23,5%	21,3%	44,7%	50,8%	50,1%		54,8%	58,2%
□ Trifft voll zu	13,8%	13,7%	11,2%	4,0%	5,7%	5,1%	1,7%	1,9%	2,3%	1,8%	1,9%	2,5%		22,6%	19,6%

Abb. 7.5 Ist – Psychosoziale Versorgung aus Sicht von KrankenhausärztInnen

Das Regressionsmodell (Tab. 7.6; Zahlen bei Braun et al. 2010 veröffentlicht, S. 234) macht deutlich, dass auch bei dieser Frage die ChefärztInnen die Praxis in ihrer Abteilung als deutlich besser einschätzen (+15 Prozentpunkte) als ihre MitarbeiterInnen. Da auch Ärztinnen die Praxis besser bewerten als ihre männlichen Kollegen (+6 Prozentpunkte), bestätigt sich der Eindruck, dass die Wahrnehmung der eigenen Handlungspraxis das Antwortverhalten maßgeblich beeinflusst. Für die von ChefärztInnen versorgten PrivatpatientInnen könnte dies auf eine Besserstellung gegenüber KassenpatientInnen im Hinblick auf ihre psychosoziale Versorgung hindeuten.

Anscheinend wird in privaten (+6 Prozentpunkte) und freigemeinnützigen (+8 Prozentpunkte) Krankenhäusern häufiger als in öffentlichen Häusern eine psychosoziale Versorgung erbracht. Auch in kleinen Häusern ist häufiger eine soziale und emotionale Betreuung gewährleistet (+5 Prozentpunkte), was indirekt auch den Faktor Trägerschaft erklären mag, da der Anteil der in großen und sehr großen Häusern (-7 Prozentpunkte) tätigen ÄrztInnen unter öffentlichen Trägern höher ist. Bei den Fächern sind es – ohne große Überraschung – die Pädiater (+14 Prozentpunkte) und Anästhesisten (-12 Prozentpunkte), die besonders viel und wenig mit psychosozialer Betreuung befasst sind.

Auffällig ist, dass das Vorhandensein guter Arbeitsbedingungen (Ressourcen: +26 Prozentpunkte) die Wahrscheinlichkeit einer guten psychosozialen Versorgung enorm erhöht und diese kräftig sinkt, wenn viele belastende Arbeitsbedingungen vorhanden sind (Belastungen: -12 Prozentpunkte). Begünstigend wirkt auch eine gute Kooperation von ÄrztInnen und Pflegekräften (+13 Prozentpunkte), ein guter Informationsfluss (+7 Prozentpunkte) und die Existenz koordinierter Behandlungen (+6 Prozentpunkte). Außerdem besteht ein positiver Zusammenhang zwischen der Selbsterwartung und der Praxis (+9 Prozentpunkte). Dort, wo ein großer Einfluss der Verwaltung auf die Versorgungspraxis wahrgenommen wird, findet eine soziale und emotionale Betreuung der PatientInnen seltener statt (-6 Prozentpunkte).

Tab. 7.6 Ist – Psychosoziale Versorgung aus Sicht von KrankenhausärztInnen multivariat

	Gesamt (2004–2007)		Welle 1 (2004)		Welle 2 (2005)		Welle 3 (2007)	
Konstante	0,30	***	0,31	**	0,43	***	0,11	
Welle 2	-0,04	*						
Welle 3	-0,02							
Weiblich	0,06	**	0,07	*	0,03		0,07	*
Chefarzt	0,15	***	0,15	**	0,12	*	0,16	**
Leitender Oberarzt	0,05		0,04		0,10		0,02	
Oberarzt	0,00		-0,01		0,00		0,02	
Teilzeit	-0,03		-0,05		0,00		-0,06	
Privates Krankenhaus	0,06	**	0,10	*	-0,01		0,08	*
Freigemeinnützig	0,08	***	0,10	**	0,04		0,09	**
Kleines Haus (< 200 Betten)	0,05	*	0,09	*	0,04		0,00	
Großes Haus (> 1000 Betten)	-0,07	***	-0,04		-0,12	**	-0,10	**
Innere	0,03		0,07	*	-0,06		0,05	
Pädiatrie	0,14	***	0,12	*	0,11		0,20	**
Anästhesiologie	-0,12	***	-0,11	*	-0,17	**	-0,10	*
Andere Fachabteilungen	0,04		0,07		0,01		0,04	
Koordinierte Behandlungen	0,06	***	0,07	*	0,07	*	0,06	*
Haus schrumpft	0,02		0,02		0,00		0,02	
Einfluss Verwaltung	-0,06	**	-0,09	*	-0,16	***	0,02	
Einfluss Krankenkassen	0,00		0,03		0,01		-0,03	
Informationsfluss intern	0,07	***	0,07	*	0,09	**	0,07	*
Kooperation ÄrztInnen – Pflege	0,13	***	0,13	**	0,16	***	0,13	**
Zu hohes Arbeitspensum ÄrztInnen	-0,03		-0,04		0,05		-0,07	*
Anteil medizinischer/ patientennaher Tätigkeit	-0,09		-0,14		-0,23	*	0,05	
Anteil administrativer Tätigkeit	-0,03		-0,02		-0,13		-0,02	
Belastungen (0–1)	-0,12	**	-0,06		-0,21	**	-0,08	
Ressourcen (0–1)	0,26	***	0,19	***	0,21	**	0,38	***

Tab. 7.6 (Fortsetzung)

	Gesamt (2004–2007)		Welle 1 (2004)		Welle 2 (2005)		Welle 3 (2007)	
Soll: Wegen Kosten Leistungen vorenthalten	-0,02		0,01		-0,01		-0,09	*
Soll: Abwägung Leistung und Kosten	0,00		0,00		0,03		-0,01	
Soll: Psychosoziale Versorgung	0,09	***	0,07	*	0,09	*	0,11	***
Adj. R^2	0,14		0,12		0,16		0,17	

*** Irrtumswahrscheinlichkeit < 0,1 %; ** Irrtumswahrscheinlichkeit < 1 %; * Irrtumswahrscheinlichkeit < 5 % – vgl. zur Methodik und der Merkmalsbildung Braun et al. (2010). **Konstante:** Die Konstante setzt sich zusammen männlich (Geschlecht), Assistenzarzt (Position), Vollzeit (Arbeitszeit), öffentliches Krankenhaus (Träger), 200–1000 Betten (Krankenhausgröße), chirurgische Fachgebiete (Fachgebiet), keine koordinierte Behandlung (koordinierte Behandlung), keine schlechte wirtschaftliche Lage (Situation des H.), kein hoher Einfluss der Verwaltung (Einfluss der V.), kein hoher Einfluss der Krankenkassen (Einfluss der K.), wenig Fallbesprechungen (Informationsfluss intern), schlechte Kooperation mit Pflege (Kooperation Ärzte – Pflege), Arbeitspensum ist zu schaffen (zu hohes Arbeitspensum Ä.), niedrige Belastungen (Belastungen), niedrige Ressourcen (Ressourcen), Leistung und Kosten sollen nicht abgewogen werden (Soll: Abwägung Leistung und Kosten), psychosoziale Versorgung ist nicht notwendig (Soll: Psychosoziale Versorgung). **Adjustiertes R-Quadrat:** Das korrigierte R-Quadrat ist ein Gütemaß der linearen Regression. Es lässt sich interpretieren als der Anteil der Varianz, der durch die unabhängigen Variablen erklärt wird. Es besteht aus dem Wert von R^2, welcher um einen bestimmten Wert erniedrigt wurde, der mit der Anzahl der eingefügten unabhängigen Variablen steigt. Daher kann das ‚adj. R^2' in manchen Fällen sogar negativ werden.

Der Wellenvergleich zeigt vor allem, dass unter DRG-Bedingungen eine Heterogenisierung der Versorgungsqualität stattgefunden hat: Während 2004 die Verteilung von guten gegenüber schlechten Arbeitsbedingungen (Ressourcen) einen Einfluss von 19 Prozentpunkten hatte, ist dieser Einfluss in 2007 auf 38 Prozentpunkte gestiegen. Beispielsweise berichteten 2004 noch 31 % der chirurgischen AssistenzärztInnen in großen öffentlichen Krankenhäusern vom Vorhandensein einer psychosozialen Versorgung und sogar 50 % dieser Befragtengruppe, sofern sie in einer Abteilung mit guten Arbeitsbedingungen beschäftigt waren. 2007 sind es insgesamt nur noch 11 % dieser AssistenzärztInnen, aber mit guten Arbeitsbedingungen weiterhin 49 %. Dies bestätigt den Eindruck, dass der von dem neuen Entgeltsystem ausgehende zusätzliche wirtschaftliche Druck dazu führt, dass für etwa 30 % der Häuser sich die Lage so verschlechtert hat, dass mit Nachteilen für die Versorgung der PatientInnen gerechnet werden muss.

Die Interviews der Fallstudien verdeutlichen, dass aufgrund der Personalknappheit, der Zunahme administrativer Tätigkeiten und der Verweildauerverkürzung nicht nur auf Seiten der ÄrztInnen, sondern auch auf Seiten der Pflege Abstriche bei der psychosozialen Versorgung gemacht werden, mit entsprechend negativen Rückwirkungen auf die Patientenzufriedenheit. 2007 hat sich im Pflegebereich teilweise die Tendenz durchgesetzt, die psychosoziale Versorgung an den Pastor zu delegieren. Eine direkte Folge der DRG-Einführung ist, dass die **Ganzheitlichkeit der Behandlung** durch die Aufteilung in verschiedene Fälle bzw. die Verlagerung von Leistungen in den ambulanten und nachstationären Bereich verloren geht. Für den Patienten bedeutet dies, statt einer längeren, mehrere kürzere stationäre Behandlungen, was eine Verlängerung der Leiden und eine nicht unbedeutende Belastung darstellt. Die Delegation von Behandlungsbedarfen geschieht auch dann, wenn man damit rechnet, dass diese ignoriert werden, also notwendige medizinische Behandlungen unterbleiben. Dieser medizinische Verschiebebahnhof wird dann häufig auch als Kreisverkehr betrieben. Dies ist eine eklatante Verletzung bestehender Versorgungsansprüche der Versicherten.[33]

B: Ich denke, wir delegieren mehr. Wir sagen …, wir behandeln die Hauptdiagnose, und wenn wir Sachen feststellen, die uns da jetzt …, die den Behandlungskontext stören würden, dann schreibe ich, dann empfehle ich eben dem Hausarzt, dies bitte doch ambulant abzuklären, wohl wissend, dass das unter Umständen nur wohlfeile Worte sein werden. […] Ja? Sie können das ja, wenn Ihnen etwas auffällt, können Sie den Patienten ja in der Struktur, die Sie haben, durchbehandeln und schreiben dann zum Schluss rein: Lieber Hausarzt, mache bitte noch ambulant erstens, zweitens und drittens. […] Das ist medizinisch, selbst medizinisch-forensisch wasserdicht. Und dann setzt eben dieses fröhliche Pingpong-Spielen ein. Ja? Dann hat der Hausarzt den schwarzen Peter, wird der wahrscheinlich auch noch sauer sein, weil er ja genau weiß, was da passiert ist. Und da gibt es ganz unterschiedliche Reaktionsmechanismen. Es gibt Kollegen, die das nichtsdestotrotz versuchen, irgendwie dann umzusetzen, es gibt aber auch andere, wo es dann einfach durch den Rost fällt. (AA Chirurgie, W2, 75–79)

Je nach Abteilung und Chefarzt wird diesbezüglich unterschiedlich verfahren. Diese Aussagen besitzen auch für die zweite Befragung 2007 Gültigkeit. Zunehmend werden Angehörige der PatientInnen von der Pflege in die Versorgung eingebunden (Beispiel: Rasur), weil nicht genügend Pflegekräfte da sind. Nur in der Geriatrie sei der pflegerische Betreuungsschlüssel deutlich besser als in anderen Abteilungen. Dort könne man sich dann auch noch besser um die PatientInnen kümmern. Die Ganzheitlichkeit leidet unter der ökonomischen Logik der DRGs, die sichtbar werden lässt, wann ein Patient „verbrannt" ist und zum „Draufzahler" wird; gerade wenn die finanzielle Lage prekär erscheint, fällt es den ÄrztInnen schwer, nicht doch irgendwo die Kosten im Kopf zu haben (AA Chirurgie, W2, 35-40).

B: Während wir als Internisten immer noch von diesem ganzheitlichen Ansatz kommen, den wir jetzt auch in den letzten Jahren zunehmend verlassen und sagen, okay, gut, der hat Zucker und sonstwas, und was der Patient alles noch hat, interessiert uns nicht. Wir machen jetzt das, weswegen er hierher kommt, und dann soll den Rest mal der Hausarzt machen. (OA Innere, W1, 55)

B: Wir müssen nur die Diagnose gucken, warum der Patient da ist und alles, was daneben steht, das spielt keine Rolle […]. Und das ist manchmal fatal, weil früher, vor DRG-Zeiten, konnte der Patient hierher kommen, dann hat er, sagen wir, der kommt mit Herzinfarkt und dann inzwischen hat er aus irgendwelchem Grund ein Magengeschwür entwickelt oder hat ein Magengeschwür, das würde entdeckt, und dann ist er weiterbehandelt. Damals war der Patient auf Kardiologie, der wurde auf die Gastrologie verlegt usw. und sofort. […] Jetzt kommt der gleiche Patient, […] er kommt zur Kardiologie, kommt mit Herzinfarkt und […] nur das wird berücksichtigt und wenn das heile ist oder wenn alles versorgt ist, dann geht er nach Hause und dann muss er durch den Hausarzt wieder eine Einweisung kriegen und wieder herkommen zum Gastrologen, was ich eigentlich nicht verstehe, aber so sind jetzt die Regeln. Auch merkt man das bei den Chirurgen, wenn wir einen Patienten auf die Chirurgie verlegen möchten, die sagen: „OK, wir gucken den an, aber der geht 2 oder 3 Tage nach Hause, wir können den nicht direkt aufnehmen, auch wegen finanzieller Gründe, nach DRG", das ist alles

33 In einem Gespräch mit dem Sachbearbeiter für stationäre Leistungen einer großen Ersatzkasse wurde die diesbezügliche Passivität der Kassen damit begründet, dass man sich in laufende Behandlungen nicht einmische, sondern nur nachträglich die Richtigkeit der Abrechnung des Krankenhauses prüfe. Dies geschehe auch deshalb, weil man im Falle einer Intervention Nachteile in der Behandlung befürchte und somit die Interessen des Patienten schützen wolle. An dieser Stelle zeigt sich, dass die Versicherten, wenn sie zum Patienten geworden sind, nicht oder nicht mehr mit der uneingeschränkten Unterstützung ihrer Kasse rechnen können. Weitere reale Beispiele sind in einem Buch von Stephan Kolb und Caroline Wolf nachzulesen (Kolb und Wolf 2006).

jetzt ein bisschen komplizierter geworden. (AA Kardiologie-Innere, W1, 40)

B: Das Problem, was ich sehe, ist nicht so, dass ich jetzt sage, das ist jetzt eine ..., wir machen eine Katastrophenmedizin, und wir machen eine schlechte Medizin, wir operieren die Leute nicht richtig, oder wir haben dafür keine Ressourcen. Das ist es nicht! [...] Aber es ist sicher so, dass wir natürlich solche engen Abläufe, dass zum Beispiel eine Kompaktierung, dass auch die vermehrten ambulanten Eingriffe, die wir machen, dazu führen, dass wir uns immer mehr von dem Blick auf den Patienten als Ganzes verabschieden. Im Gegensatz zu allem, was man gerne in den Medien als Sonntagsreden hört. Das ist unter DRG-Bedingungen ..., wird das auch noch letztendlich durch die dadurch vorgegebenen Strukturen sicher noch einmal verstärkt. Wenn ich letztendlich bei der Aufnahme mir überlegen muss: Wo wird die mittlere Verweildauer für Herrn Meyer liegen? Ja? Oder ich bekomme jemanden, wo ich im Prinzip sagen muss, der ist kostenmäßig schon, nehmen wir das böse Wort „verbrannt", da ist – ja? – so viel an Diagnostik gelaufen, dass man den eigentlich ökonomisch gar nicht mehr operieren kann. Dann wird der natürlich – ja? – hat man nicht viel Spielraum. Und diese Überlegungen haben wir früher ..., gut, die haben wir vor zweieinhalb Jahren auch schon gehabt, aber das ist sicher etwas, was immer mehr und immer mehr, was immer mehr und immer intensiver unser Denken bestimmt. (AA Chirurgie, W2, 48)

Maßnahmen zur Förderung **integrierter Versorgung** sind zwar teilweise beschlossen, aber noch nicht in der Praxis umgesetzt. Außerdem zeichnet sich ein Problem der Ungleichbehandlung von PatientInnen ab, da die Verträge nur mit Einzelkrankenkassen geschlossen werden und sich die Allgemeine Ortskasse (AOK) bisher meist einem Vertrag verweigert. Eine weitere explizite Folge der DRG-Einführung ist, dass **Verlegungen** erschwert werden. So ist es kaum noch möglich, PatientInnen (konkret: Neugeborene) in die Nähe ihres Heimatortes zu verlegen. Dies ist für die betroffenen Eltern und somit auch für die Neugeborenen eine Belastung. Als völlig unsinnig wird auch die Regelung bezeichnet, dass **nach ambulanten Operationen keine postoperative Behandlung** erlaubt ist. Erst nach 14 Tagen kann man diese PatientInnen wieder einbestellen. Dies hat dazu geführt, dass man teilweise den PatientInnen nahelegt für 45 Euro eine Nacht im Krankenhaus zu verbringen, damit der behandelnde Arzt zumindest die akute postoperative Phase hinsichtlich von Komplikationen beurteilen kann.

B: Ja. Das ist natürlich unärztlich. Wenn Sie wüssten, wie viele Rektumkarzinome durch rektale Untersuchungen, einfach nur durch den Finger in den Hintern zu stecken – das macht keiner mehr. Mammakarzinome – es tastet keiner mehr die Brust ab. Es kommt doch gar nicht mehr dazu. In dem Moment, wo die alle ambulant operiert werden. Das ist schon richtig. Und – sie betreiben keine Medizin mehr. Das ist keine Medizin! Wenn ich ..., ich muss doch mal mit dem Menschen reden! Selbst die Patienten sind schon so weit. Die kommen und sagen, wenn ich ..., fangen ein Gespräch immer so an: „Sind Sie außer der jetzigen Angelegenheit, warum Sie kommen, schon mal krank gewesen?" Da sagt er: „Ich habe mir schon mal den Fuß gebrochen. Aber das tut ja nichts zur Sache." Da sage ich: „Moment, das möchte ich aber doch wissen. Wann war das denn? Warum haben Sie sich denn den Fuß gebrochen?" „Ja, ich habe da Schwindelanfälle gehabt." „Warum haben Sie denn die Schwindelanfälle gehabt?" „Ja, da wurde dann später ein Hirntumor festgestellt." Ja, so geht das dann los. Oder ich sage: „Wenn Sie sich den Fuß gebrochen haben, oder Sie haben ... " „Ja, im selben Jahr hatte ich auch einen Schädelbruch." „Ja, wie ist denn das passiert? Ein Schädelbruch? Verkehrsunfall?" „Nein, ich habe ein Krampfleiden." So kommt das dann unter Umständen in den Gang. Aber dass sie jetzt ... Selbst die Menschen verstehen schon gar nicht mehr, warum man jetzt ... Ich bin doch nicht auf Ihre Krampfadern fixiert und drum herum. Die hoppe ich Ihnen raus, und der Rest vom Menschen ***interessiert*** *mich gar nicht mehr. Das kann doch nicht wahr sein! Und das ist das. Zeichnet sich bei den Patienten ab und natürlich noch viel stärker bei den Ärzten. Das ist alles schlecht. Das ist ganz, ganz schlecht. (ÄD, W2, 97)*

7.3.3 Einfluss der DRGs auf die Versorgungsqualität

Unmittelbare Folgen der DRG-Einführung für die Versorgungsqualität im Krankenhaus sind zurzeit primär diffuser Art, da die Krankenhausleitungen bisher relativ wenig direkten Einfluss auf ärztliche Entscheidungen nehmen (können), Erlösen noch keine Kosten gegenübergestellt werden können (Prozesskostenrechnung) und daher ÄrztInnen Spielräume verbleiben, auf eine bedarfsgerechte Versorgung ihrer PatientInnen zu insistieren. Allerdings nimmt die **Wirkung diffuser Steuerung** durch Erlös und Kostenerwägungen zu, d. h. implizite Rationierung bzw. die „Schere im Kopf" (Assistenzarzt Chirurgie, W1, 19) wird zum Normalzustand, sodass sich vorhandene Handlungsspielräume nicht realisieren. Zumindest in einzelnen Häusern oder Abteilungen haben implizite Formen der Rationierung ein Ausmaß erreicht, das eindeutig zu Nachteilen für die Qualität der Versorgung der PatientInnen führt:

- Der Zeitpunkt der Entlassung wird vom Zeitpunkt der Heilung getrennt, selbst wenn mit Versorgungsnachteilen gerechnet werden muss.
- Es resultiert die Aufsplittung von multidisziplinären stationären Behandlungsbedarfen in mehrere Krankenhausaufenthalte oder eine unorganisierte Mixtur aus stationären und ambulanten Versorgungsangeboten, vor allem in Verbindung mit Routineeingriffen.
- Die psychosoziale Versorgung wird, ausgehend von einem niedrigen Niveau, weiter abgesenkt, mit der Folge, dass Versorgungsbedarfe weniger durchsetzungsfähiger Patientengruppen unentdeckt bleiben
- Gravierende Schnittstellenprobleme müssen als existent angenommen werden, zumal bisher keine (noch nicht mal in Ansätzen) sektorengrenzenübergreifende Qualitätssicherung implementiert wurde.

Im Hinblick auf die weitere Entwicklung ist zu fragen, ob es im Zuge der verstärkten Budgetwirksamkeit der DRGs zu einer Verstärkung und Vereinheitlichung der Entwicklung in Richtung Verschlechterung der Arbeitsbedingungen für die Beschäftigten und Verschlechterung der Versorgungsqualität für die PatientInnen kommt oder über „Marktbereinigungen" (Klinke 2005c) diejenigen Häuser von Schließungen betroffen sein werden, die schlecht mit dem neuen Finanzierungsmodell zurechtkommen. In dem Maße, in dem spezialisierte Zentren aufgebaut werden, wird es nach Ansicht eines Geschäftsführers auch schwieriger werden, qualifizierte ÄrztInnen „in die Fläche" zu bekommen. Insoweit befürchtet er „eine Verödung der medizinischen Landschaft" (Geschäftsführer, W1, 136). Ebenso befürchtet er, dass die medizinische Qualität, insbesondere im Bereich der Notfallversorgung, in kleineren Krankenhäusern und ländlichen Regionen sinkt:

B: Wenn Sie davon ausgehen, dass unter DRG-Bedingungen etwa 20 % der Betten abgebaut werden sollen, das ist ja eine Zahl, die eigentlich von niemandem wesentlich bestritten wird. Und wenn Sie sich Aussagen von ja nicht einflusslosen Leuten wie Lauterbach oder wem auch immer anhören, dass 40 km bis 50 km Entfernung vom nächsten Krankenhaus für einen Patienten eine befriedigende, ausreichende und nach dem Sozialgesetzbuch V entsprechend verlangte Versorgung darstellen, na ja, gut, dann sind natürlich gerade Häuser dieser Größenordnung diejenigen, von denen ich ausgehe, dass sie als Erste zugemacht werden. (AA Chirurgie, W1, 154)

Die DRG-Einführung verstärkt somit viele Entwicklungen, die bereits vorher unter den Bedingungen der Budgetierung begonnen haben. Dies wirkt sich sowohl auf die handwerklich-technische als auch die ganzheitliche Qualität der Versorgung aus. Die handwerklich-technische Qualität scheint bisher am wenigsten betroffen, wenngleich auch hier Abstriche zu erkennen sind. In den Interviews finden sich wenig direkte Aussagen, die eine DRG-induzierte Selektion von PatientInnen in den Einrichtungen der befragten ÄrztInnen einräumen. Allerdings wird a) auf andere Häuser verwiesen, wo dies so sei, b) wird von Geschäftsführungen ein gewisses Portfoliomanagement angestrebt und c) wird bereits jetzt eingeräumt, dass man sich nur eine begrenzte Anzahl an Fällen leisten kann, die sich nicht rechnen. Festzustellen ist derzeit eine Reduzierung (teurer) diagnostischer Maßnahmen. Sofern es sich bei den eingesparten Untersuchungen um nicht notwendige Maßnahmen (Doppeluntersuchungen, zur Indikationsstellung überflüssige Zusatzuntersuchungen) handelt, die den Patienten unnötig belasten, ist diese Entwicklung positiv zu bewerten. Die Einschränkungen der Diagnostik gehen jedoch auch zu Lasten von PatientInnen, da die Gefahr besteht, dass ohne abgesicherte bzw. umfassende Diagnose therapiert wird.

Die negativen Folgen der DRGs auf die **Ganzheitlichkeit** der Behandlung sind bisher am deutlichsten bzw. werden von den Befragten am bereitwilligsten eingeräumt. Dies mag daran liegen, dass für ÄrztInnen häufig die handwerklich-technische Versorgung der PatientInnen als zentraler Maßstab einer erfolgreichen Behandlung des Patienten gilt. Ein solches Verständnis von medizinischer Qualität der Versorgung bietet einen Rückzugspunkt, um die im DRG-System angelegten Anreize einer Beschränkung auf technische Qualität mit dem beruflichen Selbstverständnis in Einklang zu bringen. Hingenommen wird jedoch damit, dass der kranke Mensch als Ganzes aus dem Blickfeld des Krankenhausarztes gerät. Durch die Verkürzung der Liegezeiten wird der Patient zusehends in einem Zustand entlassen, in dem er immer weniger in der Lage ist, für sich und seine bedarfsgerechte Versorgung Sorge zu tragen. Durch die **Liegezeitverkürzung** in Verbindung mit der Durchsetzung der AEP-Kriterien wird die Kontinuität der Behandlung aufgehoben und einer weiteren Fragmentierung Vorschub geleistet, die bisher vor allem ein negatives Kennzeichen des ambulanten Sektors war.

Bei der Bewertung des DRG-Einflusses auf ausgewählte Faktoren der Versorgungsqualität sehen ÄrztInnen (■ Abb. 7.6; Zahlen s. Braun et al. 2010, S. 234) meist „eher negative" Einflüsse. Die sozialpsychologischen Erwartungen, dass eine anfänglich negative Stimmung gegen sämtliche Neuerungen nach einer Eingewöhnungszeit zum Teil schwindet, werden mit wenigen Ausnahmen (z. B. Bewertung der Umgangsweise mit PatientInnen durch

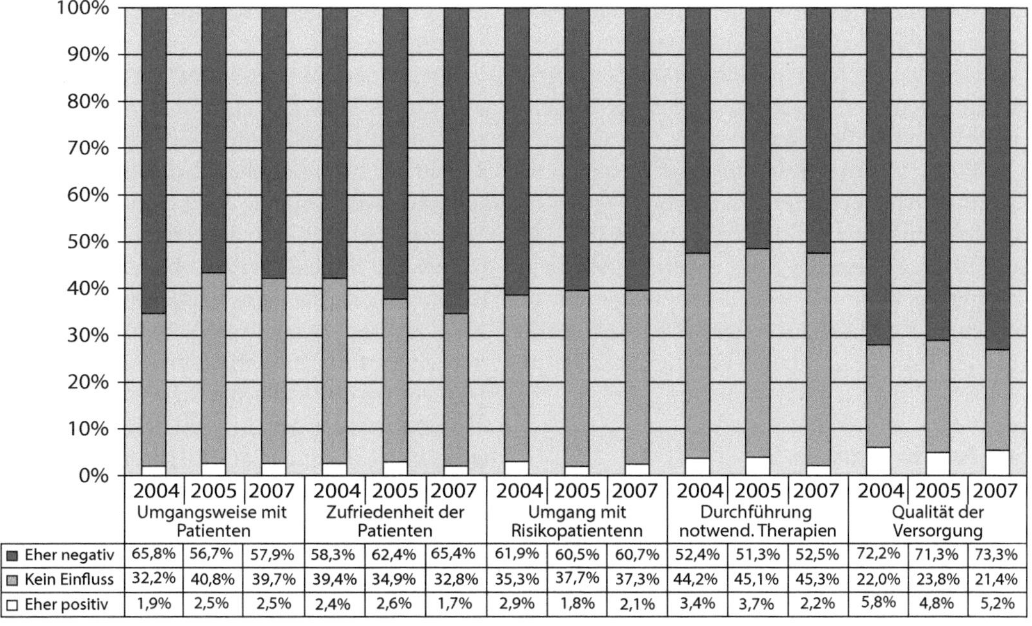

	Umgangsweise mit Patienten			Zufriedenheit der Patienten			Umgang mit Risikopatientenn			Durchführung notwend. Therapien			Qualität der Versorgung		
	2004	2005	2007	2004	2005	2007	2004	2005	2007	2004	2005	2007	2004	2005	2007
■ Eher negativ	65,8%	56,7%	57,9%	58,3%	62,4%	65,4%	61,9%	60,5%	60,7%	52,4%	51,3%	52,5%	72,2%	71,3%	73,3%
■ Kein Einfluss	32,2%	40,8%	39,7%	39,4%	34,9%	32,8%	35,3%	37,7%	37,3%	44,2%	45,1%	45,3%	22,0%	23,8%	21,4%
□ Eher positiv	1,9%	2,5%	2,5%	2,4%	2,6%	1,7%	2,9%	1,8%	2,1%	3,4%	3,7%	2,2%	5,8%	4,8%	5,2%

■ **Abb. 7.6** DRG-Einfluss auf die Versorgungsqualität aus Sicht von KrankenhausärztInnen

ÄrztInnen) nicht bestätigt. Entsprechend wenig verändert sich daher auch an der Dominanz, mit der DRG-Einflüsse als negativ für die Patientenversorgung bewertet werden.

Sowohl theoretisch als auch praktisch existieren weiterhin Spielräume für ÄrztInnen, ökonomische Gesichtspunkte nachrangig zu berücksichtigen und z. B. PatientInnen länger als nach AEP-Kriterien notwendig dazubehalten oder stationär aufzunehmen, auch wenn es sich formal um eine ambulante Diagnose handelt. Wie groß diese Spielräume sind und wie sehr sie in Zukunft genutzt werden, hängt primär von der wirtschaftlichen Lage des jeweiligen Hauses und der individuellen Konfliktbereitschaft der behandelnden ÄrztInnen ab. Die wirtschaftliche Lage wiederum beruht auf einer Kombination aus Versorgungsauftrag (Verhandlungsmacht gegenüber Land, Kommune und Kassen), Konkurrenzsituation in der Region mit anderen Versorgern, Zielen und Durchsetzungsfähigkeit der Krankenhausleitung sowie Zielen und Durchsetzungsfähigkeit der (Chef-)ÄrztInnen. Der Einfluss der Krankenkassen auf Versorgungsentscheidungen nimmt tendenziell zu, insbesondere wenn künftig die Kassen Versorgungsverträge mit einzelnen Häusern schließen. Schließlich bleibt abzuwarten, wieweit der Aufbau von Qualitätssicherungssystemen in Zukunft ein Gegengewicht gegenüber Einschränkungen der Versorgungsqualität bilden kann.

Was die Finanzierungsseite betrifft, so kann es – neben einer Kostenverlagerung in den ambulanten Bereich bzw. in den Bereich der Pflege – sogar zu einer absoluten Kostensteigerung kommen, wenn Komplikationen zu erneuten Krankenhausaufenthalten führen, die für den Patienten und die Versicherten schlecht sowie volkswirtschaftlich unsinnig sind.

▪ Zusammenfassung

Die Krankenhausleitungen verzichten unter DRG-Bedingungen bis zum Zeitpunkt der dritten Befragungswelle (2007) auf klare Vorgaben und lassen die Entscheidungskompetenz bei den (Chef-)ÄrztInnen, nicht zuletzt weil diese auch formal verantwortlich und rechtlich für Behandlungsfehler haftbar sind. Durch Abteilungsbudgets, Bonussysteme und Transparenz der Erlöse (DRGs) lassen ChefärztInnen jedoch zunehmend medizinfremde Erwägungen in Entscheidungen über Erbringung oder Nichterbringung von Leistungen mit einfließen. Durch die DRGs werden den ÄrztInnen die wirtschaftlichen Folgen ihrer Entscheidungen stärker vor Augen geführt, was diese im Allgemeinen begrüßen. Insgesamt existieren anscheinend noch finanzielle Spielräume, die von den ÄrztInnen teilweise zugunsten der PatientInnen genutzt werden. Alle Befragten betonen jedoch, dass kostenträchtige Entscheidungen im Sinne des Patienten nur so lange möglich sind, wie es die wirtschaftliche Situation des Hauses zulässt.

Aufgebaut oder im Aufbau befindlich sind **Kennziffernsysteme**, die es der Verwaltung erlauben zu erkennen, welche Behandlungen Gewinne und welche Verluste bringen. Die Instrumente zur ökonomischen Steuerung des Leistungsgeschehens sind also heute (2017) evtl. bereits vorhanden. Die Frage ist, ob die Krankenhausleitungen diese Kennziffern nutzen, um stärker steuernd einzugreifen bzw. damit Mittel besitzen, interne Blockaden (ChefärztInnen), die einer stärker gewinnwirtschaftlichen Steuerung der Leistungserbringung entgegenstehen, zu durchbrechen.

Der Durchsetzungskraft von ÄrztInnen gegenüber Verwaltung und Krankenkassen kommt im DRG-Zeitalter eine zunehmende Bedeutung zu. Bedenklich ist daher die zu beobachtende zunehmende Akzeptanz, es als ärztliche Aufgabe zu betrachten, Interessen des Hauses mit denen des Patienten zu vermitteln. In Häusern, wo die wirtschaftliche Lage schlecht ist, Krankenkassen und Verwaltung einen starken Einfluss auf Behandlungsentscheidungen nehmen und schlechte Arbeitsbedingungen herrschen, ist der Anteil der ÄrztInnen hoch, die wirksame Leistungen aus Kostengründen vorenthalten wollen. Diejenigen ÄrztInnen, die ihr tägliches Arbeitspensum nicht oder nicht den Anforderungen entsprechend schaffen (73 % der Befragten, +7 Prozentpunkte 2007 gegenüber 2004), konnten eine Reihe möglicher Ursachen ankreuzen (Mehrfachantworten): 46 % (+2) dieser Ärztegruppe betrachten „starke Konflikte zwischen Versorgungsqualität und Kostendruck" und 44 % (+9) „starke Konflikte zwischen Berufsethos und Kostendruck" als ursächlich für ihre Überforderungssituation. Das lässt vermuten, dass die (teilweise) Befürwortung der Rationierung aus Kostengründen, die zugleich die Infragestellung eines für viele Jahre gültigen beruflichen Selbstverständnisses[34] bedeutet, eine Form der Anpassung an Anreize und Interessenkonflikte im Kontext von anhaltender Budgetierung und DRG-Entgeltsystem darstellt.

7.4 Tendenzen aus der DRG-Forschung seit 2007

Im Folgenden werden Ergebnisse aus Untersuchungen im Zeitraum 2012–2016 diskutiert (Bräutigam et al. 2014; Wehkamp 2016; Wilkesmann 2016). Die Studien wurden dahingehend ausgewählt, dass ein unmittelbarer Bezug zur Frage nach Auswirkungen des DRG-Systems auf das berufliche Selbstverständnis von KrankenhausärztInnen besteht, um Hinweise zu erhalten, ob die im Rahmen der WAMP-Untersuchungen aufgedeckten Tendenzen sich im Rahmen weiterer Reorganisationsmaßnahmen im Zeitverlauf bestätigen, verändern oder gar umkehren.

34 Gültig auch für diejenigen ÄrztInnen und Pflegekräfte, die in ihrer Praxis zwar gegen sie verstießen, aber trotzdem die Norm als herrschend anerkannten. Eine Norm ist solange herrschend bzw. gültig, solange sie moralisch die Deutungshoheit besitzt. Beispiel: Solange Diebstahl allgemein als eine unrechtmäßige Handlung betrachtet wird, weiß auch der Dieb, dass er sich gerade ins Unrecht setzt, wenn er etwas stiehlt, was ihn aber nicht daran hindert, die Eigentumsnorm zu verletzen. Wird jedoch die Eigentumsnorm selbst zunehmend als Ursache gesellschaftlicher Missstände in Frage gestellt und damit relativiert, dann wird so mancher Dieb zum Robin Hood und so mancher Manager zum gemeinen Dieb. Bezogen auf das berufliche Selbstverständnis der ÄrztInnen wird demgegenüber dann die Berücksichtigung gewinnwirtschaftlicher Interessen von einem Regelverstoß zu einer Regelbeachtung und die Zurückweisung von Versorgungsansprüchen der PatientInnen wird als legitim angesehen.

7.4.1 IAT-Studie Krankenhausreport

Bei der Studie des Instituts für Arbeit und Technik (IAT; Bräutigam et al. 2014) handelt es sich um eine bundesweite Online-Erhebung mit 77 Fragen und 303 Items zum Thema Arbeit in der akutstationären Versorgung vor dem Hintergrund anhaltendender Reorganisationsprozesse. Die Durchführung erfolgte im Zeitraum Oktober 2012 bis Februar 2013. Grundgesamtheit der Befragung bildeten die Beschäftigten auf bettenführenden Normalstationen in deutschen Krankenhäusern. Dem „Arbeitsreport Krankenhaus" liegen 2507 Datensätze zugrunde, die in die Auswertung eingeflossen sind, wobei der Anteil der ÄrztInnen (205) stark unter- und der Anteil der Pflegekräfte stark überrepräsentiert (1900) ist.

Gefragt nach positiven Folgen der bisherigen Reorganisationsbemühungen im Krankenhaus für die Patientenversorgung, antworteten 53 %, dass es keine positiven Folgen gebe, 32 % sind sich unsicher und nur 15 % sehen positive Effekte. Insgesamt 83 % der Befragten sind der Meinung, dass bestimmte Aufgaben im eigenen Zuständigkeitsbereich vernachlässigt werden. Sowohl ÄrztInnen (49–52 %) als auch Pflege (60–62 %) nennen zuerst Elemente der psychosozialen Versorgung, die vernachlässigt werden, aber auch alle anderen Aufgaben, die nicht unmittelbare Kerntätigkeiten betreffen, werden von vielen als vernachlässigt genannt: Ausbildungsaufgaben (47 bzw. 48 %), Prävention (32 bzw. 45 %), Dokumentation (23 bzw. 33 %), Organisation/Koordination (30 bzw. 24 %) und Case-Management/Fallsteuerung (19 bzw. 24 %). Häufig handelt es sich dabei um Tätigkeiten, die den Informationsfluss direkt oder mittelbar betreffen (Bräutigam et al. 2014, S. 52ff.).

Gefragt nach Spielräumen für eigene Entscheidungen gehen beide Berufsgruppen von einer Abnahme aus (64 bzw. 72 %) und auch ein Wechsel in ein anderes Krankenhaus wird nur von einer Minderheit als mögliche Verbesserung ihrer Arbeitsbedingungen aufgefasst (30 bzw. 10 %). Es wird das Resümee gezogen, dass die immer weiter fortschreitende

Arbeitsverdichtung zunehmend „das professionelle Arbeiten verhindert". Statt „Professionalisierung" drohe „eine schleichende Deprofessionalisierung von Gesundheitsfacharbeit im betrieblichen Kontext" (Bräutigam et al. 2014, S. 60).

7.4.2 Studie zur „Ökonomisierung patientenbezogener Entscheidungen im Krankenhaus"

2013–2016 wurde eine Studie von Naegler und Wehkamp (Wehkamp 2016) durchgeführt, um bisher weder demografisch noch medizinisch hinlänglich erklärbare Mengenausweitungen der letzten Jahre hinsichtlich ihrer tatsächlichen Ursachen zu untersuchen. Bisher sind nur Teilergebnisse der Studie veröffentlicht. ÄrztInnen und GeschäftsführerInnen wurden gefragt, ob es zutrifft, dass PatientInnen ohne medizinische Indikation aufgenommen und behandelt werden, wenn ja, warum dieses entgegen dem hippokratischen Grundsatz des ‚Primum nihil nocere' gemacht wird und welche Folgen dieses Verhalten für PatientInnen, die KrankenhausmitarbeiterInnen und andere hat.

Befragt wurden 31 Geschäftsführer und 30 ÄrztInnen aus Krankenhäusern unterschiedlicher Größe und Trägerschaft mittels qualitativer und quantitativer Verfahren. Es wurden mehrere Symposien und im September 2016 Berliner Werkstattgespräche mit 16 Geschäftsführern und ÄrztInnen aus Krankenhäusern durchgeführt.

Primäres Ergebnis der Studie ist, dass ÄrztInnen und vor allem ChefärztInnen auf vielfältige Weise in organisationale Zielsetzungen der Geschäftsführungen von Krankenhäusern eingebunden werden. ChefärztInnen werden über Zielvereinbarungen für den wirtschaftlichen Erfolg ihrer Abteilung verantwortlich gemacht. Machtverluste der ÄrztInnen zeigen sich bei Einstellungen und Entlassungen von MitarbeiterInnen, bei Therapieentscheidungen, der Organisation und der Vertragsgestaltung. Die daraus folgende Ökonomisierung von Behandlungsentscheidungen betrifft Indikationsstellungen, Diagnosen, therapeutische Maßnahmen, das Aufnahme- und Entlassungsmanagement, Liegezeiten und den Zeitpunkt der Behandlung. Festgestellt wird eine Erosion psychosozialer Versorgung, von Anamnese und guter Diagnostik. Laut Aussage dieser Studie geht es nicht mehr darum, Krankheiten zu verstehen, sondern zu prozessieren, wodurch präventive Potenziale ungenutzt bleiben. Behandlungen werden ohne medizinischen Wert und hinreichende Diagnose durchgeführt, um Fälle zu generieren. Beatmungszeiten werden aus Erlösgründen verlängert, Entlassungen ohne hinreichende Beratung und Betreuung durchgeführt. Der Charakter des Krankenhauses habe sich dahingehend verändert, dass er eine „Reparaturanstalt für schwere Fälle" sei, deren wirtschaftliche Interessen auch zu Ungunsten des Patienten ausschlagen. Veränderungen im beruflichen Selbstverständnis der ÄrztInnen vollziehen sich im Rahmen innerer und äußerer Konflikte, was den Prozess der Inklusion unternehmerischer Denkweisen betrifft (Wehkamp 2016, S. 239f.; Naegler und Wehkamp 2014).

7.4.3 Studie zu Transformationsprozessen in der Organisation Krankenhaus am Beispiel der Ärzteschaft

Bei der Untersuchung von Wilkesmann wurden zwei verschiedene empirische Studien für eine Sekundärauswertung genutzt, die im Zeitraum 2011–2016 durchgeführt wurden, wobei beide Primärerhebungen unter Beteiligung von Wilkesmann stattgefunden haben. Bei den Primärerhebungen handelt es sich einerseits um eine Studie der Deutschen Forschungsgemeinschaft (DFG) zu Strategien des Umgangs mit Nichtwissen im Krankenhaus, für die qualitative Interviews mit 43 ÄrztInnen sowie eine quantitative Befragung mit 2853 KrankenhausärztInnen durchgeführt wurden, und andererseits um eine Untersuchung zu strategischen Entscheidungen von Krankenhäusern, in der

13 Krankenhausgeschäftsführer und der Justitiar eines ärztlichen Berufsverbandes befragt wurden (Wilkesmann 2016, S. 213).

Die Sekundärauswertung wurde unter der Fragestellung nach Wirkungen monetärer Anreize (DRG-System) auf das Machtgefüge im Krankenhaus durchgeführt. Als modelltheoretischer Rahmen der Analyse dienen die Annahmen der Prinzipal-Agent-Theorie (PAT). Verglichen wird das Machtgefüge vor und nach Einführung des DRG-Systems.

Die Analyse von Wilkesmann kommt zu dem Ergebnis, dass die ökonomisch bedingten Veränderungen das Machtgefüge im Krankenhaus dahingehend verändert haben, dass die früheren Prinzipale (ChefärztInnen) tendenziell zu Agenten mutiert sind, während die vordem primär als Agenten ärztlicher Prärogative fungierenden Verwaltungsleiter nun als Geschäftsführer die Rolle der Prinzipale innehaben. Als primärer Hebel für diese Veränderungen im Machtgefüge erweist sich die Einführung neuer Steuerungsinstrumente, die die Organisation ärztlicher Wirtschaftsmotive geändert hat. Die medizinische Profession sei in den „Sog der Managerialisierung" geraten (Wilkesmann 2016, S. 224).

Als wichtigste Instrumente zur Durchsetzung dieser Machtverschiebung sind die geänderten Vertrags- und Vergütungsstrukturen für ChefärztInnen sowie eine systematische Reduzierung exklusiver Wissensressourcen der Ärzteschaft zu nennen, die im Zuge von New Public Management zu einer Standardisierung medizinischer Wissensbestände und damit operativen Verwendbarkeit für Nichtprofessionsangehörige (Geschäftsführer) geführt haben. Diese Entwicklung wird im Hinblick auf Einschränkungen medizinscher Handlungsautonomie auf Seiten der ChefärztInnen als Prozess der Deprofessionalisierung gewertet. In der Praxis bedeutet dies, dass ChefärztInnen mit Kündigung rechnen, wenn sie die mit der Geschäftsführung vereinbarten Ziele nicht erreichen. Aber nicht nur ChefärztInnen erhalten mengenassoziierte Boni, sondern auch 16 % der Ober-, 15 % der Fach- und sogar 6 % der ÄrztInnen in Weiterbildung haben derartige Zielvereinbarungen unterschrieben. ChefärztInnen mit derartigen Verträgen sehen sich vermehrt in Konkurrenz zu KollegInnen, da bei Vertragsverhandlungen und Bewerbungen Leistungskennziffern verglichen werden. Der Frage, ob sie in ihrem Krankenhaus Abteilungsegoismen wahrnehmen, stimmten 43 % der ChefärztInnen mit neuen Verträgen zu, während gleichzeitig 76 % angaben, dass ihnen ihre Karriere wichtig sei (Wilkesmann 2016, S. 220), eine Konstellation, die unter den genannten Vertragsbedingungen auf eine hohe Durchsetzungsfähigkeit organisationaler Interessen gegenüber Patienteninteressen hindeutet.

Unterhalb der Chefarztebene findet Wilkesmann jedoch auch Hinweise auf eine „medical resistance", die sie in Narrativen der seit einiger Zeit wachsenden Gruppe von HonorarärztInnen ausmacht, die diese Form der Unabhängigkeit auch als Reflex auf Zumutungen des ökonomisierten Krankenhauses gewählt haben, um weiterhin eine patientenorientierte Medizin praktizieren zu können (Wilkesmann 2016, S. 224f.) Insofern wird der Wechsel von Chef-, Ober- und FachärztInnen in die Honorartätigkeit als Form der „Reprofessionalisierung" gedeutet. Einschränkend wird darauf hingewiesen, dass die Gruppe der HonorarärztInnen bisher sehr klein (ca. 1 % der im Krankenhaus tätigen ÄrztInnen) und deren möglicher Einfluss auf das Leistungsgeschehen gering ist (Wilkesmann 2016, S. 223).

▪ Zusammenfassung

Alle drei herangezogenen aktuellen Untersuchungen liefern keine Hinweise, dass die in den WAMP-Untersuchungen aufgedeckten Tendenzen sich abgeschwächt oder gar umgekehrt haben. Vielmehr liefern sie weitere Hinweise, dass sich die handlungsleitenden Ziele im DRG-Krankenhaus in Richtung eines Primats der Verfolgung organisationaler vor patientenorientierter Zwecke verschoben haben. Unmittelbar bestätigt wurden die Befunde der WAMP-Studie, dass KrankenhausärztInnen vermehrt eine technisch-handwerkliche Qualität der Versorgung prozessieren, die Aspekte ganzheitlicher und psychosozialer Versorgung systematisch vernachlässigt, eine Tendenz zu unvollständiger Anamnese und Diagnose begünstigt und zu Therapien ohne oder mit unsicherer Indikation führt. Die von ÄrztInnen wahrgenommenen schrumpfenden Spielräume für patientenorientierte medizinische Entscheidungen werden als Form der Deprofessionalisierung gewertet. Das berufliche Selbstverständnis von ChefärztInnen aber auch allen anderen im Krankenhaus tätigen ÄrztInnen wird durch Inklusion unternehmerischer Denkweisen in die Arzt-Patient-Beziehung in einem konflikthaften Prozess dahingehend überformt, dass Entscheidungen gegen Patienteninteressen zunehmend als legitim empfunden werden. Allerdings werden in allen Studien auch weiterhin Widerstände gegen derartige Modifikationen des professionellen Selbstverständnisses beobachtet.

7.5 Fazit – DRG-Folgen für das berufliche Selbstverständnis von KrankenhausärztInnen

Die an die WAMP-Untersuchungen anknüpfenden neueren Untersuchungen zeigen, dass das traditionelle berufliche Selbstverständnis derzeit von den Bedingungen der beruflichen Praxis in Frage gestellt wird. Die Aussage „Dafür bin ich nicht angetreten und habe diesen Beruf ergreifen wollen", beschreibt den Konflikt, indem sich viele ÄrztInnen weiterhin befinden. Entsprechend bereuen etwa 35 % der deutschen KrankenhausärztInnen ihre Berufswahl. Ein Vergleich der Befragungen von 2003 bis 2016 zeigt, dass ÄrztInnen ihre Beziehung zum Patienten zunehmend als ein auch betriebswirtschaftliches Verhältnis wahrnehmen. Bei den meisten Befragten ist der Versuch zu beobachten, eine aus ihrer Sicht statussichernde Neudeutung der eigenen Profession zu realisieren: So wird am Begriff des medizinisch Notwendigen festgehalten, weil er an das traditionelle berufliche Selbstverständnis anknüpft und semantisch sicherstellt, dass man nicht grundsätzlich in Widerspruch mit der eigenen Berufsethik gerät. Dies gelingt deshalb, weil der Begriff der Notwendigkeit in einem gewissen Umfang deutungsoffen ist: Insbesondere Ganzheitlichkeit, psychosoziale Versorgung und ambulant erbringbare Leistungen sind Versorgungsbedarfe, die aus Sicht von KrankenhausärztInnen unter Berücksichtigung betriebswirtschaftlicher Gesichtspunkte zunehmend disponibel erscheinen.

Gegenwärtig sind folgende Einschränkungen einer bedarfsgerechten Versorgung von gesetzlich versicherten PatientInnen im Krankenhaus zu beobachten, die einer Entkoppelung der Finanzierungslogik vom Bedarf und daraufhin erfolgter organisationaler Anpassungsprozesse (New Public Management) geschuldet sind:

- Wartelisten werden eingeführt, um eine gleichmäßigere Auslastung der OP-Kapazitäten zu ermöglichen. Das heißt, der Anteil an Behandlungen mit Wartezeiten bis zur Aufnahme steigt, mit der Folge, dass die betroffenen PatientInnen durch eine spätere Behandlung belastet werden.
- PatientInnen werden nicht stationär, sondern ambulant bzw. vorstationär aufgenommen. Das bedeutet je nach Zustand des Patienten und der Entfernung zum Krankenhaus zusätzliche Belastungen für die Betroffenen.
- Die regulären OP-Zeiten werden bis in die Abendstunden ausgedehnt. Damit soll die Geräteauslastung bzw. deren Wirtschaftlichkeit erhöht werden. Dabei werden längere Wartezeiten für einbestellte PatientInnen von 10 bis 12 Stunden in Kauf genommen oder OP-Termine ganz verschoben, was die PatientInnen belastet und zusätzliche medizinische Versorgung notwendig machen kann.
- Bei ausgewählten Eingriffen wird die Behandlung auf mehrere Krankenhausaufenthalte verteilt (Fallsplitting), um mehr als eine Fallpauschale einlösen zu können (vgl. Buhr und Klinke 2006b, a). Hier werden die PatientInnen tendenziell durch weitere Krankenhausaufenthalte und spätere Behandlung belastet.
- Um pro Fallpauschale den Ressourceneinsatz niedrig zu halten, wird über die Primärdiagnose hinausgehender zusätzlicher Behandlungsbedarf zeitlich – wie beim Fallsplitting – und räumlich – zum

Beispiel durch die Überweisung an niedergelassene ÄrztInnen – verschoben. Ob die notwendigen Behandlungen dort dann auch erbracht werden, bleibt dabei ungewiss.

- Neuere Untersuchungen (s. o.) zeigen, dass in Folge der DRG-Einführung stark gesteigerte Fallzahlen sich medizinisch und demografisch nicht hinreichend erklären lassen. Vielmehr wird von behandelnden ÄrztInnen eingeräumt, dass diese Mengenausweitungen in Teilen erlösgetrieben sind und eine gefährliche Form von Über- und Fehlversorgung bedeuten.

Für etwa 30 % der Krankenhäuser haben Budgetierung, Rückgang der Investitionskostenzuschüsse und das Fallpauschalensystem zu einer Erhöhung des Kostendrucks beigetragen. Für alle Häuser gilt, dass durch die Gesundheitsreformen die Durchsetzung betriebswirtschaftlicher Grundsätze in die Organisation der Krankenbehandlung befördert wurde. In der Folge wuchs die Arbeitsbelastung des medizinischen und pflegerischen Personals. Hinderlich für eine hochwertige Versorgung erweist sich vor allem, dass die Arzt-Patient-Beziehung immer mehr von Erlöserwägungen bestimmt wird. Auch bei den seitdem stattfindenden Protesten (Kampagne „Der Deckel muss weg") von ÄrztInnen und Pflegekräften wird zunehmend darauf hingewiesen, dass jede weitere Einengung medizinischer und personeller Handlungsspielräume dazu führt, notwendige medizinische Leistungen rationieren zu müssen. Entsprechend ist in den WAMP-Befragungen der Anteil der ÄrztInnen, die ihr Arbeitspensum nicht schaffen, zwischen 2004 und 2007 von 31 auf 37 % gestiegen.

Die untersuchungsleitenden Hypothesen können leider alle als erhärtet angesehen werden. Denn solange nur etwa 16 % der ÄrztInnen, welche eine Rationierung von Leistungen voll ablehnen, in Abteilungen arbeiten, in denen sie nach dieser Prämisse handeln können, ist es im Hinblick auf die 84 % KrankenhausärztInnen, die ihre eigene Handlungspraxis als mehr oder weniger widersprüchlich und belastend empfinden (moralische Dissonanz), nur eine Frage der Zeit, ab wann ihr berufliches und professionelles Selbstverständnis sich an eben diese Praxis anpasst. Grundsätzlich findet sich auch unter DRG-Bedingungen weiterhin eine große Unterstützung für einen Primat des medizinisch Notwendigen und eine umfassende Versorgung der PatientInnen auf dem Stand der medizinischen Erkenntnisse. 78 % der ÄrztInnen stimmen hierbei einer Nachrangigkeit wirtschaftlicher Erwägungen tendenziell zu. Allerdings stimmen nur 31 % der ÄrztInnen dieser Aussage voll zu. Im DRG-Krankenhaus zeigen sich also Normverunsicherungen, die zwei Drittel der ÄrztInnen betreffen. In den neueren Untersuchungen 2011–2016 wird darüber hinaus sichtbar, dass eine zunehmende Integration gewinnwirtschaftlicher Erwägungen in das berufliche Selbstverständnis über alle Ebenen der ärztlichen Hierarchie hinweg zu beobachten ist, wobei ChefärztInnen bereits am deutlichsten von der Übernahme patientenferner Zielsetzungen in ihr Handeln betroffen sind und der Geschäftsführung als Transmissionsriemen zur Durchsetzung organisationaler Interessen dienen.

Lernziele

- Es können die Handlungsnormen, die das bislang gültige ‚traditionelle' berufliche Selbstverständnis von KrankenhausärztInnen prägen, benannt und hergeleitet werden.
- Es kann dargelegt werden, weshalb im DRG-Krankenhaus spezifische Konflikte für ärztliches Handeln im Allgemeinen und für leitende ÄrztInnen im Besonderen bestehen.
- Der Leser kann argumentieren, wieso sich normative Orientierungen (Soll) und ärztliche Handlungspraxis (Ist) wechselseitig beeinflussen.
- Veränderungstendenzen für das berufliche Selbstverständnis und die ärztliche Handlungspraxis können benannt und anhand empirischer Argumente plausibilisiert werden.

Bezüge zu Lernzielen des NKLM[a] in diesem Kapitel

Professionelle Entwicklung	Ethik der Medizin
ID 11, ID 11.1, ID 11.2, ID 11.3.1.4, ID 11.4.2	ID 5.1, ID 5.2.1.2, ID 6.1, ID 6.1.13, ID 18, ID 18.1, ID 18.3, ID 18.5

[a] Hinweise zur Nutzung der ID-Codes des NKLM für Unterricht und Prüfung finden sich in ► Abschn. 1.7 „Hinweise für die Benutzung durch Dozierende und Studierende der Humanmedizin".

Literatur

Bangalore, S., Guo Y. Samadashvili, Z., Blecker, S., Xu, J., & Hannan E. L. (2015). Everolimus-eluting stents or bypass surgery for multivessel coronary disease. *New England Journal of Medicine*, 372(13),1213–1222.

Bieback, K.-J. (1993). Allgemeine sozial- und verfassungsrechtliche Aspekte des GSG. *Zeitschrift für Sozialreform*, 38(4),197–218.

Blanke, B., & Kania, H. (1996). Die Ökonomisierung der Gesundheitspolitik. Von der Globalsteuerung zum Wettbewerbskonzept im Gesundheitswesen. *Leviathan*, 24(4),512–537.

Bontrop, H.-J. (1999). Zu den Irrtümern am Gesundheitsmarkt. *Sozialer Fortschritt*, 48(4), 84–92.

Borgetto, B. (2006). Ökonomisierung, Verwissenschaftlichung und Emanzipation. *sozialersinn*, 7(2),231–250.

Braun, B., & Müller, R. (2003). *Auswirkungen von Vergütungsformen auf die Qualität der stationären Versorgung. Ergebnisse einer Längsschnittanalyse von GKV-Routinedaten und einer Patientenbefragung*, Schriftenreihe zur Gesundheitsanalyse, Bd. 26. Sankt Augustin: Asgard.

Braun, B., & Müller, R. (2006). *Versorgungsqualität im Krankenhaus aus der Perspektive der Patienten*. St. Augustin: Asgard.

Braun, B., Buhr, P., Klinke, S., Müller, R., & Rosenbrock, R. (2010). *Pauschalpatienten, Kurzlieger und Draufzahler – Auswirkungen der DRGs auf Versorgungsqualität und Arbeitsbedingungen im Krankenhaus*. Bern: Huber.

Bräutigam, C., Evans, M., Hilbert, J., & Öz, F. (2014). *Arbeitsreport Krankenhaus. Eine Online-Befragung von Beschäftigten deutscher Krankenhäuser*, Arbeit und Soziales: Arbeitspapier Nr. 306. Düsseldorf: Hans-Böckler-Stiftung.

Buhr, P., & Klinke, S. (2006a). *Qualitative Folgen der DRG-Einführung für Arbeitsbedingungen und Versorgung im Krankenhaus unter Bedingungen fortgesetzter Budgetierung*, Discussion Papers, Bd. SP I 2006-311. Berlin: Wissenschaftszentrum Berlin für Sozialforschung.

Buhr, P., & Klinke, S. (2006b). *Versorgungsqualität im DRG-Zeitalter. Erste Ergebnisse einer qualitativen Studie in vier Krankenhäusern*, ZeS-Arbeitspapier Nr. 6. Bremen: Zentrum für Sozialpolitik.

Feld, M. (2005). Ökonomisierung des Gesundheitswesens: Weiterbildung wird zum lästigen Nebenprodukt. *Deutsches Ärzteblatt*, 30, A-2128/B-1796/C-1700.

Gerlinger, T., et al. (Hrsg.). (2000). *Kostendruck im Krankenhaus. Jahrbuch für Kritische Medizin*. Hamburg: Argument.

Hetscher, I. (2006). Die Variante Plus ist nicht immer die bessere. Beschichtete Stents sind nicht für alle Herzpatienten sinnvoll. *Weser Kurier*, 29.12.2006, 26.

Hirschman A. (1970). *Exit, voice, loyalty: Responses to decline in firm, organizations and states*. Cambridge (Mass.): Harvard University Press.

Hoffmann, E.-O. (2000). Fallpauschalen nach dem DRG-System: Ausgangspunkt für eine Strukturreform im Krankenhausbereich oder Quelle für vielfältige Missverständnisse? *Arbeit und Sozialpolitik*, 54(1–2), 10–19.

Klinke, S. (2003). *Ordnungspolitischer Wandel im Gesundheitssystem als Folge der Reformgesetzgebungsbemühungen*, Diplomarbeit, Diplom-Studiengang Politikwissenschaft, Universität Bremen. http://www.gesundheitspolitikforschung.de/DiplGesamt.pdf. Zugegriffen: 02.01.2018.

Klinke, S. (2005a). *Definition von „Medizinischer Notwendigkeit" in Lexika und SGB V. Dokumentation von Fundstellen*, Recherche im Kontext des Forschungsprojekts WAMP, FG PH, Wissenschaftszentrum Berlin für Sozialforschung. http://www.gesundheitspolitikforschung.de/Begriffsbestimmung_Notwendigkeit.pdf. Zugegriffen: 02.01.2018.

Klinke, S. (2005b). *Entwicklung und Anwendung eines Modells zur Messung von ordnungspolitischem Wandel. Auswirkungen der gesundheitspolitischen Reformgesetzgebung auf Perzeption und Verhalten von Chefärzten im Bundesland Bremen*, Discussion Papers, Bd. SP I 2005-303. Berlin: Wissenschaftszentrum Berlin für Sozialforschung.

Klinke, S. (2005c). Von Menschen, Häusern und Autos. Schöpferische Zerstörung – Wie die deutsche Kliniklandschaft gesunden soll. *der Freitag*, 23.12.2005, 5.

Klinke, S. (2008). *Ordnungspolitischer Wandel im stationären Sektor. 30 Jahre Gesundheitsreform, DRG-Fallpauschalensystem und ärztliches Handeln im Krankenhaus*. Berlin: Pro BUSINESS.

Klinke, S. (2010). Elemente eines ordnungspolitischen Wandels – Auswirkungen auf das ärztliche und pflegerische berufliche Selbstverständnis. In

T. Gerlinger, S. Kümpers, U. Lenhardt, & M. T. Wright (Hrsg.), *Politik für Gesundheit: Fest- und Streitschriften zum 65. Geburtstag von Rolf Rosenbrock*. Bern: Huber.

Klinke, S., & Müller, R. (2008). *Auswirkungen der DRGs auf die Arbeitsbedingungen, das berufliche Selbstverständnis und die Versorgungsqualität aus Sicht hessischer Krankenhausärzte*, ZeS-Arbeitspapier, Bd. 4. Bremen: Zentrum für Sozialpolitik.

Kolb, S., & Wolf, C. (Hrsg.). (2006). *Kein einziges Märchen – Leidfaden Gesundheitswesen. Wahre Geschichten über die Ware Gesundheit*. Frankfurt/M.: Mabuse.

Kühn, H. (2002). Arzt-Patient-Beziehung und ökonomische Steuerung des Arztverhaltens. In T. Meißel, & G. Eichberger (Hrsg.), *Perspektiven einer künftigen Psychiatrie* (S. 77–101). Linz: Edition pro mente.

Kühn, H. (2003). Ethische Probleme der Ökonomisierung von Krankenhausarbeit. In A. Büssing, J. Glaser (Hrsg.), *Dienstleistungsqualität und Qualität des Arbeitslebens im Krankenhaus*, Schriftenreihe Organisation und Medizin (S. 77–98). Göttingen, Bern, Toronto, Seattle: Hogrefe.

Kühn, H. (2004). Die Ökonomisierungtstendenz in der medizinischen Versorgung. In G. Elsner, T. Gerlinger, & K. Stegmüller (Hrsg.), *Markt versus Solidarität – Gesundheitspolitik im deregulierten Kapitalismus* (S. 25–41). Hamburg: VSA.

Kühn, H. (2005). Patient-Sein und Wirtschaftlichkeit. *Jahrbuch für Kritische Medizin*, 42, 8–25.

Kühn, H. (2006). *Der Ethikbetrieb in der Medizin. Korrektur oder Schmiermittel der Kommerzialisierung*, Discussion Papers, Bd. SP I 2006-303. Berlin: Wissenschaftszentrum Berlin für Sozialforschung.

Kühn, H., & Klinke, S. (2007). Krankenhaus im Wandel. Zeit- und Kostendruck beeinflussen die Kultur des Heilens. *Universitas*, 62(1),55–62.

Kühn, H., & Simon, M. (2001). *Anpassungsprozesse der Krankenhäuser an die prospektive Finanzierung (Budgets, Fallpauschalen) und ihre Auswirkungen auf die Patientenorientierung*, Abschlussbericht. Wissenschaftszentrum Berlin für Sozialforschung. https://www.wzb.eu/www2000/bal/ph/download/kh-projekt_abschlussbericht_dlr_2.pdf. Zugegriffen: 02.12.2017.

Lauterbach, K., & Lüngen, M. (2000). *DRG-Fallpauschalen: eine Einführung. Anforderungen an die Adaption von Diagnosis-Related Groups in Deutschland. Gutachten im Auftrag des AOK-Bundesverbandes*. Stuttgart: Schattauer.

MBO-Ä (1997). (Muster-)Berufsordnung für die deutschen Ärztinnen und Ärzte (MBO-Ä 1997), in der Fassung der Beschlüsse des 100. Deutschen Ärztetages 1997 in Eisenach. *Deutsches Ärzteblatt*, 37, A-2345–2354.

Metzger, F. (2004). *DRGs für Einsteiger. Lösungen für Kliniken im Wettbewerb*. Stuttgart: Wissenschaftliche Verlagsgesellschaft.

Naegler, H., & Wehkamp, K.-H. (2014). *Ökonomisierung der Medizin. Ursachen, Instrumente und Folgen*. Symposium: Die Ökonomisierung der Medizin, am 23. 10.2014 in der Universität Bremen.

Park, S.-J., Ahn, J.-M., Kim, Y.-H., Park, D.-W., Yun, S.-C., Lee, J.-Y., et al. (2015). Trial of everolimus-eluting stents or bypass surgery for coronary disease. *New England Journal of Medicine*, 372(13),1204–1212.

Reimon, M., & Felber, C. (2003). *Schwarzbuch Privatisierung. Wasser, Schulen, Krankenhäuser – was opfern wir dem freien Markt?* Wien: Ueberreuter.

Rothgang, H. (1996). Vom Bedarfs- zum Budgetprinzip? Die Einführung der Pflegeversicherung und ihre Rückwirkung auf die gesetzliche Krankenversicherung. In L. Clausen (Hrsg.), *Gesellschaften im Umbruch. Verhandlungen des 27. Kongresses der Gesellschaft für Soziologie in Halle an der Saale 1995* (S. 930–946). Frankfurt/M, New York: Campus.

Simon, M. (2000). Kein Ende des Experimentierens: Zur geplanten Einführung eines DRG-basierten Fallpauschalensystems. In T. Gerlinger, et al. (Hrsg.), *Kostendruck im Krankenhaus, Jahrbuch für Kritische Medizin* (S. 10–36). Hamburg: Argument.

VdAK (2007). *Sozialgesetzbuch (SGB). Ausgabe zur Gesundheitsreform*. Rechtsstand: 1. April 2007. Essen: CW Haarfeld.

Vogd, W. (2004). *Ärztliche Entscheidungsprozesse des Krankenhauses im Spannungsfeld von System- und Zweckrationalität. Eine qualitativ rekonstruktive Studie unter dem besonderen Blickwinkel von Rahmen („frames") und Rahmungsprozessen*, Akademische Abhandlungen zur Soziologie. Berlin: Verlag für Wissenschaft und Forschung.

Vogel, H. R. (Hrsg.). (1994). *Budgetierung und Therapiefreiheit – Konsequenzen für die ärztliche Verantwortung*. Stuttgart, New York: Fischer.

Weber, M. (1964). *Wirtschaft und Gesellschaft. Grundriß der verstehenden Soziologie*. Köln: Kiepenheuer & Witsch.

Wehkamp, K.-H. (2016). Die doppelte Verantwortung und ihre Widersprüche – Chefärzte zwischen Medizin und Betriebswirtschaft? In U. Deichert, W. Höppner, & J. Steller (Hrsg.), *Traumjob oder Albtraum – Chefarzt m/w: Ein Rat- und Perspektivgeber* (S. 227–240). Berlin, Heidelberg: Springer.

Wilkesmann, M. (2016). Von Fürsten zu Knechten? Aktuelle Transformationsprozesse in der Organisation Krankenhaus am Beispiel der Ärzteschaft. In I. Bode, & W. Vogd (Hrsg.), *Mutationen des Krankenhauses: soziologische Diagnosen in organisations- und gesellschaftstheoretischer Perspektive, Gesundheit und Gesellschaft* (S. 207–228). Wiesbaden: Springer VS.

Willich, S., et al. (2005). Medikament-freisetzende versus konventionelle Stents. *Deutsches Ärzteblatt*, 46, A-3180/B-2685/C-2513.

Soziologische Anmerkungen zur ärztlichen Tätigkeit im kommerzialisierten Krankenhaus

Hagen Kühn

S. Klinke, M. Kadmon (Hrsg.), Ärztliche Tätigkeit im 21. Jahrhundert - Profession oder Dienstleistung, Springer-Lehrbuch, https://doi.org/10.1007/978-3-662-56647-3_8

- **Leitfragen**

1. Welche grundlegenden Interessenkonflikte bringt die Ökonomisierung des ärztlichen Handelns mit sich?
2. Wie ‚rational' ist das ‚ökonomisch rationale Verhalten'?
3. Welche Rolle spielen ethische Normen für die Entscheidungen im beruflichen Alltag?
4. Gibt es Perspektiven, die mit Aussicht auf Erfolg aus diesen Zielkonflikten herausführen könnten?

8.1 Einleitung

Will man die derzeit dominanten Tendenzen im Gesundheitswesen, die häufig mit dem Begriff Ökonomisierung gefasst werden, hinsichtlich ihrer Auswirkungen auf die ärztliche Tätigkeit analysieren, lautet die Frage, welche Strukturen auf welche Weise Wahrnehmung, Denken, Urteilen und Handeln der Akteure im Krankenhaus prägen. Hierzu gehört sowohl die Frage nach grundlegenden Interessenkonflikten des ärztlichen Handelns als auch die Frage nach den Rationalitäten eines ‚ökonomisch rationalen Verhaltens', wie sie durch Ökonomisierungsprozesse hervorgebracht, verstärkt und/oder begünstigt werden.

Im Hauptteil des Textes wird der Frage nachgegangen, welche Rolle ethische Normen, organisationale und gesellschaftliche Handlungslogiken für die Entscheidungen im beruflichen Alltag von ÄrztInnen spielen und welche Rückwirkungen dieses Handeln auf die Krankenbehandlung hat. Anhand dieser grundlegenden medizinsoziologischen Einsichten erfolgt parallel die Auseinandersetzung mit den gegenwärtigen Handlungsbedingungen von ÄrztInnen im Krankenhaus in den folgenden Abschnitten: Erwartungen an das ärztliche Handeln als Konzept des Alltagsverstands (► Abschn. 8.2), Vertrauen als öffentliches Gut (► Abschn. 8.3), die Ökonomisierung der Krankenhausmedizin (► Abschn. 8.4), Interessenkonflikte (► Abschn. 8.5), das Verhältnis von Organisationsstruktur und Verhalten (► Abschn. 8.6), das ökonomische Framing (► Abschn. 8.7), die moralische Desensibilisierung (► Abschn. 8.8), die ‚Einverleibung' der betriebswirtschaftlichen Imperative in den beruflichen „praktischen Sinn" (Bourdieu) der Ärzte[1] (► Abschn. 8.9) und in ► Abschn. 8.10 zusammenfassend die Notwendigkeit einer Strukturethik als Grundlage krankenhauspolitischen Handelns.

8.2 Erwartungen an das ärztliche Handeln

Die Erwartungen der Gesellschaft und ihrer Individuen an die Medizin sind Erwartungen potenzieller Patienten. Sie entspringen nicht den Vorstellungen von Ethikprofessoren oder Moraltheologen, sondern den Erfahrungen der Menschen mit dem Lebenssachverhalt des Krankseins. Kranksein ist in seiner Freiheit gehemmtes Leben. Die Situation des Krankseins ist in vielen Fällen eine so immense Unfreiheit, ein solches Gefangensein, dass die generalisierte Unterstellung, in der Beziehung zwischen Patienten und Krankenhaus stünden sich – wie auf Märkten – freie und gleiche Vertragspartner gegenüber, dieser Lebenswirklichkeit nicht entspricht. Vor allem Krankenhauspatienten sind überwiegend durch Krankheit oder Behinderung eingeschränkt, haben weder das Wissen, das für spezifische medizinische Dienstleistungen erforderlich ist, noch verfügen sie über Kenntnisse und Fähigkeiten festzulegen, welche Maßnahmen notwendig und angemessen sind. Als ‚Laien', vor allem aber als Kranke, sind sie nur unzureichend in der Lage, die arbeitsteilige Komplexität des Gesundheitssystems selbst zu überschauen und zu koordinieren, um sicherzustellen, dass die benötigten Leistungen zum richtigen Zeitpunkt erbracht werden.

Diese Asymmetrie kann nicht auf ein Informationsdefizit reduziert werden. Kranksein ist ein zutiefst emotionales Ereignis. In der Situation des Krankseins müssen Menschen umgehen

1 Aus Gründen der besseren Lesbarkeit wird in diesem Kapitel teilweise das generische Maskulinum verwendet. Dieses impliziert natürlich immer a

mit (eigenen) Schmerzen und Ängsten, mit dem Risiko dauerhafter Behinderungen, chronischer Krankheit und Tod; sie sind alarmiert von Symptomen, ihr Selbstwertgefühl ist bedroht, Sorgen um die berufliche und familiäre Entwicklung kommen nicht selten hinzu. Solche Konstellationen aus Abhängigkeiten und Schutzbedürfnissen bringt man auf den Begriff der ‚**Sorgesituation**'. Daher wurden in modernen und hoch arbeitsteiligen Gesellschaften ‚**Sorgebeziehungen**' entwickelt, die es den Hilfsbedürftigen ermöglichen sollen, Personen zu finden, die ihre existenziellen Bedürfnisse ‚treuhänderisch' zum Ausgangspunkt ihres Handelns machen. Solche Beziehungen sind unvermeidbar asymmetrisch – sowohl im Hinblick auf die Handlungsfähigkeit als auch auf die Verfügung über die zur Sorgetätigkeit erforderlichen Ressourcen (Jochimsen 2005, S. 139–160; ▶ Kap. 12, 14). Die Verantwortung geht hier weiter, als das bürgerliche Recht und technische Qualitätssicherung es normieren und kontrollieren können, sie muss sowohl in den Strukturen der Institution als auch in den Handlungsmotiven der Akteure verankert sein.

Darüber, wie Ärzte den Erwartungen der Sorgesituation gerecht werden sollten, bestand bis in die 90er-Jahre des 20. Jh. hinein zwischen den verschiedenen ethischen Strömungen in den westlichen Industrieländern ein weitgehender Konsens. Hiernach sollen Ärzte:

- uneingeschränkt loyal gegenüber dem Patienten sein,
- allein im Interesse des Patienten handeln,
- das Wohlergehen des Patienten über die eigenen finanziellen Interessen (die akzeptiert werden) stellen,
- das Arztgeheimnis wahren.

Wenn von ‚weitgehendem Konsens' gesprochen wird, so soll das allerdings nicht heißen, die medizinische Realität sei durchgehend davon geprägt gewesen. Aber die entsprechenden Regeln waren immerhin so weit internalisiert, dass sie selbst im Regelverstoß noch akzeptiert wurden, indem man diesen im Dunkeln ließ, leugnete oder als Nichtverstoß zu interpretieren versuchte.

8.3 Vertrauen als öffentliches Gut

Die institutionalisierte Sorgebeziehung soll den Hilfsbedürftigen ermöglichen, Personen zu finden, die ihre existenziellen Bedürfnisse im Sinne der in ▶ Abschn. 8.2 skizzierten Normen ‚treuhänderisch' zum Ausgangspunkt ihres Handelns machen. Die Asymmetrie dieser Beziehung soll im Sinne der Autonomie natürlich so klein wie möglich gehalten werden, sie ist aber letztlich unvermeidbar. Asymmetrisch ist vor allem die Lebenssituation: Während für den einen sein Kranksein ein zutiefst emotionales, potenziell bedrohliches und leidvolles Ereignis ist, ist es für den anderen Gegenstand der täglichen Arbeitsroutine. Die Sorgebeziehung bedarf der moralischen Verinnerlichung auf der einen und des Vertrauens auf der anderen Seite in einem Umfang, den reine Vertragsbeziehungen zwischen Geschäftspartnern (auf die die Wettbewerbs- und Kundenrhetorik verweist) nicht gewährleisten können.

Für den Menschen in der Situation des Krankseins ist **Vertrauen** nicht bloß eine Wahloption, sondern in seiner Lage muss der Mensch vertrauen können. Die medizinische Institution und die darin Handelnden können Vertrauen nicht einfordern, sondern müssen vertrauenswürdig sein. Die Beziehungen, die sich zwischen ihnen und den Patienten einstellen, sind von gravierender Bedeutung für die Angemessenheit der diagnostischen und therapeutischen Maßnahmen und damit auch für Effektivität und Effizienz. Auch hängt der Erfolg vieler diagnostischer und therapeutischer Prozeduren davon ab, ob sie auf einer Vertrauensbasis erfolgen – etwa die Bereitschaft des Patienten, sich auf schmerzhafte und riskante Behandlungen einzulassen oder intime Informationen preiszugeben.

Die objektive und subjektive Chance der Bürger, im Bedarfsfall mit großer Wahrscheinlichkeit loyale Ärzte zu finden, hat die Qualität eines ‚öffentliches Gutes'. Ein öffentliches Gut kann von allen genossen werden bzw. von seinem Genuss kann niemand ausgeschlossen werden, und es wird dadurch nicht knapp. Beispiele sind gute Atemluft, Verkehrssicherheit oder auch Rechtssicherheit. Dazu bedarf es keiner Idealbedingungen. Jeder weiß, dass es vor Gericht Fehlurteile gibt, aber die sind offenbar nicht so zahlreich, sodass die meisten Bürger subjektiv in Rechtssicherheit leben. Analog verhält es sich mit der Erwartung, im Bedarfsfall einen loyalen Arzt zu finden.

Öffentliche Güter nützen zwar allen, aber sie können von wenigen zerstört werden. Nehmen wir das Beispiel Verkehrssicherheit. Trotz vieler Unfälle sieht die Bevölkerung sie beim Status quo noch als gegeben an, sonst würden die Menschen am Morgen nicht in ihren PKW steigen, um zur Arbeit zu fahren. Würden aber 5 oder 10 % der Autofahrer beim roten Ampelsignal nicht mehr anhalten, wäre die Verkehrssicherheit nicht nur für diese, sondern für die Gesamtheit aller Verkehrsteilnehmer zerstört. Einen zentralen Zusammenhang zwischen der Kommerzialisierung und der Gefährdung öffentlicher Güter formulierte Karl Wilhelm Kapp mit dem Titel seines bahnbrechenden Buches *Social Costs of Private Enterprize* (Kapp 1971). Er zeigt kausale Beziehungen zwischen Produktionstätigkeiten und Geschäftspraktiken einerseits und gesellschaftlichen Verlusten und Schäden andererseits. Ein Beispiel ist die Kontaminierung der Luft, des Wassers und des Bodens durch Schadstoffe, die im betrieblichen Produktionsprozess anfallen, dort jedoch nicht vermieden oder entsorgt werden. Die ‚Externalisierung' der Entsorgungskosten ist betriebswirtschaftlich rational, aber gesellschaftlich irrational, denn es sinkt die Lebensqualität und es steigen die Kosten. Werden medizinische Dienstleistungsprozesse der kommerziellen Logik unterworfen und die Sorgebeziehung tendenziell zur Geschäftsbeziehung, dann steigt mit dem Risiko ärztlicher Interessenkonflikte auch die Wahrscheinlichkeit spürbarer Verletzungen der **Loyalitätserwartungen**. Das führt zum Vertrauensverlust in der Bevölkerung, das Lebensgefühl der ‚Gesunden' wird unsicherer (sinkende Lebensqualität) und die Inanspruchnahme ist in höherem Maße mit Angst, Stress und Misstrauen verbunden, was in vielen Fällen nicht ohne Auswirkungen auf den medizinischen Erfolg im engeren Sinne bleibt. Das Vertrauen, im Bedarfsfall loyale medizinische Helfer zu finden, ist ein immaterielles, moralisches öffentliches Gut. Der früh verstorbene Fred Hirsch weist in dem Klassiker *Social Limits to Growth* (Hirsch 1976) nach, wie liberale Marktgesellschaften dazu tendieren, solche Güter zu zerstören, ohne sie neu hervorbringen zu können.[2]

Mit zunehmender Arbeitsteiligkeit und Integration, dem Größenwachstum und der Technisierung der Institutionen wird die Qualität des medizinischen Handelns[3] zwar weiterhin von Einzelnen abhängig bleiben, kann aber tendenziell immer weniger allein von seiner oder ihrer individuellen Orientierung bestimmt werden. Sie wird zunehmend von sachlichen Verhaltenszwängen geprägt, die in die Institutionen eingebaut sind. Das Problem der **sozialen Verantwortung der Medizin** muss also im Zusammenhang mit Organisation und Management aufgeworfen werden. Im Unterschied zum Käufer eines materiellen Produkts stehen die Patienten als ‚Konsumenten' der Krankenhausprodukte nicht jenseits der Produktion, sondern sie sind zugleich ‚Arbeitsgegenstand' und Mitproduzenten, also Objekte und Subjekte der medizinisch-pflegerischen Produktionsprozesse – und daher auch von jeder Veränderung unmittelbar betroffen.

8.4 Ökonomisierung der Krankenhausmedizin

Die Ökonomisierungstendenz hat in der internationalen Diskussion viele Bezeichnungen gefunden. Sie sprechen alle das Gleiche an, heben aber unterschiedliche Aspekte hervor. Die einen nennen sie Kommerzialisierung und Privatisierung, andere Vermarktwirtschaftlichung, wieder andere, die die medizinische und

2 Aus sozialpsychologischer Perspektive weist Barry Schwartz in seinem Buch auf das gleiche Phänomen hin (vgl. Schwartz 2001).

3 Fachliche und ethische Qualitäten lassen sich nicht voneinander trennen: Fachkompetenz wird erst sinnvoll wirksam, wenn sie mit der konkreten kranken Person in Beziehung gesetzt wird; umgekehrt reichen Empathie und Respekt nicht, wenn es an fachlichem Können mangelt.

pflegerische Arbeit mehr im Blick haben, sprechen von Industrialisierung oder **Verbetrieblichung der Medizin**. Auch eine zunehmende Bürokratisierung, die ja angeblich durch die marktwirtschaftliche Steuerung gerade reduziert werden soll, wird immer häufiger zum Thema. Diese Aspekte eingeschlossen spreche ich von Ökonomisierung mit folgender Bedeutung: Die medizinischen und pflegerischen Entscheidungen, Therapien, Empfehlungen usw. werden tendenziell überformt durch ein – vom Anspruch her – betriebswirtschaftlich-rationales Gewinn- bzw. Vorteilskalkül. Hervorzuheben ist, dass es nicht um ‚Ökonomie' schlechthin geht, sondern um **kapitalwirtschaftliche Ökonomie**, wie sie in der gängigen Betriebswirtschaftslehre entwickelt ist. Ökonomie ist auch unter humanen Aspekten notwendig, um ein quantitativ und qualitativ definiertes Versorgungsziel mit möglichst geringem Aufwand zu realisieren. Aber ein entscheidender Unterschied zwischen einer primär am Versorgungsziel orientierten und einer kapital- bzw. betriebswirtschaftlichen Ökonomie ist folgender: Je mehr das Krankenhaus analog zu Märkten (mit finanziellen Gewinn- und Verlustanreizen) gesteuert wird, desto mehr nehmen seine Dienstleistungen Warencharakter an. Eine ‚Ware' ist ein Gut oder eine Dienstleistung, die um des Gelderwerbs bzw. Gewinnes willen hergestellt wird. Ihre Nützlichkeit ist nicht primärer Zweck, sondern Mittel zum Zweck. Das heißt im Fall der Krankenhäuser, dass ihre Leistungen sich tendenziell relativieren müssen am Ziel ihrer gewinnbringenden Verwandlung in Geld. Damit ist auch der praktizierte Begriff der Nützlichkeit relativiert. Was nicht finanziert wird oder – gemessen an den Gewinnerwartungen – ‚nichts bringt', das soll unterbleiben: Umgekehrt können Patienten tendenziell eher in Fallgruppen definiert werden, die gewinnträchtig sind.

Kapitalwirtschaftlich gilt nur das als Kosten oder Aufwand, was die monetäre betriebliche Bilanz berührt. Nichtmonetäre Kosten wie vermeidbare Schmerzen und/oder bleibende Einschränkungen schmälern nicht den betriebswirtschaftlichen ‚Erfolg', solange sie vom individuellen Patienten und seiner Familie erlitten und getragen werden. Betriebliche Kosten (z. B. des Pflegepersonals) können mit nur geringem Sanktionsrisiko in individuelles Leid verwandelt werden. Das Gleiche gilt für selektive Aufnahme- und Entlassungspraktiken. Wenn dadurch an anderer Stelle ein umso größerer Pflege-, Behandlungs- oder Rehabilitationsaufwand entsteht, bleibt das für das Unternehmen folgenlos. Geminderte Lebensqualität durch Schmerzen, Einschränkungen, Ängste usw. für Patienten und ihre Angehörigen können das ‚öffentliche Gut' beschädigen, darauf vertrauen zu können, im Bedarfsfall gut versorgt zu werden. Das bedeutet aber keinen unternehmerischen, sondern ‚nur' einen gesellschaftlichen Verlust, für den es in der herrschenden neoliberalen Marktideologie nicht einmal einen Begriff gibt.

Das bestehende System der Krankenhaussteuerung (**New Public Management**[4]) ist so gestaltet, dass die Akteure sich ‚marktrational' verhalten sollen. Es beansprucht, als Rationalität schlechthin zu gelten. Für die Debatte um die medizinische Ethik wäre es besonders wichtig zu erkennen, dass das Gewinnkalkül nicht im handelnden Individuum verbleibt, sondern institutionalisiert wird und durch finanzielle Anreize, Controlling, neue Hierarchien, Sanktionssysteme usw. zu organisatorischen Strukturen gerinnt. Es entstehen perspektivisch patienten- und arztbezogene Kostenrechnungen, die es ermöglichen, Verlust- oder Gewinnfälle zu identifizieren, Fälle (‚Diagnosen'), Abteilungen, Stationen und individuelle Ärzte nach ihrem Beitrag zur Rentabilität zu unterscheiden. Durch Verknüpfung medizinischer mit betriebswirtschaftlichen Daten können ärztliche Entscheidungen bei Diagnose, Therapie, Pflege, Überweisung, Entlassung usw. mehr und mehr nach betriebswirtschaftlichen Kriterien gesteuert und

---

4 Unter New Public Management versteht man generell die Versuche, mit der Übernahme privatwirtschaftlicher Managementtechniken in öffentlichen Verwaltungen und Versorgungseinrichtungen (Bildung, Gesundheit) marktrationales Verhalten zu induzieren.

sanktioniert werden.[5] Wenn Kosten ‚externalisiert', also subkutan an Individuen, Gesellschaft und andere Träger weitergegeben werden, ist das im Sinne dieses Systems kein ‚Fehler', sondern es entspricht der kapitalwirtschaftlichen Rationalität, die nur den Unternehmenserfolg kennt.

8.5 Interessenkonflikt

Es ist leicht einzusehen, dass die handelnden Ärzte in einen objektiven Widerspruch geraten zwischen den Erwartungen einer Sorgebeziehung, wie sie in den traditionellen Arztethiken ausgedrückt werden auf der einen Seite und dem neuen betriebs- bzw. kapitalwirtschaftlichen Regime auf der anderen Seite. Es entsteht ein ‚Interessenkonflikt'. Die meisten akademischen Ethiker fassen Interessenkonflikte lediglich als subjektives Entscheidungsdilemma auf, dem sie dann mit ihren Theorien abhelfen können (Kühn 2006). Tatsächlich befinden sich die ärztlichen und pflegerischen Akteure in einer objektiv widersprüchlichen Situation, die sehr häufig einen Doublebind-Charakter trägt. Diese objektive strukturelle Situation birgt in sich das Risiko einer **sorgeethischen Normverletzung**, nicht zwangsläufig, aber im Sinne einer erhöhten Wahrscheinlichkeit. Die beiden Pole dieses ‚double bind' sind aus der Perspektive der ärztlich Tätigen unterschiedlicher Art: Auf der einen Seite ist die moralische Erwartung des Patienten und auf der anderen steht die Organisation, mit ihren Anreiz- und Sanktionsmöglichkeiten – ein Machtungleichgewicht par excellence. Ein Behandlungsrisiko entsteht dann, wenn über Interventionen zu entscheiden ist, die positive Effekte auf das Wohlergehen erwarten lassen, aber als unrentabel oder verlustbringend angesehen werden. Wie in ► Abschn. 8.8 gezeigt wird, müssen die Entscheidungssituation und der Interessenkonflikt den Handelnden nicht notwendigerweise bewusst sein. Es kann betriebswirtschaftlich rational sein, wirtschaftlich riskante Patienten zu meiden und ihnen effektive Leistungen vorzuenthalten, ebenso wie sie unnötigerweise zum Krankenhausfall oder zum Objekt unnötig aufwendiger Prozeduren werden können. Das Magazin *Der Spiegel* liefert hierzu Illustrationsmaterial (Gnierke et al. 2016), wenn es Anweisungen der Geschäftsleitung einer konzerneigenen Klinik in Hamburg an die Chefärzte zitiert:

> Angemahnt wird, der „Case-Mix-Index" (CMI), d. h. die durchschnittliche Fallschwere auf der Abteilung, liege „kumuliert mit 0,774 rund 7,2 % hinter dem Plan 2015 und mit 5,8 % unter dem CMI des Vorjahres". Die „Fallschwere" wird also einem Geschäftsplan unterworfen und es sieht danach aus, als sollten die Aufnahme- und Diagnoseentscheidung eine abhängige Variable dieses Planes sein. Daher auch die harschen Mahnungen an die Ärzte, sich an „der Wirtschaftlichkeit [gemeint ist Rentabilität] der jeweiligen Abteilung" zu orientieren. Die Ärzte aller Abteilungen werden monatlich mit Listen über ihre wirtschaftliche Performance konfrontiert. (Gnierke et al. 2016)

Die Autoren berichten davon:

> Oft und gern wird auch die berüchtigte ‚Ampel' zum Einsatz gebracht, ein bunt markiertes Zahlenfeld. Abteilung für Abteilung wird durchgewalkt: Wie viele Fälle, wie schwer waren die Fälle, wie lange belegen die Patienten im Schnitt die Betten? Überall stechen rote Zahlen hervor – dort, wo Chefärzte die Ziele nicht erreicht haben. Wer mehrere rote Zahlen hat, kassiert in der Gesamtbewertung einen roten Smiley mit hängenden Mundwinkeln. Sonst gibt es grüne oder neutral gelbe Rundgesichter. Die Gefäßchirurgie hatte im August 40 Fälle weniger als geplant: rot! Die Patienten lagen mit 14,9 Tagen auch noch 24 % länger auf der Station als geplant: rot! Ein Minderleister.

5 Diese Prozesse waren vorhersehbar, bevor sie in Deutschland gesetzlich eingeleitet und forciert wurden. Entsprechende wissenschaftliche Erkenntnisse auf der Grundlage US-amerikanischer Empirie wurden von den verantwortlichen Gesundheitspolitikern in den Wind geschlagen (vgl. Kühn 1990, S. 62–75; 1997, S. 18ff.).

> Das Prozedere macht die Ärzte systematisch klein. (Gnierke et al. 2016)

In einer E-Mail des Klinikdirektors heißt es zur „Leistungsentwicklung“:

> Es fehlen „insbesondere die schweren, CMI-trächtigen Fälle [...] – dies primär aus den Bereichen der Herzmedizin, der Hämatologie und der Traumatologie (Hirnverletzungen). Ich darf Sie jedoch alle gleichwohl bitten, ihren Beitrag zur Leistungsperformance der AK St. Georg zu leisten. Dazu gehört auch, dass über ein funktionierendes Einbestell- und Belegungsmanagement die Verweildauer der Patienten auf einem niedrigen (aber nicht die Grenzverweildauer berührenden) Niveau gehalten wird. [...] Wir werden dem Thema ‚Right-Codings' [...] in der Kardiologie kurzfristig eine hohe Bedeutung zumessen." (Gnierke et al. 2016)

Die Autoren resümieren:

> Fast alle Asklepios-Kliniken waren von den Gewinnvorgaben zuletzt weit entfernt: Sie machten zwar im ersten Halbjahr 1,4 Millionen Euro mehr Gewinn (Ebitda) als im Vorjahr – das Ziel aber lag fast 13 Millionen Euro höher bei gut 60 Millionen. (Gnierke et al. 2016)

Diese Klinik macht also nicht einmal Verluste, lediglich die Gewinnmargen sind den Kapitaleignern nicht hoch genug. In der Kapitalwirtschaft können Gewinne nie hoch genug und Kosten nie zu niedrig sein:

> Medizin ohne wirtschaftlichen Druck gibt es [...] in keinem Krankenhaus mehr, egal ob öffentlich, gemeinnützig oder Teil eines privaten Konzerns.[6] In fast allen privaten Klinikketten, ob bei Helios, Sana oder Schön, werden Gewinnmargen um die 12 % [!] und mehr verlangt, herrschen strenges Kostenregiment und hoher Druck auf Ärzten und Pfleger. (Gnierke et al. 2016)

Um den institutionellen Druck zu verstehen, muss man sich Folgendes vor Augen führen: Wenn ein Krankenhaus zu einer Kapitalanlage geworden ist, darf die Rendite nicht dauerhaft unter einer weltweiten durchschnittlichen Renditeerwartung liegen. Sonst ziehen Anleger ihr Kapital ab und legen es in anderen Bereichen an. Gemeinnützige und öffentliche Krankenhäuser passen sich dieser Logik an, um in der Konkurrenz zu bestehen. Die Konflikte und Risiken, denen Ärzte, Pfleger und Patienten heute am Krankenbett ausgesetzt sind, gehen zurück auf politische Entscheidungen, die Versorgung der Kranken zum Anlagefeld für Kapital zu machen und die nichtkommerziellen Krankenhäuser zu zwingen, mit ihnen zu konkurrieren (‚Wettbewerb' im Gesundheitswesen).

Das Patientsein in diesem Kontext ist also geprägt von Ärzten, die sich in einem objektiven Interessenkonflikt befinden, mit dem sie subjektiv auf verschiedene Weisen umgehen. Auf der einen Seite fühlen sie sich den Erwartungen der Patienten an ärztliche und pflegerische Loyalität ausgesetzt. Diese haben sie teilweise verinnerlicht, sodass deren Verletzung sie in Situationen der ‚**kognitiven Dissonanz**' versetzt und damit auch psychisch belastet. Auf der anderen Seite haben sie eigene berufliche Erwartungen und mit diesen sind sie eingespannt in die spezifische Handlungslogik der Hierarchie, die strukturell in Gestalt von Anreizen und Sanktionen auf sie einwirkt. Spätestens hier wird deutlich, dass das Krankenhaus als Organisation nicht nur arbeitsteilig, sondern diese Arbeitsteilung zugleich eine **Hierarchie von Machtbeziehungen** ist. Von der Spitze der Machthierarchie wurden die Chefärzte verdrängt. Ihren Platz haben intern die Geschäftsleitungen und extern Konzerne und – im Fall der Privaten – Kapitalanleger eingenommen.

Im Folgenden geht es um einige Mechanismen und Zusammenhänge, welche die ärztlichen Tätigkeiten und Entscheidungen im

---

6 Die Rigorosität der Durchsetzung solcher Gewinnerwartungen ist (noch) durchaus unterschiedlich. Der politisch gewollte ‚Wettbewerb' führt jedoch zu einer Angleichungstendenz nach oben und zur Gefahr der Insolvenz für einen inzwischen relevanten Anteil der Krankenhäuser.

Kontext dieser Interessenkonflikte bedingen und beeinflussen. Dabei geht es – das soll zum Verständnis sozialwissenschaftlicher Aussagen angemerkt werden – nicht um absolute, sondern relative Aussagen, besser gesagt: um Tendenzen.

8.6 Organisationsstruktur und Verhalten

Die Soziologie geht von der Grundidee aus, dass sich über die Strukturen der Gesellschaft die „Chancen“ (vgl. u. a. Weber 1980, S. 177) für Verhalten, individuelle Entwicklung und soziale Beziehungen der Menschen systematisch verteilen. Individuelles Verhalten ist also nicht unabhängig von objektiven ‚institutionellen‘ bzw. ‚strukturellen‘ Bedingungen wie derjenigen der Organisation Krankenhaus.[7]

Mit dem **Kommerzkrankenhaus** ist keine heile medizinische Welt verloren gegangen, sondern lediglich die Welt, aus der es hervorgehen konnte. In den Jahrzehnten zuvor war die Medizin bereits von der Tendenz dominiert, das berufsethische Motiv, auf das die Bürger als potenzielle Patienten weitgehend vertrauen, durch eine **Technikideologie** zu verdrängen. Nicht die technischen und pharmakologischen Möglichkeiten sind dabei das Problem, sondern die Technikideologie, die dazu geführt hat – bildlich gesprochen –, den empathischen Blick auf den Kranken durch Messwerte nicht zu ergänzen, sondern zu ersetzen. Große Organisationen schaffen Räume relativer Homogenität, indem differenzierende oder potenziell spaltende Merkmale unterdrückt oder geschwächt und diskriminiert werden. Sie unterwerfen das Handeln der Akteure instrumentellen oder prozessualen Wertmaßstäben und tendieren dazu, zugleich alle übrigen Wertmaßstäbe zu delegitimieren, „insbesondere jene, die den Einheiten eine gewisse Widerstandskraft und Autonomie gegenüber den formenden, auf das kollektive Ziel gerichteten Einflussfaktoren verleihen und daher aus der Sicht der Organisation als destabilisierendes Moment erscheinen müssen“ (Baumann 1994, S. 239f.)

Gerade diese formalisierte, den Patienten über das Maß des Notwendigen hinaus verdinglichende technische Zweckrationalität, die Reduktion aller Phänomene auf messbare Quantität, ermöglicht es heute, Medizin und Krankenversorgung so berechenbar und kalkulierbar zu machen, dass sie mit der betrieblichen Rechnungsführung abgebildet und nach Rentabilitätskriterien gesteuert werden kann. Das chefarztdominierte Krankenhaus der Vergangenheit als medizinisch-technische Großorganisation musste zwar nicht zwangsläufig zum kommerzialisierten Dienstleistungsunternehmen werden, aber diese Entwicklung war in ihm angelegt. Die Medizin als Kernbestandteil der Organisation nahm in sich **technische, ökonomische und bürokratische Handlungslogiken** auf, die in Konflikt stehen mit den normativen Erwartungen, die sich aus Rolle und Situation des hilfs- und schutzbedürftigen Kranken und seiner Subjektivität, die ihn immer zum Einzelfall macht, ergeben.

Bereits vor mehr als fünf Jahrzehnten bemerkte Rohde in seiner *Soziologie des Krankenhauses*, in der eher oberflächlichen Perspektive kultureller Selbstverständlichkeiten stehe der kranke Mensch, der Patient, im Mittelpunkt aller Bemühungen, welche die Institution des Krankenhauses und ihr soziales System ausmachten. Im institutionellen Selbstverständnis, ebenso wie in der öffentlichen Erwartung herrsche die vieles ver- und entstellende Vorstellung, wonach im Krankenhaus, in seinem sozialen System und seiner Organisation „nichts anderes als die pure Dienstleistungsbereitschaft, die Realisierung idealer Humanität und mithin Bedachtsamkeit gegenüber dem kranken und deshalb leidenden Menschen am Werke seien“ (Rohde 1974, S. 169f.). Wer den Versorgungsbetrieb nicht mit den Augen der Institution sieht, es

7 Dessen Entwicklung wird wiederum nur verständlich, wenn es als Teilsystem des gesamten Reproduktionsmechanismus der modernen kapitalistischen Gesellschaft betrachtet wird. So ist das heutige kommerzialisierte Krankenhaus ein Kind des neoliberalen Kapitalismus, d. h. die seinen Strukturen impliziten Werthaltungen nähern sich denen des neoliberalen Marktradikalismus.

also vermeidet, deren Probleme zum Ausgangspunkt zu nehmen, sieht ein anderes Bild. Die dabei zutage tretenden Differenzen zum idealisierenden Selbstbild haben vielfältige, meist vermeidbare, nicht selten aber auch unvermeidliche Ursachen. In vielerlei Hinsicht unterscheiden sich Krankenhäuser nicht von anderen Organisationen. Auch hier drängen sich im Alltag Hierarchien und Dienstwege, Formulare und Entscheidungsgremien, die Ausstattungs- und Finanzierungsprobleme, Dienstplan- und Personalentscheidungen usw. in den Vordergrund. Auch hier sind Handlungslogiken institutionalisiert, denen blind zu folgen nicht immer zum Besten der Patienten ist.

Es liegt also bereits in der Logik großer organisatorischer und bürokratischer Gebilde, Bedürfnisse nach differenzierendem und sensiblem Handeln – und damit nach der Würde des Individuums – zu übergehen. Die Funktionslogik der Organisation drängt, sich selbst überlassen, zur Formalisierung und Standardisierung. Das ist – bereits lange bevor die Geschäftswelt und marktgläubige Politiker ein Auge auf das Krankenhaus geworfen haben – der Tendenz nach das exakte Gegenteil einer subjektbezogenen, empathischen Sorgebeziehung. Damit ist nicht gesagt, dass es nicht auch anders ginge. Aber alle humanen Alternativen müssten gegen diese Tendenz realisiert werden.

Eliot Freidson (1970) hat die ‚Chancen' individuellen Verhaltens, dem sozusagen Anti-Werte zur Organisationsrationalität zugrunde liegen, in folgenden Thesen auf den Punkt gebracht:

- Erstens bestimmen die Motive, Werte oder Wissensbestände, mit denen Menschen in Berührung gekommen sind, und die sie verinnerlicht haben, nicht das Verhalten der meisten Individuen, wenn sie nicht kontinuierlich verstärkt werden durch den sozialen Kontext.
- Zweitens kann der soziale Kontext durch Verstärkung Menschen dazu bringen, ein Set von Motiven, Werten oder Wissensbeständen für ein anderes aufzugeben.
- Drittens kann das durchschnittliche Verhalten eines Aggregats von Individuen erfolgreicher mit dem Blick auf die soziale Umwelt vorhergesagt werden als mit dem Blick auf die Motive, Werte und das Wissen, das sie hatten, bevor sie in die soziale Umwelt eingetreten sind.

Wenn man sie als Aussagen zur statistischen Wahrscheinlichkeit und nicht als Determinismus versteht, lassen Freidsons Thesen recht zuverlässige Prognosen über den ethischen Gehalt von sozialen Strukturen zu. Empirisch werden sie in einem solchen Maß bestätigt, dass sich alle moralisierenden Betrachtungen der ökonomisierten Medizin eigentlich von selbst verbieten sollten. Der konzeptionelle Hauptmangel der strukturfunktionalen Soziologie besteht allerdings darin, die Menschen eher als Abklatsch der Institution und nicht auch als kreative und potenziell widerständige Wesen zu sehen. Ihr impliziter Determinismus lässt dann die damit ja nicht aus der Welt geschaffene individuelle Verantwortung der Akteure vergessen, ohne die humane Gesellschaften und Organisationen undenkbar sind. Die Welt und ihre Institutionen wären längst erstarrt, würde es nicht immer auch Gegentendenzen geben. Ein dies erschwerender Mechanismus ist das ökonomische Framing.

8.7 Das ökonomische Framing

Individuelles Handeln kann niemals ‚rational' sein im Sinne eines bewussten und vollkommen informierten, alle Aspekte berücksichtigenden rationalen Handelns. Das ist allein schon aufgrund der Menge von Informationen und Aspekten nicht möglich (vgl. ► Kap. 4). Die Individuen verlassen sich daher auf einen **Bezugsrahmen (Frame)**. Dieser ermöglicht es ihnen, aus der unendlichen Zahl von Beobachtungstatsachen, die sich für eine konkrete Erscheinung finden lassen, eine solche Auswahl zu treffen, die nach den damit vorgegebenen Kriterien ein kohärentes Gesamtbild ergibt. Wer also den Bezugsrahmen von Diskursen oder Entscheidungsprozessen bestimmen kann, hat großen Einfluss auf die Resultate, denn mit der

Rahmung wird festgelegt, um was es in der Situation überhaupt geht und wie das Ziel definiert ist (vgl. Esser 2001, S. 259–334; Kahnemann und Tversky 1984, S. 341–350). Eine Studie (Kahnemann et al. 1986) kann das illustrieren. Man untersuchte das Verständnis von Fairness und präsentierte den Testpersonen eine Reihe unterschiedlicher hypothetischer Situationen mit der Frage, ob sie das jeweilige Verhalten als fair oder unfair empfinden. Ein Beispiel ist folgende Situation: „Die Eisenwarenhandlung einer Kleinstadt verkauft Schneeschaufeln für 15 $. Am Morgen nach einem schweren Schneesturm erhöht der Ladenbesitzer den Preis auf 20 $. Ist das fair?" (Schwartz 2001, S. 121–124).

Die Antwort auf diese Frage erwies sich als abhängig vom Bezugsrahmen, in dem sie getroffen wurde. 82 % der Befragten fanden das Verhalten des Ladenbesitzers unfair. Danach wurde die Frage einer Gruppe von Masterstudenten einer renommierten Business School vorgelegt. Sie beurteilten das Verhalten einhellig als fair. Warum? Beide Gruppen bewerteten in verschiedenen Frames. Die erste Gruppe dachte und fühlte in einem nichtökonomischen oder zumindest nicht vorwiegend ökonomischen Bezugsrahmen. Für sie hatte Fairness etwas zu tun mit Loyalität und Respekt vor den Kunden. Sie mögen gedacht haben, der Händler hatte zwar ein Recht auf einen Gewinn, aber er hätte die Notlage der Bürger nicht ausnutzen dürfen usw. Darum bewerteten sie die Preiserhöhung als unfair. Die Studenten der Business Economics dachten im Bezugsrahmen der Marktkonkurrenz. Für sie lautete das Problem: „Ist das Verhalten in Bezug auf Profitabilität rational?" Daher fanden sie es fair. Wenn nämlich explizit ökonomische Entscheidungen getroffen werden, dann wird mit hoher Wahrscheinlichkeit diejenige Alternative gewählt, die am weitestgehenden den wirtschaftlichen Interessen entspricht. Auf die ärztliche Tätigkeit angewendet bedeutet das, dass das Verhalten in einem in ► Abschn. 8.5 beschriebenen Interessenkonflikt sehr stark davon abhängt, in welchem Frame entschieden wird.

Die Ökonomisierungsprozesse im Krankenhaus sind ein solcher Wechsel des Bezugsrahmens. Der betriebswirtschaftliche Frame wird durch die strukturellen Bedingungen des Finanzierungssystems und den machtgestützten Druck des Managements permanent gefordert und von den ärztlich und pflegerisch Handelnden tendenziell übernommen und ‚verinnerlicht' (► Abschn. 8.9). Wenn im oben zitierten Schreiben der Geschäftsführer fordert, dass „über ein funktionierendes Einbestell- und Belegungsmanagement die Verweildauer der Patienten auf einem niedrigen Niveau gehalten wird", dann ist das die Aufforderung, bei Einbestellung und Entlassung nicht nach den Bedürfnissen der Kranken, sondern nach den Imperativen der „Leistungsperformance", sprich der Rentabilität des eingesetzten Kapitals von 12 % zu entscheiden.

Ein Beispiel für eine Selektion des Bezugsrahmens ist die Verwandlung des Patienten in einen ‚**Kunden**'. Das ist mehr als nur ein sprachliches Phänomen. Es ist nicht gleichgültig, ob ein Krankenpfleger oder Arzt bei seinen Entscheidungen einen Kunden oder einen Patienten vor sich sieht. Der Kundenstatus impliziert andere Normen und Werte als der des Patienten bzw. Kranken. Kunden begegnet man mit instrumenteller Höflichkeit und Freundlichkeit (es sei denn, man will sie aus Kostengründen loswerden), man eröffnet ihnen Alternativen und macht sie für ihre Wahl verantwortlich. Nach allgemeinem Verständnis hat der Kunde die Wahl, er kann abwägen, kann gehen, wenn es ihm nicht gefällt, und er kann auf das günstigere Angebot warten. Die Beziehung ist relativ unverbindlich. Entsprechend gering ist die Verantwortung des Anbieters einer Ware. Vertrauen ist zwar auch im Geschäftsleben erforderlich, aber es geht nicht viel weiter als bis zur Einhaltung der Gesetze. Ja, es gehört sogar zu den Tugenden des idealen Marktteilnehmers, skeptisch, informiert und misstrauisch zu sein. Einem kranken Menschen ist die Kundenrolle nicht angemessen, er oder sie ist in Not und braucht Hilfe, hat oft keine Wahl, kann oft weder abwägen noch warten. Der Wechsel des Bezugsrahmens deutet darauf hin, dass das heutige Krankenhaus den Erfordernissen Sorgebeziehung nicht gerecht werden kann (oder soll?). Dem kapitalwirtschaftlich idealen Krankenhaus entspricht keine Sorge-, sondern eine Geschäftsbeziehung.

8.8 Moralische Desensibilisierung

Das Vertrauen der Patienten beruht letztlich darauf, dass ärztliche Entscheidungen primär in ihrem Interesse und nicht im Interesse Dritter, also einer Organisation oder eines Kapitalinvestors getroffen werden. Im ökonomisierten Kontext nehmen Interessenkonflikte zu und damit steigt die Wahrscheinlichkeit, dass die Handelnden dieser Loyalitätserwartung nicht gerecht werden. Das führt bei den ärztlich und pflegerisch Handelnden potenziell zu einer ‚**moralischen Dissonanz**' mit quälendem psychischen Unbehagen, das lange anhalten und tief an das Selbstbewusstsein rühren kann. Der psychische Missklang (Dissonanz) und die damit einhergehende innere Spannung kann so peinigend sein, dass Individuen – oft unbewusst, aber mit umso größerer Energie – alles daransetzen, um die Dissonanz zwischen dem moralischen Empfinden und dem eigenen Tun möglichst umgehend zu reduzieren. Die intellektuell einfachste, aber praktisch meist schwierigste Lösung liegt darin, den Zwängen und Versuchungen der Institution und der Angst vor Isolierung gewahr zu werden und zu widerstehen. Der dazu unter den gegebenen Strukturen erforderliche Heroismus lässt sich jedoch nur für die Wenigsten dauerhaft aufrechterhalten.

Im anderen Fall müssen Affekte wie Angst, Scham oder Schuld, die Unlust auslösen, abgewehrt werden, um das psychische Gleichgewicht und das eigene Selbstbild zu erhalten. Die – meist unbewussten und automatisierten – ‚Strategien' der Psyche sind beispielsweise Verleugnung, Verdrängung, Rationalisierung oder Verschiebung. Informationen werden vom Bewusstsein ferngehalten, eigenes Verhalten wird im Sinne der ethischen Normen ‚rationalisiert', Verantwortung auf die Patienten projiziert und viele andere Strategien mehr.

Bei der Dissonanzreduktion kommt den Akteuren ein Prozess **moralischer Vergleichgültigung** zu Hilfe, der in den Strukturen moderner, hoch arbeitsteiliger, technisierter Institutionen verankert ist. Der polnisch-britische Soziologe Zygmunt Bauman bezeichnet ihn als „Adiaphorisierung". Moralische Verantwortung entsteht in der „Nähe des Anderen". Man kann sich das Beispiel eines Bomberpiloten vergegenwärtigen: Es mag sich um eine Person handeln, der im Angesicht des Menschen, der jetzt 5 km unterhalb des Flugzeugs in seinem Haus sitzt, niemals in der Lage wäre, diesem auch nur ein Haar zu krümmen. Aber aus der Distanz der großen Höhe ist er in der Lage, mit Präzision die Bombe auszuklinken und sein Mordwerk ganz rational ohne Skrupel gegen die gleiche Person zu verrichten. Die Verantwortung verschwindet, sobald die Nähe – geografisch, emotional, sozial – nicht mehr besteht, „und kann sogar durch Ressentiment ersetzt werden, wenn der Mitmensch in den Fremden transformiert wird" (Bauman 1994, S. 198). Die Ökonomisierung und Bürokratisierung des Umgangs mit Kranken sind Prozesse, in denen auf vielerlei Weise soziale Distanz und damit moralische Vergleichgültigung erzeugt wird. Das geschieht durch entpersönlichende Sprache des medizinischen oder betriebswirtschaftlichen Fachjargons („Fallschwere"), durch den häufigen Wechsel der Behandelnden und Pflegenden, durch Regelbindung und Formalisierung, durch Entscheidungen ‚nach Aktenlage' in Abwesenheit des Patienten, vor allem aber durch die Verdinglichung der Kranken als „Fall", gewichtet mit einer Geldsumme, die auf dem Spiel steht.

In dem bürokratisierten und kommerzialisierten Kontext wird die Gegenwart des anderen (Patienten) im ärztlichen und pflegerischen Handlungsfeld zu einem technischen Problem. Dieser muss auf eine benennbare, berechenbare und manipulierbare Größe zweckgerichteten Handelns reduziert werden. Seine Bedeutung begrenzt sich auf seine Verfügbarkeit für die Ziele und Zwecke des Handelnden und derer, die den Handelnden kontrollieren. Die Subjektivität und damit die Würde des einzelnen Patienten in seiner Krankheit werden zum Gegenstand des betriebswirtschaftlichen Controlling. Die Distanz der Kontrolleure zum Patienten ist noch größer. Sie kennen und verstehen ihn überhaupt nicht, entscheiden nach Messwerten, Diagnosen in

Berichten, zu deren Erstellung noch weiter formalisiert und vom Individuum abstrahiert werden muss.

> Die Optionen, die der Handelnde hat sind effizient oder ineffizient – wenn man so will rational oder irrational – nicht aber gut oder schlecht, moralisch oder unmoralisch. (Bauman 1994, S. 194f.)

Die Leiden, Ängste und Hoffnungen der Kranken werden somit in gewisser Weise „banalisiert" (vgl. Arendt 1996). Die Individualität wird in ihrer Unberechenbarkeit zum Risiko und zur Störgröße. Der Handelnde muss also eine Situation schaffen, die Berechenbarkeit herstellt. Diese Aufgabe und ihre Durchführung setzen technische und ökonomische, jedoch keine moralischen Entscheidungen voraus.

8.9 Habitualisierung der ökonomischen Imperative

Man kann Tendenzen besser verstehen, wenn man sie im jeweils übergeordneten historischen Kontext betrachtet. Probleme krankenhausärztlicher Tätigkeit werden erst im Zusammenhang mit den Strukturen und Prozessen des Krankenhauses erkennbar und dessen Veränderungsdynamik bleibt wiederum unverständlich, wenn sie nicht in Bezug auf das Ganze der Gesellschaft gesetzt wird. Das ökonomisierte Krankenhaus ist nicht vom Himmel gefallen, sondern die Politiken, die diese (weltweite) Tendenz ermöglicht und herbeigeführt haben, sind **Elemente eines globalen neoliberalen Kapitalismus.** Dieser tendiert dazu, soziale und kulturelle Schutzmechanismen zu schleifen, die die Gesellschaften bislang gegen die Rigidität des Marktes errichtet hatten (Sozialstaat, staatliche Grundversorgung wie Wasser, Energie, öffentliche Kulturförderung usw.). Den Konzepten dazu und den Interessen dahinter liegt das Ziel zugrunde, Marktkonkurrenz und ökonomische Macht sowie den Maßstab des Geldes als dominierendes gesellschaftliches Gestaltungsprinzip durchzusetzen. Die daraus resultierende soziale Polarisierungstendenz in den westlichen Gesellschaften zeigt dies deutlich an.[8] Das fördert relativ primitive gesellschaftliche und kulturelle Strukturen, deren Triebfeder tendenziell der kurzfristige materielle Gewinn ist, die die Menschen gegeneinander in Konkurrenz setzen und damit vereinzeln und sie als Instrumente, nicht aber als Zwecke an sich sehen.

Dieses ist der gesellschaftlicher ‚Frame', in dem seit den 1980er-Jahren die Krankenhauspolitik, insbesondere die Krankenhausfinanzierungsgesetze, gestaltet wurden und in dem die Akteure praktisch handeln. Das ist auch zugleich die Quelle der ‚Werte' und Orientierungen, die – wie in ► Abschn. 8.5 zitiert – im Krankenhaus ihre praktische Anwendung finden. Jeder einzelne Arzt und jeder einzelne Patient ist bereits durch sein ‚In-der-Welt-Sein' davon geprägt, bevor sie ein Krankenhaus betreten haben.

Mit anderen Worten: Diese Welt ist nicht nur außerhalb von uns, wir sind Teil von ihr und sie ist in uns, Teil unserer Persönlichkeit. Unabhängig von unserem Wollen helfen wir ihr in allen unseren Bemühungen um Selbsterhaltung, sich zu reproduzieren, gleichviel ob wir arbeiten, kaufen und konsumieren, unsere Kinder aufziehen und in die Schule schicken oder uns politisch engagieren – indem wir das tun, werden wir davon geprägt. So gesehen wird die Ökonomisierungstendenz nicht nur gegen die Individuen durchgesetzt, sondern auch durch sie hindurch.

Jede Gesellschaft (und jede ihrer Institutionen) muss in der Lage sein, ihre funktionellen Bestandserfordernisse[9] in Verhaltensmotive ihrer Mitglieder umzuformen. Nur dann kann sie sich stabil selbst reproduzieren. Das muss dazu führen, dass das Verhalten der Individuen nicht mehr ihrer bewussten Entscheidung

8 Hierzu existiert zahlreiche Empirie, z. B. Nachtwey (2016), Berger (2014) und Picketty (2014); zu den Folgen für die Gesundheit vgl. Lampert und Kroll (2014).

9 Damit sind sowohl solche Erfordernisse der ‚horizontalen' Arbeitsteiligkeit als auch der ‚vertikalen' Über- und Unterordnung, also der Herrschaftsbeziehungen gemeint.

bedarf, ob sie sich dem Sozialgefüge einordnen sollen oder nicht. Das gilt insbesondere für die industrialisierten, hoch arbeitsteiligen und vielschichtigen Gesellschaften der Gegenwart, zu deren ökonomischer Reproduktion hochkomplexe und spezialisierte Arbeit erforderlich ist, die unter Anwendung von äußerer Gewalt nicht geleistet werden könnte. Für die ersten Generationen der Lohnabhängigen der historisch entstehenden kapitalistischen Industriegesellschaften musste „die Notwendigkeit von Arbeit, der Zwang zur Pünktlichkeit und Gewissenhaftigkeit […] in einen Trieb, in ein inneres Bedürfnis zu solchen Eigenschaften verwandelt werden" (Fromm 1981). Die Menschen müssen aber nicht nur so handeln wollen, wie sie müssen, sondern sie müssen zugleich eine Genugtuung empfinden, wenn sie sich gemäß den Anforderungen der Gesellschaft verhalten. Die moderne Industriegesellschaft – so schreibt Fromm – „hätte ihre Zwecke nicht erreicht, wenn sie nicht die Energien freier Menschen in noch nie dagewesenem Maße in die Arbeit eingespannt hätte. Der Mensch musste in dem Sinne umgewandelt werden, dass er darauf erpicht war, seine Hauptenergie in Arbeit zu verwandeln, Disziplin, insbesondere Pünktlichkeit und Ordentlichkeit zu lernen – und dies in einem Maß, wie es den meisten anderen Kulturen unbekannt ist" (Fromm 1981).

Diese Anpassungsprozesse folgen der historischen Entwicklung, sie sind niemals abgeschlossen. Das kann man am Beispiel der Veränderungen des herrschenden Persönlichkeitsideals sehen, wie es den Lohnabhängigen durch die realen Lebensbedingungen und die ‚ideologischen Mächte' (Medien, Wissenschaft usw.) nahegelegt wird. Das Bild des industriegesellschaftlichen und militärischen disziplinierten ‚Rädchens im Getriebe' wurde im Fortgang des neoliberal entfesselten und zunehmend digitalen Kapitalismus allmählich abgelöst vom Bild des Moduls, des sich selbst optimierenden und sich selbst vermarktenden Individuums, das zu diesem Zweck Tugenden der ‚Eigenverantwortung', Flexibilität, Bindungslosigkeit und des Konkurrenzverhaltens anstrebt (Sennett 1998).

Die Frage nach der Gesellschaftlichkeit der Individuen und wie sich die soziale Ordnung und ihre Imperative in den Subjekten verankern ist seit Langem Gegenstand der Sozialwissenschaften. Der Amerikaner Herbert Mead (1863–1931) spricht von der „sozialen Identität", einem Komplex von mehr oder weniger stabilen Handlungsdispositionen, die sozialen Gruppen in ähnlichen Positionen und Funktionen gemeinsam ist. Erich Fromm (1900–1980) prägt in den 1930er-Jahren den psychoanalytisch inspirierten Begriff des „Sozialcharakters" als Teil der Persönlichkeit. Und der französische Soziologe Pierre Bourdieu (1930–2002) erarbeitet um die Begriffe „Habitus" und „praktischer Sinn" eine differenzierte und auch empirisch fundierte Theorie zum dialektischen Zusammenhang zwischen der Position in der Sozialstruktur auf der einen und der Persönlichkeitsentwicklung auf der anderen Seite. Das kann hier nicht ausgeführt werden, aber einige Aspekte sollen angesprochen werden.

▪ Der Habitus

Der Habitus ist das individuelle System verinnerlichter Wahrnehmungs-, Bewertungs- und Handlungsmuster, die individuelle Disposition zur moralischen und ästhetischen Praxisbewertung. Er ist die gesellschaftlich produzierte ‚innere Natur' des Subjekts, sozusagen die innere Instanz, die Einstellungen und Verhaltensweisen selbstverständlich werden lässt. Sie ist ‚Disposition' im Sinne einer im Individuum verankerten Neigung, unter bestimmten Umständen spontan und intuitiv – und keineswegs immer bewusst – in einer spezifischen Art und Weise wahrzunehmen, zu denken, zu bewerten und zu handeln. Das soll nicht deterministisch verstanden werden, vor allem nicht inhaltlich, sondern lässt Raum für kreatives Handeln, aber die – was die gesellschaftliche Hierarchie der Klassen, Schichten, Berufe, Geschlechter usw. angeht – unteren und oberen Begrenzungen sind weitgehend festgelegt (auch wenn sie von Einzelnen immer wieder überschritten werden). Das Individuum ist also kein milieutheoretischer Abklatsch der Gesellschaft, aber ähnliche soziale Existenzweisen führen zu ähnlichen Habitus-Typen.

Mit dem Konzept des Habitus als einer von der sozialen Position abhängigen individuellen Disposition ist es möglich, Handeln zu verstehen, ohne dem Handelnden realitätsfremd eine bewusste und rational berechnende Absicht zu unterstellen. Die professionelle Sozialisation beispielsweise von Ärzten ist die feldspezifische Modifikation des Habitus, vergleichbar, aber tiefergehend als es der Begriff der ‚beruflichen Sozialisation' anzeigt. Die Aneignung des Habitus ist ein lebenslanger Prozess und sie erfolgt keineswegs nur kognitiv (durch ‚Lernen'), sondern auf allen Ebenen des psychischen Apparates. Bourdieu (2001, S. 165–209) zeigt, dass sie sich körperlich manifestiert und spricht daher auch von der „Einverleibung" der Gesellschaft (vgl. Moldenhauer 2010). Das bedeutet, dass der aus dem Habitus folgende „praktische Sinn", nach dem wir im Alltag handeln auf der kognitiven Ebene des Argumentierens, Aufklärens und Belehrens kaum zu beeindrucken ist. Man könnte ihn auch einen ‚sozialen Instinkt' nennen. Bourdieu spricht auch von einem „Praxissinn, der einem sagt, was in einer bestimmten Situation zu tun ist", einem ‚Gefühl für das Spiel', das die Individuen im Alltag entwickelt haben, wie etwa ein guter Fußballer, der die Spielzüge seiner Gegner nicht rational berechnet, sondern intuitiv vorherahnt, wo im nächsten Moment der Ball gespielt werden wird (Bourdieu 1998, S. 41f.).

- **Der praktische Sinn**

Es ist wichtig zu verstehen, dass auch die Akteure des Krankenhauses – wie in anderen Institutionen auch – einen „praktischen Sinn" für die Logik ihres sozialen Feldes entwickeln und habitualisieren. Dieser lässt all das, was zunächst als etwas Neues und Befremdendes galt – also die Anforderungen, ärztliche Entscheidungen der Logik einer unternehmerischen Gewinn- und Verlustrechnung zu unterwerfen und die Erwartungen der Patienten damit zu hintergehen – zur Selbstverständlichkeit werden, zum gegebenen Rahmen, innerhalb dessen agiert wird. Man kann das folgendermaßen zuspitzen: Die Logik der medizinischen Praxis ist logisch bis zu dem Punkt, an dem dieses Logischsein in der Logik des kommerziellen Kontextes nicht mehr praktisch ist (vgl. Bourdieu und Waquand 2006, S. 44). Der „praktische Sinn" hat seinen Ursprung nicht in „‚Entscheidungen' der Vernunft als bewusster Berechnung"; ‚logisch' ist für den praktischen Sinn dasjenige, was am besten geeignet ist, „die in der Logik eines bestimmten Feldes enthaltenen Ziele mit dem geringsten Aufwand zu erreichen" (Bourdieu 1987, S. 95).

8.10 Fazit – Strukturethik

Halten wir also fest: Nicht nur verbale Botschaften, sondern auch objektive institutionelle Bedingungen sind werthaltig, indem sie Einstellungen und Verhalten prägen, verstetigen oder modifizieren. Die ärztlichen und pflegerischen Entscheidungen werden tendenziell immer weniger der Autonomie der unmittelbar Handelnden überlassen, sondern sie gehen über in Strukturen von Regeln, Anreizen, Sanktionen und Kontrollen und wirken von daher auf die Subjekte zurück. Je mehr und länger das der Fall ist, desto ‚selbstverständlicher' werden die Imperative der Institution. Wahrnehmung, Werte, Denken und Handeln bleiben im Rahmen der davon vorgegebenen „praktischen Logik" (vgl. Bourdieu 1993). Sie werden nicht mehr als „Fremdzwang" (vgl. Elias 1977, 1981) empfunden, sondern als „Selbstzwang" verinnerlicht und damit als Teil des beruflichen Habitus.

Die **moralische Qualität der Medizin** ist somit zunehmend abhängig von den Strukturen, dem Ziel der Krankenhausorganisation, den gesetzlichen Finanzierungsregeln usw. Gefragt ist weniger der Moraltheologe oder die Ethikprofessorin, sondern die politische Korrektur einer dramatischen Fehlentwicklung. Die Interessenkonflikte des kommerzialisierten Krankenhauses sind objektive Bedingungen ärztlichen und pflegerischen Handelns, die ein Risiko für die Patienten darstellen. Dieses Risiko wird sich umso mehr erhöhen, je mehr die Imperative des Kommerzkrankenhauses zum Bestandteil des beruflichen Habitus von Ärzten und Pflegepersonal und damit zur Selbstverständlichkeit werden. Das Thema wären also nicht

Moralappelle, sondern die Beseitigung von Strukturen, die das Risiko patientenschädigenden Fehlverhaltens vergrößern.

Primärziel des Krankenhauses muss der **regionale Versorgungsauftrag** und nicht ein Rentabilitätsziel von Investoren sein. Es gibt kein gesundheitspolitisches Allheilmittel, aber um die derzeitigen Fehlentwicklungen wenigstens aufzuhalten, bedarf es versorgungs- und nicht profitorientierter Kontrollen. Qualitätssicherungen sollen Ärzte und Pfleger unterstützen und nicht beherrschen. Es ist keine Frage, dass die Berufszufriedenheit der Ärzte und Pflegekräfte damit steigen würde. Es bedarf neuer Formen der Teamarbeit, der Partizipation von Patienten und Angehörigen sowie durch starke Vertretungsmacht gestützter Patientenrechte. Die medizinische und pflegerische Versorgung sollte das Ziel, die Wirtschaftlichkeit ein Mittel sein. Bereits in den 1990er-Jahren wurde am US-amerikanischen Beispiel bewiesen, dass die ökonomisierte Medizin alles andere ist als wirtschaftlich für die Bevölkerung. Die neoliberale Ab- und Entwertung von Kooperation, Solidarität und kommunalem Gemeinsinn muss zurückgedrängt werden. Das ist eine gesellschaftliche Aufgabe.

Die dargestellte Abhängigkeit der individuellen ärztlichen und pflegerischen Tätigkeit von den strukturellen Zwängen sollte nicht fatalistisch im Sinne eines von Max Weber so bezeichneten „stahlharten Gehäuses der Hörigkeit" interpretiert werden (vgl. Weber 2016, Seite 171). Die Individuen sind nicht bloß ‚abhängige Variablen', sie können individuell und kollektiv kreativ und gegentendenziell handeln – wenngleich unter den jeweils gegebenen Bedingungen. Der französische Philosoph Jean Paul Sartre sagte zum Problem des gesellschaftlichen Geprägtseins der Individuen am Ende seines Lebens:

> » Ich bin davon überzeugt, dass der Mensch immer etwas aus dem machen kann, was man aus ihm gemacht hat. Heute würde ich den Begriff der Freiheit folgendermaßen definieren: Freiheit ist jene kleine Bewegung, die aus einem völlig gesellschaftlich bedingten Wesen einen Menschen macht, der nicht in allem das darstellt, was von seinem Bedingtsein herrührt. (Sartre 1977, S. 144f.).

Lernziele

- Es kann begründet werden, warum die Ökonomisierung des ärztlichen Handelns Interessenkonflikte mit sich bringt, und worin diese bestehen.
- Der Leser/die Leserin kann die Prämissen eines ‚ökonomisch rationalen Verhaltens' benennen und diese von den Handlungsrationalitäten einer ärztlichen Sorgebeziehung abgrenzen.
- Es kann dargelegt werden, welche ethischen Normen für Entscheidungen im beruflichen Alltag von ÄrztInnen eine Rolle spielen, welche Bedeutung diese für Vertrauen und dessen Funktion in der organisierten Krankenbehandlung zukommt.
- Lernende können anhand der vorliegenden Argumentation reflektieren, welche Perspektiven mit Aussicht auf Erfolg aus den genannten Zielkonflikten herausführen.

Bezüge zu Lernzielen des NKLM[a] in diesem Kapitel

Professionelle Entwicklung	Ethik der Medizin
ID 11, ID 11.1, ID 11.2, ID 11.3.1.4, ID 11.4.2	ID 5.1, ID 5.2.1.2, ID 6.1, ID 6.1.13, ID 18, ID 18.1, ID 18.2, ID 18.3, ID 18.5

[a] Hinweise zur Nutzung der ID-Codes des NKLM für Unterricht und Prüfung finden sich in ► Abschn. 1.7 „Hinweise für die Benutzung durch Dozierende und Studierende der Humanmedizin".

Literatur

Arendt, H. (1996). *Eichmann in Jerusalem. Ein Bericht von der Banalität des Bösen*, 6. Aufl. München, Zürich: Piper.

Bauman, Z. (1994). *Dialektik der Ordnung*. Hamburg: Europäische Verlagsanstalt.

Berger, J. (2014). *Wem gehört Deutschland?* Frankfurt/M: Westend.

Bourdieu, P. (1987). *Sozialer Sinn*. Frankfurt/M: Suhrkamp.

Bourdieu, P. (1993). *Sozialer Sinn. Kritik der theoretischen Vernunft*. Frankfurt/M. Suhrkamp.

Bourdieu, P. (1998). *Praktische Vernunft – Zur Theorie sozialen Handelns*. Frankfurt/M: Suhrkamp.

Bourdieu, P. (2001). Körperliche Erkenntnis. In P. Bourdieu, *Meditationen – Zur Kritik der scholastischen Vernunft*, Frankfurt/M: Suhrkamp.

Bourdieu, P., & Waquand, L. J. D. (2006). *Reflexive Anthropologie*. Frankfurt/M: Suhrkamp.

Elias, N. (1977). *Über den Prozeß der Zivilisation. Soziogenetische und psychogenetische Untersuchungen. Bd. 2: Wandlungen der Gesellschaft. Entwurf zu einer Theorie der Zivilisation*, 4. Aufl. Frankfurt/M.: Suhrkamp.

Elias, N. (1981). *Über den Prozeß der Zivilisation. Soziogenetische und psychogenetische Untersuchungen. Bd. 1: Wandlungen des Verhaltens in den weltlichen Oberschichten des Abendlandes*, 8. Aufl. Frankfurt/M.: Suhrkamp.

Esser, H. (2001). *Soziologie, Bd. 6: Sinn und Kultur*. Frankfurt/M, New York: Campus.

Freidson, E. (1970). *Professional dominance: The social structure of medical care*. New York: Atherton Press.

Fromm, E. (1981). Über psychoanalytische Charakterkunde und ihre Anwendung zum Verständnis der Kultur. In E. Fromm, *Gesamtausgabe*, Bd.1 (S. 207–214). Stuttgart: DVA (Erstveröffentlichung 1949).

Gnirke, K., Hülsen, I., & Müller, M. U. (2016). Ein Krankes Haus. *Der Spiegel*, 51, 15–22.

Hirsch, F. (1976). *Social limits to growth*. London: Routledge.

Jochimsen, M. (2005). Vertrauen und Reputation in Sorgesituationen. In M. Held, G. Kubon-Gilke, & R. Sturn (Hrsg.), *Jahrbuch normative und institutionelle Grundfragen der Ökonomik, Bd. 4: Reputation und Vertrauen* (S. 139–160). Marburg: Metropolis.

Kahneman, D., Knetsch J., & Thaler R. (1986). Fairness and the assumptions of economics. *The Journal of Business*, 59(4),285–300.

Kahneman, D., & Tversky, A. (1984). Choices, values, and frames. *American Psychologist*, 39, 341–350.

Kapp, K. W. (1971). *The social costs of private enterprise*. New York: Schocken Books (Erstveröffentlichung 1950).

Kühn, H. (1990). Ökonomisierung der Gesundheit. Am Beispiel des US-amerikanischen Gesundheitswesens. *WSI-Mitteilungen*, 2, 62–75.

Kühn, H. (1997). *Managed care: Medizin zwischen kommerzieller Bürokratie und integrierter Versorgung. Am Beispiel USA*. Berlin: Wissenschaftszentrum Berlin für Sozialforschung. https://www.econstor.eu/bitstream/10419/47385/1/232002592.pdf. Zugegriffen: 06.12.2017.

Kühn, H. (2006). *Der Ethikbetrieb in der Medizin: Korrektur oder Schmiermittel der Kommerzialisierung*. Berlin: Wissenschaftszentrum Berlin. https://bibliothek.wzb.eu/pdf/2006/i06-303.pdf. Zugegriffen: 06.12.2017.

Lampert, T., & Kroll, L. E. (2014). Soziale Unterschiede in der Mortalität und Lebenserwartung. *GBE kompakt* (Robert-Koch-Institut), 2.

Moldenhauer, B. (2010). *Die Einverleibung der Gesellschaft: Der Körper in der Soziologie Pierre Bourdieus*. Köln: PapyRossa.

Nachtwey, O. (2016). *Die Abstiegsgesellschaft: Über das Aufbegehren in der regressiven Moderne*. Berlin: Suhrkamp.

Picketty, T. (2014). *Das Kapital im 21. Jahrhundert*. München: Beck.

Rohde, J. J. (1974). *Soziologie des Krankenhauses: Zur Einführung in die Soziologie der Medizin*. Stuttgart: Enke (Erstveröffentlichung 1962).

Sartre, J.-P. (1977). *Sartre über Sartre: Aufsätze und Interviews 1940–1976*. Reinbek bei Hamburg: Rowohlt.

Schwartz, B. (2001). *The costs of living: How market freedom erodes the best things in life*. New York, London: Norton.

Sennett, R. (1998). *Der flexible Mensch: Die Kultur des neuen Kapitalismus*. Berlin: Berlin Verlag.

Weber, M. (1980). *Grundriss der Sozialökonomik. Wirtschaft und Gesellschaft*, 5. revidierte Aufl. Tübingen: Mohr Siebeck (Erstveröffentlichung 1922).

Weber, M. (2016). Die protestantische Ethik und der „Geist" des Kapitalismus. In K. Lichtblau, & J. Weiß (Hrsg), *Die protestantische Ethik und der „Geist" des Kapitalismus*. Neuausgabe der ersten Fassung von 1904-05 mit einem Verzeichnis der wichtigsten Zusätze und Veränderungen aus der zweiten Fassung von 1920. Wiesbaden: Springer VS.

Zum Strukturwandel der Medizin am Beispiel der Krebsforschung

Christiane Schnell

S. Klinke, M. Kadmon (Hrsg.), *Ärztliche Tätigkeit im 21. Jahrhundert - Profession oder Dienstleistung*,
Springer-Lehrbuch, https://doi.org/10.1007/978-3-662-56647-3_9

- **Leitfragen**

1. Wie lässt sich die Krebsmedizin im Strukturwandel der medizinischen Profession verorten?
2. Bedeutet Kommerzialisierung unweigerlich Deprofessionalisierung?
3. Inwiefern lassen sich ‚überfachliche' Managementaufgaben in die medizinische Professionalität integrieren?

9.1 Einleitung

Ein Popsong mit zugehörigem Musikvideo hat es im Herbst 2015 auf die Leinwände eines internationalen Krebskongresses geschafft. Der belgische Sänger Stromae thematisiert darin die Bedrohung durch die Krankheit Krebs: In dem in schwarz-weiß gefilmten Videoclip windet er sich gequält, während sich von allen Seiten langsam gezeichnete Krallen nähern. Jeden von uns kann es erwischen, die Frage ist allein, wann (und so lautet auch der wortspielartige Titel des Liedes: „Cancer – quand c'est?", übersetzt „Krebs – wann ist es soweit?"). Das mittlerweile mit zahlreichen Musikpreisen geadelte Stück drückt sehr gekonnt die Wahrnehmung der unter dem Begriff Krebs zusammengefassten Erkrankungen aus: Während die moderne Medizin der meisten großen Gesundheitsgefahren in den westlichen Industrienationen Herr geworden zu sein scheint, stellt Krebs weiterhin eine Lebensbedrohung dar, die ihren Schrecken nicht zuletzt der Vorstellung einer im Inneren schlummernden Gefahr und feindlichen Verselbstständigung des körpereigenen Zellwachstums verdankt.

Für die Krebsmediziner[1], die sich 2015 in Wien zum Kongress versammelt hatten, war das Stück eine willkommene Bestätigung. Es geht um menschliches Leid, und es werden weiterhin dringlich neue medizinische Heilmethoden und Medikamente gebraucht, um diesem Leid ein Ende zu setzen. Stromaes eindrückliche Darstellung war zugleich werbewirksam für die in die onkologische Forschung involvierte pharmazeutische Industrie. Denn Krebsforschung ist nicht nur ein gesellschaftliches Problem und eine medizinische Herausforderung, sondern auch ein einträgliches Geschäft. Die Medikamente werden zu hohen Preisen auf den Markt gebracht und die erfolgreiche Neuzulassung eines vielversprechenden Wirkstoffs gegen Krebs treibt die Börsenkurse der Pharmakonzerne rasant in die Höhe (vgl. Crow 2016).

Aufgrund dieses engen Zusammengehens von medizinisch-wissenschaftlichem Handlungsbedarf und kommerziellem Interesse ist das Feld der Krebsmedizin soziologisch besonders interessant. Zum einen lassen sich hier Aspekte des Strukturwandels von Professionalität beobachten, zum anderen offenbart sich eine für die Medizin gegenwärtig äußerst wirkmächtige Spannung zwischen gesellschaftlichen Erwartungen und ökonomischer Bedeutung. Im Rahmen des folgenden Beitrags werden Befunde aus einem Forschungsprojekt über die industrielle Krebsforschung diskutiert, welche die dem Strukturwandel inhärente Ambivalenz beispielhaft widerspiegeln.[2] Als analytische Kategorie wird der Begriff der **Hybridisierung von Professionalität** eingeführt (Noordegraaf 2007). Sie beschreibt eine neue Mischung aus dem klassischen autonomen Professionellen und dieser Figur traditionell fremden Arbeitsanforderungen, die aus kommerziellen oder organisationalen Interessen resultieren. Entgegen der Auffassung, mit dem Wandel sei unmittelbar eine **Deprofessionalisierung** und früher oder später das Ende der Professionen verbunden, folgt das Konzept der Hybridisierung der Annahme, dass Professionen sich mit der Gesellschaft verändern (müssen), und es entsprechend

1 Aus Gründen der besseren Lesbarkeit wird in diesem Kapitel teilweise das generische Maskulinum verwendet. Dieses impliziert natürlich immer auch die weibliche Form.

2 Der Titel des Forschungsprojektes lautet „Zwischen Moral und Effizienz. Zum professionellen Selbstverständnis von Mediziner_innen in der industriellen Krebsforschung" und wurde von der Deutschen Forschungsgemeinschaft (SCHN952 8-1) gefördert. Das Projekt wurde von der Autorin geleitet und bearbeitet.

zeitgemäßer theoretischer Ansätze bedarf, die diesen Veränderungen angemessen Rechnung tragen. Die Krebsmedizin eignet sich hier besonders, um über dieses Verständnis nachzudenken. Sie beinhaltet sowohl experimentelle Forschung als auch die ärztliche Versorgung schwerkranker Patienten und somit gleich zwei Quellen von Unberechenbarkeit, die sich gegen technokratische Standardisierung und betriebswirtschaftliche Kalkulation sperren. Darüber hinaus verändert sich das Feld der Krebsmedizin auch strukturell mit großer Dynamik. Dabei spielen vor allem die Verquickung von Medizin und pharmazeutischer Industrie und die damit verbundene Abhängigkeit einer am Shareholder-Value orientierten Konzernsteuerung eine entscheidende Rolle.

Im Folgenden wird zunächst der Strukturwandel der Professionen und der dahinterliegende Wandel von Professionalität resümiert (► Abschn. 9.2). Anschließend wird stellvertretend für jüngere professionssoziologische Interpretationen auf die Hybridisierungsthese eingegangen (► Abschn. 9.3). Mit Blick auf die Darmkrebs- und die Hirntumorforschung werden schließlich hybride Ausprägungen von Professionalität innerhalb des krebsmedizinischen Feldes rekonstruiert (► Abschn. 9.4). In der Spannung zwischen existentiellen Gesundheitsrisiken und Shareholder-Value lassen sich sowohl machtvolle Befestigungen einer solchen gleichsam hybridisierten Professionalität ausmachen als auch eine Verwundbarkeit, die unter den gegebenen Umständen eine weitere Schwächung erfährt.

9.2 Zum Strukturwandel der Professionen

Die klassischen Professionen, allen voran die Medizin, haben sich lange erfolgreich gegen Veränderungen gesperrt. Erst im Zuge des fortgeschrittenen Umbaus wohlfahrtsstaatlicher Institutionen zum Ende des 20. Jahrhunderts gerieten auch sie unter Veränderungsdruck. Insbesondere in der europäischen Professionssoziologie wurden die Facetten des Strukturwandels in den vergangenen Dekaden intensiv beforscht. Die theoretischen Ansätze und Konzepte, die auf diesen Entwicklungen aufbauen, sind von mittlerer Reichweite und systematisieren insbesondere die Veränderungen der Organisation und Kontrolle professioneller Arbeit.[3] Dabei stehen zum einen die Folgen der als **New Public Management (NPM)** bezeichneten „neuen Steuerungspolitiken“ im Vordergrund (Evetts 2009; Langer 2012). Sie brachten Anforderungen an die Transparenz, vor allem aber für die Kosteneffizienz professioneller Leistungen mit sich, die dem traditionellen Professionsmodell fremd waren (Freidson 2001). Zum anderen wurde das **Verhältnis von ‚Profession' und ‚Organisation'** in grundsätzlicher Weise neu reflektiert (Muzio und Kirkpatrick 2011). So haben sich beispielsweise Klinikärzte schon immer in bürokratischen Strukturen bewegt, neu ist jedoch, dass sie zunehmend manageriale Aufgaben übernehmen und medizinische Leistungen nach betriebswirtschaftlichen Gesichtspunkten organisieren müssen.

Diese Entwicklung steht im Kontext eines erheblich **tiefergehenden Wandels**. Die Infragestellungen der institutionellen Privilegien der klassischen Professionen stellen dabei nur den unmittelbar sichtbaren Gipfel des Eisbergs des Strukturwandels von Professionalität dar. Die Entwicklung und Reproduktion von Professionalität als Ressource zur Bearbeitung gesellschaftlicher Schlüsselprobleme ist grundsätzlich unter Druck geraten. Und dies eben nicht nur als Außensicht, z. B. der Professionssoziologie, die dieses Phänomen zumeist unter dem Stichwort Deprofessionalisierung diskutiert (► Kap. 2, 6), sondern auch als Binnensicht der Akteure, die diese Entwicklung auf eine substanzielle Art und Weise wahrnehmen. Dies betrifft sowohl die sozialen Voraussetzungen als auch die Wissensbasis professionellen

3 Als Theorien mittlerer Reichweite bezeichnet man Erklärungsmodelle, die nicht beanspruchen, eine allgemeine Gesellschaftstheorie zu sein, aber auch nicht nur auf Aussagen zu Einzelphänomenen begrenzt sind. Vielmehr werden komplexe Zusammenhänge eines gesellschaftlichen Teilbereiches herausgearbeitet.

Handelns. Als gesellschaftstheoretische Hintergrundfolie zur Erklärung dieses Wandels wird dabei die Diagnose der Transformation der Industrie- zur Informations- oder Wissensgesellschaft herangezogen. Zwar gibt es auch berechtigte Kritik an dem positiv aufgeladenen Begriff der **Wissensgesellschaft**, aber er fasst durchaus folgerichtig einige für das hier betrachtete Feld wichtige gesellschaftliche Trends zusammen:

Auf der sozialstrukturellen Ebene ist unter anderem die **Veränderung des Bildungsgefüges** westlicher Industriegesellschaften von Bedeutung. Im Zuge des allgemein gestiegenen Zugangs zu akademischer Bildung wurde die Abschottung professioneller Eliten durchlässiger und die soziale Binnenstruktur von Professionen heterogener. Professionen rekrutieren sich nicht mehr ausschließlich aus dem Bildungsbürgertum, und auch die Weitergabe einer professionellen Berufsrolle mit der Generationenfolge ist nicht mehr selbstverständlich. Vielmehr haben diese Berufe in der zweiten Hälfte des 20. Jahrhunderts einen stärkeren Zulauf auch aus anderen Teilen der Mittelschicht erfahren, wodurch soziale Homogenität gelockert worden und vor allem die Konkurrenz innerhalb der jeweiligen Arbeitsmärkte gestiegen ist.[4]

Eine wichtige gesellschaftliche Veränderung anderer Natur, die zum Strukturwandel von Professionalität beigetragen hat, stellen die **Digitalisierung** und der damit verbundene Zugang zu Informationen dar. Sie ist zudem direkt wie indirekt mit dem Phänomen des ‚consumerism' und der Ausweitung marktbasierter Regulierungen von professionellen Dienstleistungen verbunden. So unterstellte das traditionelle Modell eine eindeutige Asymmetrie, die aus der Verwundbarkeit der Klienten und der Überlegenheit der Profession resultiert. Nun wird indes konstatiert, dass an die Stelle einer gläubigen Hochachtung vor der professionellen Expertise, wie sie in der Bezeichnung des Halbgott in Weiß zum Ausdruck kommt, gestiegene Urteilsmacht und souveränes Konsumverhalten getreten sei. Professionen seien deshalb zunehmend gefordert, neue Strategien der Erzeugung von Vertrauen und der Interaktion mit ihrer Klientel zu entwickeln.

Aber auch die Wissengrundlagen professionellen Handelns selbst haben sich verändert. Angesichts der beschleunigten Weiterentwicklung der wissenschaftlichen Erkenntnisproduktion sprechen Kraemer und Bittlingmeyer (2001) von der **Temporalisierung des Wissens**. Gesteigert wird diese Entwicklung durch ein gewachsenes Bewusstsein darüber, dass Wissen selbst als Produkt sozialer Konstruktion zu begreifen und somit relativ abhängig ist von den jeweiligen, historisch veränderlichen Kontextbedingungen. Die daraus hervorgehende Instabilität spezifischer Wissensbestände sperrt sich jedoch gegen die von den Professionen traditionell praktizierten Strategien der Abgrenzung und Monopolisierung. Noordegraaf (2007) formuliert dies so:

> Once, things were simple. Classic professions [...] were able to deliver tangible, relatively simple services with clear added value. They were able to get a rather stable grip on content and criteria. [...] Nowadays, such strong professionalism is hard to attain [...] Which problems must be tackled, as well as which criteria must be used to judge problem solving, is ambiguous in both technical and ethical respects [...] When professional methods such as therapeutic or didactic methods are used, it is also unclear which methods are effective and which are not, it is also unclear what is effective and what is not [...]. (Noordegraaf 2007, S. 769)

9.3 Die Hybridisierung von Professionalität

Professionssoziologische Ansätze, die diese Entwicklungen konstruktiv aufgreifen, betonen die Relationalität der Professionen zur gesellschaftlichen Entwicklung. Professionalität wird dabei

4 Diese allgemeinen Tendenzen in den Professionen gelten für die Medizin zwar auch, aber in geringerem Umfang, da in dieser Berufsgruppe die Homogenität von Herkunft, Einstellungen und Lebensstil im Vergleichszeitraum und im Vergleich zu anderen Professionen sehr stabil ist (► Kap. 14).

weniger als distinkte Form der Kontrolle von Arbeit definiert, sondern in ihrer Eingebundenheit in bürokratische Strukturen, organisationale Rationalitäten und interdisziplinäre ‚communities of practice' beschrieben. Insgesamt werden unmittelbare Wechselwirkungen zwischen professioneller Arbeit und den sich verändernden gesellschaftlichen Verhältnissen konstatiert (Evetts 2009). In diesem Zusammenhang erlangte die Diagnose der Hybridisierung von Professionalität (insbesondere Noordegraaf 2007, 2011) besondere Aufmerksamkeit (Gourdin und Schepers 2011).

Mit dem Begriff der Hybridisierung wird die Verschränkung zwischen Professionalität und Anforderungen und Interessen, die traditionell außerhalb des professionellen Aufgabenbereichs liegen, beschrieben. Dabei liegt der Akzent der Analyse auf der Überwindung des klassischen Professionsmodells, das Professionalität mit umfassender struktureller Autonomie gleichsetzt. Neben den genannten Aspekten des Strukturwandels wirkt sich auch der Einfluss einer sozialwissenschaftlichen Kritik an den Professionen auf diese Deutung aus, die erstmals in der zweiten Hälfte der 1970er-Jahre formuliert wurde. Diese Professionskritik reagierte auf die relativ schematischen und vor allem sehr affirmativen Interpretationen der Professionen, insbesondere der Vertreter der soziologischen Schule des Strukturfunktionalismus im Anschluss an Parsons (1965). Ein Kritikpunkt bezog sich auf die bis dahin vorherrschende These, dass Professionen in erster Linie von Altruismus geleitet sind. In detailreichen historischen Studien wurden vor allem lange unterbelichtete materielle Motive sichtbar gemacht (Larson 1977; Johnson 1972). Die Professionalisierung von Berufsgruppen – auch hier stand allen voran die Medizin im Mittelpunkt der Argumentation – wurde als Strategie sozialen Aufstiegs rekonstruiert. Die Studien zeigen zudem, wie die alleinige Zuständigkeit für ein soziales Problem durchgesetzt und soziale Schließung vollzogen wurde, um Konkurrenz sowohl von außen – also durch andere Berufsgruppen – als auch innerhalb der Profession zu verhindern. Als historische Beispiele dienen hierbei die Marginalisierung des Hebammenberufs im Zuge der Etablierung der Gynäkologie oder auch die Unterordnung der Pflege gegenüber der Medizin. Altruismus und professionelle Selbstlosigkeit sind dieser machtsensiblen soziologischen Position zufolge eine Ideologie, welche die Eigeninteressen der Professionen verschleiert. Der Deutung folgend, dass sich diese Form der Alleinherrschaft im Namen der Berufsgruppenautonomie historisch nicht bewährt habe, greifen neuere Interpretationen auch den Strukturwandel der Professionen als logische Folge sozialen Wandels und als potenziellen Fortschritt auf.

Die Diagnose einer Hybridisierung löst den Widerspruch zwischen professionellen Orientierungen und markt- oder organisationsabhängigem Handeln nicht konzeptionell auf, sondern verortet ihn auf der Seite der professionellen Arbeit. Hybride Professionalität muss nicht nur fachlichem Wissen und den damit verbundenen ethisch-moralischen Verpflichtungen genügen, sondern sich angemessen und abwägend in Rahmenbedingungen bewegen, in denen sie ihre Arbeit erläutern oder auch rechtfertigen muss (vgl. auch Brint 2006). Statt in Abschottung nach außen und beruflicher Autonomie agieren Professionen nun innerhalb von Organisationen, die ihnen nachweisbare Leistungen abverlangen und mehr oder weniger elaborierte Formen externer Beurteilung an sie herantragen. Hybridisierung wird dabei jedoch nicht als Deprofessionalisierung gedeutet (► Kap. 2), sondern als gleichermaßen **realistische und zeitgemäße Form von Professionalität**. Man traut den Akteuren gleichermaßen zu, mit den veränderten Anforderungen umzugehen. Statt einer bipolaren Deutung, die entweder ‚reine' Professionalität oder aber ideologisch verkleidete Subsumtion unterstellt, erscheint gerade die Bewältigung von Widersprüchen und die Aushandlung von Kompromissen als zentrales Merkmal hybrider Professionalität.

Der Schlüssel für den Umgang mit dem Strukturwandel wird hier in einer aktiven Selbstkontextualisierung gesehen, die in das professionelle Selbstverständnis integriert werden muss (vgl. auch Schnell 2007, 2016). So liegt es in der Natur professioneller Arbeit, mit komplexen, paradoxen und teilweise unlösbaren Anforderungen umzugehen. Professionelles Handeln ist per se durch ein hohes Maß an Reflexivität gekennzeichnet, weil theoretisches Wissen sich niemals ungebrochen auf einen konkreten Einzelfall übertragen lässt, sondern eine systematische Relationierung verschiedener Urteilsformen voraussetzt (vgl. Dewe 2012). Es bezieht sich auf gesellschaftliche bzw. kollektive Probleme, die in einer höchst komplexen, individuellen, von situativen und kontextuellen Einflüssen überformten Weise auftreten und entsprechend bearbeitet werden müssen. Dieser theoretisch umfänglich ausgearbeitete Charakter professionellen Handelns wird in neueren Ansätzen auf die veränderten Rahmenbedingungen übertragen und entsprechend erweitert. Demnach müssen fachliche und berufsethische Maßstäbe nicht nur eingehalten, sondern oftmals transparent gemacht, erläutert oder legitimiert werden (Brint 2006). Wer aber über die intellektuellen und methodischen Ressourcen verfügt, um die vielfältigen Manifestationen gesellschaftlicher Probleme im Einzelfall zu reflektieren, so die Annahme, dem sollte es auch bis zu einem gewissen Grad möglich sein, mit veränderten und womöglich widersprüchlichen Anforderungen umzugehen.

Zeichnen klassische Professionalisierungstheorien die strukturelle Kontrolle eines bestimmten Problemfeldes und seiner Bearbeitung nach, so kaprizieren sich neuere Ansätze wie die Hybridisierungsthese vor allem auf die symbolisch-kulturelle Ebene. Die Rede ist auch von einer Rhetorik der normativen Kontrolle, die zwar nicht völlig wirkungslos bleibt, aber nur dazu reicht, ausgewählte, subtile Standards durchzusetzen. Je mehr die Autorität und Eindeutigkeit professionellen Handelns in Frage gestellt wird und ihre Unschärfen in den Blick rücken, desto fragiler wird auch die Bindung zwischen Professionellen und Profession, zwischen den individuellen Akteuren und der Berufsgruppe als Ganzes (Noordegraaf 2007, S. 781).

Hybridisierung lässt sich demnach zusammenfassend als **Ausdruck eines tiefgreifenden Wandels von Professionalität** deuten, wobei der Professionalismus im Vergleich zum 20. Jahrhundert stärker in die Defensive geraten ist.

9.4 Das Feld der Krebsmedizin

Um den Strukturwandel von Professionalität zu untersuchen, erweist sich das Feld der Krebsmedizin als besonders geeignet. Trotz erheblicher medizinischer Fortschritte in den vergangenen Dekaden stellt das Indikationsgebiet Krebs weiterhin eine relevante Gesundheitsbedrohung dar. Medizinische Versorgung und die Entwicklung neuer Medikamente, Diagnose- und Behandlungsmethoden sind unmittelbar miteinander verschränkt. Spätestens wenn die bekannten Therapien nicht mehr helfen, setzen Ärzte und Patienten auf die Einbindung in pharmakologische Studien und hoffen auf Erfolge neuer Substanzen und Therapielinien. Krebsforschung ist extrem langwierig und kostenintensiv, und wird gerade in Deutschland in weiten Teilen von der Pharmaindustrie finanziert. Öffentliche Mittel sind knapp und ausschließlich für die Grundlagenforschung reserviert. Die symbiotische Beziehung, die Light schon Mitte der 1990er-Jahre zwischen pharmazeutischer Industrie und der Medizin beschrieben hat, gilt also auch und gerade für das Feld der Krebsmedizin: Während die Pharmaindustrie vom Vertrauen in die medizinische Profession profitiert, nutzt die Medizin die Innovationen der Industrie, um ihre Reputation als Wissenselite zu erhalten (Light 1995).

In der Krebsmedizin vereinen sich gesundheitspolitische Bedeutsamkeit und ökonomisches Gewicht zu einer besonderen Melange. Gelingt es einem Pharmaunternehmen, einen neuen Wirkstoff erfolgreich durch die nationalen und internationalen Zulassungsinstanzen zu bringen, so wirkt sich dies noch vor den Erträgen aus dem Medikamentenverkauf auf seine Anleihewerte aus (vgl. Crow 2017). Allein das Gerücht über ein vielversprechendes neues Medikament treibt die Börsenkurse in die Höhe.

Zugleich hat sich jedoch die Binnenorganisation der pharmazeutischen Industrie gerade in der onkologischen Wirkstoffentwicklung verändert. Während in Bezug auf bestimmte allgemeine Gesundheitsrisiken (z. B. Bluthochdruck, Cholesterin oder Indikationen wie Aufmerksamkeitsdefizit-Hyperaktivitätsstörung [ADHS]) der Einfluss der Industrie die gesellschaftliche Problemwahrnehmung und medizinische Behandlung sehr stark dominiert (demnach Krankheiten regelrecht von der Industrie erzeugt werden), ist sie in der Krebsmedizin im engeren Sinne angewiesen auf wissenschaftliche Entwicklungen (David et al. 2009). Mit dem **biomedizinischen Ansatz**, auf den die meisten diagnostischen und therapeutischen Erfolge der jüngeren Vergangenheit zurückgehen, wurde die wechselseitige Abhängigkeit nochmals vertieft: Glich die konventionelle Wirkstoffentwicklung noch einer klassischen industriellen Wertschöpfungskette, erfordert die biomedizinische Vorgehensweise eine projektförmige und von vornherein humanmedizinisch integrierte Organisation (Fuchs 2001). Biomedizinische Substanzen werden eher theoretisch entwickelt und ihre Wirksamkeit beruht auf Zielgenauigkeit. So bildet der Patient bzw. die molekularbiologische Analyse und Eingruppierung des jeweiligen Tumors den Ausgangspunkt der Therapie. Beispielhaft hierfür ist die Antikörpertherapie, welche in bestimmten Indikationsgebieten die Krankheitsbekämpfung erheblich vorangetrieben hat. Um mit diesem Ansatz neue Wirkstoffe zu entwickeln und zur Zulassungsreife zu bringen, wurden von den Pharmakonzernen ganze Unternehmen, oftmals Start-ups mit dem entsprechenden biomedizinischen Know-how, eingekauft und Experten aus der Onkologie rekrutiert (Orsenigo et al. 1999). Die von der Industrie angeheuerten Mediziner sind somit längst nicht mehr nur jene frisch nach der Universität mit guter Bezahlung gelockten Absolventen oder in der Klinik Gescheiterte, wie dies noch in den 1980er- und 1990er-Jahren vermutet wurde, sondern oftmals erfahrene Spezialisten. Ob nun auf der Ebene der Kooperation bei klinischen Studien oder als sog. Medical-Manager in Pharmaunternehmen, Ärzte in der Krebsmedizin müssen mit den Regeln der Industrie vertraut sein, ihre Forschungsvorhaben betriebswirtschaftlich organisieren und kommerzielle Interessen berücksichtigen. Professionelle Rollen bewegen sich zwischen Wissenschaft, Klinik und Medizin und überschneiden sich dabei systematisch. Anders formuliert: Die historische Symbiose aus Industrie und Profession ist zu einem hybriden Feld verschmolzen. Spannungen und Widersprüche zwischen medizinischen und bürokratisch-kommerziellen Interessen sind dadurch keineswegs aufgehoben, aber sie entladen sich nicht zwingend entlang der Grenze zwischen Profession und Organisation. Vielmehr ergeben sich neue Mischungen, Allianzen und Konfliktlinien. Dies ist die Ausgangskonstellation der beiden im Folgenden beschriebenen Varianten hybrider Professionalität:

Grundlage der folgenden Ausführungen ist eine von der Deutschen Forschungsgemeinschaft (DFG) geförderte Studie zum professionellen Selbstverständnis von MedizinerInnen in der industriellen Krebsmedizin, die zwischen 2013 und 2015 am Institut für Sozialforschung an der Goethe-Universität Frankfurt von der Autorin durchgeführt wurde. Die materiale Basis bildet eine qualitative Erhebung, die Experteninterviews, berufsbiografische Interviews und teilnehmende Beobachtungen bei Workshops und Fachkonferenzen vereint.[5] Alle Aussagen im anschließenden Passus basieren auf diesem Material und sind von daher nicht einzeln gekennzeichnet, andere Quellen sind benannt.

5 Im Rahmen der Studie wurden verschiedene Materialtypen erzeugt, die aus umfassenden Dokumentenanalysen, ethnografischen Beobachtungen (insbesondere auf zwei mehrtägigen Fachtagungen), qualitativen Interviews mit 14 krebsmedizinischen Experten (bspw. in der Rolle der Leitung von Tumorzentren oder -kliniken sowie als Repräsentanten von Organisationen) und mit MedizinerInnen, die für die pharmazeutische Industrie tätig waren, stammen. Methodologisch wurde bei der Auswertung auf das Repertoire der interpretativen Soziologie zurückgegriffen. Bei 11 qualitativen Tiefeninterviews wurde ein berufsbiografischer Ansatz verfolgt, der mit Elementen des problembezogenen narrativen Interviews kombiniert wurde.

9.4.1 Gegensätzliche Ausprägungen hybrider Professionalität

Der Entwicklungszyklus eines neuen Wirkstoffs vom Labor bis zur Zulassungsreife dauert mindestens 12 Jahre. Für jedes neue Medikament werden laut Angaben der pharmazeutischen Industrie Investitionen von mehreren Milliarden Euro veranschlagt. Die hohen Medikamentenpreise im Bereich der Krebsmedizin werden entsprechend mit diesem Aufwand (und nicht etwa mit den materialen Produktionskosten) gerechtfertigt. Zwar profitieren die Unternehmen von jedem Zulassungserfolg, aber die biomedizinische Wende in der Onkologie hat auch eine ökonomisch ambivalente Seite: Mit der molekularbiologischen Diagnostik sind die Therapien zielgerichteter – es ist die Rede von stratifizierter Medizin – und die Patientenkollektive kleiner geworden. Ökonomisch interessant sind insofern auch innerhalb des Komplexes der krebsmedizinischen Forschung jene Krankheiten, die eine relativ hohe Verbreitung haben. Das Gleiche gilt für die Reputationschancen in der medizinischen Forschung. Ein hoher Verbreitungsgrad eines Gesundheitsrisikos bedeutet gute Finanzierungsmöglichkeiten und gute Möglichkeiten für ausdifferenzierte Forschungsvorhaben. Nachweisbare Behandlungserfolge, wie auch immer diese objektiviert werden, sind sowohl im professionellen Feld als auch kommerziell entscheidend für betriebswirtschaftliche Gewinne.

So ergeben sich innerhalb der Onkologie unterschiedliche Konstellationen. Beispielhaft lässt sich dies anhand der Darmkrebs- im Vergleich zur Hirntumorforschung verdeutlichen.

Darmkrebsforschung Das Indikationsgebiet Darmkrebs gilt als Massenerkrankung – in Deutschland betrifft laut Daten des Robert Koch-Instituts (Robert Koch-Institut 2017) jede siebte Krebserkrankung den Darm, jährlich werden rund 60.000 Neuerkrankungen gezählt. Zudem sind in der Darmkrebstherapie in den vergangenen 10 bis 15 Jahren nennenswerte Fortschritte erzielt worden. Die Überlebensraten sind gestiegen, und auch die Lebensqualität der behandelten Patienten hat sich allgemein verbessert. Die Medikamente wirken besser, es gibt weniger Nebenwirkungen, und die Eingriffstiefe der Operationen konnte reduziert werden. Gleichzeitig ist die Diagnostik präzisiert und die Sensibilisierung der Bevölkerung für die Teilnahme an regelmäßigen Vorsorgemaßnahmen gesundheitspolitisch massiv befördert worden. Das Indikationsgebiet Darmkrebs bietet insofern für Medizin und Industrie sehr gute Erfolgschancen. Auch ist angesichts der allgemein gestiegenen Lebenserwartung, mit der die Krebshäufigkeit in der Bevölkerung überproportional steigt, nicht zu befürchten, dass durch den medizinischen Erfolg die Nachfrage zurückgeht. Obgleich auch hier Abhängigkeiten von der Industrie bestehen und Ärzte gezwungen sind, ihre Studienvorhaben so auszurichten, dass sie das kommerzielle Interesse der pharmazeutischen Industrie berücksichtigen, ist der Widerspruch zwischen medizinischen und kommerziellen Interessen zumindest oberflächig eingeebnet.

Hirntumorforschung Die Hirntumorforschung stellt dagegen medizinisch wie ökonomisch eher ein Randgebiet der Krebsforschung dar. 2012 wurden rund 7000 Neuerkrankte mit bösartigen Tumoren in Deutschland gezählt. Die Erkrankung ist medizinisch anspruchsvoll und wird für die Patienten unmittelbar existenzbedrohlich. Ein Hirntumor führt sehr schnell zu massiven Beeinträchtigungen der Gesundheit und der Lebensqualität, und jeder medizinische Eingriff am Hirn ist besonders risikobehaftet. Auch in den verschiedenen Formen des Indikationsbereichs Hirnkrebs wurden in der Vergangenheit Behandlungserfolge erzielt, aber die häufigste bösartige Ausprägung, das Glioblastom, gilt weiterhin als unheilbar. Dieses Feld ist dementsprechend ökonomisch und medizinisch deutlich weniger erfolgsversprechend als die Darmkrebsforschung. Die medizinischen Herausforderungen sind gleichwohl umfassend: Chirurgische Eingriffe erfordern eine besondere Präzision und sind unweigerlich lebensbedrohlich. Neben den handwerklichen

Herausforderungen, welche die Arbeit am sensiblen und kleinstrukturierten Hirn mit sich bringt, ist die psychologische Belastung für Ärzte besonders hoch, da bereits kleinste Fehler oder Unsauberkeiten tiefgreifende Folgen zeitigen, und auch bei erfolgreichen Eingriffen eine Verschlechterung des Gesundheitszustands der Patienten, hoher Leidensdruck und Tod vorhersehbar und zumeist unvermeidlich bleiben. Experimentelle Medikamententherapien geben Hoffnung auf therapeutische Fortschritte, erfordern jedoch umfassende weitere Forschung. Aufgrund des überschaubaren Marktes besteht kein nennenswertes kommerzielles Interesse der Industrie an diesem Krankheitsgebiet. Anreize, dennoch in dieses Feld zu investieren, liegen vornehmlich in Indikationserweiterungen, also der Anwendung von bestehenden Substanzen auf weitere, bisher nicht von der Medikamentenzulassung erfasste Krankheiten, sowie in gesundheitspolitischen Fördermaßnahmen wie etwa öffentliche Forschungs- und Entwicklungszuschüsse oder besondere Zulassungsregelungen für sog. seltene Erkrankungen.

Die beiden Konstellationen innerhalb des krebsmedizinischen Feldes unterscheiden sich somit grundsätzlich voneinander. Die Darmkrebskonstellation spiegelt eine Art Positivspirale wider, in der die Abhängigkeit von kommerziellen Interessen keine Beeinträchtigung der professionellen Arbeit zu sein scheint. Ein tieferer empirischer Einblick zeigt zwar, dass seitens der Mediziner durchaus Kompromisse eingegangen werden, aber dies führt nicht zur Beeinträchtigung des professionellen Renommees. Die Hirntumorforschung ist strukturell als Negativspirale angelegt. Die Krankheit ist seltener und besonders beängstigend, weil sie mit starken Schmerzen und Persönlichkeitsbeeinträchtigungen einhergeht und bislang nicht erfolgreich geheilt werden kann. Zwar gibt es öffentliche Förderung für dieses Krankheitsfeld, aber die Forschung ist angewiesen auf die Unterstützung durch die Industrie, weil die eingesetzten Substanzen in der Regel kostenintensiv und patentgeschützt sind.

Soziologisch betrachtet sind beide Felder strukturell durch Hybridisierung und wechselseitige Verflechtung von Profession und Industrie gekennzeichnet. Im Hinblick auf den Typus von Professionalität, der aus diesen Konstellationen erwächst, zeigt sich jedoch ein Kontrast. Zugespitzt lässt sich dieser in Analogie zu den beschriebenen strukturellen Voraussetzungen in zwei Phänomenen beschreiben: als Erneuerung des für die Professionen traditionell charakteristischen Nexus von Wissen und Macht und als verwundbare Professionalität.

9.4.2 Eine neue Verbindung von Wissen und Macht?

Um das Phänomen der Hybridisierung von Professionalität genauer zu verstehen, wird hier mit einem idealtypischen Kontrast argumentiert, der beispielhaft anhand der Felder Darmkrebsforschung und Hirntumorforschung ausgelotet wird. Bezugnehmend auf den beschriebenen Strukturwandel, durch den die Professionen ihre wissensbasierte Autorität und damit auch ihre herausgehobene gesellschaftliche Stellung teilweise eingebüßt haben, lässt sich die Darmkrebsforschung als Beispiel für eine Neuformulierung professioneller Macht unter veränderten gesellschaftlichen Voraussetzungen lesen. Diese Deutung wird im Folgenden anhand eines Beispiels erläutert:

Eine Organisationsform, die für die onkologische Wirkstoffforschung in Deutschland typisch ist, sind sog. Arbeitsgruppen, die studienleitende Mediziner und Vertreter der Industrie zu regelmäßigen Symposien, Workshops und Konferenzen zusammenbringen. Die Darmkrebsforschung bildet hier eine besonders starke Gruppe, in der namhafte Mediziner, die mit den in der Krebsforschung involvierten Konzernen kooperieren, zusammenkommen. Auf einem der regelmäßig durchgeführten Symposien[6] vollzog sich eine Auseinandersetzung, die relativ tiefgreifende Fragen in Bezug auf die Durchführung einer Studie und die

6 Aus Gründen der zugesicherten Anonymisierung entfällt eine genauere Bezeichnung des Symposiums.

wissenschaftliche und kommerzielle Nutzung ihrer Ergebnisse aufwirft. Soziologisch interessant war nicht nur die Auseinandersetzung selbst, sondern auch die Tatsache, dass die hier aufgeworfenen Konflikte innerhalb der Gruppe und für die Öffentlichkeit nicht sichtbar ausgetragen wurden.

Die Studie bezog sich auf eine neue Therapiestrategie zur Behandlung von Patienten mit metastasiertem Darmkrebs. Angelegt als Vergleichsstudie sollte mit ihr die Überlegenheit eines neuen Wirkstoffs gegenüber dem eingeführten Medikament bewiesen werden. Als die Ergebnisse auf einem der jährlichen Symposien vorgetragen werden sollten, kam es jedoch zum Eklat. Der Konzern, der das bisherige Standardmedikament vertreibt, verhinderte den Vortrag mit einstweiliger Verfügung. Die Kritik war zunächst darin begründet, dass das Ziel der Studie, eine insgesamt höhere Überlebensrate, nicht erreicht wurde, und sie in diesem Sinne gescheitert war. Stattdessen sollte jedoch ein Teilerfolg hervorgehoben werden, wonach zumindest eine Untergruppe der in die Studie eingeschlossenen Patienten von der neuen Therapie zu profitieren schien. Die Konkurrenz sah darin eine unwissenschaftliche Darstellung der Befunde, die als unzulässige Werbung mit juristischen Mitteln unterbunden werden sollte. Die traute, wissenschaftliche Atmosphäre des Symposiums wurde mit diesem Eingriff vorübergehend durcheinandergebracht. Auch nach Fortsetzung des Programms gingen die Diskussionen über die Ergebnisse der Studie, ihre Bewertung und die Frage, ob die bestehenden Behandlungsleitlinien verändert werden sollten, weiter. Schien es zuvor, als sei man sich über wissenschaftliche Maßstäbe, medizinische Standards und die Spielregeln der Kooperation zwischen Industrie und Medizin einig, zeigten sich hier kontroverse Einschätzungen. Zur Debatte stand nichts weniger als die Frage, ob im Interesse der Industrie Forschungsergebnisse beschönigt wurden oder womöglich medizinischer Fortschritt – und sei er auch kleiner als ursprünglich erhofft – blockiert werden sollte.

Der Vorfall blieb nicht ohne Nachspiel. Es folgte eine Anrufung der Ethikkommission, Kooperationen wurden infrage gestellt. Auch auf internationalen Kongressen wurden die Ergebnisse diskutiert, und man erwartete gespannt die Ergebnisse einer größeren amerikanischen Studie. Die Auseinandersetzungen im Feld der Darmkrebsforschung gerieten jedoch nicht an die Öffentlichkeit. Obwohl hier zwei Großkonzerne einen Konkurrenzkampf ausfochten, und ein dekorierter Professor vermutlich uneinlösbare Versprechungen eingegangen war, um die Studie durchführen zu können, wurde der Konflikt intern bearbeitet und nach außen allein der medizinische Fortschritt kommuniziert. Letztlich wurden die Studienergebnisse sogar als die wichtigsten krebsmedizinischen Erfolge des Jahres gepriesen.

Soziologisch betrachtet ist gerade diese Form der Abschließung nach außen interessant. Obgleich offensichtlich keineswegs frei von Spannungen, wird die Verschränkung von medizinischer Professionalität und Konzerninteressen zu einem hybriden Feld soweit befestigt, dass sie sich weitgehend abschotten kann. Die leitende Ideologie ist die längst vom Marketing der pharmazeutischen Industrie nutzbar gemachte Formel: „Forschung ist die beste Medizin" (VfA 2011). Die Symbiose aus Profession und Kommerz vermag das Versprechen an die Gesellschaft, die Krankheit Krebs zu bekämpfen, plausibel aufrechtzuerhalten und Widersprüche unkenntlich zu machen.

Dieses nur kursorisch angeführte Beispiel illustriert, was es bedeuten könnte, die Macht einer Profession unter den veränderten gesellschaftlichen Verhältnissen zu erneuern. Interessanterweise halten die Akteure in diesem Feld trotz der Verquickung mit der Industrie an einem traditionellen Rollenverständnis fest. Gerade der für die unvollständige Offenlegung der Befunde kritisierte studienleitende Professor beruft sich, statt sich zu rechtfertigen, dezidiert auf seine uneingeschränkte ärztliche Verpflichtung gegenüber dem Patientenwohl.

Komplementär zu diesem Festhalten am professionellen Ideal, dem autonomen, allein seinen Patienten verpflichteten Mediziner, bestehen auch die Ärzte, die in der Rolle der Medical Manager auf der Seite der Industrie arbeiten, auf der Rollendifferenz zwischen Ärzten und Managern. Sie wollen zum medizinischen Fortschritt beitragen, betonen dabei aber vor allem ihre überfachlichen Kompetenzen als Kommunikatoren, Menschenführer und Organisatoren. Dieses Selbstverständnis zahlt sich ebenfalls aus, insofern sich hier sehr gute Karrierechancen in der Industrie eröffnen. Zwei der befragten Medical Manager haben unmittelbar im Verlauf der soziologischen Studie einen weiteren Karrieresprung innerhalb ihres jeweiligen Konzerns vollzogen.

9.4.3 Verwundbare Professionalität

Für das Feld der Hirntumorforschung lassen sich keine vergleichbaren Befestigungen hybridisierter Professionalität ausmachen. Es bestehen wie in der Darmkrebsforschung Arbeitsgruppen und Expertenkreise, die sich zum regelmäßigen Austausch auf nationaler Ebene treffen. Angesichts der Überschaubarkeit des Feldes wird jedoch die internationale Vernetzung als besonders wichtig betrachtet. Als Beispiel sei der Fall eines Arztes vorgestellt, der nach langjähriger Tätigkeit in Forschung und Klinik von einem Pharmakonzern angestellt wurde. Der Konzern suchte einen Spezialisten, der die Indikationserweiterung eines Antikörpers auf eine bestimmte Form der Erkrankung (das Glioblastom) bis zur Zulassung begleiten sollte. Geprägt von der Erfahrung, Patienten nicht von ihrer qualvollen Krankheit heilen zu können und regelmäßig mit den Grenzen seines ärztlichen Könnens konfrontiert zu sein, übernahm der Chirurg die Rolle als Medical Manager. Sein erklärtes Ziel war dabei die Bereitstellung des Medikaments für Patienten mit einer sehr spezifischen Indikation, für die bei experimentellen Therapieversuchen Verbesserungen beobachtet worden waren. Nicht zuletzt, weil er auch in der Klinik mit ökonomischen Zwängen konfrontiert gewesen war und unter der latenten Hilflosigkeit in seiner ärztlichen Tätigkeit gelitten hatte, erschien dem Befragten der Wechsel in die Industrie als Gelegenheit, sein fachliches Wissen medizinisch erfolgreicher und persönlich befriedigender einsetzen zu können. Die Merkmale hybrider Professionalität erfüllte er dabei idealtypisch (Noordegraaf 2007): Er ließ sich auf die Projektsteuerung des Konzerns ein, erläuterte die medizinischen Hintergründe in den verschiedenen Gremien, arbeitete in einem interdisziplinären Team, erkannte das kommerzielle Interesse des Unternehmens an und reflektierte seine Tätigkeit als sinnvollen Kompromiss. Stabilisiert wurde seine Entscheidung dadurch, dass er sich seine begrenzten Möglichkeiten als Arzt, Glioblastom-Patienten zu helfen, immer wieder vergegenwärtigte. Und auch sein kollegiales Netzwerk bestärkte ihn darin, dass die Zulassung des Medikaments einen wichtigen therapeutischen Fortschritt bedeuten würde.

Der Befragte scheiterte jedoch in seinem Unterfangen. Die Marketingabteilung des Konzerns bestand auf einer breiteren Definition des Indikationsgebietes. Begründet wurde dies mit den Kosten des Zulassungsverfahrens, die sich für den ursprünglich geplanten, sehr speziellen Anwendungsbereich des Medikaments nicht rentieren würden. Die medizinische Begründung, dass die Datenlage gegen eine Ausweitung der Indikation spricht, verlor im Zuge der Strategieentwicklung im Konzern an Einfluss. Das Zulassungsverfahren scheiterte. Dem Befragten wurde die Leitung eines neuen Projekts im Konzern angeboten, doch er kehrte zurück in die Klinik.

Der hier knapp skizzierte Fall spiegelt eine weitere Ausprägung der Hybridisierung medizinischer Professionalität wider. Ausgangsbasis ist die Erfahrung, dass auch in der klinischen Medizin keine ‚reine' Professionalität mehr praktiziert werden kann, und die Abhängigkeit von der Unterstützung durch die Industrie bis tief in die medizinische Behandlung hineinwirkt. Auch bei einer experimentellen Off-label-Verschreibung, die typischerweise dann angewandt wird, wenn alle anderen Therapien keine Verbesserung mehr leisten, bedarf es der Verfügbarkeit des Wirkstoffs und damit der Unterstützung durch die Hersteller. In dem geschilderten

Fall des in der Pharmaindustrie gescheiterten Mediziners zeugen sowohl die Tatsache, dass er für die Umsetzung des Vorhabens der erweiterten Zulassung eingestellt wurde als auch seine anschließende Rückkehr in die Klinik davon, dass die Grenzen zwischen Industrie und Profession durchlässiger geworden sind. So galt der Weg in die Industrie bislang als Einbahnstraße und der professionellen Reputation eher abträglich.

Anders als für das zuvor skizzierte Feld der Darmkrebsforschung, in dem die Hybridisierung zu einer neuen Form gefunden hat, in der sich Profession und Industrie machtvoll vereinen, zeigt die Konstellation der Hirntumorforschung allerdings die Verwundbarkeit von Professionalität. In beiden Beispielen kommt der faktische Widerspruch zwischen medizinischer Entwicklung und kommerziellen Interessen zum Tragen. Fortschritte durch die Präzisierung der Therapien führen zur Verkleinerung der Patientenkollektive, während die Industrie stets an der Erweiterung des Absatzmarktes ihrer Erzeugnisse interessiert ist. Im Fall der Darmkrebsstudie wird dieser Konflikt jedoch äußerlich unsichtbar gemacht und das Ergebnis als Erfolg für alle Seiten, vor allem auch für die Gesellschaft, dargestellt. Im Fall der Indikationserweiterung des Medikaments auf Hirntumoren kollidieren medizinische Expertise und betriebswirtschaftliche Mechanismen innerhalb des Konzerns und führen zum Scheitern des Projekts.

Der hier beispielhaft angeführte Fall des Hirnchirurgen knüpft an ein Kernargument klassischer Professionstheorien an: Handlungsleitend wirkt nicht nur das Wissen über die medizinischen Zusammenhänge, sondern auch die praktische Erfahrung der Härten der Erkrankung und der Verwundbarkeit wie Hilfsbedürftigkeit der Patienten. Im vorliegenden Fall begründen diese Motive sogar die Bereitschaft, die professionelle Rolle aufzugeben und eine in diesem Sinne fremde Rolle in der Industrie anzunehmen. Statt der machtvollen Aspekte von Professionalität wird dabei ihre eigene Verwundbarkeit erkennbar. Der Befragte erklärt, dass er bei den schwierigen chirurgischen Eingriffen am Hirn Menschen auch schon „kaputt geschraubt habe", sein ärztliches Handeln trotz bester Bemühungen oftmals nicht den gewünschten Erfolg hatte. Aus dieser Konfrontation mit den Grenzen seines Handelns erwächst zwar eine Offenheit für die Anforderungen des industriellen Projektmanagements, allerdings auch ein regelrechtes Unverständnis gegenüber dem von fachlichen Argumenten nicht zu beirrenden technokratischen Denken, das maßgeblich von der Marketingabteilung verkörpert wurde.

9.5 Fazit – alte Widersprüche und neue Herausforderungen

Im Feld der Krebsmedizin treffen wichtige gesellschaftliche Anliegen und kommerzielle Interessen unmittelbar aufeinander. Patienten sind in besonderer Weise auf ein funktionierendes und vertrauenswürdiges System von Beratung und Behandlung angewiesen und richten ihre Hoffnungen auf die Weiterentwicklung therapeutischer Lösungen. Zugleich aber spielen die pharmazeutische Industrie und mit ihr die Prinzipien der Ertragssteigerung und des Shareholder-Values eine zentrale Rolle bei der Wirkstoffentwicklung. Ärzte sind in diesem Kontext stets mit beiden Interessen konfrontiert, und dies im Grunde unabhängig davon, ob sie nun als Mediziner mit der Industrie kooperieren oder unmittelbar in der Industrie beschäftigt sind. Damit bietet das krebsmedizinische Feld gute Anschauungsmöglichkeiten für den Wandel von Professionalität.

Die Bezugsproblematik Krebs als lebensbedrohliche Erkrankung lässt die Paradoxien und Widersprüchlichkeiten sichtbar werden, welche die Professionen historisch begleiten, aber im Zuge des jüngeren Strukturwandels besonders stark in den Vordergrund treten. Im Kern, so zeigen auch die hier angeführten Beispiele, stellt sich die Frage, wie eine den wissenschaftlichen, technischen und kulturellen Bedingungen angemessene Bearbeitung zentraler gesellschaftlicher Risiken und Probleme ermöglicht werden kann. In Zeiten beschleunigter Wissensproduktion und wachsender Komplexität kann sie offensichtlich nicht mehr von einer Einzeldisziplin geleistet werden. Gerade weil Wissen sich nicht länger als stabiles Gut bewahren lässt, sondern als sich ständig weiterentwickelnde Ressource verstanden werden muss, bedarf es der interdisziplinären Zusammenarbeit und ganz prinzipiell eines neuen professionellen Selbstverständnisses. Statt Wissen zu monopolisieren und zu horten, müssen sich die Akteure auf Prozesse der permanenten Wissensgenerierung und -infragestellung einlassen.

Professionalität, die sich diese Charakteristika zu eigen macht und dies auch zeigt, verliert jedoch ihren hegemonialen Charakter. Oder anders formuliert, liegt eine Paradoxie des Strukturwandels von Professionalität darin, dass mit der Modernisierung und damit auch der Erweiterung der Prinzipien professionellen Handelns zugleich eine Verengung der Handlungschancen einherzugehen scheint. Dieser Widerspruch wird besonders stark erkennbar in Rahmenbedingungen, die im hohen Maße technokratisch reguliert sind und der Objektivierung durch zumeist quantitativ gefasste Kriterien obliegen. Börsennotierte Pharmaunternehmen bedienen sich nicht nur betriebswirtschaftlicher Prinzipien, um die Wirkstoffentwicklung kommerziell erfolgreich zu gestalten, sondern vielmehr haben sich betriebswirtschaftliche Effizienzkriterien längst verselbständigt.

Dass die Autorität der Professionen nicht mehr unantastbar ist, ihnen Transparenz und Begründungen abverlangt werden, wird aus einer machtsensiblen Perspektive durchaus als Fortschritt begriffen, weil die monoprofessionelle Bearbeitung zunehmend komplexer werdender gesellschaftlicher Fragen nicht mehr zeitgemäß erscheint. Wird aber ökonomische Quantifizierbarkeit zur Ultima Ratio erklärt, wie dies in der Managementlehre oftmals der Fall ist, und nicht selten allzu unkritisch als Weg zur Steigerung der ökonomischen Effizienz übernommen, geraten experimentelle und qualitative Vorgehensweisen, welche die professionelle Arbeit von jeher kennzeichnen, unweigerlich ins Hintertreffen. Die beiden hier ausgewählten Fälle illustrieren, dass trotz des Bemühens der Akteure, die Anforderungen der Industrie zu erfüllen, sich ökonomische Kennzahlen als stärker erweisen als professionelle Argumente. Zwar stellt die Dringlichkeit, die der Entwicklung neuer Therapien zugemessen wird, eine entscheidende Legitimation der pharmazeutischen Industrie dar, die harmonische Formel, dass gute Medizin auch ein gutes Geschäft bedeutet, unterschlägt jedoch, dass es sich oftmals um komplexe Sachverhalte handelt, die langfristigen Erkenntnisgewinn voraussetzen und das überschaubare Terrain der Kosten-Nutzen-Rechnung verlassen. Zwar gibt es auch Beispiele dafür, dass die Industrie grundlegend in neue Entwicklungsbereiche investiert, aber die hier diskutierten Fälle verdeutlichen, dass bereits bei kleineren Weichenstellungen im Kontext von Forschung und Entwicklung Verzerrungen riskiert werden, die im Hinblick auf das Bezugsproblem, die Bekämpfung der Krankheit Krebs, kontraproduktiv wirken können.

Angeführt wurden zwei Beispiele aus der Krebsforschung, welche die Spannbreite möglicher Konsequenzen des Strukturwandels ausloten. Bei der Darmkrebsforschung tritt an die Stelle des institutionellen Schutzwalls gegenüber dem Markt, wie er den Professionen traditionell durch den Wohlfahrtsstaat garantiert wurde, nun die Förderung durch die Industrie. Die Verquickung von fachlicher Expertise und ökonomischer Macht und die wechselseitigen Abhängigkeiten werden im Außenverhältnis weitgehend unsichtbar gemacht. Statt Interessenkonflikte öffentlich auszutragen und eine Infragestellung zu riskieren, gelingt es, die Legitimation gleichsam zu verdoppeln: Gesellschaftliche Verantwortung der Medizin und ökonomische Macht der Konzerne bestärken wechselseitig ihre jeweilige Bedeutung im Kampf gegen Krebs. Anders im Fallbeispiel aus der Hirntumorforschung. Hier wird die Berufsrolle des Arztes sogar aufgegeben, um innerhalb eines Pharmakonzerns eine neue Therapie verwirklichen zu helfen. Ärztliche Fachkenntnis und Erfahrung allein sind nicht machtvoll genug, um die auf kommerziellen Ertrag ausgerichteten Mechanismen des Unternehmens neu zu justieren. Das Vorhaben scheitert letztlich am

Zielkonflikt zwischen medizinischer Spezifizierung und ökonomischer Verallgemeinerung.

Die klassischen Professionen gelten in der Soziologie als Treuhänder gesellschaftlicher Werte. Unter veränderten gesellschaftlichen Rahmenbedingungen ist der Zusammenhang von monopolisierter Zuständigkeit für bestimmte gesellschaftliche Probleme, Expertenautorität und beruflicher Autonomie unter Druck geraten. Das Beispiel der Krebsforschung zeigt, dass dieser Wandel widersprüchliche Züge trägt. Die Kooperation mit der Industrie gereicht dabei nicht per se zum Nachteil, vielmehr erweist sich das medizinische Heilungsversprechen auch unter Bedingungen der Ökonomisierung als durchaus machtvoll. Schwieriger wird es indes mit den Charakteristika professioneller Arbeit, die im medizinischen Alltag eine mindestens ebenso große, wenn nicht entscheidende Bedeutung haben: die konkrete Erfahrung menschlichen Leids, therapeutische Grenzen und die Notwendigkeit auch dann zu (be-)handeln, wenn damit keine Heilung erzielt werden kann (Parsons 1965). Professionalität reagiert nicht nur auf die Verwundbarkeit des Klientels, sondern macht sich auch selbst in einer Weise verwundbar, die sich nicht positiv in Kennziffern abbilden lässt. Antworten darauf, wie diese Form der Arbeit gerahmt werden müsste, ohne in alte Fürstentümer zurückzuverfallen oder sie in der Maschinerie des Marktes zu zermürben, stehen bislang aus.

Lernziele

- Die Medizin gilt als Idealtypus der Professionen, der akademischen Berufe, die in besonderer Weise mit der Lösung gesellschaftlich wichtiger Probleme befasst sind. Professionen beanspruchen dafür traditionell ein Zuständigkeitsmonopol, berufliche Autonomie und institutionellen Schutz vor Konkurrenz und ökonomischen Zwängen. Die klassischen Professionen, zu denen neben der Medizin beispielsweise auch die Rechtsberufe zählen, haben jedoch in den vergangenen Jahrzehnten einen strukturellen Wandel vollzogen. Verschiedene Aspekte spielen dabei eine Rolle, insbesondere die Tatsache, dass öffentliche Dienstleistungen, auch im Gesundheitssystem, vermehrt ihre Wirtschaftlichkeit unter Beweis stellen müssen. Eine soziologische Deutung dieser Entwicklung lautet, dass Professionalität in Folge dieser Entwicklung eine Hybridisierung erfährt. Kennzeichen dieses neuen Typus von Professionalität ist vor allem die Kombination von fachlichen Kernkompetenzen mit betriebswirtschaftlichem Handeln.
- Das Feld der Krebsmedizin ist beispielhaft für hybridisierte Professionalität. Anspruchsvolle Therapien und fortbestehender Forschungsbedarf treffen hier auf Rahmenbedingungen, die durch hochpreisige Substanzen und eine in weiten Teilen durch die pharmazeutische Industrie finanzierte Medikamentenforschung gekennzeichnet sind. Aber nicht nur die medizinischen Indikationen, die den Krebserkrankungen zugerechnet werden, sind vielfältig, auch in soziologischer Hinsicht ist das Feld der Krebsmedizin nicht homogen. Unterschiede hinsichtlich der strukturellen Bedingungen und professionellen Kulturen stehen auch mit dem Verbreitungsgrad der jeweiligen Krankheit und den Behandlungschancen im Zusammenhang.
- Widersprüche im Verhältnis zwischen industrieller Forschung und medizinischen Interessen werden oftmals geleugnet. Im Vergleich verschiedener Felder innerhalb der Krebsmedizin treten sie allerdings deutlich hervor: Krankheitsgebiete mit hohem Verbreitungsgrad begründen nicht nur einen therapeutischen und wissenschaftlichen Handlungsbedarf, sondern auch einen attraktiven Markt für die Hersteller von Medikamenten. Seltenere Krankheiten, zumal jene, die bislang nur schwer zu therapieren sind, bieten indes weniger Anreize für die Industrie, aber auch vergleichsweise geringere Karrierechancen in Forschung und klinischer Medizin. Ungleich höher wird indes die ärztliche Verantwortung in der Medikamentenforschung angesichts leidender Patienten und bislang begrenzter Therapiechancen eingeschätzt.

Bezüge zu Lernzielen des NKLM[a] in diesem Kapitel	
Professionelle Entwicklung	Ethik der Medizin
ID 11, ID 11.1, ID 11.3.1.4, ID 11.4.2	ID 5.1, ID 5.2, ID 5.2.1.2, ID 6.1, ID 6.1.13, ID 6.4.2, ID 6.4.2.1, ID 14a.2.2.1, ID 18.3, ID 18.4

[a] Hinweise zur Nutzung der ID-Codes des NKLM für Unterricht und Prüfung finden sich in ► Abschn. 1.7 „Hinweise für die Benutzung durch Dozierende und Studierende der Humanmedizin".

Literatur

Brint, S. (2006). Saving the soul of professionalism: Freidson's institutional ethics and the defense of professional autonomy. *Knowledge, Work and Society*, 4(2),101–129.

Crow, D. (2016). Merck plays long game in precision medicine battle. *Financial Times*, 30.8.2016.

Crow, D. (2017). Merck hails rise in patient tests for immunotherapy drug Keytruda. *Financial Times*, 2.2.2017.

David, E., Tramontin, T., & Zemmel, R. (2009). Pharmaceutical R&D: The road to positive returns. *Nature Reviews Drug Discovery*, 8, 609–610.

Dewe, B. (2012). Professionsverständnisse – Eine berufssoziologische Betrachtung. In J. Pundt (Hrsg.), *Professionalisierung im Gesundheitswesen. Positionen, Potenziale, Perspektiven*, 2. Aufl. (S. 23–35). Bern: Huber.

Evetts, J. (2009). New professionalism and new public management: Changes, continuities and consequences. *Comparative Sociology*, 8(2),247–266.

Freidson, E. (2001). *Professionalism. The Third Logic.* Oxford: Blackwell Publishers.

Fuchs, G. (2001). Biotechnology in comparative perspective – regional concentration and industry dynamics. *Small Business Economics*, 17, 1–2.

Gourdin, G., & Schepers, R. (2011). The medical council in Belgian hospitals: A political perspective. *Management and Organizational History*, 6(2),163–181.

Johnson, T. (1972). *Professions and power*. London: Macmillan.

Kraemer, K., & Bittlingmayer, U. H. (2001). Soziale Polarisierung durch Wissen. Zum Wandel der Arbeitsmarktchancen in der Wissensgesellschaft. In P. A. Berger, & D. Konietzka (Hrsg.), *Neue Ungleichheiten der Erwerbsgesellschaft* (S. 225–243). Opladen: Leske & Budrich.

Langer, A. (2012). *Professionell Managen: Kompetenz, Wissen und Governance im Sozialen Management.* Wiesbaden: VS Springer.

Larson, M. S. (1977). *The rise of professionalism. A sociological analysis*. Berkeley: University of California Press.

Light, D. (1995). Countervailing powers. A framework for professions in transition. In T. Johnson, G. Larkin, & M. Saks (Hrsg.), *Health professions and the state in Europe* (S. 25–41). London: Routledge.

Muzio, D., & Kirkpatrick, I. (2011). Introduction: Professions and organizations – a conceptual framework. *Current Sociology*, 59(4),389–405.

Noordegraaf, M. (2007). From „pure" to „hybrid" professionalism. *Administration & Society*, 39(6),761–785.

Noordegraaf, M. (2011). Risky business: How professionals and professional fields (must) deal with organizational issues. *Organization Studies*, 32(19),1349–1371.

Orsenigo, L., Pammolli, F., & Riccaboni, M. (1999). Technological change and network dynamics. Lessons from the pharmaceutical industry. *Research Policy*, 30, 485–508.

Parsons, T. (1965). Struktur und Funktion der modernen Medizin. Eine soziologische Analyse. In R. König, & M. Tönnesmann (Hrsg.), *Probleme der Medizinsoziologie*, 3. Aufl. (S. 10–57), Sonderheft 3 der Kölner Zeitschrift für Soziologie und Sozialpsychologie. Opladen, Wiesbaden: Westdeutscher Verlag.

Robert Koch-Institut (2017). Darmkrebs. https://www.krebsdaten.de/Krebs/DE/Content/Krebsarten/Darmkrebs/darmkrebs_node.html. Zugegriffen: 11.02.2018.

Schnell, C. (2007). *Regulierung der Kulturberufe in Deutschland. Strukturen, Akteure, Strategien*. Wiesbaden: Deutscher Universitäts-Verlag.

Schnell, C. (2016). Professionalisierung als Weg zur Autonomie der Künste? In U. Karstein, & N. Zahner (Hrsg.), *Autonomie der Kunst? Zur Aktualität eines gesellschaftlichen Leitbildes*, Reihe „Kunst und Gesellschaft" (S. 373–390). Wiesbaden: Springer VS.

Verband forschender Arzneimittelhersteller (2011). *Forschung ist die beste Medizin*. Berlin: Verband forschender Arzneimittelhersteller.

Der Arzt als Dienstleister?

Ethische Überlegungen zu medizinischer Selbstoptimierung und Wunscherfüllung

Tobias Eichinger

S. Klinke, M. Kadmon (Hrsg.), *Ärztliche Tätigkeit im 21. Jahrhundert - Profession oder Dienstleistung*, Springer-Lehrbuch, https://doi.org/10.1007/978-3-662-56647-3_10

Leitfragen

1. Inwiefern ist die besondere Stellung der Medizin als Profession ethisch begründet und was bedeutet dies für die Arztrolle?
2. Was versteht man unter ‚wunscherfüllender Medizin' und worin bestehen die wesentlichen Herausforderungen dieser Entwicklung aus medizinethischer Sicht?
3. Was ist Medikalisierung und wie lassen sich Medikalisierungsphänomene bewerten?

10.1 Einleitung

Die Rolle der Medizin als Hoffnungsträger für kranke und verletzte Menschen ist seit langer Zeit im kollektiven Gedächtnis der westlichen Zivilisationen fest verankert. Patienten versprachen und versprechen sich mehr oder minder berechtigt Linderung und Heilung von Beschwerden und Krankheiten durch das fachkundige Tätigwerden der dafür qualifizierten Personen. Dabei richteten und richten sich Hilfsverlangen und Heilsversprechen meist auf den individuellen Fall. Auch heute bezweckt ärztliches Handeln vor allem die Linderung, Besserung und Überwindung krankhafter oder gestörter Zustände, ob geistig-seelischer oder körperlicher Natur – oder beider Dimensionen zugleich. Doch treten inzwischen zum Spektrum der von der Medizin anvisierten Zielsetzungen immer mehr Bereiche hinzu, die über den Einzelfall hinausgehen und auf die Lösung von Problemen abzielen, die sich durch eine bemerkenswerte Universalität und Unverrückbarkeit auszeichnen. So ist seit einiger Zeit eine Verheißung in das medizinische Blickfeld geraten, die bislang nur in den Regalen der Science-Fiction-Literatur oder auf den Leinwänden des Fantasykinos zu finden war: Die verlockende Vorstellung, dem unausweichlichen Ende des eigenen Lebens ein Schnippchen zu schlagen. Der Wunsch nach Unsterblichkeit begleitet seit jeher die menschliche Kultur, gibt dabei jedoch stets als unerfüllbare Sehnsucht Anlass für existenzielle Verzweiflung, kreative Höchstleistungen oder kluge Lebensplanung. So sind sowohl die Idee eines nicht endenden Lebens als auch die Wünsche nach ewiger Jugend und anhaltender Vitalität eben nur dieses – Traum- und Wunschvorstellungen, die der Realität nicht standhalten können. Bereits gegen das unweigerliche Altern mit seinen lästigen Begleiterscheinungen und Abbauprozessen, die weder Körper noch Geist verschonen und im Laufe des Lebens ihre Spuren hinterlassen, war lange Zeit nichts auszurichten.

Jüngere Entwicklungen in der Biogerontologie und Biomedizin deuten nun jedoch darauf hin, dass sich dies allmählich ändern könnte (vgl. Gothe et al. 2011; Glannon 2008). Die Unverfügbarkeit sowohl degenerativer Alterungsprozesse als auch einer limitierten Lebensspanne könnte in nicht allzu ferner Zukunft der Vergangenheit angehören – glaubt man den Versprechen der sog. **Anti-Aging-Medizin** (siehe Kleine-Gunk 2003; Römmler und Wolf 2003; Jacobi et al. 2005). Biowissenschaftler und Medizinerinnen[1] schüren hier die Hoffnung, das Altern nicht länger fürchten zu müssen, ja, es verhindern oder gar umkehren zu können. So wurde etwa vor einigen Jahren das *Journal of Anti-Aging Medicine* bezeichnenderweise umbenannt in *Rejuvenation Research*. Nichts weniger als die Bekämpfung, Abschaffung und Umkehrung des Alterns selbst wird nun propagiert und dabei – und das ist für das Folgende relevant – von Anti-Aging-Forscherinnen und Forschern zu einer legitimen Form ärztlicher Zuständigkeit erklärt.[2]

10.2 Medizin zur Wunscherfüllung

Nicht nur das Älterwerden des Menschen mit seinen natürlichen Begleiterscheinungen gerät seit einiger Zeit mehr und mehr in den Handlungsbereich und zur Sache der Medizin. Zahlreiche Aspekte des gesamten Lebens und der Lebensführung werden heute mit medizinischen

1 Im Folgenden sind immer beide Geschlechter gemeint, auch wenn jeweils – der besseren Lesbarkeit halber – nur eine Form verwendet wird.

2 Kritisch zu dieser Entwicklung äußern sich Maio (2011), Eichinger (2011) sowie Schicktanz und Schweda (2012).

Mitteln und Leistungen gestaltet und verbessert, ohne zwangsläufig mit einer Krankheit in Verbindung zu stehen. So ist es mittlerweile gang und gäbe, nichtmedizinische Probleme mit ärztlicher Hilfe zu lösen. Gesunde Menschen, die ihre körperlichen oder geistigen Eigenschaften und Fähigkeiten steigern und optimieren wollen, finden dafür im Leistungsspektrum der Medizin geeignete Maßnahmen sowie bereitwillige Ärztinnen und Ärzte, die solchermaßen neuartige Behandlungen wunschgemäß in die Tat umsetzen. An die Seite des traditionellen Konzeptes, wonach Medizin als humane Hilfestellung für Menschen in Not und Bedrängnis die Beseitigung von Krankheit und Leiden bezweckt und verfolgt, ist ein Paradigma getreten, das eher gesunde Menschen adressiert und Medizin als wertneutrale „Humantechnik" (Birnbacher 2012, S. 111) begreift. Die Palette der Angebote, die entsprechend zur Verfügung stehen, um Umstände und Bedingungen der je eigenen Lebensführung den persönlichen Vorlieben anzupassen und dabei angenehmer, effektiver und erfolgreicher zu gestalten, erstreckt sich über den gesamten Lebensverlauf – von Maßnahmen vorgeburtlicher Manipulation bis hin zur Kontrolle und Beeinflussung von Sterben und Tod. Wer sich Kinder wünscht, sich aber nicht auf natürlichem Wege fortpflanzen kann (weil der Partner unfruchtbar ist, demselben Geschlecht angehört oder weil es keinen Partner gibt), kann mit Hilfe der Reproduktionsmedizin eigene Kinder bekommen, während Menschen, die sich fortpflanzen können, dies aber nicht wollen, unerwünschten Nachwuchs mit ärztlicher Unterstützung verhindern können. Wer ungewollt schwanger geworden ist, kann die Schwangerschaft abbrechen lassen. Wer hingegen, gewollt schwanger, die Geburt wunschgemäß terminieren oder den Strapazen einer natürlichen Geburt aus dem Weg gehen will, kann sein Kind mittels einer Wunschoperation zur Welt bringen. Wer das Risiko minimieren will, dass das eigene Kind nicht behindert sein wird, oder wer sich ein Kind mit einem bestimmten Geschlecht wünscht, kann sich diese Wünsche dank modernster Pränataldiagnostik und Reproduktionsmedizin erfüllen. Wer unter dem Geschlecht, mit dem er selbst geboren worden und aufgewachsen ist, übermäßig leidet, kann dieses auf medizinischem Wege wechseln. Genauso kann, wer mit seinem äußeren Erscheinungsbild nicht zufrieden ist, seine Gestalt durch operative Eingriffe wunschgemäß formen lassen, sich die Haut straffen, überschüssige Körperpartien entfernen und fehlende ergänzen lassen. Wer gerne leistungsfähiger wäre, kann seine motorischen und kognitiven Fähigkeiten mit Hilfe von Medikamenten und Implantaten erheblich steigern. Wer sich emotional nicht mehr von äußeren Einflüssen und unberechenbaren Launen bestimmen lassen möchte, kann seine Stimmung mit pharmakologischen Mitteln oder gar neurostimulierenden Interventionen kontrollieren und auf Knopfdruck heben. Wessen Kinder sich nicht planmäßig und diszipliniert genug verhalten, kann den unruhigen Nachwuchs mit Tabletten ruhig stellen. Und wer schließlich im Sterben liegt, kann sich zur völligen Bewusstlosigkeit sedieren lassen, um das Leiden des allerletzten Lebensabschnitts zu umgehen – von der Möglichkeit, mit Hilfe medizinischer Unterstützung auf Wunsch aus dem Leben zu scheiden, ganz zu schweigen.

Diese Beispiele veranschaulichen, wie die Medizin und ihre Möglichkeiten heute bereits wahrgenommen, nachgefragt, angeboten und genutzt werden. Als Mittel, die in instrumenteller Weise eingesetzt werden können, um einerseits altbekannte Ziele (wie etwa das Bestehen von Prüfungen oder das Erlangen eines attraktiven Äußeren) schneller und effektiver sowie andererseits ganz neue Ziele, die bislang nur teilweise oder gar nicht realisiert werden konnten (wie die Fähigkeit, mit den Augen Infrarotlicht wahrzunehmen), zu erreichen. So zeichnet sich gegenwärtig eine deutliche Ausweitung des Einfluss- und Zuständigkeitsbereiches der Medizin sowie des ärztlichen Handlungsfeldes ab, die sich durchaus als Entgrenzung bezeichnen lässt (vgl. Viehöver und Wehling 2010a).

Für den größten Teil dieser Medizinexpansion, das Phänomen einer Verbesserungsmedizin auf Wunsch oder kurz: einer Medizin für Gesunde, hat sich in den letzten Jahren die Formel der **wunscherfüllenden Medizin** durchgesetzt (siehe

Kettner 2006, 2009). Im Kontrast zur herkömmlichen oder klassischen kurativen Medizin gilt als Hauptmerkmal wunscherfüllender Medizin, medizinisches Wissen und Können primär als Hilfestellung zur Selbstverwirklichung zu verstehen und als „Assistenz zum besseren Leben" (Kettner 2006, S. 7) in Anspruch zu nehmen. Dabei werden die Wünsche der Nutzerinnen medizinischer Leistungen zur ausschlaggebenden Bezugsgröße für Behandlungsentscheidungen. Wunscherfüllende Medizin nimmt demnach exakt die Folgerungen auf, die sich aus der Erschütterung und Erosion traditioneller Leitwerte und einer schwindenden normativ verbindlichen Zielbestimmung für ärztliches Handeln ergeben. Nicht zuletzt durch die prägnante Titelgebung wird hierbei die maßgebliche legitimatorische Funktion des Wunsches betont. Doch mag man sich hier fragen, was das Besondere bzw. besonders Neue an dieser Form der Wunscherfüllung durch die Medizin sein soll, erfüllt doch auch herkömmlich orientierte Medizin immer auch Wünsche, nämlich in aller Regel den Wunsch nach Heilung oder zumindest Besserung. Zunächst fällt auf, dass ein Großteil der Wünsche, um die es in der wunscherfüllenden Medizin geht, nicht aus der Not geboren ist. Es handelt sich weniger um Wünsche, dass es einem wieder gut gehen möge, sondern dass es einem besser als gut gehen solle – es sind **Optimierungswünsche**. Außerdem richten sich derartige Wünsche auf die Veränderung von Zuständen und Eigenschaften, die zu den körperlichen und geistigen Grundlagen des Menschseins zählen oder erhebliche Auswirkungen auf diese haben. Viele der gewünschten Maßnahmen erfordern invasive Eingriffe, nicht wenige sind irreversibel.

10.3 Grundlagen und Ziele ärztlichen Handelns

Es stehen also Wünsche zur Debatte, die einerseits ohne medizinische Hilfe nicht oder nur schwer erfüllt werden können, und die andererseits für die Medizin und ihr moralisches Fundament neu sind und eine Herausforderung darstellen. Zunächst stellt sich dabei die Frage, inwieweit das Hinzukommen neuer Zielsetzungen für die bisherige Identität und das Selbstverständnis der Medizin in normativer Hinsicht von Belang ist. Hierfür ist es ratsam, sich zunächst den Grundlagen ärztlichen Handelns zuzuwenden: Im idealtypischen Regelfall sucht ein Patient eine Ärztin auf, um von dieser Hilfe in seiner durch Krankheit, Verletzung oder anderen Beschwerden gekennzeichneten Lage zu erhalten. So lässt sich als Urgrund und Keimzelle der medizinischen Praxis schnell die fürsorgliche Hilfe ausmachen, die in die Elementarforderung nach einfühlsamem Beistand und fachkundigem Wohltun in gesundheitlichen Notlagen mündet (**Fürsorgeprinzip**). Ebenso grundsätzlich steht daneben der Wert der Selbstbestimmung und Autonomie, der unter den zentralen Werten und Normen westlicher Gesellschaften heute als Ausdruck persönlicher Freiheit und Würde einen unangefochtenen Rang eingenommen hat. Im Kontext der Medizin und Medizinethik bildet sich dies in der Forderung nach unbedingter Respektierung des Willens der Patientin ab, die neben dem Nichtschadens- bzw. Nutzenprinzip als oberstes Gebot ärztlichen Handelns allgemeine Gültigkeit besitzt (**Autonomieprinzip**). Bei dem ersten Kontakt in der Sprechstunde konfrontiert die Patientin den Arzt zunächst mit ihrer Situation. Dabei ist der Arzt stets auch mit mehr oder weniger expliziten Meinungen, Erwartungen, Hoffnungen und Ängsten der Patientin konfrontiert, die von dieser (oder auch deren Angehörigen) nicht selten als Behandlungswünsche und konkrete Forderungen formuliert werden. Gerade angesichts dieses Umstands ist es wichtig, sich die besondere Fassung des Autonomieprinzips in der Medizin zu vergegenwärtigen (siehe Eichinger 2015).

Das Recht des Patienten, seinen Willen uneingeschränkt zu äußern und so in die Therapieentscheidung eingehen zu lassen, ist kein Anspruchs-, sondern ein Abwehrrecht. Dies bedeutet, dass die Selbstbestimmung des Patienten der Ärztin verbietet, Eingriffe und Behandlungen vorzunehmen, in die der Patient nicht eingewilligt hat. Der Patient hat also das uneingeschränkte Recht, eine vorgeschlagene und auch indizierte medizinische Maßnahme abzulehnen. Gleichzeitig befördert ihn das Recht auf Selbstbestimmung jedoch mitnichten in die Position des Entscheiders, dem es frei steht, Art und Umfang der Behandlung positiv zu bestimmen. Eine Therapieentscheidung ist „kein Akt der freien Wahl (von Therapieoptionen) durch den Patienten" (Alt-Epping und Nauck 2012, S. 21). Zur ärztlichen Verantwortung kann demnach auch die Zurückweisung von Patientenwünschen gehören – wenn ihre Erfüllung etwa dem Patienten mehr schaden als nutzen würde, wenn sie schlicht wirkungs- und damit sinnlos wäre, wenn sie in Relation zu dem erwartbaren Effekt unverhältnismäßig hohe Kosten verursachen oder die persönliche Integrität der Ärztin verletzen würde. Freilich liegt es auf der Hand, dass im Zuge des weithin erfolgten Wandels im Arzt-Patient-Verhältnis vom paternalistischen Rollenmodell zu partnerschaftlichen Beziehungskonzepten die Lösung dieser kommunikativ-dialogischen Aufgabe komplizierter und aufwendiger wird. Trotzdem gehört es zur Pflicht und Verantwortung einer Ärztin, auch und gerade einem besonders selbstbewusst, informiert und fordernd auftretenden Patienten gegenüber den Grundsatz zu vertreten, dass ein Patient nicht verlangen kann, was nicht indiziert ist.

Gleichzeitig kann dies aber auch nicht bedeuten, Wünsche, die vom medizinisch Indizierten abweichen, strikt zurückzuweisen. Vielmehr müssen diese in die diagnose- und indikationsstellenden Erwägungen miteinbezogen werden. Hieran wird die spezifisch hermeneutische Aufgabe des Arztes deutlich, dessen Aufgabe es also ist, die geäußerten Wünsche einer Patientin kritisch zu hinterfragen. So bleibt die Abstimmung zwischen dem Patientenwunsch einerseits und dem medizinisch Gebotenen andererseits die zentrale Herausforderung für ärztliches Handeln. Mit der Ermittlung des therapeutisch intendierten Behandlungsziels im Einzelfall ist dabei immer auch die Frage nach den allgemeinen Zielen der medizinischen Praxis aufgeworfen und damit die Grundfrage der Medizin als Medizin. Worin bestehen nun diese Ziele?

In der Medizingeschichte existiert eine ganze Reihe an Dokumenten, die sich der Aufstellung selbstverpflichtender Grundsätze ärztlicher Tätigkeit widmen. Von der historisch wohl bedeutendsten, am weitesten verbreiteten und außerordentlich nachhaltig wirkenden Fassung ärztlicher Standesregeln im Hippokratischen Eid über dessen Weiterentwicklung im Genfer Gelöbnis finden sich hier auch mehr oder weniger umfangreiche und explizite Formulierungen der medizinischen Zielsetzungen (siehe z. B. Wiesing 2012). Ein besonders prominenter und einflussreicher Versuch, die konzeptuelle Ausrichtung der Medizin möglichst umfassend und übereinstimmend zu definieren, war ein mehrjähriges, internationales Projekt in den 1990er-Jahren, das unter der Leitung des US-amerikanischen Hastings Center durchgeführt und publiziert wurde (vgl. Callahan et al. 1996; Allert 2002). Arbeitsgruppen aus verschiedenen Ländern und Kontinenten einigten sich auf vier für die moderne Medizin maßgebliche Zielsetzungen, die die „zentralen medizinischen Werte" (Allert 2002, S. 25) umfassen und der gegenwärtigen Medizin ideelle Ausrichtung und praktische Orientierung geben:

- Prävention von Krankheiten und Verletzungen sowie die Förderung und Erhaltung der Gesundheit,
- Linderung von durch Krankheiten verursachten Schmerzen und Leiden,
- Pflege und Heilung von erkrankten Menschen sowie die Pflege von Kranken, die nicht geheilt werden können,
- Verhinderung eines vorzeitigen Todes und das Streben nach einem friedvollen Tod.

Die motivische Klammer, die diese vier Ziele auf ein gemeinsames Handlungsziel ausrichtet, ist Krankheit bzw. die Vermeidung und Bekämpfung von Krankheit. Doch was ist Krankheit? Versuche, auf theoretischer Ebene einen einheitlichen und praktikablen Begriff von Krankheit zu konzeptualisieren, stoßen auf erhebliche und anhaltende Schwierigkeiten (vgl. Schramme 2012). Somit muss angesichts der seit Jahrzehnten äußerst kontrovers verlaufenden Auseinandersetzung das Projekt einer definitorischen und definitiven Bestimmung letztlich als gescheitert angesehen werden. Allerdings muss dies keineswegs bedeuten, deswegen den Krankheitsbegriff gänzlich fallen zu lassen, vermag es das Konzept der Krankheit in praktischen Anwendungskontexten ärztlichen Handelns doch, im Sinne einer negativen Zielgröße der Medizin sehr wohl als zentrales Leitkriterium zu dienen. So lässt sich die Aufgabenbeschreibung und Zuständigkeit der Medizin, die um den Krankheitsbegriff herum angelegt ist und somit fundamental an der Behandlung und Beseitigung von Krankheit, also an Therapie, orientiert ist, als therapeutisches Paradigma bezeichnen.

10.4 Medizin als praktische Wissenschaft und moralische Profession

Warum diese um den Krankheitsbegriff gruppierten Ziele und überhaupt eine eigene Zielsetzung für die Medizin und ihre Identität so wichtig sind, hängt mit ihrer wissenschaftstheoretischen Besonderheit zusammen. Scheinbar banale Fragen drängen sich hier auf: Welche Art Wissenschaft ist die Medizin? Ist Medizin überhaupt eine Wissenschaft? Nun sind durchaus verschiedene Auffassungen davon denkbar, was das Wissenschaftliche an oder in der Medizin ist, welcher Art von Wissenschaft Medizin eigentlich zuzuordnen ist. Nahe liegt, gerade wenn man an die Ausbildung denkt, die Zuordnung zu den Naturwissenschaften – ohne Chemie, Physik, Biologie und natürlich Physiologie geht es da nicht. Gleichzeitig scheint dabei aber gerade das Wesentliche zu fehlen: die Anwendung, das Handeln, die Praxis. So ist Medizin ihrer Grundstruktur und Aufgabenstellung nach als eine „praktische Wissenschaft [angelegt,] als eine wissenschaftliche Disziplin, die Handlungen nicht nur zum Gegenstand hat, sondern sich selbst in Handlungen realisiert“ (Wieland 2004, S. 111f.). Und so ist eine der zutreffendsten Bestimmungen die von Medizin als **praktischer Handlungswissenschaft**. In diesem Begriff ist enthalten, dass Medizin ihr Ziel nicht im Erkenntnisgewinn etwa im Labor und schon gar nicht am Schreibtisch hat, sondern sich wesentlich in einem Handeln vollzieht. Und entscheidend ist dabei zu sehen, dass dieses ärztliche Handeln niemals Erfolg garantieren kann. Demgemäß verfolgt eine Ärztin nicht Zwecke, die sie durch ihr Tun auf zweckrationale Weise umsetzt, sondern sie orientiert ihr Handeln an Zielen. Diese Ziele bemüht sie sich zu erreichen, indem sie ihr ganzes Wissen und Können einsetzt. Dies bedeutet, dass eine Ärztin der Patientin niemals die erfolgreiche Heilung, die Beseitigung einer Krankheit oder Schmerzen, oder die Wiedererlangung der Gesundheit garantieren kann. Das Einzige, was die Ärztin ihrer Patientin versprechen und einlösen kann, ist ihre Absicht und ihr Bemühen, alles in ihrer Macht Stehende für das Erreichen des Behandlungsziels zu tun. Gerade aufgrund dieser prinzipiellen Ergebnisoffenheit ist ärztliche Hilfe besonders auf eine klar bestimmte Zielorientierung angewiesen.

Und auch die Patientin, die ja vom Ausgang der Behandlung abhängig ist wie keine Zweite, muss sichergehen können, dass das ärztliche Handeln eigenen und unumstößlichen Zielen folgt. Dieses Vertrauen ist die unabdingbare Voraussetzung für einen eigentlich ja merkwürdigen oder zumindest bemerkenswerten Umstand: dass sich die Patientin nicht nur im übertragenen Sinne in die Hände eines ihr oft gänzlich fremden Menschen begibt. Vor allem in Fällen, in denen eine Patientin die von ihr aus- und aufgesuchte Ärztin nicht kennt, diese ihr also nicht vertraut ist, ist diese Vertrauensannahme die notwendige Bedingung für die Aufnahme einer Arzt-Patient-Beziehung. Dabei muss sich dieser **Vertrauensvorschuss**, sonst verfehlt er seinen Zweck, auf den gesamten Berufstand beziehen. Die Patientin muss ungeachtet der persönlichen Eigenschaften und Merkmale der einzelnen Ärztin allen Vertreterinnen und Vertretern des ärztlichen Standes qua ihrer Zugehörigkeit zu diesem Berufsstand in der Überzeugung begegnen können, dass das jeweilige Behandeln zuallererst am eigenen (Patienten-)Wohl ausgerichtet ist. Andernfalls müsste die Patientin selbst zuerst die ärztliche Verlässlichkeit prüfen, was keine kleine Hürde darstellt. Gerade Patientinnen und Patienten befinden sich ja typischerweise (und im Wortsinne) in einer vulnerablen Situation, sind körperlich oder seelisch empfindlich eingeschränkt. In der Regel sind sie nur bedingt willens und in der Lage, entsprechende Informationen über das ärztliche Angebot und die Verlässlichkeit der jeweiligen Expertise einzuholen, zwischen verschiedenen Alternativen abzuwägen und zu entscheiden. Für diese Menschen bedeutet das **Grundvertrauen in die Ärzteschaft** an sich eine enorme Entlastung und kann insofern bereits den ersten Schritt auf dem Weg zur Besserung oder gar Heilung darstellen. Als „rollengebundenes, antizipatorisches Vertrauen" (Wiesing 1996, S. 316) ist es damit Effekt des ärztlichen Hilfsversprechens sowie der Garantenstellung der Medizin und kann als Beleg der besonderen standesgemäßen Integrität des Arztberufs gelten.

Die **moralische Grundhaltung**, mit der ein Arzt seinen Beruf ausübt, ist somit für seine Tätigkeit nicht nebensächlich oder supererogatorisches Beiwerk, sondern stellt vielmehr einen konstitutiven Wesenszug der Medizin als kollektiver Praxis dar. Typische Dienstleistungen, welche ganz im Sinne eines Handwerks nach Wunsch oder Bestellung von den jeweiligen Spezialisten ausgeführt werden, unterscheiden sich von der ärztlichen Tätigkeit ganz wesentlich darin, dass Dienstleister in ihrem Tun nicht (primär) eigenen Prinzipien folgen. Zumindest nicht solchen Prinzipien, die eine derart selbstverpflichtende, dabei einheitlich und verbindlich gültige Grundhaltung enthielten, dass man sie als moralisch bezeichnen könnte. Es würde auch dem Sinn und Zweck sowie dem Selbstverständnis des Handwerks- und Dienstleistungssektors direkt widersprechen, sich selbst Richtlinien aufzuerlegen und zum normativen Bestandteil der eigenen Berufsidentität zu machen, die so weit über handwerkliche Regeln der Branche hinausgehen, dass sie den Wünschen der auftraggebenden Person regulierend Grenzen setzen könnten. Ganz im Gegenteil ist doch die möglichst wunschgemäße Ausführung und passgenaue Umsetzung der Vorstellungen und Forderungen der Kundin, die als solche nicht weiter hinterfragt werden, das Kernstück jeder offerierten Leistung einer Handwerkerin und Dienstleisterin. Diese Diskrepanz zwischen Medizin und Handwerk im Blick wird deutlich, wie weit die ärztliche Praxis von reiner Auftragsarbeit entfernt ist, welche wesentlich gewinnorientiert funktioniert und in unverstellt instrumenteller Weise externen Motiven in Form von Bestellungen und Wünschen folgt. Die Medizin dagegen verfügt über einen **spezifischen Moralkodex**, der sie zu dem Berufstypus einer Profession macht (vgl. dazu Heubel 2015). Einer Profession, die in besonderer Weise legitimiert und gleichzeitig limitiert ist.

10.5 Die Ausweitung der Medizin: Theoretische Optionen und praktische Probleme

Zunächst muss geklärt werden, was mit der Rede von einer Ausweitung der Medizin gemeint sein soll. Eine erste Antwort könnte lauten, dass sämtliche Formen der Anwendung medizinischer Maßnahmen, die bislang nicht zum ärztlichen Tätigkeitsfeld gehörten, Formen einer Ausweitung der Medizin darstellen. Somit wäre die Expansionsdiagnose ein rein deskriptiver Befund über die Entwicklung und Dynamik des Betätigungsfeldes einer Berufsgruppe. Bei der Medizin handelt es sich jedoch um ein Berufsfeld, das nicht nur von hohem gesellschaftlichem Interesse ist, sondern das auch in besonderem Maße reguliert und normiert ist. Dies impliziert, dass Veränderungen hier nicht schlicht den Prinzipien marktwirtschaftlicher Selbststeuerung von Angebot und Nachfrage sowie den ökonomisch geleiteten Mechanismen von Wachstum und Verdrängung gehorchen, denen andere Sparten der Dienstleistungsgesellschaft ausgesetzt sind. Die Medizin zählt zu den wenigen sog. **Musterprofessionen**, was bedeutet, dass sie in einer exponierten und privilegierten Stellung unverzichtbare Dienste für die Gemeinschaft leistet und moralisch hochstehende Aufgaben von gesamtgesellschaftlicher Verantwortung bewältigt (vgl. Labisch und Paul 2000, S. 637).

Eine Ausweitung des medizinischen Feldes ist daher in besonderer Weise legitimationsbedürftig, und die Art und Weise einer entsprechenden Begründung ist für die Identität und das Selbstverständnis der Medizin signifikant. Aus medizintheoretischer Perspektive lassen sich nun zwei prinzipielle Möglichkeiten unterscheiden, wie eine solche Expansion begründet werden kann (siehe Eichinger 2013, S. 187ff.). Dabei ist der maßgebliche Bezugspunkt die skizzierte klassische Definition von Medizin im Zeichen des therapeutischen Paradigmas. Daran gemessen, können neuartige Anwendungsfälle medizinischer Maßnahmen, die sich weiter an dieser konventionellen Bestimmung ärztlichen Handelns orientieren und sich also darauf berufen, krankheitsbezogenen Zielen der Medizin zu folgen, als **pathologisierende** Erweiterungsformen bezeichnet werden. Daneben können Begründungsfiguren, die den neuartigen Einsatz von Medizin außerhalb dieser Zielformulierung rechtfertigen und damit auf den Krankheitsbezug verzichten, **medikalisierend** genannt werden.[3]

10.6 Die Option der Pathologisierung

Die Behauptung medizinischer Zuständigkeit als Anspruch, dass ärztliches Handeln und Behandeln nicht nur zulässig und angemessen, sondern auch geboten und notwendig ist, ist üblicherweise schon begrifflich direkt mit dem Krankheitsbegriff verbunden. Zustände, die mit einer gewissen Dringlichkeit ihre Beendigung oder zumindest Milderung erfordern, berechtigen und verpflichten die Medizin als dazu spezifisch geeignete Profession, ihrem Auftrag der Hilfe im Krankheitsfall nachzukommen. Dies beinhaltet eine doppelte Exklusivität der Medizin, welche auf eine simple Faustregel gebracht werden kann: Wer krank ist, geht zum Arzt, und wen ein Arzt behandelt, ist krank. Darin kommt die Essenz des therapeutischen Paradigmas zum Ausdruck, wonach die Medizin **nur** für die Behandlung von Krankheiten zuständig ist und gleichzeitig **nur** die Medizin für die Behandlung von Krankheiten zuständig ist.

Diese wechselseitige Verschränkung von ärztlicher Tätigkeit und pathologischer Klassifizierung kann nun auch für neue Felder medizinischer Behandlung die Grundlage bieten, um entsprechendes Handeln als legitimen Einsatz von Medizin zu begreifen. Durch einen definitorischen Akt lassen sich Zustände und Prozesse, die bislang nicht als medizinisch relevant wahrgenommen wurden, sondern vielmehr als natürlich, normal und nicht krankhaft galten, als krank klassifizieren. Sie rücken damit in den fraglos anerkannten Zuständigkeitsbereich ärztlichen Handelns, ohne die konventionelle Zielbestimmung der Medizin herauszufordern oder gar links liegen lassen zu müssen. Die Neudefinition von Zuständen als pathologisch kann dabei Effekt eines schleichenden und komplexen Aushandlungsprozesses sein, an dem unterschiedliche gesellschaftliche Faktoren und Akteure beteiligt sind. Hervorzuheben ist hierbei etwa die Rolle, die neu entwickelte pharmakologische oder medizintechnische Mittel und Verfahren spielen. Denn mit den Grenzen der technischen Behandelbarkeit von Zuständen und Symptomen verschieben sich unweigerlich auch die Einstellungen und Ansprüche, die sich auf diese veränderbaren Zustände beziehen.

Am Moment der Pathologisierung erweist sich also, wie stark Vorstellungen von Gesundheit und Krankheit von dem meist technisch bedingten Grad und Ausmaß der Möglichkeiten der Behandlung und Therapie abhängen. So gilt heute beispielsweise die Schiefstellung von Zähnen als behandlungsbedürftig, weil sie inzwischen mittels Zahnspange gerichtet werden kann. Nach diesem Muster gelten immer mehr gesundheitliche Befindlichkeiten als ‚krank', weil sie behandelbar geworden sind und nicht mehr als Schicksal hingenommen werden müssen (siehe Eberbach 2009, S. 18). Dementsprechend kann davon ausgegangen werden, dass Pathologisierungstendenzen eine Begleiterscheinung technologischer Entwicklung sind und damit ein typisches Phänomen moderner Gesellschaften darstellen.

Positive Aspekte der Pathologisierung Nun stellt sich bei entsprechenden Phänomenen die Frage der Bewertung. Zunächst mögen Chancen einer pathologisierenden Ausweitung der Medizin ins Auge fallen: Durch die Fortentwicklung

3 Diese Begriffsverwendung bezieht sich explizit auf die Form der Legitimierung ärztlichen Handelns und stellt somit eine begründungstheoretische Begrifflichkeit dar.

medizinischer Behandlungsmöglichkeiten ist es nicht mehr notwendig, angeborene bzw. ‚naturgegebene' Befindlichkeiten und Eigenschaften fatalistisch hinzunehmen. Das muss durchaus als positiver Effekt gesehen werden, gerade für die Betroffenen. So kann die Einstufung von störendem oder problematischem Verhalten als krank durchaus entlastende und entstigmatisierende Auswirkungen zeigen. Die Pathologisierung etwa von auffälligen psychischen Störungen kann dazu beitragen, dass sich die Betreffende nun in einer neuen, fachlich zugewiesenen und anerkannten Rolle als pathologisch Leidende und Patientin wiederfindet. Dies kann die Betroffene etwa von Schuldgefühlen befreien, sie muss sich nicht mehr länger selbst für ihren Zustand in vollem Umfang verantwortlich machen. Der kranke Mensch ist als erkrankte Person jetzt vielmehr Opfer seiner Krankheit, die ihn befallen hat. Darüber hinaus wird mit medizinischer Autorität signalisiert, dass das entsprechende Symptom als prinzipiell kontrollier- und behandelbar eingestuft wird, was der Betroffenen Grund zur Zuversicht geben mag. Insofern kann mit der Pathologisierung eines Zustands auch ein implizites Hilfsversprechen der Medizin einhergehen, das immer schon eine indirekte Zusage der Behandlungsmöglichkeit trifft und durch eine derartige fachliche Feststellung von außen der Betroffenen in Aussicht stellt, mit ihrem Zustand nicht alleingelassen zu werden.[4]

Kritische Aspekte der Pathologisierung Eine pathologisierende Ausweitung der Medizin bringt aber auch kritische Aspekte mit sich: Eine Ausweitung des ärztlichen Handlungsbereiches bedeutet meist auch einen gesteigerten Einsatz und Umsatz von Arzneimitteln (wie Tabletten, Lösungen, Pflastern, Cremes, Implantaten und dergleichen) sowie von Medizinprodukten (wie Prothesen, ärztlichen Instrumenten, Diagnostik- und Behandlungsgeräten etc.). Es wird also nicht verwundern, dass die Unternehmen und Lobbygruppen der entsprechenden Wirtschaftszweige nicht gerade uninteressiert an einer expansiven Entwicklung der Medizin sind. So ist etwa der Pharmaindustrie vor allem an den realwirtschaftlichen Effekten von Pathologisierungseffekten gelegen. Die ‚Entdeckung neuer Krankheiten' oder gar deren ‚Erfindung' ist in den meisten Fällen mit der Entwicklung eines passgenauen Medikaments oder einer speziellen Behandlungstechnik für die jeweilige Symptomatik verbunden, sodass der Anteil des diesbezüglichen Profitstrebens offen zutage tritt, was regelmäßig für große Skepsis und heftige Kritik sorgt (vgl. Bartens 2005; Blech 2005). Kern der Befürchtungen und Vorwürfe ist hier, dass medizinische Kriterien nur mehr eine untergeordnete Rolle spielen und dass letztlich von wirtschaftlichen Interessen bestimmt wird, welche Zustände als krank gelten und welche nicht. Kommerziell begründeten Pathologisierungsabsichten können zudem problematische Tendenzen innerhalb der Medizin in die Hände spielen. So scheinen sich wirtschaftliche Interessen der Pharmakonzerne mit dem innerhalb der Ärzteschaft mitunter anzutreffenden Hang zur Somatisierung von Krankheit zu verquicken, woraus wiederum eine Konzentration auf medikamentöse Therapieansätze folgt. Pharmakologische Methoden werden häufig vermeintlich aufwendigeren und dabei schlechter entlohnten Alternativen vorgezogen, wie etwa dem zugewandten Patientengespräch. Neben ökonomisch ansetzenden Bedenken sind aber auch belastende Nebenwirkungen für die Betroffenen zu erwägen. Denn Krankheit wird nicht nur bzw. längst nicht mehr nur als fremdgelenktes Schicksal verstanden, das über einen kommt und dem man machtlos ausgeliefert ist (wie eben erwähnt). Kranksein gilt mehr und mehr als machbar und ist dabei so stark individualisiert, dass es sich – entgegen der beschriebenen Entlastungsfunktion – häufig stigmatisierend auswirken kann. Umso mehr, als der sichtbare Körper zunehmend als Ort gilt, an dem Erfolge und Misserfolge in der gebotenen Selbstsorge zuallererst und am deutlichsten zutage treten und ablesbar sind. Mit der entsprechenden Verlagerung der vollen Verantwortung

4 Vgl. allgemein zu sozialen Eigenheiten und Auswirkungen der Krankheitszuschreibung die klassische Analyse von „sick roles" des US-amerikanischen Soziologen Talcott Parsons (1951, S. 428ff.) sowie die Untersuchung von Peter Conrad und Joseph W. Schneider, die bereits im Titel diesen Effekt verkündet: *From badness to sickness* (Conrad und Schneider 1980).

für die eigene Gesundheit auf das Individuum geht dabei eine zweifelhafte „Moralisierung der Gesundheit" (Rozin 1997) einher.

Indirekte Pathologisierung Mittlerweile lassen sich zudem in einem Bereich der Medizin, der auf den ersten Blick ganz im Zeichen eines Zugewinns für den Einzelnen steht, nachteilige Formen indirekter Pathologisierung feststellen. Es ist das präventive Paradigma, das wie kein zweites von dem Gedanken der eigenverantwortlichen Selbstsorge und vorausschauenden Vernunft geprägt ist, und seiner Logik nach unweigerlich zu pathologisierenden Effekten führt. Zuvor gesunde Menschen verlieren unter dem Eindruck des durch die Präventivmedizin geweckten und präzisierten Risikobewusstseins und durch das Spektrum der vorhandenen Maßnahmen zur Vorbeugung ihren selbstvergessenen Status des Gesundseins und tauschen diesen gegen die merkwürdige, aber zutreffende Kategorie des ‚Noch-Gesundseins' bzw. des ‚Noch-nicht-Krankseins' ein. Besonders anhand der Möglichkeiten prädiktiver Gendiagnostik, entsprechender Screeningverfahren und Früherkennungstests ist ein indirekt pathologisierender Effekt auszumachen. Hier entsteht durch die Schaffung von Risikobewusstsein die neue Patientengruppe der „präsymptomatisch" Kranken, die mit der Erhebung und Mitteilung ihres persönlichen Wahrscheinlichkeitswertes ab sofort im „Schatten einer zukünftigen Krankheit" stehen (Feuerstein et al. 2002, zit. nach Viehöver und Wehling 2010a, S. 22f.).

10.7 Die Option der Medikalisierung

Der Begriff der Medikalisierung entstammt soziologischen, gesellschafts- und geschichtswissenschaftlichen Theorien sowie der teilweise politisch motivierten Medizin- und Psychiatriekritik der 1960er- und 1970er-Jahre. Hier wird mit Medikalisierung der gesamte Prozess der Ausbreitung medizinischer Zuständigkeit und des medizinischen Handlungsfeldes gefasst. Dazu gehören nicht nur die Etablierung medizinischer Institutionen und die Vergrößerung medizinischer Einflussbereiche, sondern auch die Bedeutungszunahme medizinischer Denkweisen (Viehöver und Wehling 2010b, S. 86ff.).

Als ursächliche Triebfedern solcher Entwicklungen lassen sich drei Elemente festhalten:

1. Ausdifferenzierung gesellschaftlicher Teilbereiche mit einer hochentwickelten Arbeitsteilung und Spezialisierung professioneller Kompetenz in unterschiedlichsten Berufsgruppen.
2. Pluralisierung zuvor kollektiv geteilter Maßstäbe und normativ bindender Leitwerte sowie die Diversifizierung individueller Lebensentwürfe im Verbund mit der Hochschätzung persönlicher Selbstbestimmung und Autonomie.
3. Anhaltende Technisierung der Lebenswelt, bedingt, intensiviert und beschleunigt durch den stetigen technologischen Fortschritt und Innovationszuwachs (für die Entwicklung der modernen Biomedizin entscheidend).

Das Phänomen der Medikalisierung ergibt sich demgemäß aus drei Hauptmotiven des Kulturwandels, die zusammenlaufen und aus denen sich als typische Figur der Spätmoderne folgerichtig die medikalisierte Sorge um das eigene Selbst herausbildet:

- **Technisierung der Lebenswelt:** indem durch enorme Fortschritte der medizintechnologischen Möglichkeiten des Eingreifens und Manipulierens des Körpers und der biologischen Grundlage menschlichen Lebens (bis hin zum Erbgut) sich ganz neue Optionen menschlicher Selbstgestaltung und Selbstverwirklichung eröffnen.
- **Pluralisierung von Werten und Normen:** indem gleichzeitig die individuellen Vorstellungen eines guten Lebens nicht nur immer unabhängiger von vorgegebenen und begrenzenden Richtlinien und Maßgaben werden, sondern die Einzelne darin bestärkt wird, ihr Glück eigenverantwortlich finden zu können.
- **Gesellschaftliche Ausdifferenzierung:** indem schließlich das selbstbestimmte

Individuum mit seinen subjektiven Wünschen und Vorstellungen in spezialisierten und hochprofessionalisierten Medizinern eine Anlaufstelle für die kompetente Hilfe bei der Umsetzung der persönlichen Lebensentwürfe findet.

Ausgehend von dieser soziokulturellen Beschreibung handelt es sich in dem begründungstheoretischen Sinne nun um Medikalisierung, wenn medizinische Leistungen und Maßnahmen in Fällen eingesetzt werden, die bislang nicht zum Spektrum ärztlichen Handelns gehörten und die dabei nicht beanspruchen, unter die klassische Zielbestimmung des therapeutischen Paradigmas zu fallen. Während pathologisierende Argumente neue Krankheiten als Grundlage für expandierende Handlungsforderungen ins Feld führen, sind es bei medikalisierenden Rechtfertigungen neue Ziele jenseits von Krankheitsbehandlung, zu deren Erreichen die Medizin in Dienst genommen werden soll. Eine so verstandene Medikalisierung ist also nicht zielkonform krankheitsbezogen, sondern zielüberschreitend wunschbezogen. Medizin wird demnach rein instrumentell verstanden, d. h. sofern Medizin zur Erfüllung nichtmedizinischer Zwecke geeignet ist, ist sie deshalb auch dazu berechtigt.

Wer so argumentiert, denkt vor allem an die positiven Auswirkungen für die Adressatinnen und Abnehmer der entsprechenden medizinischen Leistungen und Maßnahmen. So können mit der gezielten Inanspruchnahme medizinischer Hilfe in der Regel die angestrebten Ziele erreicht und damit die Lebensqualität der Medizinklienten verbessert werden. Außerdem lassen sich so Probleme lösen, denen bislang entweder mit nur sehr langwierigen und unangenehmen Bewältigungsstrategien beizukommen oder aber deren Lösung völlig unmöglich war. Dieses simple Prinzip des zweckrationalen Einsatzes vorhandener Mittel zur Problemlösung verfolgt der Menschen als Homo Faber seit seinen Anfängen. Dass der Mensch zu diesem Zweck nun nicht nur die ihn umgebende Umwelt und vorgefundene Natur nach seinen Bedürfnissen formt und nutzt, sondern auch seine eigenen biologischen Grundlagen und seine psychophysische Verfassung verändern und optimieren kann, ist eben nicht zuletzt der Medizin und ihren Möglichkeiten zu verdanken.

Doch wie bei den meisten Fällen einer technisch unterstützten Ermächtigung bzw. Optimierung bleiben kritische Aspekte nicht aus, die es zu identifizieren gilt. Im Falle der technisierten Medizin sind hier vor allem zwei Kritikpunkte relevant. Wie bereits erwähnt, sind für eine medikalisierende Position allein das Zusammentreffen von medizinischer Machbarkeit und informierter Zustimmung bzw. expliziter Nachfrage hinreichend, um den Einsatz medizinischer Leistungen zu legitimieren. Was einerseits einen Vorteil für die Einzelne darstellen mag, ist jedoch gleichzeitig Anlass für elementare Bedenken. Gerade die verlockende Aussicht, nichtmedizinische Probleme mit Hilfe der Medizin effizienter, schneller und kontrollierter zu lösen, als dies ohne ärztliches Zutun möglich ist, birgt Gefahren, die für die betreffende Person, die mit dem akut bestehenden Problem zu kämpfen hat, oft nicht von Belang sind. So betreffen die beiden wesentlichen Kritikpunkte hier die Rolle der Medizin in der Gesellschaft sowie Effekte, die zum Teil erst mittel- bis langfristig greifen. Derartige Einwände beziehen sich vor allem auf die Gefahr einer fragwürdigen Komplizenschaft der Medizin sowie auf Probleme einer voranschreitenden Ökonomisierung.

10.7.1 Das Problem der Komplizenschaft

Grundsätzlich kann es als unbestreitbares Gebot der Vernunft gelten, Probleme dort anzugehen und zu lösen, wo ihre Ursachen und Entstehungsbedingungen liegen. Wenn man nun annehmen kann – und vieles spricht dafür –, dass medizinisch-gesundheitliche Probleme nicht in dem Maße zunehmen, in dem die Anfragen und Ansprüche an die Medizin steigen, dann liegt es auf der Hand, dass bei einer medikalisierenden Ausweitung der Medizin stets nichtmedizinische Probleme medizinisch gelöst werden sollen. Dies muss deshalb kritisch gesehen werden, da in diesem Fall nicht das zugrunde liegende Problem selbst bzw. direkt behandelt werden würde, sondern lediglich Symptome an der Oberfläche – womit wiederum das Problem zusammenhängt, dass nur kurzfristiger und oberflächlicher Erfolg dort zu erwarten ist, wo nachhaltige Lösungen angezeigt sind.

Wenn medizinische Mittel und Maßnahmen zur Abhilfe unerwünschter Zustände schnelle und effektive Wirkung versprechen, können die komplexen Hintergründe einer schwierigen Lebenssituation, die nicht durch Medikamente oder Operationen (allein) behandelbar sind, aus dem Blick geraten (siehe Lanzerath 2008, S. 210). Durch die Konzentration auf vor allem somatisch-technisch und pharmazeutisch orientierte Behandlungsverfahren der Medizin drohen alternative Möglichkeiten zum Umgang mit Problemen verdrängt und schließlich gar nicht mehr wahrgenommen zu werden. Wenn Unzufriedenheit mit dem eigenen Körper und Leben nur mehr als technisches Problem verstanden und auf physiognomische Äußerlichkeiten und physiologische Defekte und Unzulänglichkeiten reduziert wird, gerät die – mitunter recht unkörperliche – Aufgabe der Selbstreflexion und Selbstfindung aus dem Blick. Somit tendiert eine medikalisierende Inanspruchnahme ärztlicher Hilfe immer auch dazu, eine somatisierende und instrumentelle Perspektive auf den eigenen Körper und die eigene Lebensführung zu befördern. Im Fall von Problemen wird hier schnelle Abhilfe ohne tiefergehende Reflexion der komplexen Wechselwirkungen, Spannungen und Hintergründe der bestehenden Situation erwartet.

Was die Stellung und Funktion des ärztlichen Berufes und damit die Medizin als Ganze betrifft, sind ebenfalls bedenkliche Effekte zu erwarten. Der Mediziner, der sich nicht (mehr) erlaubt, die an ihn gestellten Forderungen mit seiner geschulten wie kritischen Urteilskraft nach Maßgabe etablierter fachlicher Kriterien sowie mit Blick auf das gesundheitliche Wohl seines Gegenübers zu prüfen, wird weniger fürsorglicher Helfer in der Not sein als vielmehr bloßer Erfüllungsgehilfe individueller Präferenzen und Wunschvorstellungen. Damit macht er sich leicht zum Komplizen derjenigen Werte und Normen, die seine Klientin mit seiner Hilfe verwirklicht sehen möchte.

Wenn die Medizin beispielsweise auf die Nöte und Probleme von Menschen reagiert, die unter großem Leistungs- und Konkurrenzdruck auf dem Arbeitsmarkt leiden, indem sie diesen bei der – körperlich-somatisch ansetzenden – Kompensation von Benachteiligungen im Wettbewerb behilflich ist, dann bestätigt die Medizin damit unweigerlich die das Berufsleben bestimmenden kompetitiven Prinzipien. Statt sich kritiklos zur Komplizin der Werte und Ziele zu machen, die der Klient vordergründig anstrebt bzw. denen er sich anpasst oder gar zu beugen gezwungen ist, ist es dagegen Aufgabe der Ärztin, den Patienten zunächst in seiner individuellen Situation zu erfassen. Dazu gehört es auch, die für dessen Lage relevanten externen Einflussfaktoren zu berücksichtigen. Gerade im Fall von Wünschen, die in keinem Zusammenhang mit einer erkennbaren medizinischen Notwendigkeit stehen, gehört es zu den Pflichten der Ärztin, die Entstehungsbedingungen und gesellschaftlichen bzw. sozialen Hintergründe der Veränderungswünsche genau und kritisch zu eruieren. Nur so kann ein adäquates Bild der eigentlichen Ursachen der Probleme entstehen, die in der momentanen Unzufriedenheit und Belastung des Patienten zum Ausdruck kommen. Häufig liegen die tatsächlichen Ursachen von Beschwerden und Optimierungswünschen auf einer völlig anderen Ebene als der medizinischen. Viele Menschen sind in ihrem jeweiligen Lebensbereich heute primär einer Überforderung ausgesetzt. Sie sind nicht etwa krank, sondern zählen oft sogar zur Leistungselite in ihrem Bereich, in dem sie dann allerdings permanent unter Höchstleistungsdruck stehen (vgl. Eberbach 2009, S. 37).

Hieran wird sehr plastisch deutlich, welche implizite Aussage Medizinerinnen und Mediziner durch ihr (Be-)Handeln vornehmen, wenn sie auf entsprechende Anfragen mit zielgenauer Erfüllung der Patienten- bzw. Klientenwünsche reagieren. Jede wunschgemäße Behandlung bestätigt dann den Druck und die Anforderung des Systems, im Wettbewerb immer höchste Leistungen bringen und extremen Anforderungen gewachsen sein zu müssen, die den Einzelnen an die Grenzen seiner körperlichen, geistigen und seelischen Kapazitäten bringen. So läuft die Medizin Gefahr, sich zum Instrument von

Prinzipien zu machen, die eher dazu angetan sind, Krankheiten hervorzubringen, als sie zu vermeiden und Gesundheit zu fördern. Diese Einsicht ist allerdings im konkreten Einzelfall mit der Tatsache konfrontiert, dass es in entsprechenden Situationen in aller Regel um ärztliches Handeln geht, das von der betroffenen Person ausdrücklich gewünscht wird, weil sie sich einen gewissen Nutzen von der Behandlung verspricht. Ob dieser Nutzen auf einer ethisch fragwürdigen Ebene erzielt wird, ist dieser in aller Regel egal. Für die Ärztin, die sich zur Komplizin macht, bleibt allerdings folgende Tatsache virulent: Durch nichts kann sie die hinter dem Patientenwunsch stehenden Werte effektvoller und eindeutiger anerkennen und bejahen als durch die Erfüllung dieser Wünsche – umso mehr, wenn dies aus medizinischer Sicht unnötig und nicht indiziert ist (siehe Pöltner 2007; Maio 2007). Für die Medizin als Ganzes besteht die Gefahr, sich im Zuge einer derart konsequenten Instrumentalisierung zu einer gleichermaßen inhaltsleeren wie ziellosen Anthropotechnik zu wandeln. Damit stünde nicht nur das Selbstverständnis der ärztlichen Akteure vor einem drastischen Wandel, auch würde die Medizin als Ganzes durch radikale Wunschorientierung und die Ablösung von den Leitgrößen Krankheit und Gesundheit auf den normativ schwachen Rang eines bloßen Handwerks abzusinken drohen, als dessen einzige Besonderheiten sein Objektbereich, die Invasivität und unter Umständen die Irreversibilität der Kunstgriffe hervorzuheben sind.

10.7.2 Die Gefahr der Dienstleistungsorientierung und Kommerzialisierung

Gerade was den Rang der Medizin als normative Praxis angeht, sind medikalisierende Begründungsstrategien für eine Ausweitung der Medizin problematisch. Wie oben erwähnt, stellt im Rahmen des therapeutischen Paradigmas die Selbstbestimmung der Patientin die oberste Richtschnur für jede ärztliche Entscheidung und jeden Eingriff dar. Die Patientin kann jede medizinische Maßnahme ablehnen, was bedeutet, dass der Patientenwille normativ in negativer Weise fungiert. Wenn nun aber der frei erklärte Wunsch der ‚Gesundheitskundin' zum alleinigen Kriterium für ärztliches Handeln wird und somit den Handlungsbereich des Arztes positiv bestimmt, scheint dies einer zunehmend ökonomistischen Ausrichtung und in der Folge einer immer stärkeren Kommerzialisierung der Medizin den Weg zu bereiten. Die Auffassung von ärztlichem Handeln als bloßer Dienstleistung führt zwangsläufig zu einem Arzt-Patient-Verhältnis, in dem der Patient als Leistungsempfänger einem Kunden gleicht, der die Durchführung bestimmter Eingriffe und Maßnahmen fordert und bestellt. Neben der Aufklärung über Risiken und Nebenwirkungen der medizinischen Leistung wird dabei die ärztliche Kompetenz nur mehr in Form der sachgerechten Ausführung des Gewünschten beansprucht. Eine eigene ärztliche Einschätzung über das **Ob** des Eingriffs wird nicht mehr erwartet, geschweige denn eine kritische Hinterfragung oder gar Ablehnung des Vorhabens akzeptiert. Eine konsequent am Dienstleistungsparadigma ausgerichtete Medizin würde auch zu einer radikalisierten Konkurrenzsituation führen, in der Ärztinnen und Ärzte im Wettbewerb um Kundinnen und Kunden stehen. Dies würde auch implizieren, dass für die Erfüllung von Wünschen, denen eine Ärztin ggf. skeptisch gegenübersteht, es immer einen Kollegen geben wird, der seine Dienste bereitwillig anbietet. Durch eine derartige Entwicklung wäre eine bedenkliche Erosion der **ärztlichen Garantenpflicht** und der Vertrauensstellung der Medizin als Profession zu erwarten. Dem moralischen Wert, der in dem uneingeschränkten Hilfsversprechen für Menschen in Not, in der unbedingten Verpflichtung auf das Wohl der bedürftigen Person liegt, wäre die Grundlage entzogen, das Selbstverständnis des Berufsstandes geriete mehr und mehr unter den Druck wirtschaftlicher Erwägungen und Zwänge (siehe Maio 2006).

Bei aller Ausweitung des medizinischen Feldes, bei aller Veränderung und Verbesserung normaler Fähigkeiten und gesunder Körper wird es jedoch freilich weiterhin Krankheiten, Unfälle und Behinderungen und damit kranke, verletzte, behinderte und bedürftige Menschen geben, die auf kompetente und umsichtige ärztliche Hilfe angewiesen sind. Da das Bemerkenswerte an dieser vulnerablen Gruppe ist, dass ihr ausnahmslos alle Menschen potenziell angehören, wäre die Erosion der identitätsstiftenden Zielorientierung des therapeutischen Paradigmas nicht nur für die Medizin als Profession, sondern für alle Menschen fatal.

10.8 Fazit

Grundsätzlich ist in allen Bereichen des Lebens und der Gesellschaft, die ganz unter die Gestaltungsmacht und Binnenlogik marktwirtschaftlichen Denkens zu geraten drohen, erhöhte Umsicht und kritische Reflexion geboten. Im Falle einer zunehmenden Ökonomisierung und Kommerzialisierung des ärztlichen Handelns droht jedoch der konzeptuelle Kern der medizinischen Praxis und damit ein Zentralmoment des Sozialen verloren zu gehen. Eine schrankenlose Dienstleistungsorientierung ließe die besondere moralische Stellung und Integrität der Ärzteschaft und Medizin als Ganzes erodieren. Damit würde über kurz oder lang auch das ärztliche Ethos Gehalt und Bindungskraft verlieren. Somit wäre ein vollständiger Wandel zu einer Medizin als Kundendienst und Wunscherfüllung das Ende der herkömmlichen Medizin, die auf Hilfe angewiesenen Patientinnen und Patienten Behandlung und Hilfe versprechen kann. Denn ein hilfsbedürftiger Mensch möchte sichergehen, dass der Arzt sich seines Bedürfnisses annimmt, auch wenn es nur wenig Ertrag einbringt – und was er in der bedrängten Lage von Krankheit und Leid am wenigsten benötigt, ist das herzlose Zuweisen in die Konsumentenrolle.

So verlockend Ideen von medizinischer Wunscherfüllung und Problemlösung auch sein mögen; so sehr es einem zutiefst menschlichen Streben entsprechen mag, alle verfügbaren Technologien wunschgemäß anzuwenden; und so sehr es verfehlt wäre, gegen den Wunsch nach Wunscherfüllung an sich Einspruch zu erheben, so sehr ist doch Vorsicht geboten, wenn für derartige Optimierungsprojekte die Medizin und ärztliche Hilfe in Anspruch genommen werden sollen. Angesichts der theoretischen und normativen Grundlegung der ‚klassischen' Auffassung von Medizin unter dem therapeutischen Paradigma mit ihrem Ethos und ihrer inhärenten Moralität, auf die Menschen in Not angewiesen sind und auf der der Gedanke gesellschaftlicher Solidarität basiert, ist zu befürchten, dass dieses so gehalt- wie wertvolle Konzept einer fortschreitenden Medikalisierung im Dienste individueller Selbstoptimierung nur schwer standzuhalten vermag.

Lernziele

- Die Medizin ist eine Profession mit besonderem ethischem Stellenwert: Sie leistet in einer exponierten und privilegierten Stellung unverzichtbare Dienste für die Gemeinschaft, verfolgt moralisch hochstehende Aufgaben von gesamtgesellschaftlicher Verantwortung und ist dabei primär dem Wohl ihrer Patientinnen und Patienten verpflichtet.
- Unter ‚wunscherfüllender Medizin' versteht man medizinisch-ärztliche Angebote und Leistungen, die ohne therapeutische Absicht darauf abzielen, körperliche und geistige Eigenschaften und Fähigkeiten von gesunden Menschen nach individuellen Vorstellungen zu beeinflussen und zu verbessern.
- Medikalisierung bezeichnet in einem begründungstheoretischen Sinne eine Ausweitung des ärztlichen Handlungsbereiches, bei der nicht Krankheitsbehandlung, Prävention oder eine vergleichbare therapeutische Zielsetzung maßgeblich sind.

Bezüge zu Lernzielen des NKLM[a] in diesem Kapitel

Professionelle Entwicklung	Ethik der Medizin
ID 11.1, ID 11.3.1.4, ID 11.4.2	ID 5.1, ID 5.2, ID 5.2.1.2, ID 6.1, ID 6.1.13, ID 6.4.2, ID 18, ID 18.1, ID 18.2, ID 18.3, ID 18.5

[a] Hinweise zur Nutzung der ID-Codes des NKLM für Unterricht und Prüfung finden sich in ► Abschn. 1.7 „Hinweise für die Benutzung durch Dozierende und Studierende der Humanmedizin".

Literatur

Allert, G. (Hrsg.). (2002). *Ziele der Medizin: Zur ethischen Diskussion neuer Perspektiven medizinischer Ausbildung und Praxis*. Stuttgart: Schattauer.

Alt-Epping, B., & Nauck, F. (2012). Der Wunsch des Patienten – ein eigenständiger normativer Faktor in der klinischen Therapieentscheidung? *Ethik in der Medizin*, 24(1),19–28.

Bartens, W. (2005). *Die Krankmacher. Wie Ärzte und Patienten immer neue Krankheiten erfinden*. München: Knaur.

Birnbacher, D. (2012). Die ethische Ambivalenz des Enhancement. In M. Quante, & E. Rózsa (Hrsg.), *Anthropologie und Technik. Ein deutsch-ungarischer Dialog* (S. 111–125). München: Fink.

Blech, J. (2005). *Die Krankheitserfinder. Wie wir zu Patienten gemacht werden*. Frankfurt: Fischer.

Callahan, D., et al. (1996). The goals of medicine: Setting new priorities. *Hastings Center Report*, 26(6),1–28.

Conrad, P., & Schneider, J. W. (1980). *Deviance and medicalization: From badness to sickness*. St. Louis: Mosby.

Eberbach, W. H. (2009). Möglichkeiten und rechtliche Beurteilung der Verbesserung des Menschen – Ein Überblick. In A. Wienke, et al. (Hrsg.), *Die Verbesserung des Menschen. Tatsächliche und rechtliche Aspekte der wunscherfüllenden Medizin* (S. 1–39). Berlin, Heidelberg: Springer.

Eichinger, T. (2011). Ausweitung der Kampfzone: Anti-Aging-Medizin zwischen Prävention und Lebensrettung. In W. Viehöver, & P. Wehling (Hrsg.), *Entgrenzung der Medizin. Von der Heilkunst zur Verbesserung des Menschen?* (S. 195–228). Bielefeld: transcript.

Eichinger, T. (2013). *Jenseits der Therapie. Philosophie und Ethik wunscherfüllender Medizin*. Bielefeld: transcript.

Eichinger, T. (2015). Die Kehrseite der Selbstbestimmung – Zu Risiken und Nebenwirkungen wunscherfüllender Medizin. In K. Brücher (Hrsg.), *Selbstbestimmung – zur Analyse eines modernen Projekts* (S. 256–270). Berlin: Parodos.

Glannon, W. (2008). Decelerating and arresting human aging. In B. Gordijn, & R. Chadwick (Hrsg.), *Medical enhancement and posthumanity* (S. 175–189). New York: Springer.

Gothe, H., et al. (2011). Innovationen in der Anti-Aging-Medizin – Eine Analyse des Angebots, der Versorgungssituation und zukünftiger Entwicklungen an drei ausgewählten Beispielen. In G. Maio (Hrsg.), *Altwerden ohne alt zu sein? Ethische Grenzen der Anti-Aging-Medizin* (S. 73–93). Freiburg: Alber.

Heubel, F. (Hrsg.). (2015). *Professionslogik im Krankenhaus. Heilberufe und die falsche Ökonomisierung*. Frankfurt: Humanities Online.

Jacobi, G., et al. (Hrsg.). (2005). *Kursbuch Anti-Aging*. Stuttgart: Thieme.

Kettner, M. (2006). „Wunscherfüllende Medizin" – Assistenz zum besseren Leben? *G+G Wissenschaft – Wissenschaftsforum in Gesundheit und Gesellschaft*, 6, 7–16.

Kettner, M. (Hrsg.). (2009). *Wunscherfüllende Medizin. Ärztliche Behandlung im Dienst von Selbstverwirklichung und Lebensplanung*. Frankfurt: Campus.

Kleine-Gunk, B. (Hrsg.). (2003). *Anti-Aging – moderne medizinische Konzepte*. Bremen: UNI-MED.

Labisch, A., & Paul, N. (2000). Art. Medizin (Zum Problemstand). In W. Korff, et al. (Hrsg.), *Lexikon der Bioethik* (S. 630–642). Gütersloh: Gütersloher Verlagshaus.

Lanzerath, D. (2008). Die neuere Philosophie der Gesundheit. Von der Normativität des Krankheitsbegriffs zur Medikalisierung der Gesellschaft. In D. Schäfer, et al. (Hrsg.). *Gesundheitskonzepte im Wandel* (S. 203–213). Stuttgart: Steiner.

Maio, G. (2006). Die Präferenzorientierung der modernen Medizin als ethisches Problem. Ein Aufriss am Beispiel der Anti-Aging-Medizin. *Zeitschrift für medizinische Ethik*, 52(4),339–354.

Maio, G. (2007). Medizin auf Wunsch? Eine ethische Kritik der präferenzorientierten Medizin, dargestellt am Beispiel der Ästhetischen Chirurgie. *Deutsche Medizinische Wochenschrift*, 312, 2278–2281.

Maio, G. (Hrsg.). (2011). *Altwerden ohne alt zu sein? Ethische Grenzen der Anti-Aging-Medizin*. Freiburg: Alber.

Parsons, T. (1951). *The social system*. Glencoe: Free Press.

Pöltner, G. (2007). Ärztliche Verantwortung im Spannungsfeld von Heilkunst und Technik. *Wiener Medizinische Wochenschrift*,157(9–10), 196–200.

Römmler, A., & Wolf, A. S. (Hrsg.). (2003). *Anti-Aging Sprechstunde. Teil I: Leitfaden für Einsteiger*. Berlin: Congress Compact.

Rozin, P. (1997). Moralization. In A. M. Brandt, & P. Rozin (Hrsg.), *Morality and health* (S. 379–401). New York: Routledge.

Schicktanz, S., & Schweda, M. (Hrsg.). (2012). *Pro-Age oder Anti-Aging? Altern im Fokus der modernen Medizin*. Frankfurt: Campus.

Schramme, T. (Hrsg.). (2012). *Krankheitstheorien*. Berlin: Suhrkamp.

Viehöver, W., & Wehling, P. (Hrsg.). (2010a). *Entgrenzung der Medizin. Von der Heilkunst zur Verbesserung des Menschen?* Bielefeld: transcript.

Viehöver, W., & Wehling, P. (Hrsg.). (2010b). Erfolgreich schüchtern und niemals alt? Ratgeberliteratur als Medium der Medikalisierung. In K. Liebsch, & U. Manz (Hrsg.), *Leben mit den Lebenswissenschaften. Wie wird biomedizinisches Wissen in Alltagspraxis übersetzt?* (S. 83–111). Bielefeld: transcript.

Wieland, W. (2004). *Diagnose: Überlegungen zur Medizintheorie*. Warendorf: Hoof.

Wiesing, U. (1996). *Die Integrität der Arztrolle in Zeiten des Wandels. Jahrbuch für Recht und Ethik*, 4, 315–325.

Wiesing, U. (Hrsg.). (2012). *Ethik in der Medizin. Ein Studienbuch*. Stuttgart: Reclam.

Sind Standards objektiv und neutral?

Zur Ambivalenz von Standardisierungsprozessen in der Medizin

Alexandra Manzei

S. Klinke, M. Kadmon (Hrsg.), *Ärztliche Tätigkeit im 21. Jahrhundert - Profession oder Dienstleistung*, Springer-Lehrbuch, https://doi.org/10.1007/978-3-662-56647-3_11

- **Leitfragen**

1. Was sind Standards und was heißt Standardisierung in der Medizin?
2. Was versteht man unter implizitem und explizitem Wissen und wie werden Erfahrung und (klinische) Expertise definiert?
3. Worin bestehen die immanenten, konstruktionsbedingten Grenzen von Standards? Welches Wissen können Standards transportieren und welches nicht?
4. Worin bestehen die Grenzen der Anwendung von Standards in der medizinischen Alltagspraxis? Welcher Kompetenzen bedarf es, um medizinische Standards dennoch bedarfsgerecht und bedürfnisorientiert anzuwenden?

11.1 Einleitung

11.1.1 Ausgangsproblem und Fragestellung

Medizinisches Wissen und medizinische Praxis werden gegenwärtig in zunehmendem Maße standardisiert und reguliert. Zum einen sind hier medizinische Standards zu nennen, wie bspw. Leitlinien nachweisbasierter Medizin (Evidence-Based Medicine [EBM]) oder Klinische Entscheidungsunterstützungssysteme (Clinical Decision Support Systems [CDSS]) oder medizinische Klassifikationssysteme (Medical Scoring Systems) sowie im weiteren Sinne auch das Health Technology Assessment (HTA). Hinter diesen Standardisierungsprozessen steht die Idee, medizinisches Wissen zu objektivieren und eine gleichbleibende und überprüfbare Qualität medizinischer Behandlung zu gewährleisten. Zudem sollen den Ärztinnen und Ärzten in der Praxis, angesichts der für die Einzelnen kaum überschaubaren Fülle aktueller Studien, das Auffinden und die Auslegung der für die eigene Praxis relevanten Studien erleichtert und gesichertes Wissen zur Verfügung gestellt werden. In diesem Sinne ist die Standardisierung medizinischer Praxis für die moderne digitalisierte Medizin wichtig und unabdingbar geworden.

Gleichzeitig werden medizinische Entscheidungen und medizinisches Handeln im ambulanten wie im klinischen Alltag jedoch auch durch eine Fülle von nichtmedizinischen Standards reguliert. Betriebswirtschaftliche Steuerungsverfahren, wie bspw. Budgetierungen und Zielvereinbarungen, aber auch die prospektive fallgruppenbezogene Pauschalabrechnung der Behandlungskosten nach sog. Diagnosis Related Groups (DRGs) steuern die Entscheidungen und das Handeln der Ärzte[1] maßgeblich. Neben diesen ‚harten Kennzahlen' werden im Rahmen des strategischen Krankenhausmanagements (Personalplanung, Organisation) auch zunehmend sog. weiche Kennzahlen zur Steuerung des Verhaltens der Akteure genutzt, wie Erhebungen zu somatischen oder psychischen Störungen des Personals oder zur Vertrauenskultur oder zu Mobbing im Krankenhaus. Nicht zuletzt erfordert die Technisierung der Medizin eine Fülle von Standards, wie ISO-, EN- und DIN-Normen, die die Kompatibilität, Funktionstüchtigkeit und Qualität von Geräten und Verfahren dauerhaft und sicher gewährleisten.

Vor diesem Hintergrund wird in diesem Aufsatz die Frage gestellt, wie sich diese weitreichenden Standardisierungsprozesse im medizinischen Alltag tatsächlich auswirken. Können die Standards ihren Status als neutrale und objektive Bewertungs- und Steuerungsinstrumente aufrechterhalten, wenn sie im medizinischen Alltag mit- und gegeneinander in Wechselwirkung treten? Wie wirkt es sich bspw. aus, wenn medizinische und pflegerische Kennzahlen nicht nur diagnostischen und therapeutischen Zwecken dienen, sondern auch zur betriebswirtschaftlichen Regulierung oder zur Personalplanung verwendet werden? Und welchen Einfluss haben gesellschaftliche Prozesse der Ökonomisierung

1 Aus Gründen der besseren Lesbarkeit wird in diesem Kapitel teilweise das generische Maskulinum verwendet. Dieses impliziert natürlich immer auch die weibliche Form. Sofern die Geschlechtszugehörigkeit von Bedeutung ist, wird selbstverständlich sprachlich differenziert.

(► Kap. 8) und Digitalisierung (► Kap. 15) der Medizin auf die Anwendung von Standards? Selbst bei einfachen technischen Normen stellt sich die Frage der Neutralität ja spätestens dann, wenn sie die Kaufentscheidung für oder gegen bestimmte technische Systeme und Verfahren beeinflussen, weil sie nur ganz bestimmte technische Kompatibilitäten zulassen. Nicht zuletzt hat insbesondere die praktische Anwendung von Leitlinien der EBM zu erbitterten Auseinandersetzungen darüber geführt, ob hier tatsächlich die Qualität medizinischer Versorgung objektiv gesichert wird oder ob EBM in der Praxis unter den gegebenen Bedingungen nicht langfristig zur Deprofessionalisierung (► Kap. 2, 4, 6) des Arztberufes führt.

11.1.2 Vorgehen

Im Folgenden möchte ich zeigen, dass Standards immer nur ein bestimmtes, gegenüber der Wirklichkeit, die sie darstellen sollen, reduziertes Wissen transportieren (können). Zum einen sind es ausschließlich explizites Wissen und zumeist quantifizierbare Daten, die standardisiert werden. Implizites Wissen, wie Intuitionen oder personengebundenes Wissen, bleiben – ebenso, wie kontextbezogenes, organisatorisches Wissen – notwendig außen vor. Standardisierte Daten sind in diesem Sinne immer reduktionistisch, auch wenn sie – wie bspw. als naturwissenschaftliche Daten im Rahmen der Medical Scoring Systems – am Patienten selbst, also personalisiert, erhoben werden. Zum anderen sind Standards immer auch geprägt durch die politische und normative Weltsicht ihrer Konstrukteure. Das heißt, sie wirken sich auch jenseits ihrer eigentlichen Steuerungsabsicht normierend auf die Praxis aus, in der sie angewendet werden. Hier liegen die prinzipiellen Grenzen von handlungsleitenden Standards, Normen und Klassifikationen, die bei der Implementierung in die medizinische Praxis nicht außer Acht gelassen werden dürfen. Eine unreflektierte Nutzung von Standards, die deren inhärente Grenzen und Möglichkeiten nicht reflektiert, wird einer bedarfsgerechten und bedürfnisorientierten Anwendung nicht gerecht.

Erschwerend kommt hinzu, dass der zweckgerichtete Einsatz von Standards immer auch von den institutionellen und organisatorischen Kontextbedingungen abhängt, in die sie steuernd eingreifen sollen. Aufgrund gesundheitspolitischer Reformen, aber auch durch gesamtgesellschaftliche Entwicklungen (wie der Individualisierung, Privatisierung, Pluralisierung, Globalisierung, Digitalisierung) erfährt unser Gesundheitssystem seit ca. 40 Jahren einen tiefgreifenden Wandel, durch den sich die Bedingungen für die Implementation von standardisierten Normen und Versorgungsrichtlinien fortwährend verändern. Für den bedarfsgerechten und bedürfnisorientierten Einsatz von Steuerungsverfahren und Verhaltensrichtlinien sind diese Differenzen von nicht unerheblicher Bedeutung. Konfessionelle Krankenhäuser setzen bspw. andere Maßstäbe und arbeiten dadurch anders als Häuser kommunaler Träger, private Kliniken anders als Universitätskliniken, Häuser der Maximalversorgung anders als Spezialkliniken, städtische Kliniken anders als Krankenhäuser auf dem Land usw.

Zur Verdeutlichung der genannten Zusammenhänge stütze ich mich auf eine empirische Studie, die ich von 2005 bis 2007 in der Intensivmedizin einer Universitätsklinik durchgeführt habe[2]. Alle Beispiele, die ich im Folgenden anführe, stammen (wenn nicht anders gekennzeichnet) aus diesem Projekt. Im Rahmen dieses wissenschaftssoziologischen Projekts[3] stand die

2 Nachzulesen auf den Internetseiten der Deutschen Forschungsgemeinschaft http://gepris.dfg.de/gepris/projekt/5439141.

3 Wissenschaftssoziologie (Sociology of Science) wird von mir als eine spezifische Ausrichtung der Wissenssoziologie praktiziert und fragt nach der Entstehung, der Verwendung und den Auswirkungen wissenschaftlichen Wissens (im Englischen wird diese Forschungsrichtung als ‚Sociology of Scientific Knowledge' bezeichnet). Sie begreift wissenschaftliches Wissen dabei nicht nur als Resultat wissenschaftlicher Erkenntnisprozesse, sondern als beeinflusst durch und in Wechselwirkung stehend mit dem institutionellen und organisatorischen Kontext sowie gesellschaftlichen und politischen Entwicklungen.

Frage im Zentrum, welche Bedeutung das Erfahrungswissen für die Anwendung von Technik hat.[4] Ich wollte wissen, welcher Formen von Wissen es bedarf und welche Kompetenzen gebraucht werden, um technische Verfahren in der Medizin angemessen anzuwenden und wie diese Kompetenzen kommuniziert und weitergegeben werden. Und vice versa: Wie wirken sich Technisierungsprozesse auf das Wissen und Handeln der Akteure in der Intensivmedizin aus? Wie werden die Arbeitsorganisation, das medizinische Wissen und Handeln und nicht zuletzt das subjektive Krankheitserleben durch die Einführung neuer technischer Verfahren beeinflusst? Untersucht habe ich zwei universitäre Intensivstationen, eine chirurgische und eine internistische. Dort habe ich jeweils über einen Zeitraum von 2 Monaten hinweg teilnehmende Beobachtung sowie verschiedene Experteninterviews und Gruppengespräche mit medizinischem und pflegerischem Personal, mit Patienten, Angehörigen, Technikern, Putzleuten, aber auch mit relevanten Akteuren außerhalb der Intensivstation, wie der Verwaltung, der Pflegedienstleitung und dem Controlling sowie nicht zuletzt mit verschiedenen Anbietern von Medizintechnik, durchgeführt (vgl. Manzei 2007; Manzei und Schmiede 2014).

- **Gliederung**

Beginnen möchte ich im ► Abschn. 11.2 mit einer Klärung der zentralen Begriffe – Standard, Standardisierung, Wissen, Erfahrung und (klinische) Expertise. In diesem Abschnitt werden auch die immanenten Grenzen von Standards aufgezeigt: Durch ihre Eigenschaft, objektiv und allgemeingültig zu sein, sind Standards notwendig abstrakt. Ihre Implementation in die medizinische Praxis erfordert es deshalb immer, die Standards an den jeweiligen Fall und die institutionell-organisatorischen Kontextbedingungen anzupassen, wobei eine bedarfsgerechte und bedürfnisorientierte Anpassung angemessene klinische Expertise voraussetzt. In ► Abschn. 11.3 wird der genuin normative Charakter von Standards veranschaulicht, denn trotz ihres Anspruchs der Neutralität sind Standards im Kern sehr politisch: Sie transportieren immer auch die Weltsicht ihrer Konstrukteure und beeinflussen die Praxis, in der sie eingesetzt werden, weit über ihre eigentliche Regulierungsabsicht hinaus. An einem historischen Beispiel – der Einführung der Patientenakte in den 1930er-Jahren – wird verdeutlicht, wie es durch die inhärenten Normen von Standards zu einer Veränderung der Arbeitsorganisation kommt, die weit über die intendierte Steuerung einzelner Anwendungsbereiche hinausgeht. In ► Abschn. 11.4 wird dann abschließend ein empirischer Blick auf Standardisierungsprozesse in der Medizin geworfen. Hier zeigt sich, dass sich die zunehmende Regulierung aller Arbeits- und Funktionsbereiche für die Anwendung einzelner Standards als Problem erweist: Zum einen führt die Wechselwirkung zwischen verschiedenen Standardisierungsprozessen oftmals zu nicht intendierten, paradoxen Effekten; zum anderen lässt sich zeigen, dass die zweckentfremdete Nutzung medizinischer Standards für ökonomische Zwecke ethische Konflikte beim medizinischen und pflegerischen Personal erzeugt, von denen die Versorgung der Patientinnen und Patienten nicht unberührt bleibt.

11.2 Standards und die Grenzen von Wissen und Erfahrung

11.2.1 Was heißt Standardisierung und was sind Standards?

- **Standardisierung**

Als Standardisierung lässt sich ganz allgemein der Prozess bezeichnen, menschliches Wissen und Handeln zu verallgemeinern und zu normieren oder Werkstoffe, Güter und

4 Die Bedeutung von Erfahrungswissen bei der Anwendung von Technik zu untersuchen, ist eine Fragestellung, die in der Industrie- und Arbeitssoziologie seit den 1980er-Jahren häufig gestellt wurde, zumeist jedoch in anderen, d. h. nichtmedizinischen Bereichen, wie z. B. der hoch technisierten, industriellen Produktion (vgl. Böhle et al. 2001, 2002, 2003; Pfeiffer 2004).

(technische) Prozeduren zu vereinheitlichen. Derart allgemein gefasst lässt sich Standardisierung als historischer Prozess beschreiben, der weit über die Medizin hinausreicht und als eine gesellschaftliche Entwicklung verstanden werden kann, die für die westlich-europäische Moderne typisch ist. In diesem Sinne lässt sich bereits die Vernaturwissenschaftlichung und Technisierung der ärztlichen Praxis seit dem 18. Jahrhundert als ein Prozess der Standardisierung medizinischen Wissens und Handelns begreifen, der sich nur durch die Wechselwirkung mit allgemeinen Umbrüchen in Wissenschaft und Gesellschaft der jeweiligen Zeit ereignen konnte (Manzei 2003; Merl 2011). Zudem führt die Deutung des Körpers aus naturwissenschaftlicher Perspektive zu einer Fokussierung auf die sichtbaren, messbaren und quantifizierbaren Aspekte des menschlichen Leibes, die nur von einem objektiven, geschulten Beobachter (ggf. mit technischer Unterstützung) eindeutig verifiziert werden können. Subjektive Empfindungen des Patienten oder erfahrungsbasierte Vermutungen des Arztes gerieten durch diesen Prozess der Standardisierung in ihrer Geltung als evidentes medizinisches Wissen ebenso in den Hintergrund, wie die sinnliche Wahrnehmung, die in der vormodernen Medizin für die Diagnostik eine hohe Bedeutung hatte (vgl. Böhme 1980; Foucault 1993).[5]

5 Dass die sinnliche Wahrnehmung des Arztes jedoch auch in der hochtechnisierten Medizin des 21. Jahrhunderts ihre Bedeutung besitzt, konnte ich im Rahmen meiner ethnografischen Studie alltäglich beobachten. Zum Beispiel, wenn die erfahrene Chefärztin bei der Visite die Kreislaufsituation eines Patienten zunächst dadurch überprüft, dass sie den Gesamteindruck wahrnimmt, dann fühlt, ob seine Knie warm oder kalt sind und erst danach in die ‚Kurve' schaut. Oder wenn der erfahrene Oberarzt einer Intensivstation, an der ‚Schnappatmung' (ruckartige Bewegung des Thorax) des sedierten und beatmeten Patienten erkennen kann, ob die ‚Lungen gut belüftet sind' (wie es im Jargon heißt) ohne zuvor die Messwerte für die Sauerstoffsättigung zu überprüfen.

▪ Standard

Ziel von Standardisierungsprozessen ist es, auf der Basis ‚allgemein anerkannter' Wissensbestände entscheidungs- und handlungsleitende (bzw. produktions- und produktbezogene) Normen zu erstellen, die als Standards bezeichnet werden. ‚Allgemein anerkannt' heißt hier nicht, dass die Gültigkeit der den Standards zugrunde liegenden Wissensbestände unumstritten ist. Allgemein anerkannt sind gesellschaftliche oder medizinische Wissensbestände vielmehr oftmals erst nach längerfristigen, durchaus konfliktiven, sozialen und politischen Auseinandersetzungen, wie die Diskussionen um die Vernaturwissenschaftlichung und Technisierung der Medizin seit dem 18. Jahrhundert zeigen (vgl. Manzei 2003; Merl 2011) und auch die heutige Debatte um EBM verdeutlicht (vgl. Behrens 2003; Behrens und Langer 2006 sowie ► Kap. 4, 6). Das heißt auch, geltende Normen müssen nicht nur immer gut begründet sein – sie müssen sich auf der Basis guter Gründe auch wieder infrage stellen lassen. Wissen, das unhinterfragte universelle Gültigkeit beansprucht, ist ideologisch. In diesem Sinne ist die diskursive Auseinandersetzung um Standards sinnvoll und notwendig.

Standards können unterschiedliche Verbindlichkeit haben und in Form von Leitlinien, Richtlinien, bindenden Vorschriften, Produktmaßen u. a. m. verfasst werden. Einmal allgemein anerkannt und umgesetzt ermöglichen es Standards zum einen, das Handeln unterschiedlichster Akteure erwartbar und Interaktionen (ob medizinische Therapien oder ökonomische Transaktionen) vorhersehbar und berechenbar zu machen. Zum anderen lassen sich Werkstoffe und Produkte in ihrer Beschaffenheit und Beständigkeit vereinheitlichen und vergleichend bewerten sowie Dienstleistungen in ihren Zielsetzungen und ihrer Durchführung evaluieren. Begreift man Standards in diesem allgemeinen Sinne, wird deutlich, dass unsere moderne Gesellschaft ohne solche Standards nicht funktionieren würde. Diese Bedeutung lässt sich am Beispiel technischer Produkt- und Produktionsstandards veranschaulichen.

- **Beispiel technische Normen**

DIN- (deutsche), EN- (europäische) oder ISO- (internationale) Normen[6] ermöglichen zum einen eine gleichbleibende Qualität, Größe, Form, Zusammensetzung etc. von Werkstoffen und Produkten, sodass man sich in der Produktion und Anwendung bei genormten Produkten darauf verlassen kann, dass bspw. eine Schraube nicht einfach abbricht oder die Hardware eines Computers bei heißen Sommertemperaturen nicht einfach wegschmilzt oder dass man auch nach Jahren noch die gleiche Wandfarbe nachkaufen kann. Zum anderen gewährleisten technische Normen die Kompatibilität von Geräten, Maschinen und technischen Systemen auch unterschiedlicher Hersteller, auch aus unterschiedlichen Ländern. In diesem Sinne sind technische Normen Grundvoraussetzung europäischer und globaler Produktionsbedingungen und weltweiten Handels. Festgelegt werden DIN-, EN- und ISO-Normen von nationalen, europäischen und internationalen Normungsorganisationen, wie bspw. dem Deutschen Institut für Normung oder einem der drei europäischen Komitees für Standardisierung oder einer der drei Internationalen Organisationen für Normierung[7].

- **Beispiel medizintechnische Normen**

Auch in der Medizin sind technische Standards unabdingbar. Basierend auf DIN-, EN- oder ISO-Normen kommen hier spezifisch medizintechnische Standards zum Tragen. Das Luer-Lock-System bspw. ist ein genormtes Verbindungssystem für Schlauchsysteme im medizinischen Bereich. Der Ansatz von Einmalspritzen bspw. muss sowohl mit den Kanülen als auch mit Dreiwegehähnen als auch mit Schlauchsystemen von Infusionen und Infusionspumpen zusammenpassen.[8] Anhand dieses Beispiels wird deutlich, wie unverzichtbar technische Standards (nicht nur) für die medizinische Praxis sind. Der normierende Charakter von Standards erweist sich hier also einerseits als dringend geboten. Andererseits zeigt es sich in der Anwendung, dass der Luer-Lock-Standard technische Verbindungen ermöglicht, die nicht zusammengehören, was für Patienten letztlich lebensbedrohlich sein könnte: Das Luer-Lock-System normiert nicht nur vaskuläre Zugänge, sondern ist auch mit Spinal- oder Periduralkathetern kompatibel. Das heißt, es ist technisch möglich und damit prinzipiell nicht auszuschließen, dass z. B. ein venös zu verabreichendes Medikament fälschlicherweise in den Spinalkanal injiziert werden könnte. Grundsätzlich macht dieses Beispiel deutlich, dass der Einsatz von (in diesem Fall technischen) Standards nicht automatisch Fehler verhindert. Es zeigt sich vielmehr, dass bereits die Anwendung vergleichsweise einfacher und scheinbar unproblematischer Standards von den Anwendern ein hohes Maß an klinischer Expertise erfordert.

11.2.2 Wissen und Erfahrung: Zur Bedeutung klinischer Expertise bei der Anwendung von Standards

Begreift man medizinische Standards in der oben entwickelten Form – als entscheidungs- und handlungsleitende Normen, die allgemeine Gültigkeit beanspruchen und in der Anwendung als verbindlich gelten –, dann liegt es in der Natur der Sache, dass Standards gegenüber der Praxis, auf die sie abzielen, reduktionistisch sind. Denn die Normierung von Wissen als allgemeingültig und objektiv setzt notwendig voraus, von

6 Auch die Norm selbst ist genormt! Nach DIN EN 45020 ist eine Norm: „Ein Dokument, das mit Konsens erstellt und von einer anerkannten Institution angenommen wurde. Das für die allgemeine und wiederkehrende Anwendung Regeln, Leitlinien oder Merkmale für Tätigkeiten oder deren Ergebnisse festlegt" (http://www.14001news.de/Normung/body_normung.html). Vgl. dort auch Normung allgemein.

7 Vgl. bspw. https://www.iso.org/home.html.

8 Gleiches gilt z. B. für Urinkatheter, die mit den entsprechenden Auffangsystemen kompatibel sein müssen oder auch Beatmungsgeräte, die mit den unterschiedlichsten Belüftungsschläuchen zusammenpassen müssen. Kein technisches Verfahren, kein Gerät, kein System würde ohne zugrunde liegende Normen funktionieren.

konkreten Einzelfällen und Anwendungsbedingungen abzusehen. Ohne diese Abstraktion vom Einzelfall, ohne die Pointierung und Zuspitzung auf bestimmte Aspekte einer Fragestellung oder eines Sachverhalts können Standards keine Allgemeingültigkeit erlangen. Standards sind also – sofern sie den Anspruch haben, objektiv zu sein – notwendig abstrakt. Sie können immer nur bestimmte Aspekte eines Sachverhalts fokussieren und müssen andere – bewusst und intendiert – außen vor lassen. Allein aus dieser Grundkonzeption heraus erwächst für die Implementation und den praktischen Einsatz von Standards die Notwendigkeit, sie dem jeweiligen Einzelfall und dem organisatorischen Anwendungskontext anzupassen. Fragt man zudem nach der Qualität bzw. der Art des Wissens, das Standards transportieren können, dann zeigt sich, dass Standards ausschließlich explizites Wissen erfassen können, welches – aufgrund des naturwissenschaftlichen Charakters medizinischen Wissens – oftmals auch noch in Form quantifizierbarer Daten präsentiert wird. Implizites Wissen, wie Intuitionen oder personengebundenes Wissen, kann – ebenso, wie kontextbezogenes, organisatorisches Wissen – von Standards aufgrund ihres allgemeinen Charakters nicht erfasst werden.

Was aber unterscheidet explizites und implizites Wissen genau?[9] Als **explizites** (oder deklaratives) **Wissen** bezeichnet man Kenntnisse, von denen man weiß, dass man sie hat, und die man anderen auch sprachlich mitteilen kann. Der Erwerb von explizitem Wissen erfolgt durch bewusstes, intentionales Lernen, das auch ohne direkten, persönlichen, körperlichen Kontakt zum jeweiligen Gegenstandsbereich erfolgen kann. Explizites Wissen kann also bspw. durch Lehrbücher oder auch in Vorlesungen vermittelt werden und es ist – aufgrund seiner Losgelöstheit vom Entstehungskontext – auch über Zeit und Raum hinweg vermittelbar. Was mit explizitem Wissen gemeint ist, ist uns insofern gut vertraut, als es unserer alltagssprachlich üblichen Definition von Wissen, im Sinne von abrufbaren, explizierbaren Kenntnissen über einen Sachverhalt entspricht (vgl. hierzu und zum Folgenden Loenhoff 2012; Neuweg 2015; Polanyi 1985; Porschen 2008).

Weniger bekannt, aber als Gefühl alltagsweltlich durchaus vertraut ist das, was als **implizites Wissen** oder ‚tacit knowledge' bezeichnet wird. Implizites Wissen wird oftmals auch als Fingerspitzengefühl, Intuition oder Gespür beschrieben, das größtenteils unbewusst bleibt und sich nur bedingt sprachlich kommunizieren bzw. explizieren lässt. Es wird individuell im praktischen Handlungsvollzug, also bspw. bei der Bewältigung von Arbeitsaufgaben, erworben. Es ist insofern personengebunden und muss über einen längeren Zeitraum hinweg praktisch erlernt werden. Sowohl biografische als auch leibliche Erfahrungen der Person spielen also beim Erwerb von implizitem Wissen eine bedeutsame Rolle. Diese Leibbindung impliziten Wissens führt auch dazu, dass in der Literatur kontrovers diskutiert wird, ob es sich hier überhaupt um ein Wissen und nicht vielmehr um eine praktische Fähigkeit bzw. ein praktisches Können handelt.[10] Umstritten ist auch, ob es überhaupt sinnvoll ist, zwischen zwei Wissensmodi (implizit/explizit) zu unterscheiden, da sich die einzelnen Modi im praktischen Handlungsvollzug nicht separat ausweisen lassen. Wie das folgende Beispiel des

9 Je nach Theorietradition wird neben der Differenz zwischen „implizitem und explizitem Wissen" (Michael Polanyi) auch unterschieden zwischen „knowing how" und „knowing that" (Gilbert Ryle), und zwischen „konjunktivem und kommunikativen Erkennen" (Karl Mannheim) (vgl. Schützeichel 2012, S. 108).

10 Diese Kontroverse gründet in der traditionellen Annahme westlicher Geistesgeschichte, dass es sich bei Wissen grundsätzlich um ein geistiges, heute würde man sagen, mentales oder kognitives Vermögen handele, das von körperlichen Empfindungen und Gefühlen abzugrenzen sei. Anhänger dieser Position würden ‚tacit knowledge' mit den hier beschrieben Merkmalen nicht als Wissen, sondern als praktisches Können bezeichnen. Tatsächlich grenzen sich unterschiedliche Zugänge in der Wissensforschung aufgrund dieser Kontroverse voneinander ab, wie bspw. die kognitive Psychologie und die erziehungswissenschaftliche Wissensforschung (vgl. Neuweg 2015 und Gruber und Ziegler 1996b).

Anlegens eines zentralen Venenkatheters (ZVK) zeigt, erscheint es gleichwohl sinnvoll, zumindest analytisch an der Differenz zwischen explizitem und implizitem Wissen festzuhalten.

Beispiel Auf der internistischen Intensivstation soll spät am Abend bei einem älteren, adipösen, männlichen, sedierten Patienten ein ZVK gelegt werden. Anwesend sind der PJler (Arzt im praktischen Jahr am Ende des Medizinstudiums), der seit 3 Wochen auf der Station ist, und der langjährige, erfahrene Stationsarzt, der dem PJler erklärt, was er beim ZVK-Legen beachten muss. Nach der Hautdesinfektion und dem Abdecken des Arbeitsfeldes versucht der PJler mit einer Einführnadel die Vena subclavia zu punktieren, trifft sie aber nicht. Der Stationsarzt sieht eine Weile zu und sagt dann: „Du musst mehr nach ventral …" Der PJler versucht es erneut und sticht wieder daneben. Der Stationsarzt sagt: „Nein, steiler …", und der PJler versucht es ein weiteres Mal vergeblich. Schließlich fasst der Stationsarzt die Hand des PJlers, die die Nadel hält, mit seinen Händen und führt sie in die richtige Richtung. Der PJler sagt: „Ah, jetzt …", als er spürt, wie er die Venenwand durchsticht, und Blut aspirieren kann.

Das Beispiel macht deutlich, dass das umfangreiche Lehrbuchwissen, das der PJler mitbringt, nicht ausreicht, um die Vene zu punktieren. Um zu wissen, wo genau die Vena subclavia bei diesem Patienten unter der Clavicula liegt, muss er nicht nur sein an einem standardisierten Patientenkörper erworbenes Anatomiewissen auf diesen schwer adipösen Patienten übertragen. Er müsste zudem auch das Gefühl kennen, das entsteht, wenn man eine Venenwand punktiert. Beides versucht der Stationsarzt zunächst (auch in der längeren Erläuterung vorab), verbal zu vermitteln. Als dies nicht gelingt, entscheidet er sich spontan und unbewusst, dem PJler körperlich (indem er dessen Hand führt) zu zeigen, in welche Richtung und mit welchem Druck er zustechen muss. Bis der PJler dieses Gefühl ‚kennt' – und auch in Variation an unterschiedlichsten Patientenkörpern wiedererkennt –, wird er den Vorgang noch häufig üben müssen. Mit anderen Worten: „Der Akt der Erkenntnis [in diesem Fall das Gefühl, die Vene zu treffen] ist im Wesentlichen unausdrückbar" (Katenkamp 2011, S. 447), er kann nicht sprachlich, sondern nur körperlich vermittelt und eigenleiblich erfahren werden.

Dass implizites Wissen nur bedingt sprachlich explizierbar ist, ist jedoch nicht nur Resultat der Leibgebundenheit, sondern basiert auch auf einer spezifischen Struktur des impliziten Wissens, der sog. **From-to-Struktur** (Katenkamp 2011; Loenhoff 2012; Neuweg 2015; Polanyi 1985): Während explizites Wissen, z. B. Lehrbuchwissen, von Details ausgeht und diese zu einem Ganzen zusammenfügt, verfährt das implizite Wissen umgekehrt. Es geht vom Bild des Ganzen (dem Gestalteindruck der Gesamtsituation) aus und vergleicht den wahrgenommenen Eindruck mit ähnlichen Fällen in der Erfahrung. Diese Integration vom Ganzen erfordert eine multiple sinnliche und kognitive Wahrnehmung, die eine qualitativ andere Struktur des Wissens begründet. Durch diese integrative Struktur ist implizites Wissen kontext- und situationssensibel. Der Vergleich mit ähnlichen Fällen vollzieht sich gerade nicht abstrakt, sondern bezieht die Abweichungen mit ein, die sich z. B. durch die Interaktion mit anderen Akteuren ergeben. Aufgrund dieser spezifischen Struktur (also der Integration vom Ganzen her) weist implizites Wissen gegenüber explizitem Wissen den Vorteil auf, insbesondere in Krisensituationen oder unübersichtlichen Situationen und bei Störungen schneller wirksam zu werden als explizites Wissen, das erst über das Sammeln von Details zur Erkenntnis der Gesamtsituation gelangt. Implizites Wissen ist also überall dort hilfreich, wo Entscheidungsaufgaben nicht allein durch Routinen und Regeln bewältigt werden können, sondern wo Abweichungen fallbezogen erforderlich sind.[11]

Für die bedarfsgerechte und bedürfnisorientierte Anwendung von Standards in der Medizin bedarf es nun eines **Erfahrungswissens**,

11 Vgl. zur Bedeutung und Vermittlung von Erfahrungswissen in Organisationen Katenkamp (2011) sowie Porschen (2008).

das beide Wissensmodi – implizites und explizites Wissen – integriert. Dieses Wissen wird in der Medizin gemeinhin als **klinische Expertise** bezeichnet. Insofern stellt sich die Frage, wieviel Erfahrung und welcher Kompetenzen bedarf es, um überhaupt von klinischer Expertise sprechen zu können? Zu diesen Fragen hat sich in den letzten 20 Jahren der Forschungsbereich der Expertiseforschung etabliert. Von unterschiedlichen Fächern wird hier das Verhältnis von Wissen, Erfahrung und Intuition interdisziplinär untersucht: Zum Beispiel in der Psychologie unter der Frage, wie Expertise entsteht (vgl. Gruber und Ziegler 1996b), in der Pädagogik unter lerntheoretischen Gesichtspunkten (vgl. Neuweg 2015), in der Arbeits- und Organisationssoziologie hinsichtlich der Frage, wie Wissen ausgetauscht und institutionalisiert werden kann (vgl. Porschen 2008) und nicht zuletzt wird in der sozialwissenschaftlichen Gesundheitsforschung ein breites Spektrum zu Fragen untersucht, die vom Thema Wissensmanagement bis zu Fragen der (nicht nur ärztlichen) Professionalisierung reichen (Merl 2011).

Zur Frage, was einen Experten als solchen auszeichnet, sind sich die verschiedenen Disziplinen einig, dass es eine einheitliche, griffige Definition nicht gibt. Eine verhältnismäßig breit akzeptierte Definition führt an, dass ein **Experte** eine Person sei, die „in einer Domäne dauerhaft (also nicht zufällig und singulär) herausragende Leistungen erbringt. Üblicherweise wird dem Experten der Novize gegenübergestellt, also eine Person, die noch neu auf dem Gebiet ist und deshalb keine einschlägigen Erfahrungen sammeln konnte" (Gruber und Ziegler 1996a, S. 8). Wissen und Erfahrung spielen in der Expertise eine zentrale Rolle:

> » Unter den Kriterien von Expertise befinden sich daher: (1) große Wissensbasis, (2) reichhaltige Erfahrung im Umgang mit domänenspezifischen Anforderungen, (3) überdurchschnittlicher Erfolg beim Erkennen und Bearbeiten von Problemen, (4) metakognitive Kontrolle über Handlungen, (5) Effizienz, Fehlerfreiheit und große Genauigkeit der Handlungen, (6) hohe Flexibilität gegenüber neuen Problemsituationen. (Gruber und Mandl 1996, S. 19)

Als **Erfahrung** wird dabei ein Erkenntnisgewinn bzw. ein Wissenserwerb verstanden, der in tätiger Auseinandersetzung mit der Praxis geschieht und der sich nicht bloß zufällig ereignet (vgl. Erpenbeck 2010, S. 17). Dem Wissenserwerb durch Erfahrung ist also eigen, dass er sich nicht durch die kognitive Aneignung eines Wissensbestandes (wie bspw. das Lesen eines Lehrbuches) vollzieht, sondern durch wiederholte, tätige Auseinandersetzung mit einem spezifischen Bereich der Wirklichkeit. Faktisch kann das auch ein Bereich sein, in dem wenig körperliche Praxis vonnöten ist, wie bspw. beim Schachspielen. Doch selbst bei dieser ‚denkenden Tätigkeit' zeichnet sich Expertise durch eine Form von Erfahrung aus, die neben dem expliziten Wissen der Intuition und des tätigen Übens bedarf (vgl. Gruber und Ziegler 1996a). Schach muss man tatsächlich spielen, um es zu lernen; es reicht nicht, lediglich über das Spiel nachzudenken. Anders als die Expertise des versierten Schachspielers ist klinische Expertise weit mehr und sehr grundsätzlich durch sinnliche Erfahrung und die praktisch-körperliche Vermittlung von explizitem und implizitem Wissen gekennzeichnet.

11.3 Standardisierung und der Wandel der Medizin

Neben den immanenten Grenzen, die die Konstitutionsbedingungen von Standards sowie der reduktionistische Charakter naturwissenschaftlichen medizinischen Wissens mit sich bringen, sind Standards immer auch geprägt durch die politische und normative Weltsicht ihrer Konstrukteure. Das heißt, sie wirken sich auch jenseits ihrer eigentlichen Steuerungsabsicht normierend auf die Praxis aus, in der sie angewendet werden. Wie das geschieht, möchte ich anhand eines sehr frühen Beispiels medizinischer Standardisierung verdeutlichen: der Standardisierung der Patientenakte.

11.3.1 Ein frühes Beispiel: Wie die Standardisierung der Patientenakte die Medizin verändert hat

Als eine erste wirkmächtige Standardisierung der medizinischen Praxis ist die Einführung der Patientenakte zu nennen, wie Timmermans und Berg (2003, S. 30ff.) in ihrer Studie ausführen. Angesichts der Bedeutung, die die Patientendokumentation heute in der Medizin hat, erscheint es nahezu unglaublich, dass es am Ende des 19. Jahrhunderts noch völlig unüblich war, den Krankheitsverlauf eines einzelnen Patienten zu dokumentieren oder diagnostische und therapeutische Maßnahmen zu vereinheitlichen. Die Ärzte verfassten zwar kurze, notizartige Fallgeschichten über einzelne Patienten, die sie jedoch nur persönlich und auch weniger zu therapeutischen als zu Forschungszwecken nutzten. Erst mit der Ausdifferenzierung der Krankenhäuser in einzelne Fachabteilungen sowie der zunehmenden, regelmäßigen Anwendung technisierter Diagnoseverfahren, wie Röntgen- oder Laboruntersuchungen, entstand eine erste Form der Patientenakte. Die organisatorische und technologische Veränderung der Krankenhausmedizin führte dazu, dass Patienten nun nicht mehr, wie Ende des 19. Jahrhunderts noch, nahezu ausschließlich in ihrem Zimmer blieben und dort vom Arzt aufgesucht wurden, sondern Untersuchungen durch mehrere Mediziner und in anderen Abteilungen unterzogen wurden. Durch diese Entwicklung wurde es notwendig, Informationen über den Patienten möglichst nach gleichem Muster zu dokumentieren und in komprimierter Form an das medizinische Fachpersonal weiterzugeben. Die so entstandene standardisierte Patientenakte legte in der Folge den Schwerpunkt der Dokumentation auf medizinisch-naturwissenschaftliche Informationen über den Patienten, wie Puls, Blutdruck (RR), Temperatur, Medikation usw., weil diese für die medizinisch-technischen Untersuchungsverfahren besonders relevant waren.

Mit der Einführung dieser zunächst noch einfachen Patientenakte in Papierform (der sog. Kurve) waren gleichwohl schon weitreichende Umstrukturierungen der medizinischen Praxis verbunden. Zum einen veränderte sich die Arbeitsorganisation im Krankenhaus: Ähnlich wie Ende des 20. Jahrhunderts bei der Einführung der elektronischen Patientenakte (EPA) weigerten sich die meisten Ärzte, die für die Patientenakte notwendige, akribische Erhebung und Dokumentation der Daten durchzuführen (vgl. Manzei und Schmiede 2014; Timmermans und Berg 2003, S. 30ff.; Wagner 2006). Diese Tätigkeit wurde vielmehr – in einem durchaus konflikthaften Prozess – dem Pflegepersonal angetragen, wodurch sich die Rolle der Pflege als Zuarbeit für die Ärzte noch mehr verfestigte. Zum andern wurde das dokumentierte Wissen über den Patienten auf ganz bestimmte, zumeist medizinisch-naturwissenschaftliche Daten zugeschnitten und standardisiert. Selbst dort, wo die Daten nicht quantitativer Natur waren, wie bspw. in der ärztlichen Anamnese, entwickelte sich eine medizinische Fachsprache, die nicht nur für Laien unverständlich war. Sie ordnete vielmehr die Informationen über den Patienten nach vorab festgelegten Kriterien, indem bestimmte (medizinische, naturwissenschaftlich-technische) Informationen aufgenommen und andere (wie subjektive Deutungen des Patienten) als weniger wichtig erachtet und nicht erhoben wurden. Das heißt, als Folge dieser Selektion wurde das Arzt-Patient-Verhältnis auf eine bestimmte Professionalität und Hierarchie festgelegt: Welche Informationen über den Patienten als wichtig erachtet und dokumentiert werden sollen, bewertet und entscheidet seither der Arzt bzw. die Ärztin.

Hier zeigt sich, dass bereits die standarisierte Patientenakte in Papierform weitreichende Konsequenzen für das medizinische Wissen und die ärztliche Praxis hat. Wie das Beispiel der ‚Papierkurve' zeigt, bilden Standards die Wirklichkeit, die sie darstellen sollen, keineswegs objektiv ab. Standards „reflektieren vielmehr die Perspektiven und Werte derjenigen Personen und Institutionen, die sie definieren. […] Sie schreiben bestimmte Sichtweisen fest und schließen andere, möglicherweise konkurrierende aus"

(Wagner 2006, S. 189). In diesem Sinne sind sie nicht neutral, sondern eminent politisch:

> Standards are inherently political because their construction and application transform the practices in which they become embedded. They change positions of actors: altering relations of accountability, emphasizing or deemphasizing pre-existing hierarchies, changing expectations of patients. (Timmermanns und Berg 2003, S. 22).[12]

11.3.2 Auswirkungen gesellschaftlichen Wandels auf die Medizin

Mit dem tiefgreifenden technologischen und gesundheitspolitischen Wandel, den die Medizin und das Gesundheitswesen seit Ende des 20. Jahrhunderts erfährt, gewinnt die Standardisierung medizinischen Wissens noch einmal eine neue Qualität. Infolge des nun fast 40 Jahre andauernden Gesundheitsreformprozesses unterliegen die Krankenhäuser in Deutschland einem tiefgreifenden Wandlungsprozess. Konzepte moderner Unternehmensführung, wie EDV-gestütztes Controlling, Outsourcing ganzer Arbeitsbereiche, wie Physiotherapie, Wäscheservice, technische Dienste usw., die Zentralisierung von wichtigen Betriebsfunktionen, bis hin zur Privatisierung ganzer Kliniken restrukturieren die Krankenhausorganisation tiefgreifend (vgl. Gerlinger 2014; Manzei und Schmiede 2014). Für diesen Prozess der Ökonomisierung (► Kap. 8) spielt insbesondere die Implementation von Informations- und Kommunikationstechnologien eine zentrale Rolle. Ohne die Nutzung von Computern ist medizinische und pflegerische Versorgung (nicht nur) im stationären Sektor heute schon allein deshalb nicht mehr denkbar, weil die externe Infrastruktur des Krankenhauses, von anderen Leistungsanbietern bis zu den verschiedenen Kostenträgern, auf der Basis digitaler Management- und Abrechnungssysteme arbeitet (vgl. Herbig und Büssing 2006). Die Nutzung von DRGs wäre bspw. ohne digitale Dokumentation und vernetzte Computersysteme nicht möglich. (Vgl. zur Wechselwirkung von Ökonomisierungs- und Digitalisierungsprozessen bei der Anwendung von Standards ► Abschn. 11.5.)

Hinzu kommen gesamtgesellschaftliche sowie innermedizinische Entwicklungen, die mit der Ökonomisierung und Digitalisierung der Medizin in Wechselwirkung treten und von der Medizin (und auch der Pflege) weitreichende Anpassungsprozesse erfordern. Zum Beispiel führen demografische Veränderungen innerhalb westlicher Gesellschaften (veränderte Altersstruktur) wie auch die zunehmende Individualisierung familiärer Strukturen einerseits, aber auch globale Wanderungsprozesse andererseits zu einer widersprüchlichen „epidemiologischen Transition“ (Hurrelmann und Richter 2013, S. 22): Auf der einen Seite nehmen altersbedingte, chronische Erkrankungen weiterhin zu, während gleichzeitig die Versorgung älterer Patienten immer weniger gewährleistet ist. Auf der anderen Seite wird das Gesundheitswesen durch Zuwanderung aus anderen Gesellschaften und Kulturen mit neuen (oder im Gesundheitssystem nicht mehr bekannten) Krankheitserregern sowie einem alternativen Gesundheitsverhalten und -verständnis konfrontiert. Beide gegenläufigen Entwicklungen fordern vom Gesundheitssystem weitreichende Anpassungs- und Lernprozesse (vgl. Rosenbrock und

12 Im deutschsprachigen Raum ist dieser politische Charakter von Standards bisher kaum untersucht worden. Anders hingegen in den englischsprachigen Science and Technology Studies (STS), wo die Problematik von Standardisierungsprozessen seit Langem erforscht wird (vgl. u. a. Berg und Toussaint 2003; Bowker und Star 1996, 2000; Heath und Luff 1996; Timmermanns und Berg 2003; Suchmann 1993). Eine Ausnahme im deutschsprachigen Raum bilden hier die Studien der österreichischen Wissenschafts- und Technikforscherin Ina Wagner, deren Arbeiten jedoch ebenfalls eher im Bereich der STS anzusiedeln sind (vgl. Wagner 1991), sowie die aus den 1980er-Jahren stammenden Untersuchungen des Berliner Wissenschafts- und Technikforschers Gerald Wagner (vgl. Rammert et al. 1998; Wagner 1998).

Gerlinger 2014). Aber auch Verschiebungen der Professionsstruktur verändern das Gesundheitswesen sukzessive von innen heraus: Zu nennen wären hier sowohl die Abnahme ärztlicher Versorgung in ländlichen Regionen und die damit verbundene Überversorgung in Ballungszentren als auch die Professionalisierungsbestrebungen und die Akademisierung der Pflege (und anderer Gesundheitsberufe) bei gleichzeitig zu beobachtenden Deprofessionalisierungseffekten in der Medizin (vgl. Krampe 2016; Vogd 2002, 2004; ► Kap. 2, 4, 6).

Die hier skizzierten Wandlungsprozesse – Ökonomisierung, Digitalisierung, Individualisierung, demografische und kulturelle Veränderungen, Deprofessionalisierung und Akademisierung (um nur einige zu nennen) – treten im medizinischen Alltag in Wechselwirkung zueinander und erzeugen unvorhersehbare Effekte. Von den professionellen Akteuren im Gesundheitssystem erfordert die Bewältigung dieser Komplexität sowohl fundierte Kenntnisse über strukturelle, medizinische und organisatorische Zusammenhänge wie auch ein hohes Maß an situativer Reflexion, Kritik und Anpassungsbereitschaft. In diesem Sinne sind die beschriebenen Wandlungsprozesse auch für die bedarfsgerechte und bedürfnisorientierte Nutzung medizinischer Standards von grundlegender Bedeutung. Sie stellen die administrativen, organisatorischen und technischen Rahmenbedingungen für die Implementation von medizinischen Standards und Richtlinien dar: Bestimmte Anwendungen von Normen und Standards werden ermöglicht, andere erschwert; bestimmte Formen der Steuerung medizinischer Entscheidungen erfüllen ihren Zweck, andere werden unter den jeweiligen Bedingungen möglicherweise in ihr Gegenteil verkehrt.

11.4 Standards und Standardisierungsprozesse im medizinischen Alltag

Reflektiert man diese vielfältigen, miteinander in Wechselwirkung stehenden gesellschaftlichen, politischen und innermedizinischen Veränderungsprozesse im Gesundheitswesen, erscheinen objektive und neutrale Standards umso dringlicher, um die Qualität medizinischer und pflegerischer Versorgung zu sichern. Entsprechend hat auch die Standardisierung medizinischen und pflegerischen Wissens seit Ende des 20. Jahrhunderts eine enorme Steigerung erfahren, sodass die stationäre wie auch die ambulante Versorgung heute durch eine Fülle von Standards und Leitlinien geprägt ist. Standards, die in diesem Zusammenhang eine zentrale Rolle spielen, sind bspw. die oben schon angesprochenen nachweisbasierten, medizinischen und pflegerischen **Versorgungsleitlinien** (EBM, Evidence-based Public Health [EbPH], Evidence-based Nursing [EbN]). Ihr Ziel ist es, patientenbezogene medizinische und pflegerische Entscheidungen auf der Basis empirisch nachgewiesener Wirksamkeit zu ermöglichen. Mittels verschiedener Methoden und Verfahren der Sekundäranalyse von klinischen Studien (Expertengutachten, Fallberichten etc.) intendiert EBM die Vergleichbarkeit, Kompatibilität, Übertragbarkeit und Objektivität medizinischen Wissens.[13]

Zudem wurden verschiedene **Klassifikationssysteme** entwickelt, die die medizinische und pflegerische Entscheidungsfindung unterstützen sollen. Medical Scoring Systems bspw. sind für die Messung der Morbidität (also des Schweregrads einer Erkrankung) entwickelt worden. Entstanden sind die ersten Punktwertsysteme bereits in den 1970er-Jahren mit der Absicht, die ärztliche Entscheidungsfindung hinsichtlich einer Fortführung der Therapie zu unterstützen. In diesem Sinne funktionieren sie

13 Erhoben und bereitgestellt werden diese Analysen von der Cochrane Gesellschaft, einem weltweiten Netzwerk von Wissenschaftlern und Wissenschaftlerinnen sowie anderen Professionen aus Medizin und Gesundheitswesen (vgl. www.cochrane.org). Ihrem Selbstverständnis nach arbeitet die Cochrane Gesellschaft ohne kommerzielle Sponsorengelder und begreift sich daher als frei von industriellen und wirtschaftlichen Interessenskonflikten (vgl. Behrens 2003; Fischer und Bartens 1999; Vogd 2002, 2004).

quasi als Vorformen bzw. Teile von Expertenunterstützungssystemen (vgl. Wagner 1998). Punktwertsysteme, die auf Intensivstationen typischerweise verwendet werden, sind z. B. der APACHE-Score, der TISS-28-Score, der SAPS-Score, die Glasgow Coma Scale und andere (vgl. Kersting und Kellnhausen 1991; Neander 2005; Rotondo 1997). Erstellt werden Scores, indem einmal in 24 Stunden medizinische Daten, wie Laborwerte, Beatmungsparameter, Flüssigkeitsbilanz usw., sowie die Vitalzeichen des Patienten vom pflegerischen oder ärztlichen Personal erhoben und mit Hilfe einer bestimmten Software zu einem Punktwert addiert werden. Erklärtes Ziel dieser Quantifizierung ist auch hier die Sicherstellung einer gleichbleibenden hohen Behandlungsqualität im Rahmen des Qualitätsmanagements. Die medizinische und pflegerische Praxis soll vereinheitlicht und objektiviert und eine Vergleichbarkeit der Patientendaten hergestellt werden. Ob die Anwendung dieser Standards jedoch tatsächlich zur Qualitätssicherung der Versorgung beiträgt, entscheidet sich letztlich in der medizinischen Alltagspraxis, die nicht nur durch die oben beschriebenen Wandlungsprozesse geprägt wird, sondern auch durch die Wechselwirkung der medizinischen Standards mit anderen, d. h. technischen, organisatorischen und ökonomischen Standardisierungsprozessen – wie im Folgenden an drei Beispielen gezeigt werden soll.

11.4.1 Standardisierung durch digitale Vernetzung

Als eine hoch komplexe und für das medizinische Wissen sowie die ärztliche Praxis hochgradig bedeutsame Form der technischen Standardisierung ist die digitale Vernetzung des Gesundheitssystems selbst anzusehen. Digitale, vernetzte Technologien, wie die EPA in Verbindung mit Patientendatenmanagementsystemen (PDMS), medizinischen Informationssystemen und Verwaltungs- und Abrechnungssystemen, verbinden alle organisatorischen Bereiche des Krankenhauses, vom Management und Controlling bis hin zur Arbeitsorganisation und Personalplanung der Stationen, und haben weitreichenden Einfluss auf alle medizinischen Entscheidungen (vgl. Manzei 2014; Wagner 1991a, b; Wagner 1998). Eine zentrale Rolle spielt in diesem Zusammenhang die Umstellung der Patientenakte von der Papierform auf digitale Datenverarbeitung, die seit einigen Jahren (nicht nur) in Deutschland vorangetrieben wird und die sich in der Intensivmedizin und in vielen anderen Bereichen im stationären Sektor bereits vollzogen hat (vgl. Berg 1992, 1997, 2001; Berg und Toussaint 2003; Timmermans und Berg 2003; Wagner 2006).

In den Zwei- bis Vierbettzimmern der untersuchten Intensivstationen stand bereits 2006 für jeden Patienten ein Computerterminal, an dem auf die EPA zugegriffen werden kann. Ebenso befanden sich im zentralen Dienstzimmer der Station, der sog. Kanzel, sowie in allen Funktionsräumen, den Arztzimmern, dem Notfall- und Aufnahmezimmer (dem sog. Rea-Raum) weitere, miteinander vernetzte Computerterminals, von denen aus das medizinische und pflegerische Personal je nach Zugangsberechtigung Patientendaten unterschiedlich verwalten kann. Das heißt, durch diese **digitale Vernetzung** kann die Patientenakte nun von allen Arbeitszimmern aus eingesehen und bearbeitet werden. Darüber hinaus können an diesen Terminals nicht nur Patientendaten verwaltet werden, sondern auch alle arbeitsorganisatorischen Tätigkeiten ausgeführt werden, wie Bestellungen aufzugeben oder diagnostische und therapeutische Maßnahmen, wie Labor, Röntgen oder Operationen, anzuordnen usw.[14]

---

14 Die hierfür verwendete Software wird Patientendatenmanagementsystem (PDMS) genannt (vgl. Bencic et al. 2004). Um sowohl Patientendaten verwalten als auch Bestellungen in anderen Abteilungen aufgeben zu können, muss die Patientenakte mit allen anderen Programmen kompatibel sein, die im klinischen Management verwendet werden. Diese Programme werden als Krankenhausmanagementinformationssystem bezeichnet und bestehen zum einen aus klinischen Informationssystemen (wie Programmen zur Bestellung und Verwaltung, Programmen zur Personalplanung, OP-Software u. a.) und zum anderen aus Krankenhausverwaltungs-, Abrechnungs- und Leistungserfassungsprogrammen (der sog. ERP-Software, wie ‚SAP R/3', ‚Oracle' u. a.).

Neben diesem Computernetzwerk befinden sich an jedem Patientenbett – ebenso, wie in der ‚Kanzel', den Arztzimmern und dem ‚Rea-Raum' – miteinander vernetzte Überwachungsterminals. Sie dienen dem ‚Monitoring', der Überwachung der Vitalzeichen des Patienten, wie Puls, Blutdruck, Temperatur usw. Das **Monitoringsystem** ist über Datenkabel, die spezifische Messinstrumente enthalten, am Patienten ‚angeschlossen', wie es im Fachjargon heißt, misst dessen Vitalzeichen, bildet sie in Form grafischer oder numerischer Darstellungen ab und gibt Alarm, wenn ein zuvor festgelegter Grenzwert überschritten wird. Auch für dieses Überwachungssystem gilt: Alle Messungen sowie sämtliche Alarme und Alarmgrenzen jedes Patienten können auf alle anderen Monitore auf der Station übertragen und dort eingesehen, verändert und ausgestellt werden.

An den Monitoringterminals, die direkt neben dem Patientenbett angebracht und mit dem Patienten verbunden sind (sog. Bed-Side-Monitoren) befinden sich ‚Schnittstellen' in Form kleiner, kastenförmiger Einschübe zu (fast allen) anderen, ebenfalls am Patienten ‚angeschlossenen' Geräten, wie Beatmungs- oder Dialysegeräten, deren Funktionsdaten ebenfalls aufgenommen und dargestellt werden. Wenn also bspw. ein Beatmungsgerät dem Patienten nicht den nötigen Sauerstoffgehalt verabreicht, gibt das Überwachungssystem Alarm. Über diese ‚Schnittstellen' ist das Monitoring auch mit der EPA verbunden: Zum einen können nun die Patientendaten (Vitalzeichen) ebenso wie die technischen Messungen an den ‚Schnittstellen' in digitale Daten umgerechnet und direkt an die EPA weitergeschickt werden, zum anderen sind nun beide, sowohl die Patientenüberwachung als auch die Patientenakte, mit dem Krankenhausmanagementinformationssystem (MIS) vernetzt (◘ Abb. 11.1).

Das Besondere – und für die bedarfs- und bedürfnisgerechte Nutzung von Standards Schwierige – dieses Digitalisierungsprozesses liegt nun in der informationstechnologischen Vernetzung der Patientenakte mit der elektronischen Patientenüberwachung und dem Patientenkörper sowie dem klinischen und dem betriebswirtschaftlichen Managementsystem. Über diese digitale Vernetzung wird der bislang medizinisch wie sozial eher geschlossene Raum der Intensivmedizin für gesellschaftliche und organisatorische Anforderungen von außen geöffnet und transparent gemacht. Auf diesem Weg gelangen gesundheitspolitische Anforderungen und betriebswirtschaftliche Steuerungsverfahren direkt an

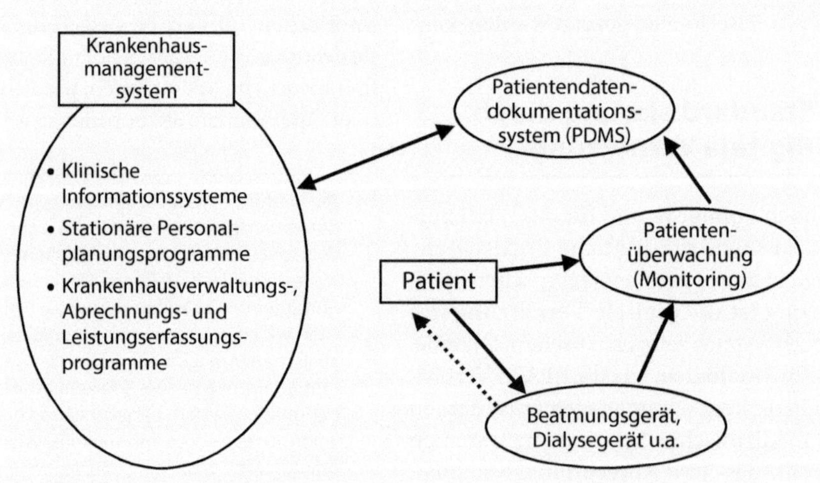

◘ **Abb. 11.1** Datenfluss im digitalen Netzwerk der Intensivstation. (Aus Manzei 2011, S. 211; mit freundlicher Genehmigung von Springer VS)

das Patientenbett und restrukturieren das Entscheidungsverhalten der Ärzte und Pflegenden grundlegend.

Ökonomische und medizinische Standards, wie Mess- und Kontrollverfahren des Accounting (Kennzahlen), Abrechnungs- und Leistungsstandards wie DRGs, oder auch medizinische Klassifikationssysteme, wie Scoring-Systems und internationale Standards der EBM, werden so auf digitalem Wege von außen in die Intensivmedizin hereingetragen (vgl. ausführlich ► Abschn. 11.4.2). Darüber hinaus ermöglicht das digitale Netzwerk eine direkte Kontrolle des Entscheidungsverhaltens sowie der Tätigkeiten des Personals auf der Station durch medizinische und administrative Vorgesetzte: Anhand der individuellen Zugangsberechtigungen des Personals (Passwort und Benutzername) kann nämlich von den Vorgesetzten jede Eintragung und jede Korrektur zeitlich und personell nachgewiesen werden. Wann, von wem, welche Maßnahme angeordnet, durchgeführt, abgesetzt oder auch unterlassen wurde, lässt sich digital nachvollziehen und im Nachhinein mit den automatisch erhobenen Daten abgleichen. Auf diese Weise lässt sich direkt und personenbezogen kontrollieren, ob die medizinischen Standards und ökonomischen Anforderungen auch eingehalten werden. Ob die Anpassung des Standards oder der Richtlinie situativ notwendig war, lässt sich dabei jedoch nicht erkennen.

Ein arbeitsorganisatorischer Effekt der digitalen Vernetzung, der demgegenüber positiv hervorzuheben ist, betrifft den Zugriff auf und die Verarbeitung von Wissen. Die digitale Vernetzung erlaubt die systematische Suche nach aktuellen medizinischen Studien durch den direkten Zugriff auf das Internet: Mussten Ärzte früher den State of the Art einer Behandlung in (oft veralteten) Lehrbüchern nachschlagen, so können sie heute direkt am Patientenbett die aktuellsten Studien der EBM oder internationale Klassifikationen von Krankheitsbildern nachschlagen sowie medizinische Scores abfragen und mit anderen Krankenhäusern vergleichen (vgl. Haas 2005). Andererseits ist die Pflege der digitalen Patientenakte enorm zeitaufwendig und erfordert von den medizinischen und pflegerischen Akteuren auf der Station eine erhöhte Nachweispflicht (vgl. Rosenbrock und Gerlinger 2014, S. 243ff.; Büssing und Glaser 2003; ► Kap. 7). In der stationären Alltagspraxis ist damit trotz vereinfachter Erfassung durch die EPA ein enorm gestiegener Dokumentationsaufwand verbunden, der unter den gegebenen personellen Bedingungen keineswegs zu einer verbesserten Versorgungsqualität führt (vgl. Manzei und Schmiede 2014; Schrems 2005; Vogd 2002, 2004).

11.4.2 Strategisches Krankenhausmanagement: Steuerung durch harte und weiche Kennzahlen

Neben technischen und medizinischen Standards wird der medizinische Alltag heute auch durch eine Fülle von betriebswirtschaftlichen Kennzahlen reguliert, die im Zuge der Ökonomisierung eingeführt wurden. Ein Ziel der reformpolitischen Maßnahmen im Gesundheitswesen war und ist es, auch im stationären Sektor Marktmechanismen einzuführen und Krankenhäuser als gewinnorientierte Unternehmen wirtschaften zu lassen (Ökonomisierung; ► Kap. 8). Erreicht werden soll dieses Ziel mit Hilfe der Einführung neuer betriebswirtschaftlicher Steuerungsmechanismen, die seit den 1990er-Jahren sukzessive im klinischen Alltag eingesetzt und als **New Management Accounting** bezeichnet werden. Accounting heißt übersetzt: Rechnungswesen (im Deutschen hat sich hierfür der Ausdruck Controlling eingebürgert); es „umfasst all jene Aktivitäten der Identifizierung, Sammlung, Ordnung, Aufzeichnung, Auswertung und Kommunikation von Daten, die für die Koordination, Steuerung und Kontrolle (ökonomischer) Aktivitäten benötigt werden" (Vormbusch 2004, S. 33). Ziel der neuen Steuerungsformen ist es, auch innerhalb von Unternehmen resp. Kliniken (und nicht nur zwischen diesen) Marktmechanismen wie Konkurrenz und Wettbewerb zu etablieren: Patienten sollen zu Kunden und medizinische und pflegerische

Akteure sowie ganze Stationen zu Konkurrenten werden, die sich wechselseitig an ihren Ausgaben und Gewinnen messen lassen müssen (vgl. Gerlinger 2014; Manzei und Schmiede 2014).

Gesteuert werden soll das Verhalten der Akteure durch die Erhebung von **Kennzahlen**, auch Indikatoren genannt. Mit Hilfe der Kennzahlen wird versucht, die konkreten Arbeits- und Leistungsbedingungen eines Betriebs oder einer Abteilung (im stationären Sektor also einer Klinik oder einer Station) exakt zu erfassen, abzubilden und vergleichbar zu machen. Verfahren, in denen Kennzahlen eine solche steuernde Rolle spielen und die im stationären Sektor eingesetzt werden, sind bspw. Zielvereinbarungen, Budgetierungen und personenbezogene Leistungserfassung (vgl. Merkel 2004; Pfaff et al. 2004). Ein bedeutsames Verfahren, welches in diesem Zusammenhang auch in der Medizin verwendet wird, ist das **Activity Based Costing** oder auch die tätigkeitsbasierte Kostenrechnung, die sich auf der Intensivstation u. a. auf der Basis von medizinischen Punktwertsystemen (sog. Scoring-Systems) und prospektiven fallbezogenen Abrechnungssystemen nach DRGs vollzieht.

Im Gegensatz zu traditionellen Formen ökonomischer Steuerung und Planung ist das New Management Accounting speziell darauf ausgerichtet, Prozesse und Strukturen immaterieller Arbeit und indirekter Kosten wie Dienstleistungs- und Beratungstätigkeiten zu erfassen und diese gruppen-, personen- und tätigkeitsbezogen zuzuordnen. Ein zentrales Merkmal des neuen Accounting ist auch, dass es sich um eine Form **indirekter Steuerung** handelt. Das heißt, Anweisungen werden nicht mehr ‚von oben' erteilt, sondern weitgehend über das eigenverantwortliche Handeln der Akteure vermittelt (Vormbusch 2004; Wagner 2005). War früher die Sammlung und Auswertung von Unternehmensdaten eine langwierige Angelegenheit, die von Experten durchgeführt wurde und deren Ergebnisse auch nur der Managementebene für Entscheidungen zur Verfügung standen, so hat sich das mit dem Einsatz der elektronischen Datenverarbeitung grundlegend geändert. Daten wie Leistungsnachweise, Tätigkeitsprofile, durchgeführte diagnostische, therapeutische und operative Maßnahmen, aber auch die Mortalitätsrate oder die Gesamtauslastung der Station können heute zeitnah zum laufenden Prozess gewonnen werden und sind im Prinzip auch jederzeit dezentral verfügbar.

Das heißt, diese Indikatoren stehen heute nicht nur der Buchhaltung und der Personalabteilung zur Verfügung, sondern können auch von den pflegerischen und medizinischen Akteuren auf den Stationen eingesehen und mit den Daten anderer Stationen verglichen werden. Durch diese Offenlegung und Vergleichbarkeit der Kennzahlen wird zwischen den Stationen und Individuen Konkurrenz und Wettbewerb erzeugt. Jeder kann heute anhand der vorliegenden Zahlen selbst prüfen, ob die eigene Arbeit (oder die der anderen) rentabel ist oder ob andere Abteilungen kostengünstiger arbeiten. Durch dieses Vorgehen ist also nicht nur eine nahezu lückenlose Kontrolle des Tätigkeits- und Ausgabenprofils der Station möglich, es lassen sich auf diese Weise auch Entscheidungen, die früher vom Management getroffen wurden – wie Personalentscheidungen oder Fragen der Effizienz und Kostendeckung von Tätigkeiten – auf die Beschäftigen verlagern. Der pflegerische Leiter einer chirurgischen Intensivstation berichtete in einem Interview wie das geschieht:

Beispiel Man habe vom Controlling die Anweisung bekommen, das Pflegepersonal um zwei Stellen (gerechnet in Pflegeminuten) zu kürzen. Als Grund dafür sei die im Vergleich mit anderen Stationen schlechte Auslastung mit Patienten angeführt worden. Die Station dürfe jedoch selbst entscheiden, wie sie diese Kürzungen vornehmen wolle. Obwohl er sich sicher war, dass die Station im Jahresdurchschnitt wieder eine höhere Auslastung erreichen würde, hielt er die Entscheidung prinzipiell für richtig. Die Daten seien ja „objektiv", daran „gäbe es nichts zu deuten". Er berichtete nicht ohne Stolz, wie er vorgegangen sei. Er habe nämlich die Entscheidung nicht allein getroffen, sondern sein Personal in einem „demokratischen Verfahren" beteiligt; sie sollten selbst entscheiden, wer von ihnen gehen müsse. Eine Schwester sei daraufhin in den Ruhestand gegangen und drei weitere Pflegekräfte haben ihre Arbeitszeit reduziert. (SLch01/1, 1)

Das Beispiel macht deutlich, wie über die Kennzahlen eine Mischung aus Objektivität, Konkurrenz, Verantwortlichkeit, aber auch realem Druck erzeugt wird, die die Akteure auf der Station zum Handeln im betriebswirtschaftlichen Sinne bewegt. Alle Befragten sprachen von einer Zunahme an organisatorischer Entscheidungsverantwortung, die sie positiv bewerteten, und gleichzeitig steigendem Druck, sich an Kostenaspekten orientieren zu müssen. Hier wird deutlich, dass die medizinischen und pflegerischen Akteure Entscheidungen verantworten müssen, die sie strukturell immer weniger verantworten können. In einem anderen Fall schilderte der Oberarzt einer internistischen Intensivstation, wie sich dieser Druck auswirkt, wenn keine eigenverantwortliche Entscheidung der Station zustande kommt:

Beispiel Man erzeuge – so sagte er – eine „künstliche Überbelegung der Station": Um die Auslastung seiner Station „auf 100 % zu fahren" seien „virtuell" zwei Betten gestrichen worden, die realiter jedoch weiter belegt wurden. Daraufhin konnten offiziell sechs Pflegestellen gestrichen werden, „ohne den Stellenschlüssel zu verändern" (OAch01/1, 1).

11.5 Die zweckentfremdete Nutzung medizinischer Klassifikationssysteme

Am Beispiel der Nutzung medizinischer Punktwertsysteme soll abschließend eine Problematik veranschaulicht werden, die durch die sekundäre Nutzung medizinischer Scores für Abrechnungs- und Personalplanungszwecke entsteht. Hier wird deutlich, wie die zweckentfremdete Nutzung medizinischer Scores bei den Akteuren Handlungskonflikte erzeugt, die weitreichenden Einfluss auf die medizinische und pflegerische Versorgung haben.

Erstens fungieren Medical Scoring Systems – wie oben beschrieben – als **Expertenunterstützungssysteme**. Der APACHE-Score beispielsweise ist ursprünglich dafür konzipiert worden, anhand medizinischer Daten (wie Blutwerte, Beatmungs- und Bewusstseinsparameter u. a.) sowie des Alters des Patienten dessen prozentuale Überlebenswahrscheinlichkeit zu ‚berechnen' bzw. quantitativ zu visualisieren. In diesem Sinne fungiert er quasi als medizinisches Expertensystem, das die ärztliche Entscheidungsfindung unterstützen soll (vgl. Wagner 2006). Während die erste Version dieses Scores auch ohne Computer erfasst werden konnte, sind die zweite und dritte Version, die heute auf den meisten Intensivstationen verwendet werden, explizit für die Nutzung im Rahmen der digitalen Patientendokumentation entwickelt worden. Mit der dritten Version ist es prinzipiell möglich, den erhobenen Punktwert mit den Daten von anderen Fällen aus Internetdatenbanken zu vergleichen. Kombiniert mit anderen Punktesystemen, wie dem SAPS-Score oder dem TISS-28-Score, welche die Aufwandspunkte für die intensivmedizinische und -pflegerische Komplexbehandlung berechnen, fungiert der APACHE-Score zunächst einmal nur im Sinne seiner Bestimmung: als Expertensystem, das Anhaltspunkte für die medizinische Weiterbehandlung liefert. Mitte der 1990er-Jahre wurden bereits 50 % der Entscheidungen zum Behandlungsabbruch am APACHE-Score und vergleichbaren Punktesystemen orientiert (vgl. Rotondo 1997, S. 211).

Diese Nutzung wird jedoch spätestens dann problematisch, wenn die Scores nicht nur zu medizinischen, sondern auch zu ökonomischen und organisatorischen Zwecken erhoben werden. Denn zweitens dienen Medical Scoring Systems auch der **Personalplanung**. Der TISS-28-Score bspw. war ursprünglich dafür konzipiert, den Pflegebedarf eines Patienten zu beurteilen: Orientiert an internationalen Standards werden täglich bestimmte medizinische Anwendungen dokumentiert und mit Punkten versehen, wie die Beatmung, Hämofiltration, Diuresetherapie u. a. Am Ende des Monats erreicht die Station auf diese Weise eine bestimmte Gesamtpunktzahl, die den Pflegeaufwand einer Station abstrakt dokumentieren soll. Unstrittig ist nach meinen Erhebungen jedoch unter allen Beteiligten (der Pflegedienstleitung, der Stationsleitung, den Pflegenden und auch den Vertretern des Controllings), dass der TISS-28-Score den Arbeitsaufwand des Pflegepersonals überhaupt nicht abbildet. Für die Pflege typische zeit- und arbeitsaufwendige Tätigkeiten, wie Waschen und Betten, das Durchführen von Abführmaßnahmen, Infusionssystemwechsel und nicht zuletzt die psychosoziale Betreuung der Patienten (um nur einige zu nennen), werden vom TISS-28-Score gar nicht erfasst.

Beispiel Ein Problem, welches von den Pflegenden in diesem Zusammenhang beispielsweise immer wieder beklagt wurde, betrifft das sog. Weaning: Eine pflegerische Tätigkeit, die von den medizinischen Scores nicht erfasst wird, obwohl sie sehr zeitaufwendig ist. Als Weaning wird das Abtrainieren des Patienten von der Beatmungsmaschine bezeichnet. Dieser Vorgang ist langwierig und erfordert von den Pflegekräften einen besonders hohen Betreuungsaufwand, weil das Befinden des Patienten in der ersten Zeit nach der Extubation (also nach dem Entfernen des Beatmungsschlauches aus der Luftröhre) sehr engmaschig kontrolliert werden muss: Kann der Patient spontan atmen und selbst abhusten, bekommt er genug Luft oder hat er Angst, kann man ihn allein lassen oder muss er beruhigt werden usw.? Trotz der eminenten Bedeutung dieser Tätigkeit wird sie vom TISS-28-Score nicht erfasst, weil das Scoring-System nur die medizinisch-technischen Anwendungen mit Punktwerten versieht. Mit der Extubation gilt die medizinisch-technische Maßnahme jedoch als beendet und der Punktwert des Patienten sinkt, obwohl in diesem Stadium der Betreuungsaufwand für die Pflegenden besonders hoch ist.

Das heißt, für die Pflegenden entsteht mit der Erhebung der medizinischen Scores ein Zielkonflikt: Offiziell wird von ihnen erwartet, dass sie ihre Tätigkeiten am Patienten akribisch, minutiös und wahrheitsgemäß dokumentieren und den TISS-28-Score sowie alle anderen Daten gewissenhaft erheben. Kommen sie dieser Forderung jedoch nach und dokumentieren nur die Informationen, die das System zulässt, werden ausschließlich medizinisch-naturwissenschaftliche Daten erhoben, die die pflegerische Tätigkeit nicht abbilden. Wenn diese Daten dann vom Management als Entscheidungsgrundlage für die Berechnung der Personalstärke genutzt werden, ist die Pflege im nächsten Monat notwendig unterbesetzt. Da infolge der Sparmaßnahmen ohnehin bereits auf einem minimalen Personallevel gearbeitet wird, steht auf der Station deshalb die unausgesprochene Forderung im Raum, einen möglichst hohen Arbeitsaufwand zu dokumentieren und zu „tissen" – wie die Erhebung des TISS-28-Scores genannt wird –, damit nicht noch mehr Stellen gestrichen werden.

Dieser ‚Aufforderung' sind durch die technische Kontrolle des oben beschriebenen digitalen Netzwerkes jedoch enge Grenzen gesetzt. Weder ermöglicht es die standardisierte Erfassung der Punktwertsysteme andere Angaben als die geforderten zu machen – egal, ob diese richtig oder falsch sind: Über eine vorgegebene ‚Maske' können lediglich vorgegebene medizinisch-naturwissenschaftliche Anwendungen ‚angeklickt' oder weggelassen werden. Noch ist es möglich, hinsichtlich des Zeitpunkts zum Absetzen einer Maßnahme flexibel zu verfahren, um so die dazugehörigen pflegerischen Tätigkeiten mitzuerfassen. Prinzipiell wäre es ja möglich, den Beatmungsprozess bspw. erst dann als beendet zu dokumentieren, wenn das Weaning gelungen ist. Auf diese Weise würde der pflegerische Aufwand im TISS-28 miterfasst. Genau das lässt das digitale Netzwerk jedoch insofern nicht zu, als alle erhobenen Daten (Vitalzeichen, Beatmungsparameter, medizinische Scores, dokumentierte Anwendungen etc.) miteinander übereinstimmen müssen. Am Beispiel des Weanings heißt das, der dokumentierte Zeitpunkt der Extubation muss mit einer veränderten Atemfrequenz und einem möglicherweise niedrigeren Sauerstoffgehalt des Blutes einhergehen. Ob das der Fall ist, wird automatisch durch das digitale Netzwerk von Patientenakte und Monitoring kontrolliert (▶ Abschn. 11.4.1).

Nicht zuletzt dienen medizinische Scores drittens auch als **Kennzahlen** im Rahmen der betriebswirtschaftlichen Kosten-Nutzen-Analyse und der Leistungsabrechnung gegenüber den Krankenkassen. Zusammen mit anderen organisatorischen Kennzahlen, wie der Bettenauslastung, der Anzahl beatmeter Patienten, der Personalstärke (gemessen in Personenstunden oder Pflegeminuten), fungieren die medizinischen Scores hier als Indikatoren, mit denen betriebswirtschaftliche Entscheidungen begründet werden, wie Budgetkürzungen, Stellenstreichungen usw. Wie oben ausgeführt, erfolgt die Abrechnung der erbrachten Leistungen im stationären Sektor heute nach DRGs. Erstattet werden nicht mehr die tatsächlich entstandenen Kosten, sondern nur die Kosten, die in einem durchschnittlichen Fall der gleichen Art entstehen würden. Diese Pauschalsummen werden nun nicht einfach festgelegt, sie werden vielmehr seit einigen Jahren auf der Basis eines internationalen Klassifikationssystems ermittelt: dem ICD-Schlüssel (International Statistical Classification of Diseases and Related Health Problems). Der ICD-Schlüssel ist extrem umfangreich und besteht aus 22 Oberdiagnosen mit weiter differenzierten Unterrubriken, die nach einem spezifischen Algorithmus aufeinander bezogen werden und hinterher einen bestimmten Punktwert ergeben. Nach diesem Punktwert (und noch einigen anderen Variablen) werden letztlich die Behandlungskosten berechnet (vgl. Kölking 2007 sowie ► Kap. 7).

Grundlage der Klassifizierung in diagnosebezogene Fallgruppen ist wiederum die EPA mit den darin enthaltenen Patientendaten, technischen Daten, medizinischen Scores usw. Das heißt, für die Stationen ist es extrem wichtig, korrekt und vollständig zu dokumentieren, damit keine finanziellen Verluste entstehen. Die Patientenakte wird deshalb, bevor sie die Station verlässt und vom Controlling zur Abrechnung verwendet werden kann, noch einer gründlichen Überarbeitung durch den Medizinischen Dokumentationsassistenten sowie den leitenden Oberarzt der Station unterzogen. Dabei geht es – wie es die Oberärztin einer der Stationen formulierte – um die „ökonomische und juristische Optimierung" der Diagnose und der erfolgten Behandlung. Ökonomisch heißt, dass überprüft wird, ob auch neben der korrekten Hauptdiagnose jede mögliche Nebendiagnose und wirklich alle abrechenbaren Anwendungen am Patienten dokumentiert wurden – ein Prozess, der auch schon während der Behandlung immer mitbedacht wird. Die Patientenakte nach juristischen Fehlern zu durchsuchen und zu korrigieren heißt, zu überprüfen, ob die Diagnosen, die therapeutischen Anordnungen sowie die Dokumentation nicht gegen international standardisierte Behandlungsnormen verstoßen.

Zusammenfassend kann man also sagen, dass die Pflegenden durch das Zusammenspiel von technisierter Überwachung, standardisierter Dokumentation und ökonomischen Restriktionen gezwungen sind, Daten zu erheben, von denen sie wissen, dass sie weder den Gesundheitszustand des Patienten abbilden, noch die eigene Tätigkeit. Die Folge ist, dass eine zunehmende Diskrepanz zwischen der Dokumentation und dem realen Geschehen auf der Station entsteht. Hier vollzieht sich ein Prozess, der aus der Organisationsforschung schon seit den 1980er-Jahren bekannt ist und vielfach beschrieben wurde: Wenn der Legitimationsdruck und die Kontrolle, denen Arbeitnehmer ausgesetzt sind, steigt, klaffen Dokumentation und Realität des Arbeitsprozesses zunehmend auseinander (vgl. Weltz 1986).

Im Arbeitsalltag auf den beobachteten Stationen wurde diese Diskrepanz von den Pflegenden zu ihren eigenen Lasten kompensiert: durch Mehrarbeit, weniger Pausen und Überstunden. Doch auch davon bleibt die Betreuung der Patienten letztlich nicht unberührt. Es zeigt sich vielmehr, dass eine bestimmte Krankheitswirklichkeit mit Hilfe der durch die digitale Patientenakte vermittelten ökonomischen und organisatorischen Standardisierungen überhaupt erst erzeugt wird: Beispielsweise werden Patienten aufgrund der Leistungsabrechnung durch DRGs heute eher aus dem Krankenhaus entlassen als früher (was im Jargon als ‚blutige Entlassung' bezeichnet wird), oder sie werden zur Behandlung weiterer stationärer Behandlungsbedarfe zuerst entlassen und dann wieder neu aufgenommen, weil der Mehraufwand sonst keine bzw. nur eine nicht als ausreichend angesehene erlössteigernde Wirkung hätte (vgl. Gerlinger 2014; Vogd 2004; ► Kap. 7).

11.6 Fazit

Ziel des Aufsatzes war es, die Frage nach der Objektivität und Neutralität von Standards in der Medizin empirisch zu hinterfragen. Vor dem Hintergrund, dass medizinisches Wissen und medizinische Praxis gegenwärtig in zunehmendem Maße standardisiert und reguliert werden, stellte sich die Frage, wie sich diese weitreichenden Standardisierungsprozesse im medizinischen Alltag tatsächlich auswirken. Können die Standards ihren Status als neutrale und objektive Bewertungs- und Steuerungsinstrumente aufrechterhalten, wenn sie im medizinischen Alltag mit- und gegeneinander in Wechselwirkung treten? Die zunächst durchgeführte, grundlegende Klärung der Begriffe Standard und Standardisierung hat gezeigt, dass bereits die Konstruktion von Standards immanenten Prinzipien folgt, die der Objektivität von Standards Grenzen setzen: Durch ihre Eigenschaft, allgemeingültig zu sein, sind Standards notwendig abstrakt, sie müssen vom Einzelfall sowie von den Kontextbedingungen abstrahieren, um überhaupt allgemeingültig sein zu können. Ihre Implementation in die medizinische Praxis erfordert es deshalb immer, die Standards an den jeweiligen Fall und die institutionell-organisatorischen Kontextbedingungen anzupassen.

Die begriffliche Klärung hat auch gezeigt, dass Standards – ob ihres Anspruchs der Allgemeingültigkeit – immer nur ein bestimmtes Wissen transportieren können: Zum einen sind es ausschließlich explizites Wissen und zumeist quantifizierbare Daten, die standardisiert werden können. Implizites Wissen, wie Intuitionen oder personengebundenes Wissen, bleiben – ebenso wie kontextbezogenes, organisatorisches Wissen – notwendig außen vor. Zum anderen sind Standards immer auch geprägt durch die politische und normative Weltsicht ihrer Konstrukteure. Das heißt, sie wirken sich auch jenseits ihrer eigentlichen Steuerungsabsicht normierend auf die Praxis aus, in der sie angewendet werden. Hier liegen die prinzipiellen Grenzen von handlungsleitenden Standards, Normen und Klassifikationen, die bei der Implementierung in die medizinische Praxis nicht außer Acht gelassen werden dürfen. Eine unreflektierte Nutzung von Standards, die deren inhärente Grenzen und Möglichkeiten nicht reflektiert, wird einer bedarfsgerechten und bedürfnisorientierten Anwendung nicht gerecht.

Hinzu kommt, dass der zweckgerichtete Einsatz von Standards immer auch von den institutionellen und organisatorischen Kontextbedingungen abhängt, in die sie steuernd eingreifen sollen. Dieser Kontext – der medizinische Alltag stationärer wie auch ambulanter Versorgung – ist zum einen aufgrund gesundheitspolitischer Reformen, die unser Gesundheitssystem seit ca. 40 Jahren erfährt, aber auch durch gesamtgesellschaftliche Entwicklungen (wie der Individualisierung, Privatisierung, Pluralisierung, Globalisierung, Digitalisierung) einem tiefgreifenden Wandel ausgesetzt, durch den sich die Bedingungen für die Implementation von Richtlinien und Normen fortwährend verändern. Zum anderen werden die medizinische und pflegerische Versorgung zunehmend durch eine Fülle von nichtmedizinischen Standardisierungsprozessen geprägt, die in der Praxis eine komplexe Wechselwirkung mit medizinischen Standards eingehen: So ermöglicht bspw. die Vernetzung von Patient, Technik und Management, wie sie durch die EPA ermöglicht wird, eine Fremdnutzung medizinischer Standards für betriebswirtschaftliche und organisatorische Zwecke, die weitreichenden Einfluss auf die medizinische und pflegerische Versorgung hat.

Als Fazit lässt sich festhalten, dass die moderne, digitalisierte, biomedizinisch-technologisch fundierte Medizin einerseits ohne Standards (wie technischen Normen, Handlungsrichtlinien, Entscheidungshilfen etc.) nicht auskommt, wenn sie eine qualitativ hochwertige, an neuesten Entwicklungen orientierte Versorgung gewährlassen will. Andererseits hat sich ebenso klar gezeigt, dass die immanenten Grenzen von

Standards – nämlich immer nur ein bestimmtes, reduziertes Wissen transportieren zu können – sowie die komplexe Wechselwirkung verschiedener Standardisierungsprozesse in der Praxis eine unreflektierte und unvermittelte Umsetzung von Standards in die Praxis nicht zulassen. Diese Ambivalenz ist für Ärztinnen und Ärzte im medizinischen Alltag unhintergehbar. Standards können nicht einfach unreflektiert eingesetzt werden, ohne dass man Gefahr läuft, dem Patienten nicht zu entsprechen. Standards sind in diesem Sinne also kein Ersatz für Erfahrung – im Gegenteil: Die bedarfsgerechte und bedürfnisorientierte Anwendung standardisierter Verfahren im medizinischen Alltag erfordert vielmehr umfangreiche klinische Expertise, die implizites und explizites Erfahrungswissen situationsgerecht miteinander verbindet. Neben dem klassischen Lehrbuchwissen sind ‚tacit knowledge', sinnliche Wahrnehmung und Einfühlungsvermögen hierfür ebenso unabdingbar wie fundierte gesundheitspolitische Kenntnisse sowie (zumindest) Grundkenntnisse wirtschaftlichen Handelns und nicht zuletzt reflektierte Kenntnisse über die jeweiligen zugrunde liegenden arbeitsorganisatorischen Strukturen.

Lernziele

- Es kann benannt und erläutert werden, was Standards sind und was Standardisierung in der Medizin bedeutet.
- Es kann dargelegt werden, was man unter implizitem und explizitem Wissen versteht und wie Erfahrung und (klinische) Expertise definiert werden.
- Der Leser kann argumentieren, worin die immanenten, konstruktionsbedingten Grenzen von Standards bestehen und welche Wissensarten standardisierbar sind und welche nicht.
- Grenzen der Anwendung von Standards in der medizinischen Alltagspraxis können benannt werden. Es kann plausibilisiert werden, welcher Kompetenzen es bedarf, um medizinische Standards verantwortungsvoll – im Sinne einer bedarfsgerechten und bedürfnisorientierten Versorgung – anzuwenden.

Bezüge zu Lernzielen des NKLM[a] in diesem Kapitel

Professionelle Entwicklung	Ethik der Medizin
ID 11, ID 11.1, ID 11.2, ID 11.3.1.4, ID 11.4.2	ID 5.1, ID 5.2, ID 6.1, ID 6.1.13, ID 18, ID 18.3

[a] Hinweise zur Nutzung der ID-Codes des NKLM für Unterricht und Prüfung finden sich in ► Abschn. 1.7 „Hinweise für die Benutzung durch Dozierende und Studierende der Humanmedizin".

Literatur

Behrens, J. (2003). Vertrauensbildende Entzauberung: Evidence- und Eminenz-basierte professionelle Praxis. *Zeitschrift für Soziologie*, 32(3),262–269.

Behrens, J., & Langer, G. (2006). *Evidence based Nursing and Caring: Vertrauensbildende Entzauberung der Wissenschaft*. Bern: Huber.

Bencic, U., Glienke, R., & Huft, J. (2004). Elektronische Dokumentation auf der Intensivstation. In G. Meyer, H. Friesacher, & R. Lange (Hrsg.), *Handbuch der Intensivpflege*, Bd. III–7.2 (S. 1–21). Landsberg: Ecomed.

Berg, M. (1992). The construction of medical disposals. Medical sociology and medical problem solving in clinical practice. *Sociology of health and illness*, 14(2),151–180.

Berg, M. (1997). *Rationalizing medical work. Decision-support techniques and medical practices*. Cambridge: MIT Press.

Berg, M. (2001). Implementing information systems in health care organizations: myths and challenges. *International Journal of Medical Informatics*, 64(2–3), 143–156.

Berg, M., & Toussaint, P. (2003). The mantra of modeling and the forgotten powers of paper: A sociotechnical view on the development of process-oriented ICT in health care. *International Journal of Medical Informatics*, 69(2–3), 223–234.

Böhle, F., & Weishaupt, S. (2003). Unwägbarkeiten als Normalität – die Bewältigung nichtstandardisierbarer Anforderungen in der Pflege durch subjektivierendes Handeln. In A. Büssing, & J. Glaser (Hrsg.), *Dienstleistungsqualität und Qualität des Arbeitslebens im Krankenhaus*. Götting: Hogrefe.

Böhle, F., Bolte, A., Drexel, I., et al. (2001). Grenzen wissenschaftlich-technischer Rationalität und „anderes Wissen". In U. Beck, & W. Bonß (Hrsg.), *Die Modernisierung der Moderne* (S. 96–105). Frankfurt a. M.: Suhrkamp.

Böhle, F., Bolte, A., Drexel, I., et al. (2002). *Umbrüche im gesellschaftlichen Umgang mit Erfahrungswissen – Theoretische Konzepte, empirische Befunde, Perspektiven der Forschung*. München: ISF München Forschungsberichte.

Böhme, G. (1980). *Alternativen der Wissenschaft*. Frankfurt a. M.: STW.

Bowker, G. C., & Star, S. L. (1996). *How things (actor-net) work: Classification, magic and the ubiquity of standards*. Manuskript, University of Illinois at Urbana-Champaign. http://citeseerx.ist.psu.edu/viewdoc/download;jsessionid=45A6599BFADBB2FB8659E1ED13893F93?doi=10.1.1.464.2715&rep=rep1&type=pdf. Zugegriffen: 04.01.2018.

Bowker, G. C., & Star, S. L. (2000). *Sorting things out: Classification and its consequences (inside technology)*. Cambridge, Massachusetts, London: MIT Press.

Büssing, A., & Glaser, J. (2003). *Dienstleistungsqualität und Qualität des Arbeitslebens im Krankenhaus*. Göttingen: Hogrefe.

Erpenbeck, J. (2010). Erfahrung. In H. J. Sandkühler (Hrsg.), *Enzyklopädie Philosophie*. Hamburg: Meiner.

Fischer, M. R., & Bartens, W. (Hrsg.). (1999). *Zwischen Erfahrung und Beweis – medizinische Entscheidungen und Evidence-based Medicine*. Bern: Huber.

Foucault, M. (1993). *Die Geburt der Klinik. Eine Archäologie des ärztlichen Blicks*. Frankfurt a. M.: Fischer Wissenschaft.

Gerlinger, T. (2014). Gesundheitsreform in Deutschland. Hintergrund und jüngste Entwicklungen. In A. Manzei, & R. Schmiede (Hrsg.), *20 Jahre Wettbewerb im Gesundheitswesen* (S. 35–70). Wiesbaden: Springer VS.

Gruber, H., & Mandl, H. (1996). Expertise und Erfahrung. In H. Gruber, & A. Ziegler (Hrsg.), *Expertiseforschung* (S. 18–34). Wiesbaden: Springer.

Gruber, H., & Ziegler, A. (1996a). Expertise als Domäne psychologischer Forschung. In H. Gruber, & A. Ziegler (Hrsg.), *Expertiseforschung* (S. 7–16). Wiesbaden: Springer.

Gruber, H., & Ziegler, A. (Hrsg.). (1996b). *Expertiseforschung*. Wiesbaden: Springer.

Haas, P. (2005). *Medizinische Informationssysteme und elektronische Krankenakten*. Berlin: Springer.

Heath, C., & Luff, P. (1996). *Documents and professional practice: „bad" organisational reasons for „good" clinical records. Proceedings of the Conference on Computer Supported Cooperative Work*. Boston: ACM Press.

Herbig, B., & Büssing, A. (2006). *Informations- und Kommunkationstechnologien im Krankenhaus*. Stuttgart, New York: Schattauer.

Hurrelmann, K., & Richter, M. (2013). *Gesundheits- und Medizinsoziologie*, 8. Aufl. Weinheim, Basel: Beltz Juventa.

Katenkamp, O. (2011). *Implizites Wissen in Organisationen. Konzept, Methoden und Ansätze im Wissensmanagement*. Wiesbaden: Springer VS.

Kersting, T., & Kellnhausen, E. (1991). TISS, ein Weg zur Bemessung des Personalbedarfs in der Intensivmedizin. *Das Krankenhaus*, 3, 128–130.

Kölking, H. (2007). *DRG und Strukturwandel in der Gesundheitswirtschaft*. Stuttgart: Kohlhammer.

Krampe, E. M. (2016). *Emanzipation durch Professionalisierung. Akademisierung des Frauenberufs Pflege in den 1990er Jahren*. Frankfurt a. M.: Mabuse.

Loenhoff, J. (Hrsg.). (2012). *Implizites Wissen. Epistemologische und handlungstheoretische Perspektiven*. Weilerswist: Velbrück Wissenschaft.

Manzei, A. (2003). *Körper – Technik – Grenzen. Kritische Anthropologie am Beispiel der Transplantationsmedizin*. Münster, Hamburg, London: LIT.

Manzei, A. (2007). Between representation, reorganisation and control. The informational technification of intensive care units and the consequences. *International Journal of Technology, Knowledge and Society*, 3(6),53–61.

Manzei, A. (2011). Zur gesellschaftlichen Konstruktion medizinischen Körperwissens. Die elektronische Patientenakte als wirkmächtiges und handlungsrelevantes Steuerungsinstrument in der (Intensiv-) Medizin. In R. Keller, & M. Meuser (Hrsg.), *Körperwissen* (S. 207–228). Wiesbaden: Springer VS.

Manzei, A., & Schmiede, R. (Hrsg.). (2014). *20 Jahre Wettbewerb im Gesundheitswesen*. Wiesbaden: Springer VS.

Merkel, S. (2004). Kombination befragungsbasierter Kennzahlen und bedingungsbezogener Arbeitsanalysen zur Bewertung und Gestaltung der Pflegetätigkeit. In H. Pfaff, et al. (Hrsg.), *„Weiche" Kennzahlen für das strategische Krankenhausmanagement* (S. 66–84). Bern: Huber.

Merl, T. (2011). *Ärztliches Handeln zwischen Kunst und Wissenschaft. Eine handlungstheoretische Analyse der ärztlichen Praxis im Kontext allgemeiner Entwicklungen im Gesundheitswesen*. Dissertationsschrift an der Philosophisch-Sozialwissenschaftlichen Fakultät der Universität Augsburg.

Neander, K.-D. (2005). Pflegepersonalberechnung nach dem TISS-Konzept. In G. Meyer, H. Friesacher, R. Lange (Hrsg.), *Handbuch der Intensivpflege*, Bd. III–3.2 (S. 1–6). Landsberg: Ecomed.

Neuweg, G. H. (2015). *Das Schweigen der Könner. Gesammelte Schriften zum impliziten Wissen*. Münster, New York: Waxmann.

Pfaff, H., et al. (2004). *„Weiche" Kennzahlen für das strategische Krankenhausmanagement*. Bern: Huber.

Pfeiffer, S. (2004). *Arbeitsvermögen*. Wiesbaden: VS Verlag für Sozialwissenschaften.

Polanyi, M. (1985). *Implizites Wissen*. Frankfurt am Main: STW.

Porschen, S. (2008). *Austausch impliziten Erfahrungswissens. Neue Perspektiven für das Wissensmanagement*. Wiesbaden: VS Verlag für Sozialwissenschaften.

Rammert, W., et al. (1998). *Wissensmaschinen. Soziale Konstruktion eines technischen Mediums. Das*

Beispiel Expertensysteme. Frankfurt a. M., New York: Campus.

Rosenbrock, R., & Gerlinger, T. (2014). *Gesundheitspolitik. Eine systematische Einführung*, 3. Aufl. Bern: Huber.

Rotondo, R. (1997). Score-Systeme für die Intensivmedizin. *Intensiv – Fachzeitschrift für Intensivpflege und Anästhesie*, 5(5),210–212.

Schrems, B. (2005). Qualität braucht Pflege. Stolpersteine in der Umsetzung von Qualitätsmanagementsystemen. *Dr. med. Mabuse. Zeitschrift im Gesundheitswesen*, 154, 30–33.

Schützeichel, R. (2012). „Implizites Wissen" in der Soziologie. Zur Kritik des epistemischen Individualismus. In J. Loenhoff (Hrsg.), *Implizites Wissen. Epistemologische und handlungstheoretische Perspektiven* (S. 91–107). Weilerswist: Velbrück Wissenschaft.

Suchman, L. (1993). Do categories have politics? The language/action perspective reconsidered. In G. Michelis de, C. Simone, & K. Schmidt (Hrsg.), *Proceedings of the Third European Conference on Computer Supported Cooperative Work ECSCW '93* (S. 1–14). Dodrecht: Kluwer.

Timmermans, S., & Berg, M. (2003). *The gold standard. The challenge of Evidence-Based Medicine and standardization in health care*. Philadelphia: Temple University Press.

Vogd, W. (2002). Professionalisierungsschub oder Auflösung ärztlicher Autonomie: die Bedeutung von Evidence Based Medicine und der neuen funktionalen Eliten in der Medizin aus system- und interaktionstheoretischer Perspektive. *Zeitschrift für Soziologie*, 31(4),294–315.

Vogd, W. (2004). *Ärztliche Entscheidungsprozesse des Krankenhauses im Spannungsfeld von System- und Zweckrationalität*. Berlin: Verlag für Wissenschaft und Forschung.

Vormbusch, U. (2004). Accounting. Die Macht der Zahlen im gegenwärtigen Kapitalismus. *Berliner Journal für Soziologie*, 14(1),33–50.

Wagner, G. (1998). *Die programmierte Medizin*. Opladen, Wiesbaden: Westdeutscher Verlag.

Wagner, H. (2005). *„Rentier ich mich noch?" – Neue Steuerungskonzepte im Betrieb*. Hamburg: VSA.

Wagner, I. (1991). Transparenz oder Ambiguität? – Kulturspezifische Formen der Aneignung von Informationstechniken im Krankenhaus. *Zeitschrift für Soziologie*, 20(4),275–289.

Wagner, I. (2006). Informationstechnik im Krankenhaus – eine ethische Perspektive. In B. Herbig, & A. Büssing (Hrsg), *Informations- und Kommunkationstechnologien im Krankenhaus* (S. 185–198). Stuttgart, New York: Schattauer.

Weltz, F. (1986). Aus Schaden dumm werden. Zur Lernschwäche von Verwaltungen. *Office Management*, 5, 532–534.

Verortungen der gesellschaftlichen Rolle und Bedeutung des Arztes im 21. Jahrhundert – flexible Rollengestaltung zwischen generalistischer Professionalität und spezialisiertem Expertentum

Die Sozialfigur Arzt

Genese, Wandel und Funktion

Gina Atzeni

S. Klinke, M. Kadmon (Hrsg.), *Ärztliche Tätigkeit im 21. Jahrhundert - Profession oder Dienstleistung*, Springer-Lehrbuch, https://doi.org/10.1007/978-3-662-56647-3_12

- **Leitfragen**

1. Welche Bedeutung für die moderne Medizin und moderne Gesellschaft hat die Sozialfigur des professionellen Arztes[1]?
2. Hat die Sozialfigur des professionellen Arztes Relevanz für die konkrete Arbeit des (einzelnen) Arztes bzw. der (einzelnen) Ärztin? In welchem Verhältnis stehen individuelles Arztsein und die Sozialfigur?
3. Wie verhält sich heute die Idee des autonomen Patienten zur Bedingung der Möglichkeit ärztlichen Handelns?

12.1 Einleitung

Der vorliegende Lehrband basiert auf der Ausgangsfeststellung, dass ärztliche Professionalität, ärztliche Identität oder gar Existenz im Wandel begriffen sind und dass dieser Prozess von den betroffenen Ärztinnen und Ärzten häufig als Verlusterfahrung thematisiert wird. Derartige Veränderungen betreffen den gesellschaftlichen Status ebenso wie Verschiebungen im Beziehungsgefüge der Professionellen zu anderen Berufen/Professionen sowie zu Patientinnen und Patienten oder traditionelle professionelle Handlungslogiken. Diese Beobachtungen werden vielfach mit der Entwicklung von einer Profession zu einem ‚gewöhnlichen' Dienstleistungsberuf gleichgesetzt.

Die Geschichten vom Niedergang der ärztlichen Profession sind nicht neu. Thesen der Deprofessionalisierung, aber auch entsprechende Gegenthesen der Re- oder Hyperprofessionalisierung tauchen in der Soziologie[2] seit Langem auf, um die teilweise dramatischen, teilweise latenten Veränderungen zu beschreiben, die der Arztberuf im Verlauf der Moderne durchgemacht hat.

Neben den – mannigfaltigen, fraglos empirisch beobachtbaren – Wandlungsprozessen kann man leicht eine enorme Kontinuität und Stabilität übersehen, die dem Arztberuf als der modernen Paradeprofession überhaupt eigen und geradezu selbstverständlich ist. Der Beitrag beleuchtet diese **Kontinuität im Wandel** und macht gerade in der Gleichzeitigkeit von Veränderungs- und Beharrungstendenzen ein Kernmoment ärztlicher Professionalität aus. Er nimmt dazu eine vom aktuellen Tagesgeschehen distanzierte historische Perspektive ein, um aus dieser Distanz einen (möglicherweise alternativen) Blick auf die Praxis ärztlichen Handelns und Reflektierens im 21. Jahrhundert zu werfen.

Die eingangs genannten drei ► Leitfragen liegen den Erörterungen zugrunde, sie werden in ► Abschn. 12.5 noch einmal kurz angerissen. Ziel des Beitrags ist es jedoch zunächst, die (Selbst-)Reflexion und Diskussion (angehender) Ärztinnen und Ärzte auf eine scheinbar weiche kulturelle Ressource ihrer Profession hinzuweisen, die sich bei näherer soziologischer Betrachtung als Conditio sine qua non moderner Medizin unter den Vorzeichen einer sich permanent wandelnden Gesellschaft erweist.

1 In diesem Beitrag wird der Terminus ‚Sozialfigur des Arztes' ausschließlich in der männlichen Form genutzt. Dies ergibt sich aus der historischen Herleitung dieser Denkfigur, die letztlich bis heute weitgehend vom männlichen Arzt her gedacht ist. Die Umbrüche, die sich hierbei andeuten, können in diesem Beitrag nicht ausgeführt werden. Siehe zum zunehmenden Weiblichwerden der Sozialfigur aber Atzeni (2016, S. 274f.). Aus Gründen der besseren Lesbarkeit wird darüber hinaus teilweise das generische Maskulinum verwendet. Dieses impliziert natürlich immer auch die weibliche Form. Sofern die Geschlechtszugehörigkeit von Bedeutung ist, wird selbstverständlich sprachlich differenziert.

2 Und nicht nur in der Soziologie. Viel länger schon beklagt die Ärzteschaft selbst – wohl nicht ohne standespolitische Intentionen – die Proletarisierung oder Deprofessionalisierung des Ärztlichen. Hierzu aus heutiger Sicht ebenso interessant wie amüsant: *Der Arzt und seine Sendung* (Liek 1926).

12.2 Die Sozialfigur Arzt: Profession zwischen praktischer Selbstverständlichkeit und gesellschaftlicher Standortbestimmung

Ärztinnen und Ärzte haben sich immer schon nicht allein mit ihrer genuinen Tätigkeit am Krankenbett, im Operationssaal oder in der Praxis beschäftigt, sondern sie haben darüber hinaus – freilich in individuell wie historisch sehr unterschiedlicher Weise – auf ihre Rolle in der Gesellschaft reflektiert. Diese **Selbstreflexion** und ihre Effekte sind dabei keineswegs rein additiv, sie stellen, so die Argumentation im Folgenden, zumindest mittelbar eine zentrale Ressource praktischen medizinischen Handelns dar. Der vorliegende Band selbst kann als eine solche Form der Selbstreflexion vor dem Hintergrund gesellschaftlicher Erwartungen verstanden werden; die Medizin holt sich hier gewissermaßen einen Blick von außen auf die eigene Praxis ein, um so die Auseinandersetzung mit externen Perspektiven auf das Fach bereits ins Studium zu integrieren. Es gibt aber weit mehr solcher Formen, und ich werde versuchen, heute die praktische Funktion, die diese Art der Selbstreflexion nicht nur für den einzelnen Arzt, die einzelne Ärztin, sondern für die Medizin als Ganzes hat, ein wenig näher zu beleuchten. Dieser Beitrag zieht keine elaborierten Formen der Selbstreflexion heran, wie sie die Medizin etwa mit der Fächergruppe ‚Geschichte und Ethik der Medizin' praktiziert. Mir geht es darum, wie auch und gerade die individuellen, auf den ersten Blick vielleicht banal erscheinenden Formen ärztlicher Selbstbeschreibungen dazu beitragen, dass so etwas wie eine **ärztliche Sozialfigur** entsteht. In dieser Figur sehe ich viel von der an sich unwahrscheinlichen Praxis moderner Medizin erklärt[3].

Der Beitrag argumentiert, dass es so etwas wie eine ärztliche Sozialfigur gibt, die nicht mit dem einzelnen Arzt oder mit der Standesgruppe verwechselt werden darf und die einen ganz zentralen Aspekt dessen ausmacht, was wir unter ärztlicher Professionalität verstehen.

Die Sozialfigur des Arztes ist derjenige Dreh- und Angelpunkt, mit dem sich die Medizin – spätestens seit man seit Mitte des 19. Jahrhunderts von moderner Medizin im engeren Sinne sprechen kann, bis heute – stets an die Gesellschaft rückbindet, deren Teil sie ist. Aus dieser Perspektive wird die These von der Deprofessionalisierung des Ärztlichen nicht geteilt, sondern stattdessen eine alternative Lesart vorgeschlagen: Die ärztliche Profession unterscheidet sich zumindest in einem grundlegenden Punkt von vielen anderen Dienstleistungsberufen, indem sie sich über die Sozialfigur permanent sowohl auf eine sich wandelnde Gesellschaft einstellen kann, als auch selbst großen Anteil an den Wandlungsprozessen dieser Gesellschaft hat (vgl. zu einer anderen, durchaus komplementär zu verstehenden Gegenthese der Deprofessionalisierung des Arztberufs den Beitrag von Werner Vogd in ► Kap. 4).

Sozialfiguren können verstanden werden als Bilder, die sich eine Gesellschaft von einer bestimmten, gesellschaftlich als relevant erachteten Personengruppe, von ihrem „Personal" (Frei und Mangold 2015) macht. Sie sind gewissermaßen idealtypischer Ausdruck davon, was sich eine Gesellschaft beispielsweise unter einem Arzt oder einem Finanzberater, unter einem

3 Die Rede von der an sich unwahrscheinlichen Praxis moderner Medizin klingt zunächst befremdlich – gibt es doch kaum Wahrscheinlicheres und Naheliegenderes, als sich im Krankheitsfall oder präventiv in ärztliche Behandlung zu begeben. Diese Selbstverständlichkeit ist aber nur vor dem Hintergrund einer historisch kontingenten, durch vielfältige soziale Prozesse flankierten Entwicklung zu verstehen, die den ärztlichen Eingriff, etwa das Traktieren mit Nadeln, scharfen Messern oder Einläufen, eben nicht zu einer Körperverletzung, sondern zu einem professionellen Eingriff lege artis machen. Die Etablierung der ärztlichen Sozialfigur gehört ganz entscheidend zu diesen Prozessen, die das Unwahrscheinliche der Medizin so selbstverständlich machen (siehe hierzu auch ► Abschn. 12.3)

Hippie oder aktueller vielleicht einem Hipster vorstellt.

Sozialfiguren sind also niemals mit realen Personen oder Personengruppen identisch, aber auch nicht unabhängig von diesen. Vielmehr stehen reale Personen bzw. Personengruppen in einem engen Wechselverhältnis zu den Sozialfiguren. Sie können zugleich als jeweils spezifische Realisierungen und Aktualisierungen der Sozialfigur verstanden werden, prägen als individuelle Personen aber auch ihrerseits die Sozialfigur und somit mittelbar ihre jeweilige Gesellschaft.

Sozialfiguren kann man damit gewissermaßen als Stammpersonal eines zeitspezifischen gesellschaftlichen Selbstverständnisses verstehen. Sie sind als generalisierte, gleichzeitig jedoch immer auch als spezifizierte Erwartungen zu verstehen.

So variiert etwa die Sozialfigur des Arztes über die Zeit deutlich. Die Funktion, die sie für die Medizin und die Gesellschaft insgesamt erfüllt, bleibt dabei aber konstant. Sie bildet gesellschaftliche Erwartungsstrukturen aus, vor deren Hintergrund erst die – an sich ja hochgradig unwahrscheinlichen – Praxen moderner Medizin erklärbar werden. Ich komme auf diesen Punkt zurück (▶ Abschn. 12.5).

12.3 Erkenntnistheoretischer Hintergrund und Herangehensweise

Die folgenden Überlegungen gehen davon aus, dass gesellschaftliche Strukturen als **Erwartungsstrukturen** zu fassen sind. Das, was zu einer bestimmten gesellschaftlichen Zeit als erwartbar und selbstverständlich angesehen wird, gibt vor, welche Handlungsmuster oder Verhaltensweisen sich üblicherweise (das heißt nicht, dass es keine Abweichungen gibt!) reproduzieren, welche Formen von Institutionen und Organisationen das soziale Leben bestimmen, welche moralischen und rechtlichen Rahmen wir weitgehend unhinterfragt akzeptieren, welche ästhetischen Vorlieben wir haben. Kurz: Sie geben die Basisselbstverständlichkeiten unseres alltäglichen Lebens wieder. Sie sind so tief verankert, dass uns erst Brüche und Unerwartetes aufzeigen, woraus die Strukturen unseres Alltags eigentlich bestehen.

Wie geht man vor, wenn man der Sozialfigur des Arztes, ihrer Entstehung und Veränderung über die Zeit nachgehen will? Dieser Beitrag greift auf Quellen zurück, die sowohl Selbstverständlichkeiten als auch Brüche in der Erwartung hinsichtlich des Arztberufs rekonstruieren. Das Schöne ist, dass sich gesellschaftliche Erwartungen relativ gut in Texten aufspüren lassen. Ich habe mir dazu einerseits **ärztliche Selbstbeschreibungen** angesehen. In ca. 50 Autobiografien von Ärzten der Geburtsjahrgänge 1820 bis ca. in die 1980er-Jahre habe ich Hinweise darauf gefunden, wie sich Ärzte selbst im Verhältnis zu der sie umgebenden Gesellschaft verstanden haben bzw. verstehen. Andererseits habe ich in der soziologischen Literatur über Ärzte bzw. über die Medizin nach **Fremdbeschreibungen des Ärztlichen** gesucht. In den Überlegungen der Soziologie, die sich seit dem ausgehenden 19. Jahrhundert als eigenständiges Fach etabliert hat, habe ich Hinweise auf das jeweilige Bild gefunden, das sich eine Gesellschaft im Wandel der Zeit von den Ärzten macht. Indem ich die beiden Materialsorten parallel gelesen habe, konnte ich anhand dieses permanenten Wechselspiels zwischen Fremd- und Selbstbeobachtungen die Herausbildung und den Wandel der ärztlichen Sozialfigur nachzeichnen (vgl. Atzeni 2016).

Für die stärker naturwissenschaftlich geprägte Leserschaft dieses Lehrbuchs, die es gewohnt ist, mit statistischen Methoden zu forschen bzw. evidenzbasiert zu handeln, ist das sicher eine ungewohnte Zugangsweise. Ich werde daher in extrem verkürzter Form kurz die erkenntnistheoretischen Hintergründe dieses Ansatzes skizzieren.

Mit einem konstruktivistischen Ansatz im Anschluss an den soziologischen Systemtheoretiker Niklas Luhmann gehe ich davon aus, dass Gesellschaftsstruktur und der semantische, narrative Vorrat nicht unabhängig voneinander gedacht werden können (zum theoretischen Hintergrund vgl. Luhmann 1980, zur empirischen Anwendung Atzeni 2016, S. 18ff.). Konkret bedeutet das, dass die Geschichten, die in einer Gesellschaft z. B. über den Arzt kursieren, nicht losgelöst von der sozialen Praxis ärztlichen Handelns gedacht werden können, also davon etwa, was im Operationssaal, am Krankenbett, im Hörsaal oder auf Station in der Interaktion mit Pflegekräften, Patienten und Angehörigen im Einzelnen konkret passiert.

Das heißt, dass die Narrative vom Arzt in den Autobiografien, aber auch in der Professionssoziologie zwar in keinem direkten Entsprechungsverhältnis etwa zur Situation im Behandlungszimmer, auf Station oder im Operationssaal, sehr wohl aber in einem mittelbaren Wechsel- und Wirkverhältnis stehen. Narrative der Selbst -und Fremdbeschreibungen, also Geschichten vom und über den Arzt zeigen, wie sich die Praxis ärztlichen Handelns in einer bestimmten historischen Konstellation plausibel darstellen lässt. Damit geben sie mittelbar auch Auskunft über die Möglichkeitsspielräume anderer sozialer Praxen, etwa einer medizinischen Behandlung, da auch diese in die gesellschaftliche Erwartungsstruktur eingebettet sind.

Vor dem Hintergrund dieses rudimentären methodischen Exkurses zum Zusammenhang ärztlichen Selbst- und Fremdbildes und medizinischer Praxis zeigt ► Abschn. 12.4 anhand dreier Beispiele ärztlicher Selbstbeschreibungsformate aus unterschiedlichen Epochen auf, wie sich die Darstellung der Autobiografen als Ärzte gewandelt hat. Ein weiterer, wiederum bewusst knapp gehaltener Exkurs in die Soziologie versucht zu illustrieren, wie eng diese Selbstbeschreibungen an allgemeine gesellschaftliche Erwartungsstrukturen gekoppelt sind. An diesem Wechselspiel wird sich zeigen, wie sich die Sozialfigur des professionellen Arztes in der permanenten wechselseitigen Anpassung von ärztlichem Selbst- und gesellschaftlichem Fremdbild als sowohl stabiles wie flexibles Scharnier erweist, mit dem sich die Medizin stets aufs Neue an eine sich wandelnde gesellschaftliche Umwelt anpasst und diese mitprägt.

12.4 Die Sozialfigur im Wandel

Bei den ersten beiden Autoren der Autobiografien handelt es sich um Ihnen sicherlich wohlvertraute Gestalten, nämlich um den Chirurgen Ferdinand Sauerbruch und den etwa 50 Jahre jüngeren Herzchirurgen Christiaan Barnard. Ich habe jeweils eine Situationsschilderung aus ihren Autobiografien gewählt, die den Erstversuch einer neuen operativen Methode beschreibt. Achten Sie beim Lesen darauf, wie sich in den Unterschieden der Beschreibung einer strukturell sehr ähnlichen Situation die jeweiligen gesellschaftlichen Erwartungsstrukturen ablesen lassen. Und beobachten Sie an den Beispielen, wie sich – abstrahierend von den Einzelbeschreibungen – eine je verschiedene Ausprägung der ärztlichen Sozialfigur ablesen lässt.

Als drittes Beispiel ziehe ich ein Buch heran, das zwar keine Autobiografie im klassischen Sinne ist, in der aber autobiografische Selbstbeschreibungen eine wichtige Rolle spielen. Es stellt nochmals einen extremen Kontrast zu den beiden vorhergehenden Autobiografien dar: *Krebs. Die unsterbliche Krankheit* (Bleif 2013) ist von dem 1964 geborenen Onkologen Martin Bleif geschrieben.

Diese stark kontrastierende Auswahl prominenter Beispielautobiografen soll dabei nicht in die Irre führen, Sozialfiguren mit besonders exponierten Fachvertretern zu verwechseln. Die Sozialfigur, um es noch einmal zu betonen, ist eine gesellschaftliche Idee, ein zugleich generalisiertes und immer wieder zu spezifizierendes Bild des Ärztlichen, das sich in den gewählten Beispielen einerseits besonders prononciert niederschlägt und andererseits selbstverständlich durch öffentlich sichtbare Professionsvertreter auch immer mitgeprägt wird.

Für den Durchgang durch die empirischen Beispiele ist es sinnvoll, sich vor allem folgende ► Leitfragen noch einmal zu vergegenwärtigen:

- Welche Bedeutung für die moderne Medizin und moderne Gesellschaft hat die Sozialfigur des professionellen Arztes?
- Wie verhält sich heute die Idee des autonomen Patienten zur Bedingung der Möglichkeit ärztlichen Handelns?

12.4.1 Ferdinand Sauerbruch

Eine ganz zentrale Rolle in der Autobiografie des 1875 geborenen Chirurgen Ferdinand Sauerbruch nimmt die Beschreibung der von ihm entwickelten Unterdruckkammer sowie der langwierige Prozess der experimentellen Erprobung zur klinischen Etablierung ein. Die Unterdruckkammer stellte die erste Möglichkeit dar, um eine Operation am offenen Thorax durchzuführen, da sie den natürlichen Druckunterschied zwischen Umgebung und Brustkorb ausglich und so, vor Zeiten der Intubation, innerthorakales Operieren ohne Kollaps der Lunge erlaubte.

An zwei Zitaten – einem, das die Situation vor dem Erstversuch schildert und einem, das sich an die Geschichte vom Scheitern dieses Erstversuchs am Menschen anschließt – lassen sich die Erwartungsstrukturen des Arztes hinsichtlich seiner Stellung in Medizin, Wissenschaft und vor allem der Gesellschaft hervorragend ablesen. Ich beginne mit Sauerbruchs Schilderung der Stimmung, die vor diesem bahnbrechenden Versuch in der Klinik herrschte:

> Als ich mich zur Operation begab und durch die Gänge der Klinik schritt, fand ich alles in Aufregung und Spannung. Man winkte mir zu wie einem Soldaten, der in die Schlacht zieht, in eine Schlacht, die alle anging. Man folgte mir, und als ich in den Operationsraum kam, fand ich dieses Bild: Einsam stand meine Kammer in der Mitte; im weiten Rund hatten sich alle abkömmlichen Ärzte versammelt und warteten interessiert auf das Kommende. Bevor ich mich in das Glashaus begab, spürte ich förmlich die erwartungsvolle Spannung des Auditoriums. (Sauerbruch [1]1951, 1979, S. 73)

Was am Zitat deutlich wird, ist zunächst, dass es sich hier nicht um einen Arzt handelt, der damit beschäftigt ist, kleinere Wehwehchen langjähriger Patienten zu behandeln, sondern um einen heroischen Chirurgen. Der Kampf gegen den übermächtig scheinenden Aggressor, dem sich der tapfere Soldat stellt, ist weniger die geschilderte spezifische Operation, vielmehr geht es, wie es schon vorher in der Autobiografie heißt, um das große Ganze, ja, fast so etwas wie die Rettung der gesamten Menschheit.

Das zeigt sich in den Schilderungen dessen, was auf die Operation folgt. Der Erstversuch am Menschen misslingt aufgrund eines technischen Defekts der Unterdruckkammer, und die Patientin stirbt. Anhand seiner Beschreibungen dessen, was auf die Operation folgt, lassen sich nun wiederum sehr anschaulich Rückschlüsse auf die gesellschaftlichen Erwartungen ziehen. Sauerbruch schildert nämlich exakt eine Reaktion auf die Operation. Der Chefarzt, Geheimrat von Mikulicz, ist die einzige Instanz, die in einer expliziten Reaktion auf das Scheitern des Versuchs beschrieben wird. In den Fokus wird die „Tücke des Objekts" gerückt, die für den Misserfolg verantwortlich ist, weil sie gegen alles vorher rational Ersonnene im entscheidenden Moment versagt. Die Erwartungshaltung, die von seinem Vorgesetzen an den enttäuschten jungen Kollegen gerichtet wird, ist eindeutig: Sauerbruch solle ruhig und vernünftig bleiben und keine irrationalen, d. h. nichtfachlichen Gefühle zulassen! Formuliert werden kann diese Erwartung ganz selbstverständlich vom Chefarzt, der die naturwissenschaftliche Medizin repräsentiert. Andere Referenzen treten in Reaktion auf die gescheiterte Operation in der Autobiografie nicht in Erscheinung.

Mir geht es hier nicht darum, möglicherweise Herzlosigkeit anzuprangern. Eine solche Interpretation hätte sich sofort in den Fallstricken heutiger Erwartungsstrukturen verfangen. Aus einer historisch-rekonstruktiven soziologischen Warte, die die Erwartungsstrukturen der betreffenden Epoche nachzeichnet, interessiert hingegen, dass und wie diese Episode des Scheiterns allein aus einer medizin**internen** Perspektive in einen viel größeren Zusammenhang eingeordnet werden kann:

> Als ich spät in der Nacht zu dem Geheimrat ging, breitete er mir folgende Gedankengänge aus: Jeder Kampf um ein neues Gebiet in der Chirurgie habe Opfer

> gekostet, auch in der Erschließung der Thorax-Chirurgie würden sie nicht fehlen. Das Endziel, die Lebensmöglichkeit für Zehntausende unheilbarer Lungentuberkulöser, rechtfertigte unser Tun. (Sauerbruch [1]1951, 1979, S. 76)

Dieses Zitat gibt nicht so sehr Aufschluss über das Individuum Sauerbruch und seine Motivlagen – bzw. wäre das vor dem Erkenntnisinteresse dieses Beitrags maximal uninteressant –, vielmehr berichtet sie von den Erwartungsstrukturen, die der Autor als gegeben voraussetzen konnte und musste. Das Zitat ist nicht losgelöst von einer Gesellschaft verstehbar, in der sowohl utilitaristische Nutzenabwägung als auch naturwissenschaftlicher Rationalismus als etablierte und weithin akzeptierte Deutungsmuster vorhanden sind. Rationalität und Wissenschaftlichkeit sind in den Arztautobiografien des späten 19. und frühen 20. Jahrhunderts gängige Semantiken professioneller Selbstdarstellung und auch jenseits des medizinischen Bereichs gang und gäbe.

Neben dem narrativen Strang des Primats des Rationalen läuft in den Arztautobiografien jener Zeit jedoch stets eine Art Mystifikationserzählung mit, die ebenso wichtig für die ärztliche Selbstdarstellung ist. Der Arzt rückt sich dabei erzählerisch in die Nähe Gottes oder Christi. Sauerbruch selbst etwa, und das ist ein wirklich harmloses Beispiel, beschreibt seinen Vorgänger auf dem Berliner Lehrstuhl als „heilenden Gott Berlins". In den Autobiografien wird darüber auch eine klare Differenz von Arzt und „normalem Menschen" sichtbar.

Diese doppelte Selbstverortung als rational denkender und handelnder Wissenschaftler einerseits und als geradezu außeralltägliche Heilerfigur andererseits ist ein durchgängiges Motivpaar ärztlicher Selbstbeschreibungen dieser Zeit. In diesem Motivpaar spiegelt sich die gesellschaftliche Erwartung wider, die ärztliche Professionalität zu dieser Zeit als wesentlichen Ausdruck der vorherrschenden gesellschaftlichen Rationalitätsideologie versteht und zugleich als das ganz Andere der normalen, modernen Gesellschaft.

12.4.2 Exkurs soziologisches Fremdbild

An dieser Stelle ist ein kurzer Exkurs in die Soziologie angezeigt, um zumindest exemplarisch die Wechselwirkungen zwischen ärztlichem Selbstbild und gesellschaftlichem Fremdbild herauszustreichen. Denn die Verquickung von Rationalitäts- und Mystifikationsnarration findet sich nicht nur im Autobiografischen und nicht nur in der Zeit des ausgehenden 19. und beginnenden 20. Jahrhunderts, sondern sie wirkt bis heute nach. Beispielsweise kommt kaum eine heute übliche Medizin**kritik** ohne das Bild vom Halbgott in Weiß aus, und auch heutige Ärzte beschreiben sich oft in Abgrenzung zu dieser Karikatur.

In früheren soziologischen Auseinandersetzungen mit der ärztlichen Profession findet sich dieses Doppelmotiv zwar in transformierter Form, aber mit dem gleichen normativen Überschuss, der das Motivbündel auch in den Autobiografien auszeichnet. Am plakativsten ist dieses Doppelmotiv in Talcott Parsons' Überlegungen zur Bedeutung des Arztberufs für die moderne Gesellschaft erkennbar (Parsons 1951). Sein strukturfunktionalistischer Ansatz setzt die Stabilität und den Erhalt der Gesellschaft als oberstes soziales Bezugsproblem fest. Für die Erfüllung dieser so entscheidenden gesellschaftlichen Funktion spielen in Parsons' Theorie die Professionen und dabei insbesondere der Arztberuf eine ganz entscheidende Rolle.

Anhand der „pattern variables", bestimmter Ordnungsmuster, an denen sich soziales Handeln orientiert, wird der Arztberuf einerseits als perfekte Entsprechung der modernen Gesellschaft dargestellt. Insbesondere die Orientierung der ärztlichen Handlung an Leistung, Universalität und Spezifität charakterisiert den Arztberuf als genuin modernen Beruf, während die Kollektivitätsorientierung, also die Orientierung am Gemeinwohl, im Gegensatz zur Handlungsorientierung am Eigennutzen, die explizit als Ausnahme in der modernen Gesellschaft beschrieben wird, ihn als das ganz Andere dieser Gesellschaft identifiziert. Als Gegenbild zum Arzt bemüht Parsons den Kaufmann, von dem man nicht nur annimmt, sondern geradezu normativ erwartet, dass er sein Handeln am persönlichen Profit orientiert. Der Professionelle, darunter also auch der Arzt, so Parsons, orientiert sein Handeln zwar nicht ausschließlich, aber doch in erster Linie am Wohl der Allgemeinheit. Der Professionsbegriff nimmt dadurch eine zentrale Stellung für die Lösung des von Parsons identifizierten Integrationsproblems der modernen Gesellschaft ein.

Die frühe Professionssoziologie, und das zeigt sich nicht nur an diesem Motiv, greift also auf ganz ähnliche Deutungsmuster zur Darstellung ärztlicher Professionalität zurück, wie wir sie aus den Arztautobiografien der Sauerbruchzeit kennen: einerseits als perfekter Ausdruck der positiven Seite der modernen Gesellschaft und zugleich als Gegenentwurf zu deren potenziell problematischen, desintegrierenden Tendenzen. Die Sozialfigur des Arztes bildet und verändert sich also in einer engen Co-Konstitutionsbeziehung von Fremd- und Selbstbild heraus. Es handelt sich nicht um eine intentional herbeigeführte Figur, sondern um ein Phänomen gesellschaftlicher Emergenz.

Nun jedoch noch einmal zu Parsons, da er ein hervorragender Ausgangspunkt ist, um auch den Aspekt der Wandelbarkeit der Sozialfigur Arzt beispielhaft darzustellen.

Parsons' Analyse birgt nämlich zumindest einen ersten zarten Hinweis auf einen grundlegenden Wandel im semantischen Vorrat und damit in der gesellschaftlichen Erwartungsstruktur. Die stark normativ aufgeladene Analyse der Arztrolle kulminiert wie geschildert im Motiv der Kollektivitätsorientierung. Damit kann Parsons jedoch seine Argumentation nicht enden lassen. Dieser Arztrolle korrespondiert die komplementäre Verpflichtung des Patienten gegenüber der Gesellschaft, sich den überlegenen Fähigkeiten des Arztes fügsam zu überantworten. Parsons schreibt:

> » This authority cannot be legitimized without reciprocal collectivity-orientation in the relationship. To the doctor's obligation to use his authority „responsibly" in the interest of the patient, corresponds the patient's obligation faithfully to accept the implications of the fact that he is „Dr. X's patient" and so long as he remains in that status must „do his part" in the common enterprise. (Parsons 1951, S. 465)

Dieser Aspekt der funktional notwendigen Unterordnung des Laien unter den Professionellen wird von der professionskritischen Medizinsoziologie ab den späten 1960er-Jahren auf das Schärfste kritisiert. Und doch ist der Aspekt selbst bereits ein Hinweis auf gesellschaftliche Veränderungen, die erst die Kritik hervorbringen.

Die normative Forderung an den Patienten, sich dem ärztlichen Diktat aufgrund gesellschaftlich funktionaler Erfordernis zu unterwerfen, ist nur vor dem Hintergrund einer Gesellschaft überhaupt einsehbar, in der diese Dominanz langsam, aber sicher hinterfragbar wird.

Die soziologischen Professionskritiker, die sich in der Folge an Parsons abarbeiten, verstehen sich selbst als Agenten eines emanzipatorischen Wandels (siehe exemplarisch die zwei prominentesten Vertreter dieser Richtung: Larson 1977, Freidson 1975). Sie kritisieren das bisherige Verhältnis von Arzt und Patient, so wie Parsons es beschreibt, indem sie es mit der Beziehung zwischen Erwachsenem und Kleinkind oder Haustier vergleichen, und propagieren vor diesem Hintergrund die Emanzipation von Patienten, aber auch subordinierter Medizinberufe. Nicht von ungefähr vollzieht sich dieser Wandel in der soziologischen Bewertung ärztlicher Professionalität ab den späten 1960er-Jahren parallel zu verschiedenen Formen bürgerrechtlicher Bewegungen. Die Rationalitäts- und Gemeinwohlsemantik, die wir beispielhaft in Sauerbruchs Autobiografie und Parsons Professionstheorie sehen konnten, ist vor diesem gewandelten gesellschaftlichen Hintergrund nicht mehr selbstevident.

Man sieht also, dass ärztliches Selbstbild, soziologisches Fremdbild, aber auch andere soziale Praxen keineswegs unabhängig voneinander oder auf unterschiedlichen Realitätsebenen anzusiedeln sind: Deutungsmuster autobiografischer Erzählungen finden sich auch in der soziologischen Fremdbeobachtung wieder. Umgekehrt finden die semantischen Verschiebungen, die sich im Bereich soziologischer Beobachtung hier nur vorsichtig andeuten, ihre Entsprechung nicht nur in den verschiedenen Formen subjektiver Ermächtigung wie etwa der Patientenrechtsbewegung. Darüber hinaus schlagen sie sich auch in Veränderungen im autobiografischen Material nieder. Das nächste Beispiel aus dem autobiografischen Material zeigt diesen Wandel und die narrativen Verschiebungen ärztlicher Selbstdarstellung, die daraus resultieren.

12.4.3 Christiaan Barnard

Der 1922 geborene südafrikanische Herzchirurg Christiaan Barnard beschreibt die Situation der ersten Herztransplantation am Menschen als ähnlich bahnbrechend wie seinerzeit Sauerbruch die Möglichkeit von Operationen am Thorax. Auch sonst weisen beide Autobiografien weitere große Ähnlichkeiten auf. Für die Frage nach dem Wandel und der Funktion der Sozialfigur Arzt sind jedoch die Unterschiede von größerem Interesse. Wie schon in Bezug auf Sauerbruch geht es mir auch hier nicht darum, individuelle Charakterzüge herauszupräparieren, sondern gesellschaftliche Erwartungsstrukturen und damit verbunden eine neue Ausprägung der Sozialfigur Arzt aufzuzeigen.

Genau das zeigt sich an den Unterschieden, die trotz dieser strukturell sehr ähnlichen Ausgangssituationen offenkundig werden. Bei Sauerbruch bleibt die Patientin in den Erzählungen völlig im Dunkeln. Sie wird lediglich durch ihre Krankheit, einen Speiseröhrenkrebs, näher identifiziert.

Barnard hingegen schildert seinen Patienten als ganze Person, als sympathischen Zeitgenossen. Er beschreibt sein soziales Umfeld, er nennt ihn beim Namen und betont neben den funktionalen Aspekten der Operation die Beziehungsebene zwischen Chirurgen und Patienten. Entsprechend ausführlich widmet er sich auch seinem eigenen Innenleben angesichts des Todes dieses, seines Patienten.

> » Sein letzter Herzschlag in den frühen Morgenstunden hatte aus dem allseits beliebten, sorgsam umhegten und gepflegten Patienten ein Stück medizinisches Anschauungsmaterial gemacht. […] Jetzt interessierte mich nur noch eines: Was konnte man aus seinem Tod lernen? […] Ich stand da, von tiefem Schmerz erfüllt. Große Traurigkeit überkam mich. Unmöglich, jetzt mit meinen Kollegen in der Leichenhalle zu sprechen – ich hatte Angst, daß ich zu weinen anfangen würde. Schon immer bin ich leicht zu rühren gewesen und lache oder weine schnell. (Barnard 1994, S. 7)

Neben der Frage nach den rationalen Gründen für den Tod wird die individuelle emotionale Ausstattung des Autobiografen ausführlich erläutert. Der Verblichene wird nicht nur mit Namen genannt, in seinen vielfältigen sozialen Beziehungen, seiner Berufsbiografie geschildert, vielmehr beschreibt Barnard ihn zudem als ein wichtiges, ernstzunehmendes Gegenüber in der Vorbereitung zu seinem epochalen Experiment. Einordnen und deuten lässt sich diese neue narrative Rolle des Patienten nur vor einem gänzlich neuen Referenzrahmen ärztlicher Praxis.

Barnard selbst thematisiert diese neuen gesellschaftlichen Erwartungshaltungen an den Arzt in seinen Memoiren ausführlich. Ein Beispiel zur Illustration:

> » Sodann gab es jede Menge offener Fragen zu den ethischen, moralischen und juristischen Aspekten der Herztransplantation […]. Die Zeitungen schlachteten den Vorschlag aus […], daß man mich vor dem internationalen Gerichtshof des Mordes anklagen sollte, weil ich einem menschlichen Wesen ein lebendes Herz entnommen hatte. […]. Jeder fühlte sich berufen, derlei Fragen zu erörtern, insbesondere Theologen, Rechtsanwälte und, natürlich, Politiker. (Barnard 1994, S. 14)

Ein medizinisch-rationaler Globalzusammenhang, wie ihn in obigem Beispiel von Mikulicz für Sauerbruch herstellt, steht Barnard nicht zur Verfügung. Angesichts der grundlegend veränderten gesellschaftlichen Erwartungen ist eine Argumentation mit Rationalität, Gemeinwohl und medizinischer Hierarchie schlicht undenkbar.

Barnards zunächst sehr befremdlicher Seelenstriptease bei der Schilderung aus der Pathologie erscheint nun weniger irrational. Die Darstellung seines eigenen affektiven Engagements ist vor diesem Hintergrund ganz im Gegenteil als Indiz für einen größeren Wertewandel interpretierbar, der die Selbstbeschreibungen und der die Sozialfigur des Arztes natürlich nicht unberührt lässt. Das folgende Zitat zeugt davon. Beachtenswert sind hier insbesondere die Form der Erzählung und die zentrale Figur neben dem Arzt:

> Voller Angst […] erklärte Philip Blaiberg mit Nachdruck: „Professor Barnard, ich will nicht so weiterleben wie bisher. So ist mein Leben nichts mehr wert. Ich […] leide so sehr, daß der Tod besser wäre als diese Art von Leben. Wenn also auch nur die geringste Hoffnung besteht, daß mein Leben sich durch diese Operation zum Besseren verändert, dann bin ich bereit, das Risiko einzugehen. […] Ich möchte das durchstehen, jetzt mehr denn je. Ich weiß, daß sie niedergeschlagen sind, weil Louis Washansky gestorben ist und vielleicht sind sie sich Ihrer selbst nicht mehr ganz sicher – aber Herr Professor, Sie haben ihm Hoffnung geschenkt, und er hat, soweit ich gehört habe, nach der Operation ein paar wundervolle Tage erlebt […]. Ich will auch Hoffnung haben. Ich will auch diese paar Tage haben." Die beiden Männer lächelten, als sie sich ansahen. „Ich werde sie operieren", sagte Professor Barnard. „Ich werde Ihnen ein neues Herz geben, und diesmal wird es klappen." (Barnard 1994, S. 13)

Erzählt wird diese Passage nicht vom autobiografischen Ich-Erzähler, sondern von einem auktorialen Erzähler. Es ist hier ein unbeteiligter Beobachter, der die heikle Situation, in der Barnard erstmals nach dem Tod seines ersten Transplantationspatienten wieder zu einem potenziellen Transplantationskandidaten kommt, schildert. Die aktive Rolle der Deutung und Relegitimation des Rückschlags übernimmt hier keine medizinisch-wissenschaftliche Kapazität, sondern – und das ist wirklich revolutionär, wenn man die Jahrzehnte von Autobiografien davor liest, – die Figur des autonomen Patienten selbst. Der Patient als ganz normaler Mensch wird hier autobiografisch zumindest auf ärztliche Augenhöhe gehoben. Philip Blaiberg ermutigt in der Geschichte den zutiefst verunsicherten Arzt, bis dieser für den narrativen Fortgang der Autobiografie wieder die Rolle des gütig lächelnden Helden, des Halbgotts in Weiß erfüllen kann. Statt universaler Menschheitsrettung sind die sozial erwartbaren Motive in dieser Zeit solche, die von individuellem Patientenwillen und Lebensqualität handeln. Und als solche sind sie es nun, die riskante medizinische Entscheidungen rechtfertigen.

Üblicherweise wird in der Soziologie das Aufkommen des mündigen Patienten zumeist unter dem Stichwort Deprofessionalisierung verhandelt. Ich halte das angesichts solcher Beispiele für falsch. Vielmehr zeigen Passagen wie diese, dass der mündige Patient nur auf den ersten Blick eine Bedrohung ärztlicher Professionalität in meinem Sinne ist. Wahrscheinlich stellt sich in Ihrer Praxis der mündige Patient, schlimmstenfalls vorgebildet durch ‚Dr. Google', bisweilen als Problem oder zumindest als Herausforderung dar. Aber in einem vom Einzelfall abstrahierenden Gesamthorizont ärztlicher und medizinischer Praxis muss man den autonomen Patienten nicht allein als neue Herausforderung an die Ärztin oder den Arzt verstehen, sondern sogar viel eher als einen Effekt ärztlicher Professionalität beschreiben!

Der Beitrag von Irmhild Saake in diesem Band (► Kap. 16), weist zu Recht darauf hin, dass in unserer Gesellschaft Asymmetrien zusehends an Legitimität verlieren. So auch die Asymmetrie zwischen einem allwissenden, paternalistischen Arzt und einem unmündigen Patienten.

Und dennoch ist eine Welt ohne Asymmetrien – sei es nun in der Kindererziehung, in der Geschäftswelt oder eben in der Krankenbehandlung, schwerlich vorstellbar, weil wir ohne bestimmte Formen von Asymmetrien schnell den gesellschaftlichen Hitzetod permanenter und letztlich unentscheidbarer Aushandlungsprozesse sterben würden.

Auch in den Autobiografien und in der soziologischen Literatur lässt sich die gesellschaftliche Abwehr gegen hergebrachte Hierarchien deutlich ablesen. Und genau an dieser Stelle ist es der autonome, also der selbstbestimmte und in seiner personalen Würde und Willensfreiheit dem Arzt gleichgestellte Patient, der für die Narration und Praxis ärztlichen Handelns zentral wird. Indem der Patient als Individuum und Experte seines eigenen Lebens nun immer größeren Raum in den ärztlichen Selbstbeschreibungen einnimmt, erhält das Ärztliche eine neue Würde und damit mittelbar auch eine neue Handlungsmacht, die über Rationalitäts- oder Autoritätsargumente nicht einmal mehr ansatzweise denkbar wäre. Wir können der Radikalisierung dieser zunächst unerwarteten Symbiose ärztlicher Deutungs- und Handlungsbehauptung und der Aufwertung des autonomen Patienten weiter folgen.

12.4.4 Martin Bleif

Das Argument lässt sich mit Blick auf die weitere Entwicklung im empirischen Material nämlich noch zuspitzen. Mir scheint, dass zunehmend die klassische Form ärztlicher Autobiografie selbst gesellschaftlich unplausibler wird. Die Lebensgeschichten mehr oder minder berühmter, alter oder gar toter, oft weißer und fast immer männlicher Ärzte scheinen in einer auf Teilhabe und Gleichheit trotz Diversität bedachten Gesellschaft nicht mehr recht anschlussfähig. Es entwickeln sich stattdessen jedoch langsam andere Formen, die an diese Stelle treten.

In den letzten gut 5 Jahren lässt sich eine Zunahme anderer, auch öffentlich stark wahrgenommener Formen ärztlicher Selbstbeschreibungen beobachten, die vornehmlich von jüngeren Ärzten verfasst sind, die am Zenit ihrer Karriere stehen oder diese erst beginnen. Obwohl sich diese dramatisch von klassischen Autobiografien unterscheiden, in denen ein Autor im Zentrum der Erzählung seines Lebens steht, bestehen zentrale Gemeinsamkeiten zwischen den klassischen und den neueren Formen. Grob kann man sagen, dass zum einen eine Art autobiografischer Unterhaltungsformate entsteht und zum anderen eine anspruchsvolle Form stark autobiografisch imprägnierter Informationsliteratur.

Ich beschränke mich wieder auf ein Beispiel autobiografisch imprägnierter Ratgeberliteratur, um Ihnen einen Eindruck dieser formalen und inhaltlichen Verschiebungen zu vermitteln. Dabei handelt es sich um Informationsliteratur von ärztlichen Experten für medizinische Laien. Soweit nichts Neues.

Neu und meiner Meinung nach wirklich aufregend ist, dass diese Sachbücher nicht ohne Autobiografisches, zutiefst Persönliches auskommen. Dabei bindet sich der Arzt untrennbar an die Figur des autonomen Patienten. Der Patient hat hier eine Doppelfunktion. Er ist als zu belehrender (potenzieller) Patient Adressat der Bücher und zugleich Hauptmotiv der autobiografisch imprägnierten Rahmenhandlung. In dieser Funktion tritt er nicht als Empfänger ärztlicher Belehrung auf, sondern als wichtigstes Gegenüber und sogar als Lehrmeister des Arztes.

Entsprechend dem Patienten als Lehrmeister und Adressaten von Belehrungen ist der Arzt auf der einen Seite Mediziner, d. h. der Experte. Er ist auf der anderen Seite in all diesen Büchern zudem in irgendeiner Form oft auch Betroffener. Diese Form der Betroffenheit bzw. Mitbetroffenheit ist ein zentrales Motiv, aus dem sich nun zu einem großen Teil die professionelle Autorität dieser Ratschläge speist.

Ein sehr gutes Beispiel hierfür bietet das Buch *Krebs. Die unsterbliche Krankheit*. Martin Bleif, Onkologe, Professor, Jahrgang 1964, legt eigentlich ein klassisches Sachbuch vor, das in seiner wissenschaftlichen Ausführlichkeit sogar weit über das Gros der Ratgeberliteratur hinausgeht. Der Autor präsentiert sich als absoluter Experte mit Aufklärungsanspruch. So weit, so klassisch. Allerdings stellt er klar: „*Dieses Buch wollte ich nie schreiben* […] jedenfalls so nicht" (Bleif 2013, S. 13; Hervorhebung i. O.). Was er schreiben wollte, war ein Sachbuch über Krebs, jedoch, so Bleif gleich einleitend, habe die Krebserkrankung seiner Frau aus dem seit Langem geplanten Buch ein völlig anderes gemacht:

> Ich schreibe es nun doch in der tiefen Hoffnung, dass mehr Verständnis und weniger Vorurteil den Umgang mit Krebs erleichtern. Dass der Blick auf die hellen Seiten des Lebens den Betroffenen Mut macht. Dass Krebs auch den abgebrühten „Profis" zeigt, wie machtvoll diese Krankheit Perspektiven eröffnet oder erzwingt, die ärztliche Kunst und ärztliches Handeln weit übersteigen. Ein guter Arzt sollte wissen, wann er zu reden und wann er zu schweigen hat. (Bleif 2013, S. 15)

Erst das Miterleiden der Krebserkrankung und schließlich des Krebstodes hat aus dem „abgebrühten ‚Profi'" den „guten Arzt" der hier zitierten Selbstcharakterisierung gemacht. Erst jetzt, da er weiß, wann er zu reden und wann er zu schweigen hat, kann er reden bzw. ein mehrere Hundert Seiten starkes, belehrendes Sachbuch legitimerweise schreiben. Und es ist für den naturwissenschaftlichen Laien eine überaus anspruchsvolle Lektüre und keineswegs gefühlige Literatur.

Was dieses Buch von einem reinen Sachbuch abhebt, ist quantitativ nicht viel, aber es ist ein qualitativ grundlegender Unterschied. Jedem der 12 umfangreichen Sachkapitel sind lediglich 1–2 kursiv gesetzte Seiten vorangestellt. Und allein auf diesen ist Bleif nicht nur Experte, sondern schildert aus der Perspektive des Ehemanns Episoden der Erkrankung und des Sterbens seiner Frau. Es sind Episoden, die höchst persönlich und intim sind und doch zugleich exemplarisch für das Leben von Krebspatienten und deren Angehörigen stehen sollen. Durch diese privaten Einsprengsel wird aus dem belehrenden Experten zusätzlich ein Betroffener seines Themas. Während wir bei Barnard der narrativen Annäherung des Patienten an den Arzt zusehen konnten, beobachten wir jetzt so etwas wie die narrative Menschwerdung des Arztes. Und es ist diese Menschwerdung, die ärztliche Professionalität unter den veränderten gesellschaftlichen Erwartungen ausmacht. Bleif zeichnet in diesen Passagen seine eigene Entwicklung vom besserwissenden Fünf-Minuten-Mediziner hin zum mitfühlenden, demütigen, ja, im Wortsinne menschlichen Arzt nach. Für einen solcherart Betroffenen wird auch die Herausforderung durch den autonomen, oftmals medizinischen Evidenzen zuwiderhandelnden Patienten emotional verstehbar und dadurch auch professionell handhabbar:

> Sie war auf der Suche. Von Anfang an war sie darauf bedacht, ihr Schicksal nicht vollständig in fremde Hände legen zu müssen. Obwohl oder gerade weil ich seit fast 15 Jahren jeden Tag als Arzt mit Krebserkrankungen konfrontiert war, wurde mir die wahre Bedeutung dieser anderen Perspektive erst nach und nach klar. Imogen war es, die mich mit der Nase auf Themen gestoßen hat, die ich in meiner Fixierung auf die klassischen Methoden der Krebstherapie jahrelang ignoriert und ehrlich gesagt auch nicht immer ernst genommen habe. […] Krebs stellt alles, was im Leben des oder der Betroffenen bislang von Bedeutung war, unter Vorbehalt. Daher ist auch alles, was ein Krebspatient für sich selbst tut und tun kann, ein kleiner Schritt hin zur Rückeroberung der persönlichen Autonomie. (Bleif 2013, S. 190f.)

Der Arzt wechselt hier narrativ auf die Seite der Patienten bzw. Leser. Er beschreibt, wie er erst durch die Erfahrung der Betroffenheit von Krankheit zum eigentlichen und legitimen Experten in Sachen Krebs wird. Die jahrelange medizinische Erfahrung allein reicht hierfür nicht aus. Vor dem Hintergrund der eben kurz geschilderten Symmetrieaffinität unserer Zeit ist diese Form interessant.

Denn trotz aller narrativen Offenheit und Lernwilligkeit geht es Bleif darum, Anleitungen oder wenigstens Handreichungen in durchaus klassisch-professioneller Manier zu geben. Keiner der von mir untersuchten Ratgeber propagiert Beliebigkeit oder allein die Befolgung jedweder individueller Patientenpräferenzen! Ganz im Gegenteil. Soweit auch die Anverwandlung vom Arzt zum normalen Menschen reicht: All diese Bücher sind doch Ratgeber in dem Sinne, dass sie klare Wertungen vornehmen und Verhaltensanweisungen geben. Aber die Ratschläge formulieren sich aus einer Perspektive des Miterleidens, aus der persönlichen Betroffenheit heraus völlig anders. Die Asymmetrie des Wissens wird durch die Symmetrie des Erlebens und Erleidens aufgefangen und ermöglicht eine andere Form von Asymmetrie, möglicherweise eine Art ärztlichen Paternalismus 2.0.

12.5 Fazit – exemplarisch zur Funktion der Sozialfigur Arzt

Ich habe am Beispiel der Autobiografien und dem kleinen Exkurs in die Soziologie versucht zu zeigen, wie sich die Erwartungen an das Ärztliche über die Zeit wandeln. Dabei konnte man exemplarisch sehen, wie sich die Sozialfigur des Arztes in einer Co-Konstitutionsbewegung von Selbst- und Fremdbeschreibung herausbildet und wandelt und welche Wechselbeziehungen hierbei zu beobachten sind.

Welche soziale Bedeutung und Funktion hat nun aber diese Sozialfigur? Einige abschließende Überlegungen, die das Konzept an einem Beispielfall ex negativo in seinem Praxisbezug beleuchten, stellen einen möglichen Hintergrund zur weiterführenden Diskussion, insbesondere der beiden ersten ► Leitfragen dieses Textes, dar.

Das Beispiel der Rolle westlicher Ärzte in der jüngsten **Ebola-Epidemie in Westafrika**, das sich drastisch von den Selbstverständlichkeiten medizinischer Versorgung unterscheidet, die wir in Westeuropa gewohnt sind, lädt ein, den eigenen Alltag als (angehende) Ärztin oder (angehender) Arzt hinsichtlich der Ressource der ärztlichen Sozialfigur zu reflektieren: Welche Bedeutung für die moderne Medizin und moderne Gesellschaft hat die Sozialfigur des professionellen Arztes? Hat die Sozialfigur des professionellen Arztes Relevanz für die konkrete Arbeit des (einzelnen) Arztes bzw. der (einzelnen) ärztin? In welchem Verhältnis stehen individuelles Arztsein und die Sozialfigur?

Sozialfiguren habe ich eingangs beschrieben als das Bild, das sich eine Gesellschaft von den Personen/Personengruppen macht, die es zu einer bestimmten Zeit für relevant, für prägend hält. Sozialfiguren sind somit Bündel von Erwartungen, zum Teil durchaus widersprüchlicher Erwartungen. Sie sind damit zentral für die Etablierung und Aufrechterhaltung sozialer Basisselbstverständlichkeiten.

Ohne diese gesellschaftlich präsente Sozialfigur könnte man m. E. nicht erklären, wieso Patienten, beispielsweise im Falle von Operationen, freiwillig auf ihr Grundrecht auf körperliche Integrität verzichten, sich von oftmals gänzlich fremden Personen unter Drogen setzen und bewusstlos machen lassen und zwar in dem Wissen, dass daraufhin andere, ebenfalls Fremde, mit scharfen Skalpellen und anderem medizinischen Gerät zum Teil drastische Interventionen am bewusstlosen Körper vornehmen. Erklären lässt sich das nur mit einem generalisierten, jedoch immer wieder auf Spezifizierung und Aktualisierung angewiesenen Vertrauen in das Ärztliche per se. Die Sozialfigur macht damit an sich Unwahrscheinliches wahrscheinlich.

Welche Effekte das **Fehlen der ärztlichen Sozialfigur** hat, kann man nun dort beobachten, wo keine starke, etablierte Idee vom Ärztlichen in unserem westlichen Verständnis vorliegt.

Die Ebola-Epidemie von 2014 in Westafrika machte dies eindrücklich klar. Den westlichen Ärzten, die als Helfer in die Region kamen, wurde statt Vertrauen größtes Misstrauen entgegengebracht. Die dramatischen Folgen, die in dem Fall nicht allein das heimtückische Virus, sondern vor allem auch das Fehlen einer starken Idee ärztlicher Professionalität hatte, sind bekannt. Die Ebola-Epidemie in Guinea, Sierra Leone und Liberia führte u. a. recht drastisch vor Augen, wie hoch unwahrscheinlich es auch im 21. Jahrhundert noch sein kann, sich der Form westlicher ärztlicher Behandlung auszusetzen – auch und gerade im Fall einer bei bis zu 90 % der Infektionen rasch und qualvoll zum Tode führenden Krankheit.

Neben der Tatsache generell mangelnder Hilfestellungen aus dem Westen stellten Hilfsorganisationen als eines der größten Probleme bei der Bekämpfung der damaligen Epidemie heraus, dass diese Seuche zum ersten Mal in Westafrika auftrat und der Gesundheitsversorgung vor Ort damit die Erfahrung im Umgang mit dem hochinfektiösen Virus fehlte. Die westlichen Ärzte, die, zwar viel zu spät, aber letztlich doch, mit Erfahrung und Know-how im Gepäck zu Hilfe eilten, konnten dort jedoch nicht auf die Selbstevidenz der westlichen Medizin und des westlichen Konzepts ärztlicher Professionalität als Ressource zurückgreifen. Das zeigt etwa ein Erlass der Regierung in Sierra Leone, den Tobias Zick in der *Süddeutschen Zeitung* paraphrasiert:

> » Wer einem Ebola-Kranken Unterschlupf gewähre und ihn vor den Ärzten verstecke, warnt die Regierung in harschen Worten, der begehe eine „schwere Straftat". (Zick 2014, S. 2)

Die selbstverständliche Reaktion auf Schmerzen und Todesangst war hier die Flucht vor dem Arzt und nicht der Gang zum Arzt. In den Tagesthemen vom 29.06.2014 erklärte ein Mitarbeiter des „Lassa Fever Program", dass das größte Problem keineswegs das heimtückische Virus sei. Seine alternative Erklärung stützt vielmehr die Idee, dass die Figur des professionellen Arztes ihre Evidenz einer bestimmten historisch-lokalen Konstellation verdankt:

> » Wir versuchen klarzumachen, dass die Ärzte helfen wollen. Dass das Virus eine Krankheit ist, kein Fluch. Wenn wir sie überzeugen, können wir die übertragungskette brechen. (Tagesthemen 29.06.2014)

Die Strategie der Hilfsorganisation besteht zunächst in Informationspolitik. Die Bürger müssen informiert werden, dass Ärzte helfen wollen. Das ist so schlicht wie effektiv gedacht. Der Bericht endet mit der Erkenntnis, dass die eigentlich vernünftige, rationale Kooperation der Erkrankten mit dem Arzt dennoch nicht so leicht etabliert oder gar erzwungen werden kann. Der Weg zum Arzt angesichts schwerer Erkrankung und Todesangst, der aus Sicht mancher westlicher Soziologen fast ein Anthropologikum darstellt, ist hier trotz entsprechender Aufklärungskampagnen eben alles andere als natürlich oder selbstverständlich. Andere Institutionen und Gepflogenheiten, andere Konzepte von Krankheitsgenese und Therapie, die ebenso wie das westliche Konzept des professionellen Arztes und der somatischen Medizin kulturell gewachsen und etabliert sind, stehen dem Erfolg jeglicher medizinischer Hilfsprogramme zunächst entgegen:

> » Aber noch halten viele an ihren Traditionen fest. Kranke Verwandte werden zu Hause gepflegt, hoch ansteckende Tote bei Beerdigungen gewaschen. Deshalb müssten die Menschen intensiv aufgeklärt werden. Dafür brauchen die Ärzte aus dem Ausland Unterstützung, lokale und internationale. (Tagesthemen 29.06.2014)

In vielen Berichten über die Epidemie wird dieser Aspekt betont. Es ist im Falle von Ebola ganz offenkundig nicht so sehr das Virus, von dem die Gefahr ausgeht, sondern die Inkongruenz der lokalen Konzepte von Krankheit und dem Umgang mit Erkrankten mit denen der westlichen Helfer. So gefährlich das Virus biologisch auch ist, seine epidemische Ausbreitung lässt sich nur sozial erklären:

> » Dass zwei Welten aufeinandertreffen, ist selten so deutlich zu sehen wie bei diesen Besuchen westlicher Ärzte im von Ebola befallenen Westafrika. Angst einflößend sind diese Ärzte, fremd und unberechenbar. Wie sie schon reden durch die Masken vor dem Mund, Helfer sollen das sein? Helfer, die nicht einmal Hautkontakt haben zu ihren Patienten? Denen die Kranken kaum in die Augen schauen können? Diese Gestalten lösen mehr Misstrauen als Vertrauen aus. Und dann wollen sie auch noch all jene mitnehmen, die infiziert

sind. Wollen sie auf eine Isolierstation bringen, von wo sie oft nicht mehr lebend zurückkehren. (Behrndt 2014, S. 2)

Ähnlich wie historische Studien zeigen Beispiele aus – in Zeiten der Globalisierung gar nicht so weit entfernten – anderen Weltgegenden, dass die Akzeptanz und Plausibilität des Medizinischen (im modernen westlichen Sinne) und damit auch die ärztliche Professionalität Ergebnis gesellschaftlich kontingenter Prozesse sind.

Aus einer hier vertretenen gesellschaftstheoretischen Perspektive ist ärztliche Professionalität daher nicht als Merkmal bzw. Merkmalsbündel einer bestimmten Gruppe oder Person, sondern als Ressource des Medizinsystems zu verstehen. Diese Ressource ist jedoch auf Spezifizierung durch eben die Figur des individuellen Arztes angewiesen, die sie selbst mithervorbringt.

Lernziele

- Die Sozialfigur Arzt ist diejenige Scharnierstelle, die es der Medizin erlaubt, sich immer wieder neu auf eine sich wandelnde Gesellschaft einzustellen und ihrerseits diese Gesellschaft zu prägen. Die ärztliche Sozialfigur ist damit eine wesentliche Bedingung moderner Medizin. Das wird v. a. dort augenfällig, wo auf diese Ressource nicht zurückgegriffen werden kann.
- Die Sozialfigur ist weder identisch mit noch unabhängig von den konkreten Professionellen zu denken. Die Sozialfigur als gesellschaftliche Erwartung dessen, was als normales, akzeptiertes ärztliches Verhalten gilt, ist eine zentrale Ressource für jede einzelne Ärztin und jeden einzelnen Arzt, zugleich tragen die Verhaltensweisen konkreter Professioneller dazu bei, dieses gesellschaftliche Professionsbild zu etablieren, zu stabilisieren und immer wieder auch zu verändern.
- Der Beitrag zeigt, dass der mündige Patient durch die Profession selbst (mit-)hervorgebracht wird; das Konzept des mündigen Patienten als Behandlungspartner des Arztes auf Augenhöhe ermöglicht es, ärztliche Deutungs- und Handlungsmacht unter den Bedingungen einer Gesellschaft aufrechtzuerhalten, die blinde Autoritätengläubigkeit zugunsten eines starken Gleichheitsideals ablehnt.

Bezüge zu Lernzielen des NKLM[a] in diesem Kapitel

Professionelle Entwicklung	Ethik der Medizin
ID 7.2, ID 11.2, ID 11.4.2, ID 14c.2.1.1	ID 5.1, ID 5.2, ID 5.2.1.2, ID 6.1, ID 6.1.13

[a] Hinweise zur Nutzung der ID-Codes des NKLM für Unterricht und Prüfung finden sich in ► Abschn. 1.7 „Hinweise für die Benutzung durch Dozierende und Studierende der Humanmedizin".

Literatur

Atzeni, G. (2016). *Professionelles Erwartungsmanagement. Zur soziologischen Bedeutung der Sozialfigur Arzt*. Baden-Baden: Nomos.

Barnard, C. (1994). *Das zweite Leben. Die Erinnerungen des weltberühmten Herzchirurgen*. München: Piper.

Behrndt, C. (2014). Tränen des Todes. Drei Wochen wächst das Ebola-Virus im Körper heran, dann bricht die Krankheit aus – und ist hochgradig ansteckend. *Süddeutsche Zeitung*, 01.06.2014, 148, 2.

Bleif, M. (2013). *Krebs. Die unsterbliche Krankheit*. Stuttgart: Klett-Cotta.

Frei, A., & Mangold, H. (2015). Einleitung. In A. Frei, & H. Mangold (Hrsg.), *Das Personal der Postmoderne: Inventur einer Epoche* (S. 7–16). Bielefeld: transcript.

Freidson, E. (1975). *Dominanz der Experten. Zur sozialen Struktur medizinischer Versorgung*. München, Berlin, Wien: Urban & Schwarzenberg.

Larson, M. S. (1977). *The rise of professionalism. A sociological analysis*. Berkeley, Los Angeles: University of California Press.

Liek, E. (1926). *Der Arzt und seine Sendung*. München: Lehmann.

Luhmann, N. (1980). *Gesellschaftsstruktur und Semantik. Studien zur Wissenssoziologie der modernen Gesellschaft*, Bd. 1. Frankfurt a. M.: Suhrkamp.

Parsons, T. (1951). *The social system*. Glencoe: Free Press.

Sauerbruch, F. (1979). *Das war mein Leben*. Bad Wörishofen: Kindler (Erstveröffentlichung 1951).

Tagesthemen vom 29.06.2014. https://www.tagesschau.de/multimedia/sendung/tt-3024.html. Zugegriffen: 22.1.2018.

Zick, T. (2014). Sie wissen nicht, was sie tun. Die Menschen misstrauen den Behörden. Deshalb verpuffen bisher alle Aufklärungskampagnen. Die Folgen sind grässlich. *Süddeutsche Zeitung*, 1.06.2014, 148, 2.

Die Ordnung der medizinischen (Todes-) Diagnostik

Gesa Lindemann

S. Klinke, M. Kadmon (Hrsg.), *Ärztliche Tätigkeit im 21. Jahrhundert - Profession oder Dienstleistung*, Springer-Lehrbuch, https://doi.org/10.1007/978-3-662-56647-3_13

- **Leitfragen**

1. Wird ein Patient[1] von Ärzten in der Diagnose zu einem losen Bündel körperlicher Funktionen gemacht?
2. Wie ist die Zeitstruktur einer medizinischen Diagnose?
3. Worin unterscheidet sich die Zeitstruktur einer ‚normalen' Diagnose von der Zeitstruktur der Diagnose ‚Hirntod'?
4. Kann es ein wissenschaftlich gültiges, absolut sicheres Todeskriterium geben?

13.1 Einleitung

In der medizinbezogenen soziologischen Forschung wurde über lange Zeit zwischen ‚disease' und ‚illness' unterschieden. ‚Disease' bezeichnet den harten naturwissenschaftlichen Kern der Medizin, sozusagen die eigentliche organische Krankheit, während ‚illness' bzw. ‚illness behavior' den sozialen Umgang mit der organischen Krankheit meint. Der Aspekt des Krankheitsverhaltens bzw. des gesellschaftlichen Umgangs mit Krankheit steht seit langer Zeit im Mittelpunkt der soziologischen Forschung zur Medizin. Entsprechend liegt der Fokus auf den gesellschaftlichen Rollenerwartungen an Ärzte bzw. dem ärztlichen Selbstverständnis (► Kap. 10, 14), den Problemen der professionellen Selbstdarstellung als Arzt (► Kap. 3) oder den organisatorischen bzw. weiter gefasst den sozialen Bedingungen ärztlichen Handelns (► Kap. 2, 4, 6, 8, 9), der Arzt-Patient-Interaktion (► Kap. 16), den organisatorischen und technischen Bedingungen der Krankenversorgung (► Kap. 15) sowie auf dem Umgang von Kranken mit ihrer Krankheit (Gerhard 1999). Seit den 1990er-Jahren hat in der soziologischen Forschung zur Medizin eine Erweiterung stattgefunden, indem auch die Krankheit selbst, also der ‚Disease-Aspekt', explizit zum Gegenstand gemacht wird (Atkinson 1995; Lindemann 2002). Damit rückt die interne Struktur des praktischen medizinischen Wissens in das Zentrum der Aufmerksamkeit. Dieser Erweiterung entsprechend stellt dieser Artikel die praktisch wirksame Erkenntnistheorie der medizinischen Diagnostik in den Mittelpunkt und analysiert die Hirntoddiagnostik als einen Sonderfall der medizinischen Diagnosepraxis.[2]

Das medizinische Wissen ist ein wissenschaftliches Wissen, und es ist zugleich ein Wissen der medizinischen Praxis. Denn es ist nur insofern ein sinnvolles Wissen, als es ein Wissen ist, das in der Behandlung von Patientinnen angewendet werden kann. Das Gegenüber des medizinischen Wissens bzw. dasjenige, worauf sich dieses Wissen bezieht, ist die Patientin bzw. ihr Körper und dessen Teile. Dazu gehören auch Kleinstteile wie etwa Zellen und Gene. In diesem Beitrag geht es darum, wie Ärztinnen sich auf Patientinnen, ihre Körper und deren Teile als ihre Gegenüber beziehen. Eine Ärztin muss eine Patientin verstehen, um die Art des Leidens zu diagnostizieren und es zu behandeln. Gerade in medizinischen Reformstudiengängen, die die Nähe zum Patienten betonen,

1 Ich verwende in lockerer Folge sowohl ein generalisiertes Femininum als auch ein generalisiertes Maskulinum.

2 Bei diesem Artikel beziehe ich mich auf eigene Forschungen zum Umgang mit Intensivpatienten bzw. zur Hirntoddiagnostik, die ich in den Jahren 1997 und 1998 durchgeführt habe. Diese umfassten eine historische Rekonstruktion der Entwicklung des Hirntodkonzepts und eine empirische Studie zum Umgang mit Intensivpatientinnen und zur Praxis der Hirntoddiagnostik. Zu diesem Zweck habe ich für mehrere Monate auf einer neurologischen und einer neurochirurgischen Intensivstation teilnehmend beobachtet und 23 Experteninterviews geführt. Bei der Beobachtung habe ich versucht, mich in den Alltag zu integrieren und war pro Woche ungefähr 4–6 Tage auf den Stationen anwesend. Die tägliche Beobachtungszeit schwankte zwischen minimal 3–4 und maximal 12–13 Stunden, an die sich eine manchmal mehrstündige Nachbereitung der täglichen Ereignisse anschloss. Die Interviews habe ich im Anschluss an die Beobachtung durchgeführt. Es handelte sich um offene Leitfadeninterviews, die meistens gut eine Stunde dauerten. Sowohl bei der Beobachtung als auch bei den Interviews habe ich mich auf den Teil des medizinischen Personals konzentriert, der letztinstanzlich deutungs- und entscheidungsbefugt ist: Ärzte und Ärztinnen. Die Ergebnisse sind in zwei Monografien publiziert (Lindemann 2002, 2003).

wird dabei ein ganzheitliches Verstehen des Patienten in den Vordergrund gestellt. Dieser Anspruch kommt auch in dem „Nationalen Kompetenzbasierten Lernzielkatalog Medizin" zum Ausdruck, der die „ethisch fundierte und patientenzentrierte medizinische Versorgung" in den Mittelpunkt stellt. Dies besagt, dass angehende Ärztinnen lernen sollen, ihre Patientin als ganze Person anzuerkennen und sich auch auf eine Auseinandersetzung mit den ethischen Vorstellungen der Patientin einzulassen.

Wenn der Maßstab wechselseitiger Anerkennung auf die Arzt-Patient-Beziehung angewendet wird, geraten Ärzte in ein Selbstmissverständnis. Denn das **medizinische Verstehen** ist auf eine spezifische Form der Wissenserzeugung festgelegt und unterscheidet sich deshalb notwendigerweise strukturell von einem Verstehen, das eine wechselseitige Anerkennung als Gleiche beinhaltet. Es wäre ein schweres Selbstmissverständnis, wenn man z. B. an das medizinische Verstehen die gleichen Maßstäbe etwa hinsichtlich der normativ zu fordernden Gleichheit der Beteiligten anlegen würde. Im Sinne der Entwicklung eines realistischen Blicks auf die medizinische Praxis erscheint es mir daher sinnvoll, die strukturellen Grenzen des medizinischen Verstehens zu explizieren und dieses Verstehen vom **sozialen Verstehen** abzugrenzen, das andere normative Orientierungen impliziert.[3]

Um die Besonderheiten des medizinischen Verstehens herauszuarbeiten, beginnt dieser Artikel mit einer Skizze des sozialen Verstehens und beschreibt die notwendigen Reduktionen des medizinischen Verstehens im Verhältnis zum sozialen Verstehen (► Abschn. 13.2). Im Anschluss daran wird die Struktur des medizinischen Verstehens expliziert, das die medizinische Behandlung einschließlich Diagnose und Prognose kennzeichnet (► Abschn. 13.3). Auf dieser Grundlage werden die Besonderheiten der Todesfeststellung herausgearbeitet. Dabei geht es insbesondere um die Unterschiede zwischen unterschiedlichen Formen der Todesfeststellung: Herz-Kreislauf-Tod und Hirntod (► Abschn. 13.3.3 bis ► Abschn. 13.3.5).

13.2 Das soziale Verstehen[4]

Ich beginne mit dem Modell sozialen Verstehens, das sich in soziologischen Theorien findet. Es stehen sich zwei Akteure gegenüber, die entweder als „Ich" bzw. „Du" (Simmel [1]1908, 1983, S. 23) oder als „Ego" und „Alter" (Luhmann 1984, Kap. 3; Mead [1]1924–25, 1987) bezeichnet werden. Diese nehmen ihre Umwelt wahr und verhalten sich entsprechend ihrer jeweiligen Wahrnehmungen. Ego und Alter können auch als „Selbst" (Plessner [1]1928, 1975) beschrieben werden. Ein Selbst erlebt den eigenen Zustand (z. B.: hungrig zu sein) und es nimmt Gegenstände der äußeren Umwelt wahr (ein Stück Brot). Entsprechend der Wahrnehmung des Ortes des Brotes kann ein Selbst danach greifen und es essen. In einem solchen Prozess werden die Erfahrung des eigenen Zustandes sowie die Wahrnehmung der äußeren Umwelt und die Eigenaktivität des Greifens aufeinander abgestimmt. Ego und Alter sind weiterhin als ein Selbst zu verstehen, die ihr Gegenüber ebenfalls als ein Selbst wahrnehmen.

Die Beziehung zwischen Ego und Alter lässt sich dann folgendermaßen beschreiben: Ego erlebt, dass es von Alter wahrgenommen wird. Das bedeutet zweierlei: a) Ego erfährt sich als ein Selbst, das von Alter wahrgenommen wird, und b) Ego erfährt, dass Alter seinerseits erlebt, dass Ego das Alter Ego als ein Selbst wahrnimmt . Beide nehmen also nicht nur das andere Selbst als ein Selbst mit einer Umwelt wahr, sondern als ein Selbst mit einer Umwelt, in der das erlebende Selbst ebenfalls als ein Selbst vorkommt. Ego

3 Die Diskussion im Anschluss an meinen Vortrag in Oldenburg am 14.4.2016 im Rahmen der Vorlesungsreihe „Ärztliche Tätigkeit im 21. Jahrhundert – Profession oder Dienstleistung" hat mir die Bedeutung der Differenz zwischen medizinischem Verstehen und sozialem Verstehen eindrücklich vor Augen geführt. Gerade engagierte angehende Ärzte scheinen an sich die Anforderung zu stellen, den Patienten als ganze Person zu verstehen.

4 Die Darstellung sozialen Verstehens orientiert sich an Lindemann (2016). Literaturhinweise zu den einzelnen Ansätzen finden sich dort.

nimmt also wahr, dass Alter wahrgenommen hat, dass Ego mit den gleichen Absichten nach dem Stück Brot greifen möchte. Das Gleiche gilt umgekehrt für Alter.

Wenn Ego und Alter sich in einer solchen Beziehung finden, ermöglicht dies eine hochkomplexe Form, in der sie ihr Verhalten aufeinander abstimmen und koordinieren können. Ego reagiert nämlich nicht lediglich auf das sichtbare Verhalten des Gegenübers, sondern auch auf das im Verhalten zum Ausdruck kommende Erleben des Gegenübers. Entscheidend ist dabei, dass Ego sein eigenes Verhalten von den Erwartungen Alters abhängig macht. Die Beteiligten erwarten voneinander, dass ihr Gegenüber Erwartungen an sie richtet und reagieren auf diese erwarteten Erwartungen. Bezogen auf das Brotbeispiel lässt sich die Differenz zwischen einer bloß verhaltensbezogenen und einer erwartungsbezogenen Verhaltensabstimmung so beschreiben: Wenn Ego nur das sichtbare Verhalten von Alter, also den bloßen Bewegungsablauf, berücksichtigen würde, würde Ego antizipieren, wie schnell Alter nach dem Brot greift und Ego könnte versuchen, schneller zu sein. In diesem Fall wäre der Ansatzpunkt für die Abstimmung das direkt wahrnehmbare Verhalten. Bei einer Abstimmung, die eine Abstimmung i. S. des sozialen Verstehens ist, müssen dagegen zusätzlich drei Momente gegeben sein:

- Alter wird von Ego nicht nur als ein physischer Körper mit einem bestimmten Verhalten wahrgenommen, sondern als ein Körper erfahren, der Intentionen und Erwartungen hat, d. h., Ego erfasst die Intention Alters, nach dem Stück Brot greifen zu wollen und welche Erwartungen Alter dabei allgemein entwickelt.
- Ego erlebt die Erwartungen von Alter als auf sich gerichtet, d. h., Ego fühlt sich von Alter als jemand wahrgenommen, der ebenfalls nach dem Stück Brot greifen möchte. Jetzt können Ego und Alter Erwartungen darüber entwickeln, was das Gegenüber von ihnen erwartet.
- Wenn Akteure die Erwartungen des Gegenübers erwarten und das eigene Handeln davon abhängig machen, entsteht eine soziale Ordnung, die nicht mehr auf das Erwarten bzw. Handeln Einzelner zurückgeführt werden kann. Wenn Ego handelt, weil es die Erwartungen von Alter Ego zu erfüllen glaubt, werden die erwarteten Erwartungen von Alter Ego zum Motiv, das Ego zum Handeln bewegt – und umgekehrt.

Eine solche Struktur bildet den Rahmen für die medizinische Praxis, kennzeichnet aber nicht die Praxis medizinischen Erkennens selbst. Ein Patient, der das Sprechzimmer einer Ärztin betritt, erwartet, dass die Ärztin von ihm erwartet, sich gemäß den Regeln der Arzt-Patient-Interaktion zu verhalten und beginnt mit der Darstellung eines Leidens, dessentwegen er behandelt werden möchte. Umgekehrt erwartet die Ärztin, dass der Patient von ihr eine ärztliche Diagnose und Behandlung für ein möglicherweise bestehendes Leiden erwartet. Sie erkennt damit auch seinen ethischen und rechtlichen Anspruch auf Behandlung an. Wenn der Patient nicht beginnt, ein Leiden darzustellen, sondern wenn er beginnt über seine Urlaubspläne zu sprechen, würde er die Regeln der Erwartungsstruktur der Arzt-Patient-Beziehung verletzen. Es wäre jetzt an der Ärztin darzustellen, dass sie an dieser Erwartungsstruktur festhält, indem sie den Patienten bittet, zur Sache, d. h. zu seinem Leiden, zu kommen. Wenn der Patient partout nicht über etwas anderes reden würde, würde sie gezwungen sein, die Kommunikation zu beenden.

Anhand dieses Beispiels lässt sich verstehen, worum es im sozialen Verstehen geht, nämlich um das **Verstehen der situativ gültigen Erwartungsstruktur** und darum, ob die Beteiligten die Erwartungen ihres Gegenübers gemäß dieser Erwartungsstruktur erwarten und sich entsprechend verhalten. Wenn die Erwartungen des Gegenübers als unangemessen interpretiert werden, ist es bei sozialen Erwartungen möglich, daran festzuhalten, dass das Gegenüber strukturangemessen erwarten und sich entsprechend verhalten sollte.

Bei Erwartungen lassen sich drei Dimensionen unterscheiden:

- die ipseistische,
- die kognitive,
- die normative Dimension.

Ipseistisch meint, dass Erwartungen immer auf das erwartende Selbst bezogen sind. Dieses Selbst ist davon betroffen, dass seine Erwartungen erfüllt werden oder nicht: die ipseistische Dimension des Erwartens. Davon zu unterscheiden sind die normative und kognitive Dimension des Erwartens. Wenn Erwartungen enttäuscht werden, kann ein Selbst darauf beharren, dass seine Erwartungen erfüllt werden sollten. Es verändert seine Erwartungen nicht, sondern stellt dar, dass es an ihnen festhält. In diesem Fall würde das Selbst normativ erwarten. Für unser Beispiel würde dies bedeuten, dass die Ärztin die private Urlaubserzählung des Patienten unterbricht und ihn auffordert, auf sein Leiden zu sprechen zu kommen. Die Ärztin könnte aber auch kognitiv erwarten. In diesem Fall würde sie lernen und ihre Erwartungsstruktur verändern. Vielleicht ist es bei diesem Patienten so, dass er erst etwas Privates erzählen möchte, um Vertrauen aufzubauen. Wenn der Patient aber weiterhin nicht auf sein Leiden zu sprechen käme, müsste die Ärztin ziemlich sicher doch auf normatives Erwarten umstellen. Der Patient erwartet die Erwartungen der Ärztin nicht in strukturangemessener Weise. Die Unterstellung, dass sie an seinem Privatleben im Allgemeinen, d. h. ohne Bezug zu einem Leiden, interessiert sei und deshalb entsprechende Erzählungen vom Patienten erwartet, ist nicht gerechtfertigt. Die normative Dimension des Erwartens ist die Grundlage für die in der Medizin relevanten Aspekte von Recht und Ethik.

Diese Ordnung wechselseitigen Erwartens von Erwartungen würde eine medizinische Diagnose verunmöglichen. Bei der Diagnose einer Krankheit geht es nicht darum, dass ein Patient sich gemäß den Erwartungen einer Ärztin darstellt. Bezogen auf die Darstellung der Krankheit verliert die Ärztin sozusagen das Recht, normativ zu erwarten. Es geht nicht darum, wie ein Patient bzw. sein Körper erscheinen sollte, um einem bestimmten Krankheitsbild zu entsprechen, sondern es geht darum, dass er sich so zeigen soll, dass sein körperlicher bzw. psychischer Zustand zu erkennen ist. Würde eine Ärztin unterstellen, dass ein Patient sich nur deswegen so zeigt, weil er ihren normativen Erwartungen bezogen auf ein bestimmtes Krankheitsbild entsprechen möchte, ließe sich nicht mehr entscheiden, ob der Patient die Krankheit hat oder ob er sich normativ verpflichtet fühlt, sich als krank darzustellen. Sowie eine Ärztin zur Diagnose übergeht, darf sie nicht mehr erwarten, dass der Patient ihren Erwartungen entsprechen sollte, sondern sie muss erwarten, dass der Patient sich ohne Bezug auf ihre normativen Erwartungen zeigt, sodass an ihm zu erkennen ist, welches Leiden er hat. Diese spezifische Reduktion im Verstehen kennzeichnet den Übergang zum medizinischen Verstehen. Es geht darum, den Patienten so zu verstehen, wie er ist. Es geht nicht mehr darum, die Erwartungen des Patienten zu erwarten, und nicht darum, dass ein Patient sein Leiden gemäß den normativen Erwartungen der Ärztin zeigt.

Mit Bezug auf den hippokratischen Eid könnte man es so sagen: Mediziner erwarten normativ voneinander, dass sie Patientinnen bestmöglich behandeln. Patienten sollen dies auch von Ärzten normativ erwarten können. Zugleich sollen Patienten erwarten können, dass Ärzte die weltanschaulichen Orientierungen von Patienten erwarten, wenn es etwa um die Beurteilung von einer Behandlung geht. Solche Erwartungen können nur im Rahmen sozialen Verstehens ausgebildet werden. Wenn es allerdings darum geht, das Leiden für den Arzt darzustellen, darf ein Mediziner nicht normativ erwarten. Die Patientin soll sich so zeigen, wie sie ist. Bezogen auf die Krankheit, ihre Diagnose und Behandlung darf ein Arzt nur medizinisch-sachlich-kognitiv erwarten. Zugleich ist es Sache des Arztes zu entscheiden bzw. zu erkennen, ob es angemessen ist, die Patientin medizinisch zu verstehen oder sozial zu verstehen und damit deren Erwartungen als auf die Ärztin bezogene Erwartungen zu begreifen.

Die grundsätzliche Problematik einer solchen Verschränkung von sozialem und medizinischem

Verstehen lässt sich anhand von **Patiententestamenten** verdeutlichen: Ihre Gültigkeit basiert auf einem sozialen Verstehen des Willens des Patienten. Da sich jedes Behandlungsproblem, das sich in einem Patiententestament findet, aber zugleich als ein medizinisches Problem deuten lässt, kann es in den Rahmen des medizinischen Verstehens überführt werden. Dadurch werden Patiententestamente in der intensivmedizinischen Praxis der Behandlung bewusstloser Patientinnen tendenziell irrelevant. Denn wenn es um die sachlich-medizinische Beurteilung einer Behandlung und ihrer Wirksamkeit geht, darf ein Arzt die normativen weltanschaulichen Erwartungen einer Patientin bezogen auf die Wirksamkeit einer Therapie nicht als gültige Erwartungen betrachten. Dies hat Zussmann (1992) anhand einer ethnografischen Studie für die USA gezeigt. Für Deutschland liegt noch keine vergleichbare Studie vor.

Das medizinische Verstehen unterscheidet sich auch vom sozialen Verstehen, wenn es die Patientin als ein bewusstes Gegenüber ernst nimmt. Dies gilt auch dann noch, wenn die Ärztin sich darum bemüht, den gesamten Lebenszusammenhang einer Patientin einzubeziehen, wenn sie also versucht, sich der Patientin ganzheitlich zu nähern. Auch wenn eine Patientin im Rahmen einer Behandlung ihre persönlichen Probleme offenbart und die Ärztin ihr vollständig zugewandt ist, handelt es sich nicht um soziales Verstehen. Denn die persönliche Erzählung ist Bestandteil einer erweiterten Anamnese, die dazu dient, genauer zu verstehen, worunter die Patientin leidet. Aus der Perspektive der Ärztin soll die Patientin auf keinen Fall tun, was in der alltäglichen Kommunikation, d. h. im sozialen Verstehen, immer der Fall ist: in der eigenen Erzählung miterwarten, was das Gegenüber von ihr erwartet. Die Ärztin muss unterstellen, dass die Patientin die einzelnen Inhalte der Erzählung nicht von den Erwartungen der Ärztin abhängig macht. Denn sonst wäre die Anamnese diagnostisch wertlos. Dieses Verstehen bedarf aber einer **sozialen Rahmung**. Die Patientin erzählt ihre persönliche Geschichte nur deswegen, weil sie erwartet, dass die Ärztin es von ihr erwartet. Die soziale Rahmung bildet damit eine Form, in der ein Inhalt (die biografische Erzählung) präsentiert wird, wobei für das Verständnis des Inhalts die Erwartungsstruktur sozialen Verstehens außer Kraft gesetzt wird. Dass die Patientin Intimes preisgibt, basiert zwar auf sozialem Verstehen, der erzählte Inhalt darf sich aber nicht mehr an den Erwartungen der Ärztin orientieren. In ► Abschn. 13.3.2 werde ich auf diese Probleme noch einmal eingehen.

13.3 Die Struktur des medizinischen Verstehens

Das medizinische Verstehen erfolgt im Rahmen von Anamnese/Diagnose und Behandlung. Bezogen auf die Diagnose lassen sich zwei Formen unterscheiden. Zum einen gibt es eine Form der Diagnose, gemäß der die Patientin als ein Gegenüber begriffen wird, welches seine Lebens- oder Bewusstseinsaktivität zeigt. Zum anderen kann ein Patient aber auch als ein Gegenüber verstanden werden, an dem Symptome bzw. Symptomkonstellationen oder bestimmte Krankheiten festgestellt werden können. Diese beiden Arten ein Gegenüber zu sein, bezeichne ich als ‚expressiv' und als ‚nichtexpressiv'.

Den Terminus ‚expressiv' verwende ich im Anschluss an die philosophische Anthropologie von Helmuth Plessner ([1]1928, 1975). Plessner versteht lebendige Organismen als expressiv, denn sie zeigen von sich aus, dass sie lebendig sind. Lebendig zu sein heißt bei Plessner, dass sich ein Körper eigenständig von seiner Umwelt abgrenzt und über die Selbstabgrenzung vermittelt, mit der Umwelt in Beziehung zu sein. Wenn vom Patienten als ein ‚**expressives Gegenüber**' die Rede ist, ist ein Patient gemeint, der sich selbst von sich aus zeigt. In diesem Sinne ist ein Patient das leibliche Subjekt seines Lebens. Als leibliches Subjekt zeigt der Patient, dass er am Leben ist bzw. dass er bewusst auf seine Umwelt bezogen ist.

Wenn vom Patienten als ein ‚**nichtexpressives Gegenüber**' die Rede ist, wird ein Patient als ein Objektkörper behandelt. Es geht nicht darum, dass er sich als Subjekt seines Lebens zeigt, sondern es geht darum, dass an ihm diagnostische Prozeduren vorgenommen werden können. Dass der Patient als ein Objekt der medizinischen Diagnosepraxis existiert, zeigt sich sehr gut daran, dass die Diagnosepraxis auch nach dem Tod fortgesetzt werden kann. Wenn es um den Patienten als ein ‚nichtexpressives Gegenüber' geht, wird er als ein Objektkörper behandelt. Ob der Körper lebt oder nicht, ist für die Diagnosepraxis im Prinzip gleichgültig. Manchmal lässt sich erst anhand der Einbeziehung der Leiche klären, welche Krankheit diese konkrete Patientin gehabt hat. In der medizinischen Praxis wird der Patient in vielen Situationen als ein Objektkörper behandelt, auch wenn er noch lebt und bei Bewusstsein ist.

Eine äußerst differenzierte Beschreibung der medizinischen (Todes-)Diagnostik ist im Rahmen der Debatte um den Hirntod in den 1990er-Jahren entwickelt worden. Hier ging es darum, unterschiedliche Todeskonzepte, ihre jeweiligen diagnostischen Kriterien und die diesen entsprechenden Tests miteinander zu vergleichen (Kurthen und Linke 1995). Dieses Modell habe ich umgearbeitet zu einem **Dreiebenenmodell**[5], das sich bei der Analyse der diagnostischen Praxis in der Intensivmedizin als sehr fruchtbar erwies (Lindemann 2002).

Dreiebenenmodell

- Ebene des Patienten als Gegenüber im Sinne eines Lebenssubjekts bzw. als Objekt der medizinischen Praxis
- Ebene der Gestalt als Ganzes: der konstellierte Patient mit einem bestimmten Krankheitsbild, das gegeben ist, wenn die entsprechenden Kriterien erfüllt sind
- Ebene der parzellierten Gestalt: die Produktion von Zeichen

Der Unterschied zwischen der ersten und der zweiten Ebene folgt einer phänomenologischen Einsicht, die zwischen dem Objekt/Subjekt selbst und seiner Erscheinung differenziert. Man kann sich dies am Beispiel des Gestaltwandels vergegenwärtigen, welches sich folgendermaßen illustrieren lässt.

Beispiel Gestaltwandel Ich setze mich morgens an den Schreibtisch, um zu arbeiten. Dazu schalte ich den Rechner an, warte bis auf dem Bildschirm ein Eingabezeichen für das Passwort erscheint, sehe kurz auf die Tastatur – eine Sonderanfertigung in einem dezenten Braunton – lege die Handballen auf der Ablage ab und tippe. Ich merke, dass ich mit den Handballen und den Fingern leicht an der Tastatur kleben bleibe und stelle fest, dass es sich um eine Tastatur aus Schokolade handelt, offensichtlich eine gute Nachbildung meiner Sonderanfertigung. In diesem Beispiel gibt es zwei Gestaltwahrnehmungen. Zunächst die funktionale Tastatur aus Plastik in einem dezenten Braunton, vor der ich zu sitzen glaubte und dann die Tastatur aus Schokolade, vor der ich sitze. Wenn die Tastatur mit der wahrgenommenen Gestalt identisch wäre, gäbe es zwei Tastaturen. Zuerst die funktionierende aus Plastik und dann die Schokoladentastatur. Wenn es allerdings eine Differenz gibt zwischen dem erscheinenden Dingobjekt und seiner Gestalt, kann man sagen, es gibt ein Dingobjekt", das mir zunächst als Tastatur aus Plastik und dann als Schokoladentastatur erschien. Das heißt aber nicht, dass das Dingobjekt nun identisch wäre mit der Schokoladentastatur, denn es ist nicht auszuschließen, dass die Schokoladentastatur sich gleich als etwas anderes herausstellt. Angenommen, jemand hätte sich die Mühe gemacht, die funktionale Tastatur nur hauchdünn mit Schokolade zu überziehen, dann würde ich gleich feststellen, dass es sich nicht um eine Tastatur aus Schokolade handelt, sondern um meine bereits am Anfang erwartete funktionierende Tastatur aus Plastik, die mit Schokolade im gleichen Braunton überzogen worden war.

Die medizinische Praxis hat ein vergleichbares Erkenntnisproblem. Sie ist mit einer

5 Für die Einzelheiten der Umarbeitung vgl. Lindemann (2002, S. 77–89).

veränderlichen Patientengestalt konfrontiert. Der Patient als Objekt erscheint zunächst als ein Patient mit einer viralen Infektion, dann als ein Patient mit einem metabolischen Problem usw. Auch hier wird notwendigerweise zwischen dem Patienten selbst und seiner gestalthaften Erscheinung unterschieden.

Das Verhältnis zwischen der zweiten und der dritten Ebene ist einfacher zu begreifen. Die medizinische Diagnostik ist einerseits klinische Diagnostik, die direkt an der wahrnehmbaren körperlichen Gestalt ansetzt, und sie ist andererseits technische Diagnostik, die Laborergebnisse, bildliche Darstellungen (Computertomografie [CT], funktionelle Magnetresonanztomografie [fMRT] usw.) produziert. Die klinischen Ergebnisse und die technisch produzierten Ergebnisse müssen stimmig zu einer Diagnose zusammengesetzt werden. Auf diese Weise wird eine gegenwärtig gültige gestalthafte Erscheinung des Patienten erzeugt.

13.3.1 Der Patient als nichtexpressives Gegenüber

Ich beginne mit der einfachsten Form, bei der es gleichgültig ist, ob eine Patientin lebt oder tot ist. In diesem Fall lassen sich die drei beschriebenen Ebenen in ihrem Verhältnis zueinander wie in ◘ Abb. 13.1 dargestellt bildhaft wiedergeben.

Diese Struktur lässt sich anhand eines Beispiels verdeutlichen. Der semantische Gehalt des Satzes ‚Frau Kopf hat eine virale Enzephalitis' wäre der zweiten Ebene zuzuordnen, der **konstellierten Gestalt**. Er bezieht sich auf einen komplexen Sachverhalt. Er enthält einen Hinweis darauf, wie der Zustand der Patientin kausal bedingt ist: Sie hat einen Virus. Weiterhin enthält er eine Beschreibung dessen, wie der Zustand der Patientin ist und wie er sich voraussichtlich ändern wird, wenn sie medikamentös behandelt werden würde. Der semantische Gehalt des genannten Satzes bezieht sich also auf eine Konstellation verschiedener Elemente, die zu einer Einheit zusammengefasst sind. Die einzelnen Elemente sind dabei nur dann sinnvolle Elemente, wenn sie ein Element dieser Konstellation sind. Das gleiche Element kann in einer anderen Konstellation auftauchen, dort aber eine andere Bedeutung haben.

Das Röhrchen mit Hirnflüssigkeit ist Bestandteil eines Tests, durch den der Virus nachgewiesen werden soll, der als Verursacher des Zustandes von Frau Kopf in Frage kommt. Dieser Nachweis gehört zu den diskreten Elementen, aus denen eine diagnostische Konstellierung wie ‚virale Enzephalitis' aufgebaut ist. Der Test wäre auf der dritten Ebene einzuordnen. Auf der **Ebene der diskreten Elemente** kann vollständig Disparates auftauchen, z. B. ein Virusnachweis und das, was im medizinischen Jargon als Schmerzreaktion, d. h. als Reaktion auf einen Schmerzreiz, bezeichnet wird. Auf dieser Ebene ist angesiedelt, was direkt empirisch zugänglich und beobachtbar ist.

Der entscheidende Punkt ist, dass es die Erstellung einer Diagnose erfordert, eine weitere Form der Einheitsbildung in Rechnung zu stellen: Das **übergestalthafte Objektgegenüber**, das in Differenz zur gestalthaften Konstellierung der Gestalt der Patientin steht. Im klinischen Alltag werden Zeichen im Übermaß produziert, und sie werden erst rekursiv zu einer diagnostischen Einheit zusammengefasst. Die Gestalt einer Patientin legt bestimmte Verdachtsmomente nahe, von denen ausgehend Zeichen produziert werden, deren stimmige Konstellation den Verdacht erhärtet oder nicht. Wichtig ist für die Konstellierung, dass bei der Ordnung der Zeichen ein Umweg beschritten werden muss: Der Ansatzpunkt ist immer die Gestalt als Ganze. Von dort ausgehend werden Zeichen erzeugt. Dies schließt fast immer eine Parzellierung bzw. Zerstückelung der Gestalt (Entnahme von Gewebe und Körperflüssigkeiten) und eine Verwandlung des Körpers in Bilder (CT, MRT, Sonografie usw.) und Zahlenwerte (Blutwerte, Liquorwerte usw.) ein. Wenn die Ergebnisse der Untersuchungen, die Bilder (kraniale CT [CCT], MRT), Werte, Kurven und Berichte wieder ihren Weg auf die Station oder in die Arztpraxis zurückgefunden haben, werden sie mit einer anderen Art von Zeichen zusammengeführt, nämlich denjenigen, die direkt an der lebendigen Gestalt gewonnen werden, also

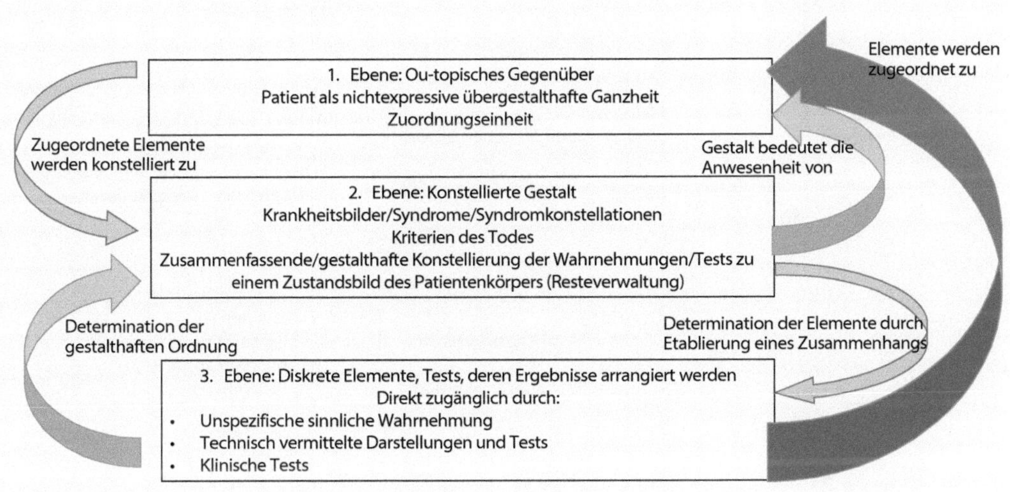

Abb. 13.1 Der Patient als ein nichtexpressives Objektgegenüber – die Konstellierung der Gestalt. (Aus Lindemann 2002; mit freundlicher Genehmigung des Fink-Verlags)

den Ergebnissen der klinischen Untersuchungen (etwa Auskultation).

Damit die einzelnen Zeichen diagnostisch verwertbar werden, müssen sie dem Patienten als Objektgegenüber zugeordnet werden. Nur diejenigen Zeichen, die einem Patienten sicher zugeordnet werden können, dürfen zu der diagnostisch relevanten Gestalt konstelliert werden. Wenn es nicht klar ist, ob das CT den Kopf von Frau Müller oder Herrn Meyer darstellt, wird es diagnostisch wertlos. Um die gesammelten Ergebnisse der klinischen Untersuchungen, die CT-Bilder, die EEG-Ableitungen usw., als Zeichen für den Zustand des Patienten zu verstehen, müssen sie konstelliert werden, d. h., sie müssen so angeordnet werden, dass sie ein stimmiges Krankheitsbild ergeben und zugleich sollte eine Aussage über die Ursache des gegenwärtigen Zustandes möglich sein. Bei der Konstellierung werden aus der Vielzahl der Ergebnisse diejenigen ausgesucht, die zueinander passen. Solange die anderen nicht ihrerseits vage auf ein anderes Krankheitsbild hindeuten, können sie übergangen werden.

Die übergangenen Zeichen sind für den Augenblick nicht bedeutsam. Sie werden aber dem Patienten als Objektgegenüber zugeordnet und aufbewahrt und können daher je nach Bedarf für zukünftige Neukonstellierungen der Patientengestalt verwendet werden (◘ Abb. 13.2). Eine einmal konstellierte Gestalt ist nämlich immer nur vorläufig gültig. Ärzte antizipieren, dass sich die diagnostisch relevante Gestalt immer auch ändern kann.

Die Zeitstruktur der gestalthaften Konstellierung lässt sich mit Bezug auf das vorgestellte Deutungsmodell verdeutlichen. Es unterscheidet drei Ebenen:

- Ebene des Objektgegenübers: Patient als Ordnungseinheit;
- Ebene der Gestalt als Ganzes: der konstellierte Patient mit einem bestimmten Krankheitsbild, das gegeben ist, wenn die entsprechenden Kriterien erfüllt sind;
- Ebene der parzellierten Gestalt: die Produktion von Zeichen.

Gemäß der praktisch wirksamen medizinischen Erkenntnistheorie stellt eine Diagnose fest, was der Fall ist. Der entsprechende Sachverhalt wird durch die diagnostischen Aktivitäten nicht erzeugt, sondern es wird konstatiert, dass er aktuell vorliegt und schon vorgelegen hat, bevor mit den diagnostischen Prozeduren begonnen wurde. Demnach werden aktuell diagnostisch relevante Zeichen produziert und

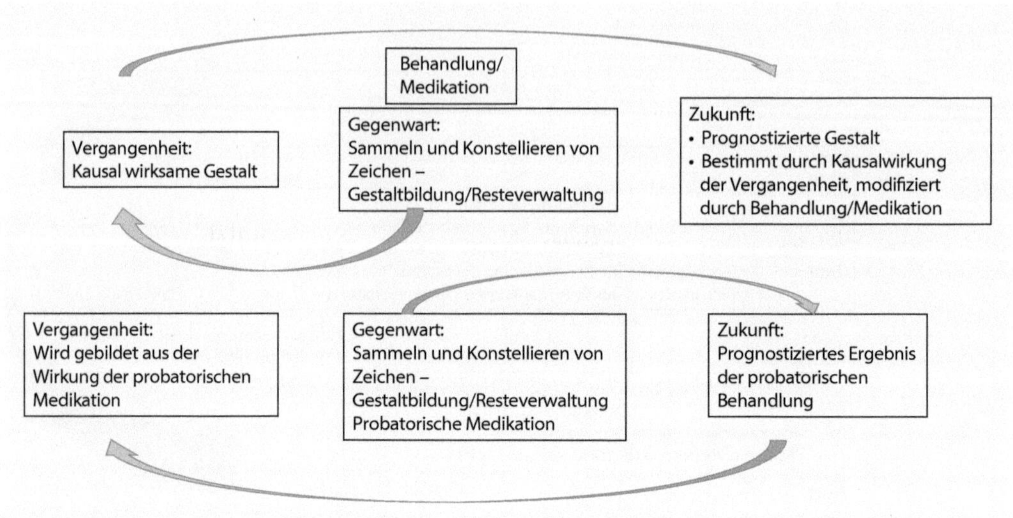

Abb. 13.2 Zeitstruktur der Diagnose

gesammelt, sie werden einem Patienten zugeordnet und zu einer Zustandsgestalt angeordnet, die etwas über den Patientenkörper aussagt, bevor er in die Klinik gekommen war bzw. einen Arzt aufgesucht hat. Die Diagnostik funktioniert wesentlich nach der Logik des Futur II: Wenn eine Diagnose durchgeführt wird, wird an ihrem Ende nicht nur eine Aussage stehen, wie der Zustand des Patienten gemäß dem Diagnoseergebnis sein wird, sondern auch darüber, wie der Zustand des Patienten gewesen sein wird, bevor die Diagnose gestellt wurde. Wenn die Diagnose fixiert ist, sagt sie nicht nur etwas darüber aus, wie es aktuell um den Patienten steht, sondern sie dehnt sich in die Vergangenheit aus.

Jede diagnostische Festlegung beinhaltet zudem eine Prognose, wie die weitere Entwicklung verlaufen wird, d. h., jede gegenwärtige Diagnostik ist ein Ansatzpunkt, von dem aus Vergangenheit und Zukunft aufeinander bezogen werden. Dabei sind Vergangenheit und Zukunft in gleicher Weise veränderlich. Eine Modifikation der diagnostischen Einsicht verändert automatisch die Vergangenheit der Patientin, d. h., eine Rekonstellierung der Gestalt beinhaltet auch eine neue Vergangenheit, die der Patient ab jetzt gehabt haben wird. Es kann fraglich werden, ob ein Patient primär an einem Verschluss der das Gehirn versorgenden Blutgefäße leidet oder doch an einer Hirnblutung oder an einer Schwellung. Je nach Verursachung der Krankheit würden sich auch die Aussichten für die Zukunft, d. h. die Prognosen, die sich aufgrund der neuen Einsicht in die Krankheit ergeben, verändern.

Nun wird einsichtig, warum es erforderlich ist, zwischen der Patientin als gestalthaften Erscheinung mit einem bestimmten Krankheitsbild und der Patientin als Objektgegenüber zu unterscheiden. Wäre die Patientin mit ihrer aktuellen gestalthaften Erscheinung identisch, wäre sie morgen buchstäblich eine andere Patientin, wenn die Elemente zu einer anderen Gestalt mit einem anderen Krankheitsbild konstelliert würden. Es gibt aber zwei diagnostisch relevante Gestalten (etwa Hirnblutung oder Schädelhirntrauma) und nur eine Patientin, die gestern so erschienen ist und heute so erscheint und morgen evtl. wieder in anderer Weise erscheinen wird.

Die medizinische Praxis kennt zudem kein Primat von Diagnose, Prognose oder Therapie. Eher sind Diagnose, Prognose und Therapie als funktional aufeinander bezogene Momente der Konstellierung des Patienten als Gestalt im zeitlichen Verlauf zu verstehen. Wie die Konstellierung stimmig wird und die Zeithorizonte sinnvoll aufeinander bezogen werden, wird von Fall zu Fall entschieden. Da die Wirkung der Behandlung integraler Bestandteil der Konstellierung der Gestalt ist, kann der gesamte Prozess der Diagnose auch von der Wirkung der Behandlung her aufgerollt werden. Das heißt, es werden verschiedene Therapien durchgeführt, und wenn eine davon anschlägt, ist die Diagnose gelungen. Die Wirkung der Behandlung wird klären, welche Krankheit der Patient gehabt haben wird.

13.3.2 Die Patientin als ein expressives Gegenüber

Wenn es darum geht festzustellen, ob eine Patientin lebt und ob sie bei Bewusstsein ist, existiert die Patientin als ein Subjektgegenüber. Denn es kommt darauf an, festzustellen, wie es sich aktuell selbst zeigt. Die Aufmerksamkeit gilt vor allem der Frage, wie die Bedeutungsrelation zwischen den Ebenen eins und zwei beschaffen ist (◘ Abb. 13.3). Das heißt, es stellt sich einerseits – wie oben dargestellt – die Frage, wie in der medizinischen Praxis diskrete Elemente zu komplexen Gestalten konstelliert werden, und andererseits die Frage, wie in der Begegnung mit der Patientin der Sachverhalt entsteht, dass in der so konstellierten Gestalt die Lebendigkeit des Körpers, seine Reaktionsfähigkeit, sein Bewusstsein oder seine Personalität realisiert sind (◘ Abb. 13.3).

Mediziner produzieren, sammeln und ordnen Zeichen, gruppieren sie zu größeren Einheiten und versuchen, herauszubekommen, ob sie den gruppierten Einheiten entnehmen können, ob ein Patient lebt, wie er reagiert, ob er bei Bewusstsein ist. Wie eine Patientin sich zeigen kann, hängt davon ab, wie ihr in der diagnostischen Praxis ein Freiraum dafür eingeräumt wird. Bei einer Reflexprüfung wird der Patientin ein minimaler Freiheitsgrad eingeräumt. Gerade so viel, wie es braucht, um sicherzugehen, dass der Patientenkörper den Reflex selbst produziert hat. Wenn es darum geht, zu entscheiden, ob eine Patientin bei Bewusstsein ist, muss dieser ein noch weitgehenderer Freiheitsgrad eingeräumt werden. Sie muss dazu in der Lage sein, zeigen zu können, dass sie ihre Reflexe beherrschen kann oder dazu in der Lage ist, etwas wahrzunehmen.

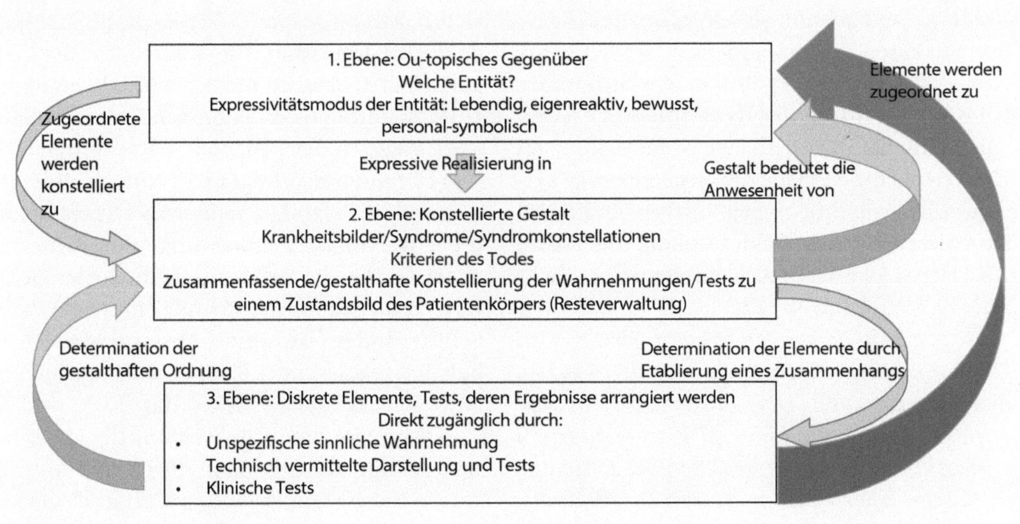

◘ **Abb. 13.3** Die Patientin als expressives Subjektgegenüber – die zweiseitige Bedeutungsbeziehung zwischen Gestalt und expressivem Subjektgegenüber. (Aus Lindemann 2002; mit freundlicher Genehmigung des Fink-Verlags)

Aber auch wenn ein Patient als ein Gegenüber gedeutet wird, welches sich zeigt, so bleibt dies doch innerhalb des medizinischen Verstehens. Ein soziales Verstehen liegt nicht vor. Ich verdeutliche dies anhand eines Beispiels. Es handelt sich um eine Diskussion zwischen zwei Neurologen über die Bedeutung des ‚Habituierens' als Zeichen dafür, dass ein Patient bei Bewusstsein ist.

Unter ‚Habituieren' wird ein elementarer Gewöhnungsvorgang verstanden. Der Patient wird durch irgendeine Aktion überrascht, etwa indem ein Arzt auf seine Stirn mit den Fingern ein kurzes Stakkato trommelt. Die auf Bewusstsein verweisende Reaktion vollzieht sich so: Auf das erste Trommeln erfolgt eine Veränderung von Mimik und/oder Gestik, die aus einer Laienperspektive wie Erschrecken wirkt. Das Trommeln wird in kurzen Zeitabständen mehrmals wiederholt. Wenn sich der Patient zunehmend weniger ‚erschreckt', wird dies als Gewöhnung an die Aktion des Arztes gedeutet: Der Patient ‚habituiert'. Wer immer wieder wie beim ersten Mal reagiert, ‚habituiert' nicht. Der Test, ob ein Patient habituiert oder nicht, ist Bestandteil der erweiterten neurologischen Diagnostik, wenn es um das Problem des Bewusstseins geht. Der Hinweischarakter des Tests auf das Vorhandensein von Bewusstsein ergibt sich daraus, dass die Reaktion der Patientin als selbstgestaltete Reaktion auf einen Reiz interpretiert werden kann. Nur wenn einem Gegenüber ein Spielraum bei der Gestaltung der Reaktion eingeräumt wird, kann nämlich auch eine Nichtreaktion als Hinweis auf die Aktivität des Gegenübers gewertet werden, wie es beim Habituieren der Fall ist. Ich zitiere aus einem Feldprotokoll, untersucht wird Herr Tipke durch die neurologischen Fachärzte N-Flügel und N-Karl:

[…] es geht darum, ob er habituiert. N-Karl klopft mit einem Finger auf die Stelle zwischen den Augenbrauen. Der Patient schließt und öffnet ruckartig die Lider. N-Karl wiederholt seine Aktion, wobei die Reaktion des Patienten nicht schwächer wird. Beide sind der Meinung, dass er nicht habituiert, denn das würde heißen, dass der Patient zunehmend schwächer oder gar nicht mehr reagieren würde. Er hätte sich an die anfänglich überraschende Aktion gewöhnt. Nach der Untersuchung fragt N-Karl seinen Kollegen, ob er das schon einmal bei Gesunden ausprobiert hätte, die nicht wissen, wie sie reagieren sollen. Seiner Erfahrung nach würden die auch nicht habituieren. Aber er wolle nichts weiter dazu sagen, denn er, N-Flügel, sei ja der Apalliker-Spezialist. N-Flügel besteht darauf, dass das Habituieren doch eine nachweisbare Reaktion sei (Lindemann 2002, *S. 295).*

Unabhängig davon, wie stichhaltig der despektierliche Kommentar des ärztlichen Kollegen hinsichtlich der Verwendbarkeit des Habituierens letztlich ist, verweist er auf die Grenzen des Gestaltungsspielraums, den ein Arzt seinen Patienten einräumen kann, wenn er ihre Reaktionen diagnostisch verwerten möchte. Wenn die Reaktion auf einen Gewöhnungseffekt hinweist, ist dies ein Indiz für eine dauernde Wahrnehmungsbeziehung zur Umwelt, in der die Gleichheit der Reize erfasst wird, weshalb die anfängliche Schreckreaktion ausfallen bzw. schwächer werden kann. Gerade die Möglichkeit, eine Nichtreaktion als positives Indiz für die Gestaltungsmacht der reagierenden Einheit zu nehmen, akzentuiert deutlich den Unterschied zu reflektorischen Reaktionen. Ein bewusstes Selbst kann gerade dadurch expressiv realisiert sein, dass es sichtbar nicht reagiert. Diese Unabhängigkeit des Selbst gegenüber dem untersuchenden Arzt gefährdet aber noch nicht die Möglichkeit der Untersuchung und Diagnose. Problematisch wäre dagegen der Fall, den N-Karl unterstellt: Das Habituieren erfolgt nicht einfach als Reaktion auf die Reizfolge, sondern als Reaktion auf die Erwartung der Erwartungen des Untersuchers. In diesem Fall reagiert die untersuchte Einheit nicht einfach im Sinne eines bewussten Selbst, sondern sie nimmt Abstand von sich als bewusst reagierender Einheit und stellt sich als bewusst reagierendes Selbst dar.

Die unterschiedliche Wertung des Habituierens erfolgt ausschließlich durch eine Modifikation der Beziehungskomplexität, in der die Untersuchung erfolgt. Die Deutung, die das Habituieren im Sinne einer bewussten Reaktion versteht, unterstellt, die Habituierende würde die Reizfolge wahrnehmen und darauf reagieren. Im Unterschied dazu unterstellt die despektierliche Deutung des Kollegen, nur diejenigen würden habituieren, die erwarten, dass von ihnen als bewussten Subjekten erwartet wird zu habituieren. In diesem Fall reagiert der Patient nicht auf den Reiz, sondern auf die normative Erwartung, dass es jetzt darum geht, ‚Habituieren darzustellen'. Ärztin und Patientin erwarten wechselseitig voneinander, dass sie voneinander etwas erwarten, z. B. die Darstellung der Diagnose Bewusstsein. In diesem Sinne wäre es ein soziales Fehlverhalten, nicht zu habituieren. Habituieren wäre eine Regel, an der die wechselseitige Erwartung von Erwartungen orientiert wäre. Aber das Habituieren wäre nicht mehr ein Hinweis auf den Zustand des Patienten.

Wenn ein Patient bei Bewusstsein ist, kommt es zu einer interessanten Mischung von sozialem und medizinischem Verstehen. Es wird sozusagen wechselseitiges soziales Verstehen simuliert, indem sprachliche Kommunikation zu einem Mittel der Diagnose wird. Dabei wird systematisch ausgeblendet, dass ein Patient Erwartungen hinsichtlich der Erwartungen der fragenden Ärzte hegen könnte.

Bei der Visite von Herrn Müller (Patient) regt Professor Regin (Arzt) folgenden diagnostischen Dialog mit dem Patienten an. Der Dialog ist im Nachhinein sinngemäß protokolliert.

Arzt:
„Was haben Sie denn heute gegessen?"
Patient:
„Ich habe es ausfallen lassen, nur ein bisschen Obst zu mir genommen."
Arzt:
„Die Tage werden auch immer länger."
Patient:
„Ach, naja, da drüben (er deutet mit einer Geste auf das Haus gegenüber) brennt immer Licht bis nach Mitternacht."
Arzt:
„Und sehen Sie denn auch die Flugzeuge hier?"
Patient:
(vorsichtig und zögernd, als würde er nach einer Möglichkeit suchen, nichts Falsches zu sagen) „Eigentlich nicht. Ich habe eigentlich nur ein Flugzeug gesehen."
Arzt:
„Sie müssen aufpassen, hier ist direkt die Einflugschneise des Flughafens."

Die Visite verlässt das Zimmer. Prof. Regin, der den Dialog geführt hatte, sagt fast heftig zu seinen umstehenden Kollegen (sinngemäß): „Der ist total desorientiert. Wenn ich reingehe, könnte ich ihn in 5 min davon überzeugen, dass er zu einer Hochzeit eingeladen ist."

Die Voraussetzung der Schlussfolgerung des diagnostizierenden Mediziners besteht darin, ein Kalkül der Erwartungen seitens des Patienten prinzipiell für ausgeschlossen zu halten. Das ist insofern in sich widersprüchlich, als das diagnostische Prozedere explizit einschließt, dass der Patient mit den Erwartungen des Arztes rechnet. Um die Lautgebärden des Arztes als an ihn gerichtete Fragen zu verstehen, muss der Patient die Erwartung des Arztes antizipieren, eine Antwort zu erhalten. Auf die Erwartung kann der Patient prinzipiell auf zweierlei Weise reagieren: Er kann sie enttäuschen oder ihr entsprechen. Wenn er das Letztere vorzieht, könnte auch er sie in ein Kalkül der Erwartungen einbeziehen. Er könnte sich etwa fragen, was der Arzt wohl genau erwartet und wie er dem so entsprechen kann, dass er sich als möglichst gesund darstellt. Ein derartiges Kalkül seitens des Patienten wird von dem fragenden Arzt nicht in Erwägung gezogen. Während der Arzt für sich in Anspruch nimmt, mit seinen Fragen einen Zweck zu verfolgen, muss dies für den Patienten ausgeschlossen werden. So wie es denkbar wird, dass auch der Patient weitergehende und differenzierte Erwartungen des fragenden Arztes antizipieren und seine Antworten daran ausrichten könne, würde die diagnostische Schlussfolgerung verunmöglicht. Der Dialog würde dann nichts mehr über den Patienten aussagen, sondern lediglich etwas über die Beziehung zwischen Arzt und Patient und deren wechselseitige Orientierung an der normativ gültigen Erwartungsstruktur.

Im Rahmen der als „Antipsychiatrie" bezeichneten Bewegung der 1960er- und 1970er-Jahre, die mit den Namen Franco Basaglia, David Cooper oder Ronald D. Laing verbunden ist, wurde das medizinische Verstehen im Rahmen der Psychiatrie als verdinglichend kritisiert, und es wurde gefordert, im Bereich der

Psychiatrie das medizinische Verstehen mehr oder weniger vollständig durch soziales Verstehen zu substituieren (Laing [1]1960, 1980).

13.3.3 Das Erlöschen des Subjektgegenübers – die Todesfeststellung

Das medizinische Verstehen ist von einem sozialen Verstehen gerahmt. Ärzte behandeln Patienten nicht gegen deren Willen, sondern weil letztere kommunizieren, dass sie behandelt werden wollen. Das heißt, Ärzte können berechtigterweise erwarten, dass Patienten von ihnen erwarten, behandelt zu werden. Dies gilt auch dann, wenn ein Mensch bewusstlos und sein Leben bedroht ist. Denn der bewusstlose, um sein Leben bedrohte Körper wird von einem Arzt als eine kommunikative Stellungnahme verstanden, die man folgendermaßen in Worte fassen kann: Ich will, dass mir geholfen wird und ich willige dazu auch in invasive Maßnahmen ein. Würde dieser mutmaßliche Wille des Patienten nicht unterstellt, dürfte ein Arzt einem bewusstlosen Patienten z. B. nicht intubieren, denn dies würde eine schwere Körperverletzung darstellen, wenn der Patient nicht zuvor eingewilligt hätte.

Wenn ein Patient gestorben ist, d. h., wenn sein Tod festgestellt ist, erlischt die soziale Rahmung. Tote haben keinen Anspruch auf Behandlung. Die Diagnose „tot" ist ein konventioneller Interpretationsakt. Dies mutet merkwürdig an, wird aber einsichtig, wenn man sich vergegenwärtigt, dass jede Diagnose eines Kriteriums bedarf, mit Bezug auf das sie gültig ist. Als mögliche Todeskriterien kommen z. B. in Betracht: der Zelltod, der Herz-Kreislauf-Tod oder der Hirntod (vgl. Kurthen und Linke 1995). Je nach Kriterium (zu konstellierende Gestalt) müssen unterschiedliche Tests durchgeführt und zu einer stimmigen, dem Kriterium entsprechenden Gestalt zusammengeordnet werden. Welches Kriterium gültig sein soll, ist eine gesellschaftliche Konvention, deren Einhaltung durch institutionelle Routinen gewährleistet wird.

Gegenwärtig wird der Tod anhand zweier Kriterien festgestellt: anhand des **Herz-Krei lauf-Kriteriums** oder des **Hirntodkriteriums**. Die Feststellung, ob das Todeskriterium vorliegt, weist eine Differenz mit Bezug auf die zeitliche Struktur der Diagnose auf. Die Todesfeststellung anhand des Herz-Kreislauf-Kriteriums entspricht der oben dargestellten üblichen Zeitstruktur medizinischer Diagnostik (◘ Abb. 13.4). Die Todesfeststellung anhand des Hirntodkriteriums weist eine andere Zeitstruktur auf (► Abschn. 13.3.5).

Herz-Kreislauf-Kriterium Die Todesfeststellung anhand des Herz-Kreislauf-Kriteriums folgt der Zeitstruktur der üblichen medizinischen Diagnostik. Besonders gründliche Ärzte nehmen – wie bei der Hirntoddiagnostik zwingend vorgeschrieben – auch bei der am Herz-Kreislauf-Kriterium orientierten Todesfeststellung eine zweizeitige Untersuchung vor. Das initiale Todeszeichen ist in diesem Fall das Sistieren des Herzschlags. Auf einer Intensivstation wird dies als Nulllinie auf dem

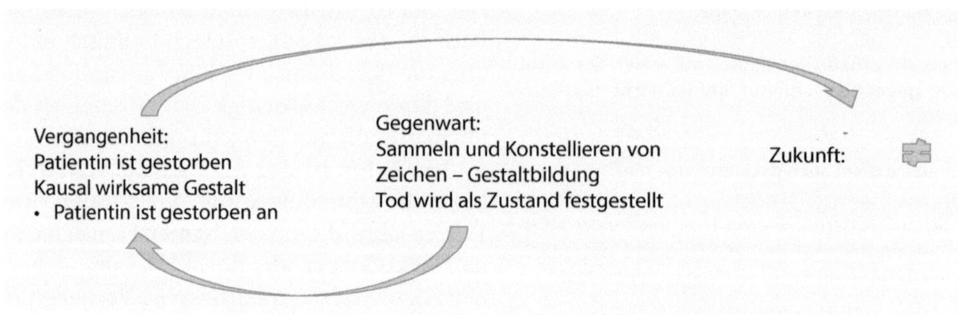

◘ **Abb. 13.4** Zeitstruktur der Todesfeststellung anhand des Herz-Kreislauf-Kriteriums

EKG-Monitor dargestellt. Dann wird das Beatmungsgerät abgestellt, und spätestens jetzt wird auch die medikamentöse Versorgung eingestellt. Nach 1–2 Stunden erfolgt eine zweite Untersuchung, die das Vorhandensein der sog. sicheren Todeszeichen überprüft. Dabei handelt es sich vor allem um Leichenflecken. Wenn die zweite Untersuchung das Ergebnis der ersten bestätigt, hat der diagnostizierte Sachverhalt schon zum Zeitpunkt der ersten Untersuchung bestanden. Der Tod wird eingetreten sein zum Zeitpunkt des Herzstillstands – und nicht erst dann, wenn die Leichenflecken festgestellt werden. Die Todesfeststellung folgt damit der Logik des Futur II. Es wird aktuell festgestellt, was zukünftig bereits in der Vergangenheit existiert haben wird.

Hirntodkriterium Die Hirntoddiagnostik weist in zweierlei Hinsicht Unterschiede zur Feststellung des Todes anhand des Herz-Kreislauf-Kriteriums auf. Zum einen müssen Ärzte Zeichen, die außerhalb der Hirntoddiagnostik als sichere Lebenszeichen gelten, als mit dem Tod vereinbar begreifen. Zum anderen folgt die Hirntoddiagnostik dem Prinzip des „Esse est percipi". Die Wahrnehmung führt dazu, dass ein Sachverhalt ab dem Zeitpunkt, an dem er wahrgenommen wird, existiert. Spätestens seit den 1982 von der Bundesärztekammer formulierten Entscheidungshilfen zur Feststellung des Hirntodes gilt auch in der Bundesrepublik Deutschland definitiv das Hirntodkonzept (Bundesärztekammer 1982, 2015). Danach fällt der Tod eines Menschen mit der Feststellung des Hirntodes zusammen. Diese beiden Besonderheiten führen dazu, dass auch Intensivmediziner die Hirntoddiagnostik als belastend erleben.

13.3.4 Die Konstellierung der Todeszeichen bei der Hirntoddiagnostik

Bei jeder Konstellierung von Zeichen zu einer diagnostisch relevanten Gestalt kommt es vor, dass einige der produzierten Zeichen nicht zur konstellierten Gestalt, d. h. zum Krankheitsbild passen. Das scheint nahezu unausweichlich zu sein. Das Besondere der Hirntoddiagnostik besteht darin, dass Zeichen, die außerhalb der Hirntoddiagnostik als sichere Lebenszeichen gelten, als mit dem Tod vereinbar begriffen werden müssen. Diese Zeichen werden dem Patienten zugeordnet, sollen aber zugleich als irrelevant für die Diagnostik gelten. Vor allem das schlagende Herz ist dabei ein Problem, denn ein schlagendes Herz ist – auch für eine Ärztin – außerhalb des Kontextes der Hirntoddiagnostik ein sicheres Zeichen dafür, dass der Patient lebt. Das Gleiche gilt für spontane Bewegungen. Diese können sogar ein Zeichen dafür sein, dass ein Patient aus dem Koma aufwacht, oder dafür, dass er nicht ausreichend narkotisiert ist. Die institutionellen Routinen der Hirntoddiagnostik zwingen dazu, die gleichen Zeichen, die einerseits als sicherer Hinweis auf die Lebendigkeit verstanden werden, andererseits als mit dem Tod vereinbar zu verstehen. Von dieser Doppeldeutigkeit sind die auch außerhalb der Intensivmedizin gültigen Todeszeichen – Herzstillstand und Leichenflecken – weitgehend frei. Sie sind Todeszeichen, die nicht zeitgleich mit ansonsten sicheren Lebenszeichen auftreten. Diese Situation würde sich allerdings sofort verändern, wenn der Zelltod als Todeskriterium gelten würde. Denn dann wäre jede Art von Zellaktivität ein sicheres Lebenszeichen und solche Zeichen findet man auch noch bei Toten, deren Tod gemäß dem Herz-Kreislauf-Kriterium festgestellt worden ist.

Das Zelltodkriterium ist praktisch irrelevant, das Herz-Kreislauf-Kriterium ist dagegen für keinen Mediziner unwichtig, sondern grundlegend handlungsleitend. Dies führt gerade für heranwachsende Ärzte zu einem Problem. Auch Intensivmediziner, die selbst praktisch an der Hirntoddiagnostik beteiligt sind, haben Schwierigkeiten, die Lebenszeichen wie Herzschlag oder Eigenbewegung als mit dem Tod vereinbar zu begreifen. Dies soll anhand einiger Passagen aus meinen Feldprotokollen belegt werden:

Nach der Durchführung einer Hirntoddiagnostik frage ich den Arzt, der sie durchgeführt hat, ob eine Hirntodfeststellung für ihn belastender sei als die andere Todesfeststellung. Er antwortet: „Ja, es ist natürlich belastend, wenn man jemanden diskonnektiert und damit letztlich den Tod herbeiführt" (Feldprotokoll, zit. nach Lindemann 2002, S. 402).

‚Diskonnektieren' meint in diesem Zusammenhang, die Verbindung zwischen Beatmungsgerät und Körper des Patienten zu unterbrechen. Wenn der Körper nicht mehr beatmet wird, erlischt der Herzschlag nach ungefähr 15–45 min. und der Körper wird bleich und wächsern. Auf diese Veränderungen spielt der Arzt indirekt an, wenn er sagt, dass er „letztlich den Tod herbeiführt".

Nach der Beendigung der Hirntoddiagnostik stellt die Ärztin die Beatmungsmaschine ab und diskonnektiert den Schlauch vom Tubus. Sie sagt zu mir: „Ich bleibe dann immer noch solange im Zimmer, bis das Herz nicht mehr schlägt. Einige Kollegen sehen das anders und gehen raus, aber ich finde [wörtlich:], einen Rest sollte man sich bewahren." Sie stellt sich ans Fußende des Betts mit Blick auf den Patienten. Nur ab und zu wirft sie einen flüchtigen Blick auf den Monitor. Sie sagt zu mir (sinngemäß): „Erschrecken Sie nicht, wenn er sich bewegt." Sie verweist darauf, dass bei Hirntoten noch reflexhafte Bewegungen vorkommen können, die über das Rückenmark gesteuert werden. Ich deute an, dass ich es theoretisch weiß, aber dass es wahrscheinlich noch etwas anderes ist, wenn man es sieht. Die Ärztin sagt zu mir: „Wir machen es auch oft so, dass wir ihnen noch ein Relaxans geben, weil die Angehörigen das nicht verstehen könnten." Vielleicht sagte sie auch: „nicht verkraften könnten" (Feldprotokoll, zit. nach Lindemann 2002, S. 402f.).

Die Ärztin wartet bis die Herzfrequenz und die Blutdruckkurve auf ‚0' gesunken sind. Auch in den letzten Minuten starrt sie nicht auf den Monitor, sondern sieht auf den Patienten und hat den Monitor eher im Augenwinkel. Als das EKG eine Nulllinie anzeigt, drückt sie auf den Ausschalter – der Monitor erlischt (Feldprotokoll, zit. nach *Lindemann* 2002, *S. 403).*

Ein Transplantationschirurg, den ich befragt habe, musste sich an spinale Bewegungen erst langsam gewöhnen. Als er das erste Mal damit konfrontiert wurde, war es ihm nicht möglich, den betreffenden Patienten als tot anzusehen, und er entnahm ihm keine Organe.

„Na, ich bin schon mal aus diesem Grunde, als ich ganz jung war und unerfahren [...] Wir sind ja also mit die ersten in [...] die das routinemäßig gemacht haben vor dreißig Jahren, vor mehr als dreißig Jahren, und ich bin ziemlich jung in das Team gekommen und war der Meinung: Der ist nicht hirntot und bin abgefahren. Habe die Organe nicht entnommen. Und das hat von den Neurologen natürlich mächtig Ärger gegeben und das war einfach meine Unwissenheit" (Interview, zit. nach Lindemann 2001, S. 330f.).

Obwohl das Hirntodkonzept zumindest für die auf der Intensivstation arbeitenden jungen Ärzte schon ein etabliertes Lehrbuchwissen darstellt, das sie sich während des Studiums angeeignet haben, ist es für sie immer noch schwer, die spezifische Konstellation von Zeichen, die der Hirntod bietet, einzuordnen. Denn – wie gesagt – außerhalb der Hirntoddiagnostik sind Herzschlag und Eigenbeweglichkeit der Körper auch für Intensivmedizinerinnen ein sicheres Lebenszeichen.[6]

13.3.5 Die zeitlichen Strukturen der Diagnose „Hirntod"

Die Praxis der Medizin auf einer modernen Intensivstation folgt naturwissenschaftlichen Annahmen. Das heißt im Selbstverständnis der beteiligten Ärztinnen nicht zuletzt, dass sie lediglich wahrnehmen, ‚was der Fall ist'; das, was sie feststellen, kann somit nicht durch die Feststellung erzeugt worden sein. Folglich muss das, was festgestellt wird, schon bestanden haben, bevor es festgestellt wurde. Die Annahme „Esse est percipi" (= Sein ist Wahrgenommenwerden)

6 Die Schilderung des Transplantationschirurgen verweist auf eine weitere institutionelle Bedingung des Hirntodes. In einem arbeitsteiligen Medizinsystem müssen alle Beteiligten einander vertrauen. Die Todesfeststellung ist Sache des einen und die Organentnahme Sache des anderen. Der Transplantationschirurg muss dem Neurologen vertrauen und darf sich nicht selbst anmaßen, besser als dieser zwischen Leben und Tod unterscheiden zu können. Die Bedingungen und Möglichkeiten dieser Arbeitsteilung gründlich herauszuarbeiten, würde den Rahmen dieses Aufsatzes sprengen. Deshalb sei hier nur in der Fußnote darauf verwiesen.

ist unvereinbar mit den impliziten Annahmen der Erkenntnispraxis des medizinischen Personals. Aber das Prozedere der Hirntoddiagnostik impliziert praktisch die ansonsten als unhaltbar geltende Annahme: „Esse est percipi". Die im Kontext einer naturwissenschaftlich orientierten Intensivmedizin befremdliche Anerkennung des „Esse est percipi" ist in einem Zusammenspiel von wesentlich drei Faktoren begründet.

- Der Eintritt des Hirntodes ist faktisch unbeobachtbar. Es ist möglich festzustellen, dass das Herz aufhört zu schlagen. Es ist aber nicht möglich, festzustellen, wann das Gehirn irreversibel so geschädigt ist, dass es nicht mehr funktionieren wird. Es ist nur möglich festzustellen: Der Hirntod ist noch nicht eingetreten, oder: Der Hirntod ist bereits eingetreten. Aber der Zeitpunkt des Eintretens des Hirntodes ist letztlich unbeobachtbar. Unter dieser Bedingung wird der Zeitpunkt der Feststellung, der Hirntod sei eingetreten, mit dem tatsächlichen Todeszeitpunkt gleichgesetzt.
- Die faktische Unbeobachtbarkeit hängt eng zusammen mit den besonderen Anforderungen, die an diejenigen gestellt werden, die den Hirntod feststellen. Es müssen zwei intensivmedizinisch erfahrene Ärztinnen sein. Das Erfordernis der besonderen Qualifikation derjenigen, die befugt sind, den Hirntod festzustellen, führt leicht zu organisatorischen Engpässen, die die Feststellung des Hirntodes hinauszögern.
- Mit dem Tod erlischt das Vertragsverhältnis zwischen einem Patienten und dem behandelnden Krankenhaus sowie das Vertragsverhältnis zwischen Patientin und ihrer Krankenkasse. Das heißt, nachdem der Tod eingetreten ist, wird eine Krankenkasse nicht mehr für die Versorgung des Patienten aufkommen. Aus kostentechnischen Gründen ist es also naheliegend, den Todeseintritt so zu setzen, dass nach dem Eintritt des Todeszeitpunkts keine weiteren Behandlungskosten mehr anfallen.

Das Prozedere der Hirntoddiagnostik ist streng reglementiert. Es schreibt erstens vor, bei welchen Krankheitsbildern bzw. welchen Zuständen des Organismus eine Hirntoddiagnostik überhaupt in Frage kommt. Zweitens ist protokollarisch festgehalten, welche Hirnnervenreflexe überprüft werden müssen. Drittens ist der Zeitraum festgelegt, innerhalb dessen die Untersuchungen stattfinden dürfen. Und viertens ist vorgeschrieben, wer eine Hirntoddiagnostik durchführen darf.

Prinzipiell kann die Hirntoddiagnostik – wie gesagt – auf zwei verschiedene Weisen durchgeführt werden, entweder mit oder ohne apparative Unterstützung. In jedem Fall erfolgt die Hirntoddiagnostik ‚zweizeitig'. Damit ist folgendes gemeint: Zu Zeitpunkt eins wird eine klinische Untersuchung durchgeführt. Wenn alle Kriterien für das Vorliegen des Hirntodes erfüllt sind, wird die Untersuchung frühestens nach 12 Stunden wiederholt. Nur wenn die zweite Untersuchung das gleiche Ergebnis wie die erste Untersuchung hat, ist die Irreversibilität des Funktionsausfalls des Gehirns erwiesen. Die 12 Stunden, die zwischen den Untersuchungen verstrichen sein müssen, werden als Schwebezeit bezeichnet, innerhalb derer ist es wahrscheinlich, aber nicht sicher, dass der betreffende Patient hirntot ist. Der Zeitpunkt des Todes ist erst dann eingetreten, wenn die Schwebezeit verstrichen ist, d. h., wenn die zweite Diagnostik abgeschlossen ist.

Die zweite Form der Hirntoddiagnostik erfolgt mit apparativer Unterstützung, diese zielt vor allem darauf ab, die Schwebezeit abzukürzen. Auch wenn eine apparative Untersuchung vorgenommen wird, ist der Zeitpunkt des Todes immer der Zeitpunkt der letzten Untersuchung. Wenn die Schwebezeit durch eine apparative Untersuchung abgekürzt worden ist, handelt es sich beim Zeitpunkt der letzten apparativen Untersuchung um den Zeitpunkt des Todeseintritts.[7]

---

7 Die Bundesärztekammer hatte zuerst 1982 Empfehlungen publiziert, wie die Hirntoddiagnostik durchzuführen sei. In den Folgejahren sind diese Empfehlungen fortgeschrieben worden. Die Veränderungen beziehen sich vor allem darauf, neue apparative Verfahren zuzulassen, die eine Verkürzung der Schwebezeit ermöglichen.

Da der Zustand des eingetretenen Hirntodes nur von besonders qualifizierten Teilen des medizinischen Personals festgestellt werden kann, wird seine Wahrnehmung vom Vorhandensein dieses Personals bzw. der benötigten Hilfsmittel abhängig. Die erste Hirntoddiagnostik findet etwa Freitag um 13.00 Uhr statt. Aufgrund von Personalmangel sind am Wochenende keine apparativen Untersuchungen möglich (es kann z. B. weder eine Elektroenzephalografie [EEG] noch eine zerebrale Arteriografie gemacht werden); vielleicht ist auch einfach nur ein Apparat defekt. Wenn außerdem wegen der anfallenden Arbeit nie ausreichend lange zwei Ärzte auf der Station sind (eine Hirntoddiagnostik muss immer von zwei Ärztinnen durchgeführt werden), kann die zweite Hirntoddiagnostik erst am Montag durchgeführt werden. In diesem Fall kann der Zustand des Hirntodes erst am Montag festgestellt werden.

Während der Schwebezeit muss ein Patient – wenn auch oft auf minimalem Niveau – weiterbehandelt werden: Er wird ernährt, bekommt weiterhin Flüssigkeit zugeführt und erhält kreislaufstützende Medikamente. Weiterhin wird die Körpertemperatur auf einer Mindesthöhe gehalten. Außerdem wurde in den von mir beobachteten Fällen die Pflege weitergeführt: Die Patientin wurde weiterhin gewaschen und gebettet. All dies verursacht Kosten, die abgerechnet werden müssen. Unter pragmatischen Gesichtspunkten ist es also ausgesprochen sinnvoll, erst den Abschluss der Diagnostik mit dem Todeszeitpunkt zusammenfallen zu lassen. Dies ist jedenfalls die von der Bundesärztekammer (1982, 2015) vorgeschriebene Praxis. Diese macht den medizinischen Bereich unabhängig von juristischen Problemen, die geklärt werden müssten, wenn die Krankenkassen die Kosten für die medizinische Behandlung und pflegerische Betreuung von Toten übernehmen müssten.

Unabhängig davon, welche Gründe es haben mag, warum im Fall des Hirntodes der Todeszeitpunkt mit dem Zeitpunkt der Diagnostik zusammenfällt, führt dieses Vorgehen zu einer impliziten Anerkennung des „Esse est percipi". Es ist allen Beteiligten klar, dass der Zeitpunkt des Todeseintritts in einem umfassenden Sinne von den außerhalb des Patientenkörpers liegenden Bedingungen des Wahrnehmens in einem hohen Maße abhängig ist. In Fortführung des eben vorgestellten Beispiels könnte man es so sagen: Vielleicht wäre der Patient schon Samstag um 1.00 Uhr morgens verstorben, wenn zu diesem Zeitpunkt die zweite Hirntoddiagnostik durchgeführt worden wäre. Vielleicht verstirbt die Patientin in der Zwischenzeit aber auch an einem Herz-Kreislauf-Versagen. Die Bedingungen des Wahrnehmens sind in diesem Fall nicht so streng geregelt. Der Todeszeitpunkt ist daher viel weniger – wenn überhaupt – von den organisatorischen Engpässen des behandelnden Krankenhauses abhängig.

Neben den unmittelbaren organisatorischen Problemen des Krankenhauses können noch andere Momente den Todeszeitpunkt beeinflussen. Ich zitiere aus meinen Feldprotokollen:

*Ich frage die Ärztin, wann sie entscheidet, ob sie die Hirntoddiagnostik während ihrer Schicht durchführt. Sie antwortet: „Ich werde versuchen herauszufinden, wie es bei den Angehörigen ist, wenn die aus Köln gekommen sind und jetzt warten, dann mache ich es, aber wenn sie sagen, dass sie verständigt werden möchten, heute Abend oder morgen früh, dann mache ich es nicht. Wenn es für sie schlimmer ist zu warten, als für mich, die Hirntoddiagnostik zu machen, dann mache ich es" (Feldprotokoll, zit. nach Lindemann*2002, *S. 378).*

In diesem Fall hängt der Todeszeitpunkt von dem Wunsch der Angehörigen nach Klarheit ab. Je drängender sie ihn gegenüber der Ärztin vortragen, umso eher wird der Patient tot sein, denn umso eher wird die Ärztin das diagnostische Prozedere durchführen, dessen positives Ende mit dem Zeitpunkt des Todes zusammenfällt.

In einem anderen Fall sollte die Hirntoddiagnostik nur durchgeführt werden, wenn die Angehörigen sich für eine Organentnahme entscheiden.

20.25 Uhr, die Angehörigen verlassen die Station, ich frage den Arzt, der mit ihnen gesprochen hat, wie sie sich entschieden haben. Die Angehörigen entscheiden sich morgen früh (Feldprotokoll, zit. nach Lindemann 2002).

In diesem Fall wurde der Patient bis zum nächsten Morgen weiterbehandelt, und erst dann wurde die Hirntoddiagnostik durchgeführt, die den Todeszeitpunkt festlegt.

Eine weitere Möglichkeit der Beeinflussung des Todeszeitpunkts ist gegeben, wenn der Hirntod nicht von Ärzten festgestellt wird, die selbst auf der Station arbeiten, sondern im Rahmen einer Serviceleistung von externen Ärzten. Dies gilt z. B. für Krankenhäuser, deren Ärztinnen selbst nicht über die Fertigkeiten verfügen, einen Hirntod festzustellen. Ein Neurologe beschreibt das Problem in einem Interview so:

*„[…] ob ich mein Auto aufgetankt habe oder nicht und wie viele Leute an der Tankstelle vor mir sind. […] Denn meine erste Untersuchung, die ich vor Ort mache, ist der erste Zeitpunkt, von dann an zählt es. Also erste Untersuchung mit positivem Ergebnis […] Von da an zählt die Zeitschiene […] So, dann ist er tot. Wenn ich zufällig 10 min früher dagewesen wäre, wäre er 10 min. früher tot […] Komme ich eine halbe Stunde später, ist er eine halbe Stunde später tot" (Interview, zit. nach Lindemann*2002, *S. 382).*

Die praktischen Bedingungen des Wahrnehmens sind – wie man sieht – vielfältig, und von ihnen hängt es ab, wann der Tod eintreten wird.

Die gewöhnliche Todesfeststellung hat eine andere Struktur, denn sie folgt der Logik des Futur II. Die Todesdiagnostik stellt einen Zustand fest, der nach der Diagnostik bereits zuvor bestanden haben wird

Im Unterschied dazu folgt das institutionalisierte Prozedere der Hirntoddiagnostik nicht der Logik des Futur II. Die zeitliche Existenz des festgestellten Sachverhalts dehnt sich nicht in die Vergangenheit aus. Wenn der Hirntod festgestellt wird, wird er nicht bereits eingetreten sein, sondern mit der Feststellung des Hirntodes gilt dieser als aktuell eingetreten. Die Dauer des festgestellten Sachverhalts kann sich, so wie das Prozedere der Hirntoddiagnostik derzeit festgelegt ist, prinzipiell nicht in die Vergangenheit ausweiten. Denjenigen, die den Hirntod feststellen, wird damit eine eigenartige institutionelle Bürde auferlegt. Sie werden dafür verantwortlich, dass ein Sachverhalt existiert: Das Wahrnehmen des Hirntodes lässt den Tod eintreten, denn das Wahrnehmen legt den Zeitpunkt der Existenz des Sachverhalts fest (◘ Abb. 13.5).

Die institutionell festgeschriebene Bürde des „Esse est percipi" scheint den Ärzten nicht geheuer zu sein. Wenn es möglich ist, neigen sie dazu, den Todeszeitpunkt nachzuverlegen.

Die Nachverlegung ermöglicht es nämlich, die in der Hirntoddiagnostik institutionell vorgeschriebene Vereinbarkeit von Lebenszeichen mit dem Tod zu vermeiden. Dabei handelt es sich um eine informelle Praxis, die unmöglich wird, wenn die Hirntoddiagnostik die Voraussetzung für eine Organentnahme bildet.

13.4 Fazit

Der Artikel behandelt, wie in der medizinischen Praxis soziales und medizinisches Verstehen miteinander verwoben sind. Das unterscheidende

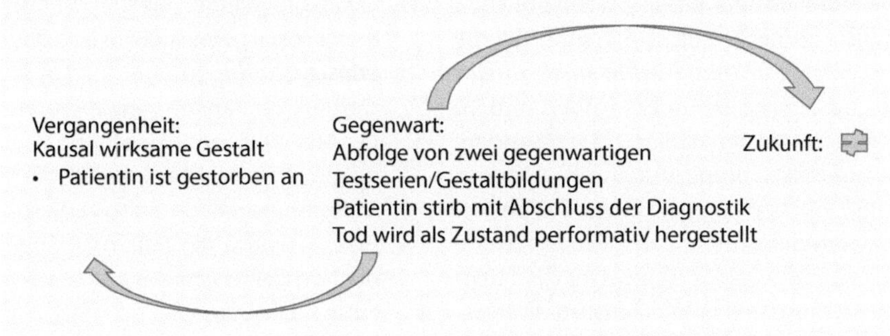

◘ **Abb. 13.5** Zeitstruktur der Todesfeststellung anhand des Hirntodkriteriums

Merkmal des sozialen Verstehens besteht darin, dass die Möglichkeit besteht, normativ zu erwarten. Für das medizinische Verstehen als solches gilt das nicht. Dadurch erhält die Anforderung an Ärzte, ethisch zu handeln, einen prekären Status. Insofern die medizinische Praxis sozial gerahmt wird, werden ethische Anforderungen an den Arzt relevant. Sowie der Arzt aber im eigentlichen Sinne als Arzt agiert, diagnostiziert und behandelt, wird normatives Erwarten unmöglich und entsprechend verliert die ethische Dimension an Bedeutung.

Das medizinische Verstehen beinhaltet es, in zeitlich strukturierter Weise Diagnosen zu stellen; dazu wird der Patient in einzelne Teile zerlegt, die jeweils diagnostischen Prozeduren unterzogen werden. Anschließend werden die dabei gewonnenen Resultate dem Patienten als Objektgegenüber zugeordnet und zu einer diagnostisch relevanten Gestalt konstelliert. Es werden in der Regel mehr Resultate produziert, als in eine aktuelle diagnostische Gestalt integriert werden können. Deshalb gibt es eine Resteverwaltung von Zeichen. Diese bleiben dem Patienten als Objektgegenüber zugeordnet, spielen aber vorerst keine Rolle für die Diagnose bzw. Behandlung. Die Zeitstruktur der Diagnose entspricht der Logik des Futur II. Die Diagnose stellt fest, was ab jetzt bereits in der Vergangenheit existiert haben wird. Dabei werden die zeitlichen Modi Vergangenheit, Gegenwart und Zukunft funktional aufeinander bezogen.

Die Routinen der Hirntoddiagnostik schreiben vor, dass etwa Herzschlag und Reflextätigkeit, die ansonsten als sichere Lebenszeichen gelten, unter bestimmten Umständen auch bei Toten auftreten können. Diese Zeichen bleiben dem Patienten zugeordnet, sollen aber für die Diagnose „Hirntod" keine Rolle spielen. Das medizinische Wissen ist nicht einfach in dem Sinne verändert worden, dass jetzt eine andere Form der Todesfeststellung gültig wäre, sondern es ist um eine hochspezifische Form der Todesfeststellung bereichert worden. Nur innerhalb des zeitlich eng begrenzten Kontextes der Hirntoddiagnostik muss das Wissen um ansonsten gültige sichere Lebenszeichen suspendiert werden: Bis zu dem Zeitpunkt, ab dem die Hirntoddiagnostik bei einem individuellen Patienten eingeleitet wurde, galt es noch, und in den anderen Zimmern, bei den anderen Patientinnen gilt es auch weiterhin. Darüber hinaus ist die Art und Weise, wie die Zeichen zu der Einheit der Todesfeststellung zusammengefasst werden, im Fall der Hirntoddiagnostik von derjenigen der herzkreislaufbezogenen Todesfeststellung zu unterschieden. Wie jede aufwendige Diagnostik erfordert die Hirntoddiagnostik eine sequenzielle Synthese. Es müssen über einen längeren Zeitraum interpretativ relevante Daten gesammelt werden. Aber die Hirntoddiagnostik folgt nicht der Logik des Futur II. Wenn diese Logik gelten würde, würde die Konstellierung der körperlichen Zeichen, die am Ende der sequenziellen Synthese den Zustand des Körpers ausmachen, den Zustand beschreiben, der schon bestanden hat, als die ersten Zeichen auftraten, die in der Interpretation verwendet wurden. Bei der Hirntoddiagnostik findet diese rückwirkende Ausdehnung des festgestellten Sachverhalts nicht statt, denn der Zustand, den die körperlichen Zeichen bedeuten, gilt erst dann als eingetreten, wenn die Diagnose abgeschlossen ist.

Lernziele

- Der/die Lernende wird in die Lage versetzt, zu erklären, wie soziales und medizinisches Verstehen in der ärztlichen Praxis miteinander verwoben sind. Während soziales Verstehen normative Maximen ermöglicht, gilt dies nicht für das medizinische Verstehen als Methode. Dadurch erhält die Anforderung an Ärzte, ethisch zu handeln, einen prekären Status.
- Es wird verstanden, warum die medizinische Praxis sozial gerahmt wird und dadurch ethische Anforderungen an den Arzt relevant werden. Verstanden wird auch, dass sobald der Arzt im eigentlichen Sinne als Arzt agiert, diagnostiziert und behandelt, die ethische Dimension an Bedeutung verliert.
- Gelernt wurde, die Zeitstruktur der medizinischen Diagnostik entspricht der Logik des Futur II. Die Diagnose stellt fest, was ab jetzt bereits in der Vergangenheit existiert haben wird.

- Es kann argumentiert werden, warum die Hirntoddiagnostik nicht der Logik des Futur II folgt. Bei dieser Diagnostik findet eine rückwirkende Ausdehnung des festgestellten Sachverhalts nicht statt, denn der Hirntod gilt erst dann als eingetreten, wenn die Diagnose abgeschlossen ist.

Bezüge zu Lernzielen des NKLM[a] in diesem Kapitel

Professionelle Entwicklung	Ethik der Medizin
ID 7.2, ID 11.2, ID 11.3.1.4, ID 11.4.2, ID 14c.2.1.1	ID 5.2.1.2, ID 6.1, ID 6.1.13, ID 18.3

[a] Hinweise zur Nutzung der ID-Codes des NKLM für Unterricht und Prüfung finden sich in ► Abschn. 1.7 „Hinweise für die Benutzung durch Dozierende und Studierende der Humanmedizin".

Literatur

Atkinson, P. (1995). *Medical talk and medical work*. London, Thousand Oaks, New Delhi: Sage.

Bundesärztekammer (1982). Kriterien des Hirntodes. Entscheidungshilfen zur Feststellung des Hirntodes. *Deutsches Ärzteblatt*, 79, A/B 45–55; Fortschreibungen 1986, 83, 2940–2946; 1991, 88, B-2855–2860; 1993, 90, B-2177–2179; 1997, 94, B-1032–1039.

Bundesärztekammer (2015). *Richtlinie gemäß § 16 Abs. 1 S. 1 Nr. 1 TPG für die Regeln zur Feststellung des Todes nach § 3 Abs. 1 S. 1 Nr. 2 TPG und die Verfahrensregeln zur Feststellung des endgültigen, nicht behebbaren Ausfalls der Gesamtfunktion des Großhirns, des Kleinhirns und des Hirnstamms nach § 3 Abs. 2 Nr. 2 TPG, Vierte Fortschreibung*. http://www.bundesaerztekammer.de/fileadmin/user_upload/downloads/irrev.Hirnfunktionsausfall.pdf. Zugegriffen: 21.12.2017.

Gerhardt, U. (1999). *Herz und Handlungsrationalität*. Frankfurt/M.: Suhrkamp.

Kurthen, M., & Linke, D. B. (1995). Vom Hirntod zum Teilhirntod. In J. Hoff, & J. in der Schmitten (Hrsg.), *Wann ist der Mensch tot? Organverpflanzung und „Hirntod"-Kriterium* (S. 82–94). Reinbek bei Hamburg: Rowohlt.

Laing, R. D. (1980). *Das geteilte Selbst. Eine existentielle Studie über geistige Gesundheit und Wahnsinn*. Reinbek bei Hamburg: Rowohlt (Erstveröffentlichung 1960).

Lindemann, G. (2001). Die Interpretation „hirntot". In T. Schlich, & C. Wiesemann (Hrsg.), *Hirntod. Zur Kulturgeschichte der Todesfeststellung* (S. 318–343). Frankfurt/M.: Suhrkamp.

Lindemann, G. (2002). *Die Grenzen des Sozialen. Zur sozio-technischen Konstruktion von Leben und Tod in der Intensivmedizin*. München: Fink.

Lindemann, G. (2003). *Beunruhigende Sicherheiten. Zur Genese des Hirntodkonzepts*. Konstanz: Universitätsverlag.

Lindemann, G. (2016). Handlung, Interaktion, Kommunikation. In A. Scherr (Hrsg.), *Soziologische Basics*, 3. Aufl. Wiesbaden: Springer VS.

Luhmann, N. (1984). *Soziale Systeme. Grundriß einer allgemeinen Theorie*. Frankfurt/M.: Suhrkamp.

Mead, G. H. (1987). Die Genesis der Identität und die soziale Kontrolle. In G. H. Mead (Hrsg.), *Gesammelte Aufsätze Bd. I* (S. 299–328). Frankfurt/M.: Suhrkamp (Erstveröffentlichung 1924–1925).

Plessner, H. (1975). *Die Stufen des Organischen und der Mensch*. Berlin, New York: de Gruyter (Erstveröffentlichung 1928).

Simmel, G. (1983). *Soziologie. Untersuchungen über die Formen der Vergesellschaftung*. Berlin: Duncker & Humblot (Erstveröffentlichung 1908).

Strasser, S. (1964). *Phänomenologie und Erfahrungswissenschaft vom Menschen: Grundgedanken zu einem neuen Ideal der Wissenschaftlichkeit*. Berlin: de Gruyter.

Zussman, R. (1992). *Intense care. Medical ethics and the medical profession*. Chicago, London: University of Chicago Press.

Getrennte Welten?

Alltagskulturelle Orientierungen von MedizinerInnen und Pflegekräften

Tobias Sander

Die vorliegende Schreibweise von Personenbezeichnungen wird zur Adressierung beider oder mehrerer Geschlechter sowie auf (traditionelle) Geschlechtlichkeiten verweisende Identitäten verwendet.

S. Klinke, M. Kadmon (Hrsg.), *Ärztliche Tätigkeit im 21. Jahrhundert - Profession oder Dienstleistung*, Springer-Lehrbuch, https://doi.org/10.1007/978-3-662-56647-3_14

Leitfragen

1. Wie können Alltagskulturen mit der beruflichen Praxis, der Arbeit auf der Station, zusammenhängen?
2. Wie kann man die Entwicklung der sozialen Exklusivität des Arztberufes in den vergangenen 30 Jahren erklären?
3. Werden Leitungspositionen in der Pflege schon jetzt nur mit AkademikerInnen besetzt?

14.1 Einleitung

Der vorliegende Beitrag fragt nach den sozialen Distanzen, den alltagskulturellen sozialen Unterschieden, die ÄrztInnen und Pflegekräfte in ihre Berufsarbeit,hineintragen', und damit nach den sozialen Grundlagen bzw. Chancen für Kooperation – insbesondere im vollstationären Bereich. Die zu konstatierende zunehmende Erwartung einer stärkeren Zusammenarbeit zwischen MedizinerInnen und hierarchisch nachgeordneten Funktionsgruppen konzentriert sich dabei im Wesentlichen auf eine Teilöffentlichkeit – die Kostenträger im Gesundheitswesen, aber auch PatientInnenvereinigungen, die ganzheitlichere, u. a. interprofessionell zu organisierende Behandlungsmethoden einfordern. Dies steht indes im Zusammenhang mit einem Wandel in der Wahrnehmung der medizinischen Profession in einer breiteren Öffentlichkeit. Dieser gesamtgesellschaftliche Wandel betrifft darüber hinaus 1) die ärztlichen Kompetenzen im KlientInnenkontakt sowie in Verbindung damit 2) die soziale Position der ÄrztInnen, die traditionell als besonders privilegierter akademischer Beruf selbst im Kontext der klassischen Professionen in Seelsorge, Rechtspflege und Unterricht gelten (vgl. Atzeni und von Groddeck 2015). Diese Tendenzen in der öffentlichen Wahrnehmung ärztlicher,Leistung' werden im Folgenden kurz skizziert. Sie haben schließlich nicht unwesentlich dazu beigetragen, dass sich nicht nur der öffentliche, sondern auch der sozialwissenschaftliche Blick zunehmend auf die soziale Position und die alltagskulturellen Dispositionen der MedizinerInnen richtet (vgl. Faltermaier 2016).

Im Hintergrund der angedeuteten Entwicklungen steht die generelle Zunahme einer kritischen Haltung der NutzerInnen professioneller Leistungen – also auch außerhalb des Gesundheitswesens und der ÄrztInnen. Diese kritische NutzerInnenperspektive, die u. a. vielfache Phänomene der Selbstexpertisierung mit sich bringt, lässt sich erstens als Folge einer sozial übergreifenden Infragestellung von Autoritäten aller Art im Nachgang des Wertewandels der 1960er-, 1970er-Jahre verstehen (vgl. Sander 2007). Zweitens ermöglicht und befördert die sog. Wissens- und Informationsgesellschaft z. B. in Internetforen eine zuvor ungekannte Intensität des Austausches von Erfahrungen und Quasi-Expertenwissen unter den NutzerInnen professioneller Leistungen (vgl. Lamla 2013; Stollberg 2008).

14.1.1 Die Einforderung von KlientInnensensibilität

Die zunehmende Skepsis von DienstleistungsnehmerInnen betrifft die höheren, auf Expertentum rekurrierenden Berufe, die wir gemeinhin als Professionen bezeichnen, in grundsätzlich ähnlichem Maße. Die stark klientInnenbezogenen Professionen sehen sich vor diesem Hintergrund allerdings mit einem weiteren, nachgeordneten Wandel konfrontiert. So wird seit rund zwei Jahrzehnten von diversen klientInnenbezogenen höheren Berufen erwartet, die spezifische soziale Disposition der KlientInnen gegenüber dem eigenen Anliegen bzw. dem ‚Fall' zu berücksichtigen (vgl. Sander 2014; Faltermaier 2016). Damit geraten zum einen die sozialen Lagen (Bildung, Beruf, Einkommen) der NutzerInnen in den Blick, vor allem aber ihre alltagskulturellen Dispositionen. Solche Lebensstile, Mentalitäten und Werte differieren je nach sozialem Milieu und können zu äußerst unterschiedlichen, eigensinnig erscheinenden Haltungen gegenüber einer ‚objektiv' gleichen

Problemkonstellation führen. So wird von einem Onkologen erwartet, dass er seine Diagnose dem kleinen Angestellten beim städtischen Grünflächenamt anders vermittelt als dem Versicherungskaufmann oder gar der Germanistikprofessorin. Kurz: „Patients now become relevant not only as ‚working material' but as autonomous persons" (Atzeni und von Groddeck 2015, S. 33; vgl. ► Kap. 12 sowie Sander 2014).

Bezüglich der öffentlich hoch regulierten klassischen Professionen, die sämtlich auf einem ausgeprägten AdressatInnenkontakt basieren (Medizin, Rechtsvertretung, Lehramt), scheint die Erwartung der Gesellschaft an ‚echte', im Sinne von nicht nur rein fachlicher, sondern gleichzeitig hochgradig klientensensibler Leistung also besonders ausgeprägt zu sein. Mit der skeptischen Sicht auf die fachliche Expertise geht die tendenzielle Infragestellung sozialer Privilegien einher. Mit der Beschränkung des Zugangs aufgrund bestimmter (akademischer) Ausbildungsniveaus, der in der Regel vorteilhafte Einkommensverhältnisse zur Folge hat, wird zunehmend eine Leistungserwartung verbunden.[1]

14.1.2 Kooperationszwänge und Lebensweltnähe im Gesundheitswesen

In der Professionssoziologie wird die soziale Position von Berufen als Ergebnis komplexer gesellschaftlicher Aushandlungsprozesse verstanden: Inwieweit gelingt es beruflichen Gruppierungen ihr ‚Können' auch in die zumeist öffentliche Festschreibung von qualifikationsbezogenen Zugangsvoraussetzungen und in die Absicherung eines herausgehobenen Einkommensniveaus, z. B. in Form von Gebührenordnungen, umzumünzen?[2] Der Forschungsstand zu dieser Regulierung von Berufen, also zur gesellschaftlichen Aushandlung exklusiver beruflicher Zuständigkeiten und entsprechender materieller Privilegien im Geflecht verschiedener Interessengruppen, kann bis auf wenige Ausnahmen bezüglich der ‚höheren Berufe' hierzulande als einigermaßen dünn bezeichnet werden (vgl. ► Kap. 9 sowie Schnell 2007; Sander 2014, 2017). Dahingegen ist in der jüngeren Vergangenheit und vorwiegend im angloamerikanischen Raum viel zur Gefährdung von arbeitsprozessualer Autonomie im Zuge der zunehmenden organisationsbezogenen Einbindung von professioneller Arbeit geforscht worden (vgl. Evetts 2011). Dies gilt in Teilen auch für die klassischen Professionen in Medizin, Rechtspflege und Lehramt, bei denen im Unterschied zu BetriebswirtInnen oder IngenieurInnen andere, ursprünglich weniger auf arbeitsteiliger Standardisierung fußende Organisationsformen (Praxis, Kanzlei, Schule) als in diesem gewerblichen Bereich vorherrschen. So prägen etwa im Lehramt unterrichtsübergreifende, organisationsbezogene Aufgaben gegenwärtig zunehmend die arbeitsalltäglichen Zielstellungen und damit auch die Handlungsspielräume der LehrerInnen (vgl. Fabel-Lamla und Klomfaß 2014).

Auch die ärztlichen Arbeitskulturen haben sich – insbesondere infolge von Budgetierung und des Übergangs zu einer diagnosebezogenen Fallpauschalisierung (2004–2010) – in der jüngeren Vergangenheit verändert. Das Erfordernis, ökonomische Gesichtspunkte vermehrt in das (ärztliche) Handeln einzubeziehen, hat

1 Auch wenn Veränderungen in der (halb-)öffentlichen Regulierung professioneller Einkommen zumindest teilweise Gegenstand der öffentlichen Debatte sind, bleibt natürlich fraglich, wie aktuell und belastbar die diesbezüglichen Informationen der NutzerInnen einzuschätzen sind.

2 Aus einer funktionalistischen Sichtweise, welche die Bewertung von Arbeit auf ‚rationale' Kosten-Nutzen-Erwägungen des Auftraggebers (hier: Staat) zurückführt, schützen großzügige Einzelleistungsvergütungen für staatsergänzende Aufgaben vor Verteilungskämpfen, die schließlich die Auslagerung solcher Aufgaben an privat(wirtschaftlich)e Instanzen wie die klassischen Professionen gefährden würde (zur funktionalistischen Professionstheorie vgl. zusammenfassend Pfadenhauer und Sander 2010).

zur Folge, dass sich im vollstationären Bereich das arbeitsalltägliche ärztliche Handeln stärker an tatsächlichen oder vermuteten Organisationsbedarfen orientiert. Dabei ist die traditionelle – durch die genannten Tendenzen lediglich graduell beschnittene – organisationsbezogene Steuerungsmacht der, Leitprofession' der ÄrztInnen zu berücksichtigen; die Veränderungen gehen also von einem hohen Niveau ärztlicher Autonomie bzw. Gestaltungsmacht aus (vgl. Freidson 2001; Braun et al. 2010). Ansonsten arbeiten die Systeme der Kostenkontrolle und Qualitätssicherung eher im Hintergrund der ärztlichen Praxis. Im Zuge eines kostenorientierten Case-Managements eingeführte liegezeitbezogene Warnsysteme adressieren in der Regel zuerst die pflegerischen Stationsleitungen, sodass man womöglich eher von wachsenden Kooperationsanforderungen zwischen Management und Pflegekräften als zwischen ÄrztInnen und Pflegekräften sprechen muss. Die quantitative Zunahme von Aufnahme- und Entlassungsprozeduren, die sich infolge der deutlichen Verkürzung der Liegezeiten ergeben hat, sorgt schließlich vor allem im Bereich der Pflegekräfte für eine Verdichtung der Arbeitsabläufe (vgl. Braun et al. 2010; Wilkesmann 2016).

Unter diesen Vorzeichen kann von einer Umsetzung der Kooperationsforderung zwischen ÄrztInnen und Pflegekräften also nicht zwingend die Rede sein. Zwar werden die MedizinerInnen „abhängig[er] von administrativen wie auch ökonomischen Sachzwängen“ (Vogd 2005, S. 202), wodurch sich gewiss die Verantwortlichkeit für den „ganzen Patienten“ (ebd.) einschränkt. Dass die ÄrztInnen eine fallbezogene Zuständigkeit explizit mit anderen Professionalitäten teilen müssen, was die Forderung nach einer größeren KlientInnensensibilität ad absurdum führen würde, zeigt sich gegenwärtig (noch) nicht (vgl. ► Kap. 8; Kühn und Simon 2001 sowie bzgl. der interprofessionellen Arbeitsteilung konträr: Wilkesmann 2016, S. 364).

Letzten Endes sind es wohl zwei Punkte, die dazu führen, dass die gesellschaftliche Kritik an ökonomisch-sozialen Privilegien gegenwärtig stärker die ÄrztInnen in den Blick nimmt als etwa den Anwaltsberuf:[3]

- Die beschriebene Steigerung der Erwartungshaltungen von kritischer werdenden Konsumenten betrifft solche Dienstleistungen in besonderem Maße, die vergleichsweise weit in die eigene Lebenswelt hineinreichen. Neben der Gesundheit(sfürsorge) ist diesbezüglich das elementare, primäre und sekundäre Erziehungs- und Bildungswesen zu nennen.
- Bereits seit den 1980er-Jahren lässt sich im Zuge der politischen Neuverhandlung wohlfahrtsstaatlicher Aufgaben eine vergleichsweise hohe öffentliche Aufmerksamkeit für das Gesundheitssystem feststellen. So wird der gesundheitlichen Versorgung mehr als anderen (halb-) öffentlichen Leistungsbereichen eine beträchtliche Ineffizienz unterstellt sowie die Steigerung der Leistungsumfänge durch ihre Kopplung an den medizinischen und medizintechnischen Fortschritt sowie an flexibel ausdehnbare (Einzel-) Leistungsvergütungen in Frage gestellt. Vor dem Hintergrund, dass die große Mehrheit der Versicherten zu einem bestimmten Zeitpunkt jeweils Nettozahler ist, also keine bis geringe Leistungen in Anspruch nimmt, steht in diesem Zuge auch die umfassende Geltung des Solidaritäts- und Versorgungsprinzips zur Disposition – also der beitragsunabhängige Anspruch auf eine bedarfsgerechte Versorgung auf dem Stand des medizinisch Möglichen (vgl. zuerst Esping-Andersen 1990; Borchert 1995).

Das Gesundheitswesen kann also in einem doppelten Sinne als besonders lebensweltnah bezeichnet werden: Seine Bedeutung für das physisch-existenzielle (Über-)Leben und das

3 So erlangen etwa die – aufgrund festgeschriebener Tagessätze – finanziell lukrativen Nebenklagevertretungen nur begrenzte öffentliche Aufmerksamkeit.

Hineinreichen ärztlicher und pflegerischer Tätigkeit in die Privat- bzw. Intimsphäre geht mit einer hohen Sensibilität der NutzerInnen für die von ihnen zu leistenden Aufwendungen einher. Diese Sensibilität ergibt sich u. a. dadurch, dass in einem versicherungsbasierten System wie dem hiesigen Beitragssätze regelmäßig angepasst werden (müssen).[4]

Diese Lebensweltnähe sowie nicht eingelöste Leistungserwartungen (KlientInnensensibilität) führen also zu einer Infragestellung der Legitimität der sozialen Exklusivität des ÄrztInnenberufes. Diese Diskrepanzwahrnehmung wird noch von der landläufigen Annahme verstärkt, dass MedizinerInnen sich lebensweltlich besonders stark von durchschnittlichen NutzerInnen unterscheiden, sie alltagskulturell also besonders ‚weit weg' von ihrer Klientel sind; schließlich spielt der ‚Herr Doktor' Golf. Gina Atzeni und Victoria von Groddeck beschreiben diese jüngere, seit den 1980er-Jahren nachweisbare Entwicklung des MedizinerInnen-Gesellschaft-Verhältnisses folgendermaßen:

> In effect, the substitution of social status ascribed by birth through social status with one that depends on merits in a specific field came back like a boomerang to professionals, especially to the doctors. (Atzeni und von Groddeck 2015, S. 33)

Wie sollen ÄrztInnen also die eingeforderte KlientInnensensibilität herstellen, wenn ihnen die Lebenswelt der Mehrheit der PatientInnen fremd ist?

Nun wäre es Aufgabe der professionellen Sozialisationsprozesse, also der medizinischen Ausbildung, diese Lücke zu schließen. Jedoch steht gerade die MedizinerInnenausbildung in der Kritik, die qua Herkunft tatsächlich vergleichsweise ausgeprägte soziale Exklusivität des ärztlichen Nachwuchses, also der Studierenden, noch zu verstärken. So zeigt jüngst insbesondere Swantje Reimanns Studie zur ‚medizinischen Sozialisation', dass ausgeprägte und starre soziale Hierarchien die Arbeitskulturen in der Ausbildung ebenso prägen wie im späteren Berufsalltag (Reimann 2013; vgl. ► Kap. 17). Vor gut zwei Jahrzehnten hat der nordamerikanische Soziologe Aaron Cicourel ebendies pointiert so zusammengefasst:

> Anders als graduierte Studenten der Physik, Psychologie oder Literatur finden sich Medizinstudenten viel früher direkten und indirekten Ansichten über die Autorität, Verantwortlichkeit und Macht ausgesetzt, die mit Gesundheitsversorgungseinrichtungen und ihrer jeweiligen Rolle in diesem System verbunden sind. (Cicourel 1993, S. 170)

In verkürzter Form ist ebendas allgemein bekannt: Während sich der prominente Notaranwalt in der Landeshauptstadt mit seinen FachgehilfInnen in der Regel duzt, siezt sich selbst der Hausarzt auf dem Lande in der Regel mit den Sprechstundenhilfen.

Diese hohe Bedeutung von Hierarchie(n) wird üblicherweise mit den hohen Leistungsanforderungen eines Medizinstudiums, also meritokratisch, legitimiert. Durch die Fokussierung einer naturwissenschaftlichen Erkenntnisweise rekurriert die medizinische Fachrichtung stark auf eine als objektivierbar aufgefasste ‚Leistung' und blendet damit gleichzeitig ‚weiche', außerhalb der naturwissenschaftlich-gesetzmäßigen Nachweisbarkeit liegende Kriterien weitgehend aus – und damit tendenziell auch die Arbeit am und mit den PatientInnen (vgl. allgemein Atzeni und von Groddeck 2015; Reimann 2013).

4 Dahingegen ist bei einer vollständigen Integration der Gesundheitsversorgung in das (hoheits-)staatliche Aufgabenportfolio, wie etwa im Fall des steuerfinanzierten britischen Gesundheitswesens, die Einnahme- und Ausgabenentwicklung für die NutzerInnen weniger sichtbar (vgl. Esping-Andersen 1990; Borchert 1995; Kühn 2000; Bingler und Bosbach 2007). Indes zeigen bisherige Untersuchungen eine hohe Toleranz der Versicherten gegenüber Beitragssatzsteigerungen auf, die sich aus dem Bedürfnis nach einem entsprechend hohen bzw. ansteigenden Leistungsniveau erklärt (Zok 2003, S. 32f.).

14.2 Fragestellung und empirisch-methodischer Ansatz

Die oben beschriebene Orientierung an Hierarchie(n) kann natürlich auch Auswirkungen auf die berufliche Zusammenarbeit mit Pflegekräften, Stationsleitungen und sogar den üblicherweise in die Geschäftsführung von Kliniken eingebundenen Pflegedienstleitungen haben und somit mit einem Selbstverständnis besonders ausgeprägter professioneller Suprematie einhergehen (vgl. Bollinger 2005; Kälble und Borgetto 2016). Doch wie ‚fremd' sind sich ÄrztInnen und Pflegekräfte tatsächlich? Bewirken die ausgeprägten Auslesekulturen in der MedizinerInnenkarriere tatsächlich eine größere soziale Distanz als es in anderen Berufsbereichen bei der Zusammenarbeit von (akademischen) Professionellen mit grundständig ausgebildeten Fachkräften üblich ist? Und: Hat sich eine solche etwaige besondere Differenz zwischen klassischen Professionellen (ÄrztInnen) und ‚subalternen' Fachkräften (PflegerInnen) in den letzten Jahrzehnten in die eine oder andere Richtung verändert – also verstärkt oder abgeschwächt? Lässt sich mit Heinrich Bollinger tatsächlich von einem tiefgreifenden Wandel des „Gesamtzusammenhangs von ärztlicher Persönlichkeit, Tätigkeit und Sozialisation" (Bollinger 2005, S. 25) im Zuge der beschriebenen Veränderungen der Anforderungen (z. B. KlientInnensensibilität) an den Arztberuf sprechen? (Vgl. ► Kap. 6.)

14.2.1 Ausgeprägte berufliche, geringere alltagskulturelle Differenzen?

Arbeitsalltägliche Kooperation gelingt umso leichter bzw. besser, je näher sich die Akteure alltagsweltlich sind. Mehr oder eben weniger spricht man die gleiche Sprache und vertritt ähnliche Überzeugungen, was im Arbeitsalltag und in der Gesellschaft ‚richtig' ist. Mit dem Konzept der Alltagskulturen, das Lebensstile in Beruf und Freizeit bis hinunter zu Sprache und Umgangsformen abzubilden versucht, lässt sich das Handeln von Menschen ebenso grundlegend wie umfassend untersuchen (vgl. Bourdieu 1982; Vester 2015). Dass sich MedizinerInnen und Pflegekräfte anhand ihrer sog. sozialen Lage – also anhand von Bildung(sniveau), Beruf(sposition) und Einkommen – manifest unterscheiden, ist einschlägig. Für den anderen Wirklichkeitsbereich sozialer Ungleichheit, die hier relevanten Alltagskulturen, Lebensstile und Mentalitäten wird im Folgenden vor allem auf die bundesweite Repräsentativerhebung (melderegistergestützte Zufallsstichprobe) der Allgemeinen Bevölkerungsumfrage der Sozialwissenschaften (ALLBUS) zurückgegriffen. Diese Repräsentativerhebung umfasst für das Erhebungsjahr 2014 insgesamt 18 ÄrztInnen (ohne Zahn- und TierärztInnen) sowie rund 120 examinierte Pflegekräfte. Dabei werden die ÄrztInnen – neben den Pflegefachkräften – in den weiteren Kontext der klassischen (JuristInnen, höhere LehrerInnen) und neoklassischen (v. a. IngenieurInnen und BetriebswirtInnen)[5] Professionen gestellt. Auf diese Weise kann auch die relative soziale Exklusivität der MedizinerInnen ermessen werden. Neben den Differenzen gegenüber den Pflegekräften wird also eruiert, inwiefern die ÄrztInnen womöglich eine besonders elitäre Profession verkörpern, deren alltagskulturelle Distanzen gegenüber KlientInnen und beruflichen Nachbargruppen womöglich besonders ausgeprägt sind und daher der Erfüllung der gesellschaftlichen Einforderungen (KlientInnensensibilität) und beruflichen Anforderungen (Kooperation) mehr oder weniger deutlich entgegenstehen.

Gegenüber Bildungsniveau, beruflicher Position und Einkommen stellen wir hier also die Alltagspraxis in den Vordergrund. Bei der Untersuchung des ‚Alltags' der Akteure aus den verschiedenen Berufsgruppen ist es daher erforderlich, den Beruf auszuklammern und folglich ausschließlich die Alltagskulturen der ÄrztInnen, Pflegekräfte sowie der anderen Professionen zu betrachten. Bei der folgenden

5 Diese sind in der Regel nicht von einem derart ausgeprägten unmittelbaren KlientInnenkontakt geprägt wie die klassischen Professionen einschließlich der ÄrztInnen.

Clusteranalyse zentraler alltagskultureller Praktiken und Orientierungen auf Basis des ALLBUS werden daher die Alltagskulturen der insgesamt rund 330 untersuchten Fälle gemeinsam, also unter Ausklammerung ihrer beruflichen Zugehörigkeit bzw. Position, betrachtet. Schließlich interessiert vorliegend, wie die Personen – unabhängig von ihrer sozialen Position und beruflichen Rolle – denken und handeln. Dabei sind solche alltäglich zum Ausdruck kommenden Lebensstile und Mentalitäten sozialhierarchisch freilich an soziale Lagen gekoppelt, aber eben nicht zwingend vollständig komplementär mit diesen. Womöglich treffen wir also auf geringere – oder eben größere – Unterschiede im alltäglichen Denken und Handeln, als es die Differenzen in Bildung, Beruf und Einkommen vermuten lassen (vgl. Bourdieu 1982; Vester et al. 2001; Müller 1992).

14.2.2 Operationalisierung von Alltagskulturen anhand des ALLBUS

Alltagskulturen sind vieldimensional: Gesellungsstile bei der Arbeit, im Familien- und Freundeskreis sowie in der eher selbstbezogenen Freizeit (Hobbys), Intensität und Form der Teilnahme am sog. öffentlichen Leben – vom sozialen Nahraum des Vereines bis zur ‚großen' Politik – und etwa die Präferenzen für bestimmte Genres in der Freizeitgestaltung oder bei der Nutzung unterhaltungskultureller Angebote bilden alltagskulturelle Orientierungen auf unterschiedlich tiefenscharfen Ebenen ab. Diese Handlungsmuster, die wir in unserem eigenen Alltag als Vorlieben oder Geschmäcker bezeichnen, kennzeichnen eine Person recht dauerhaft, verändern sich also nur wenig dynamisch und kommen in jeder kleinräumigen sozialen Situation zum Ausdruck (z. B. Sprache und Gestik [vgl. Bourdieu 1982]). Forschungspragmatisch müssen wir uns allerdings auf vergleichsweise wenige Kriterien (Variablen) beschränken. Diese konzentrieren sich dann eher auf ‚grobe Unterschiede', also grundlegende Praxisformen von Menschen in modernen Gesellschaften, wie etwa die Orientierung an Pflicht vs. Selbstverwirklichung oder an Privatheit vs. Öffentlichkeit – in denen sich indessen die‚feinen Unterschiede', also konkrete Stile wie Hip-Hop vs. Klassik oder die reichhaltige fleischreiche Ernährung vs. Slow Food gleichsam mit abbilden (vgl. Kaelble 1998).

Aus den im ALLBUS recht umfassend erhobenen Alltagskulturen wurden daher 21 Variablen zu Präferenzen der Freizeitbeschäftigungen herangezogen, die zunächst solche basalen Orientierungen zwischen familien- sowie anderweitig geselliger oder eben selbstbezogener (z. B. Hobbys) Freizeitgestaltung sichtbar machen – sowie innerhalb des außerhäuslichen Rahmens wiederum zwischen geselligen und selbstbezogenen Formen unterscheiden.[6] Auf einer Ebene mittlerer Tiefenschärfe kommen bei den herangezogenen Variablen auch nachgeordnete Präferenzen im Sinne von Vorlieben oder Geschmäckern zum Ausdruck – beispielsweise zwischen den *Besuchen von Sportveranstaltungen* oder eben *klassischen Konzerten*.[7] Dabei wissen wir natürlich immer noch nicht, ob es sich bei den eher in unteren und mittleren Schichten beliebten Sportveranstaltungen etwa auch um ein Poloturnier oder auf der anderen Seite bei dem ‚klassischen' Konzert um die ‚Three Tenors' handelt – also eher weniger dem bildungsbürgerlich-hochkulturellen Verständnis von einem klassischen Konzert, sondern eher einer mittelschichtentypischen, nacheifernden Umdeutung dieses Stiles (vgl. Bourdieu 1982; Kaelble 1998) entsprechend.

---

6 Erfragt wurde die stetige, nichtlineare relative Nutzung (Ordinalskala 1–5) folgender Freizeittätigkeiten: Bücher lesen, Musik hören, Internet nutzen, einfach nichts tun/Faulenzen, Spazierengehen/ Wandern, Yoga/Meditation, Essen oder Trinken gehen, Besuch Nachbarn/Freunde, Besuch Familie/ Verwandtschaft, Gesellschaftsspiele in Familie, Musik machen, andere künstlerische Tätigkeiten, Basteln/Reparaturen, aktive sportliche Betätigung, Besuch von Sportveranstaltungen, Kino/Popkonzerte/Tanzen, klassische Konzerte/Theater, Besuch Museen/Ausstellungen, Besuch Stadt- und Volksfeste (■ Abb. 14.2).

7 Originale Variablenbezeichnungen bzw. Fragestellungen sind hier und im Folgenden *kursiv* gesetzt.

Mit den genannten Lebensstilen in der Freizeit werden wichtige grundsätzliche Orientierungen bzw. ‚grobe Unterschiede' jedoch (noch) nicht abgebildet. Dies gilt insbesondere für den Bezug zur Öffentlichkeit – von der Aktivität im lokalen Schützenverein oder in der Bürgerinitiative bis hin zum Interesse an der‚großen' Politik – sowie die Bedeutung von Hierarchie/Autorität vs. Eigenverantwortung. Letzteres bezieht sich auf das Maß der Anerkennung traditioneller Autoritäten in Politik und Gesellschaft – und zwar bis hinunter in das soziale Nahfeld der Geschlechterrollenbilder und Kindererziehungsstile. Diese Dimensionen werden vorliegend durch das generelle *politische Interesse* sowie anhand des sog. Inglehart-Index berücksichtigt (vgl. Inglehart 1977). Auf Basis einer Ranking-Skala ermittelt der Inglehart-Index dabei die relative Zustimmung zu hoheitlich-traditionellen vs. mit- und selbstbestimmungsorientierten Politikstilen, ermisst also die Bedeutung traditioneller Autoritäten (Autoritarismus) ausschließlich im Feld der Politik. Es kann jedoch davon ausgegangen werden, dass die Vertretung von bestimmten Politikstilen weitgehend mit dem Autoritarismus in anderen alltagsweltlichen Bereichen zusammenhängt (z. B. Kindererziehung; vgl. Klages 1984).[8]

Die im ALLBUS vorliegenden Variablen ermöglichen summa summarum also eine recht erschöpfende und dadurch vergleichsweise valide Abbildung der grundsätzlichen alltagskulturellen Orientierungen. Dabei wurden die genannten 21 Lebensstilitems zunächst zu 5 Hauptkomponenten zusammengefasst, die mithin 5 ‚neue' Lebensstilvariablen bilden. Dies ermöglicht zum einen eine validere Clusterbildung: In den Clustern/Gruppen muss weniger Unterschiedlichkeit zusammengefasst werden (Informationsverluste). Zum anderen ergibt sich so eine heuristisch adäquate Gewichtung gegenüber den weiteren Variablen, nämlich 1) politisches Interesse, 2) Inglehart-Index-Wert sowie 3) die soziale Herkunft anhand der höchsten Berufsposition beider Elternteile (vgl. ◘ Abb. 14.2).[9] Aus diesen insgesamt 8 Variablen ergibt sich schließlich die günstigste, möglichst kleine Zahl von 3 Clustern (nach Bayes'schem Informationskriterium; vgl. ◘ Abb. 14.1).

14.3 Befunde: Die ärztliche Dominanz des (bildungs-) bürgerlichen Milieus

Der vorliegende Versuch, die Alltagskulturen der ÄrztInnen in den sozialräumlichen Kontext anderer etablierter Professionen sowie der Pflegekräfte zu stellen, erbringt kaum Überraschendes. Aus dieser Grundgesamtheit ergeben sich drei alltagkulturelle Gruppierungen (Cluster), die allesamt – hierarchisch gesehen – im oberen Drittel des sozialen Raumes anzusiedeln sind. Dies sind die alltagskulturellen Muster der 1) gehobenen Familienorientierung, 2) traditionellen Hochkultur und 3) gehobenen Unterhaltung (◘ Abb. 14.1).[10] Diese drei Gruppierungen unterscheiden

8 Die Validität der vorliegenden Operationalisierung in den Alltagskulturdimensionen Öffentlichkeitsbezug und Autoritarismus muss also als begrenzt bezeichnet werden.

9 Die soziale Herkunft (nach sozialer Lage, also Bildung, Beruf und Einkommen der Eltern) korreliert stark mit der Praxis der Untersuchungspersonen und wurde daher in diese Betrachtung der Alltagskulturen einbezogen. Die Berücksichtigung der sozialen Lage beider Elternteile ermöglicht dabei eine sozialhierarchische Revalidierung der alltagskulturellen Muster. Im Angesicht der relativen Homologie von sozialen Lagen und Alltagskulturen kann die soziale Herkunft (nach sozialer Lage des Elternhauses) als Prädiktor der Alltagskulturen des Nachwuchses, also der betrachteten Fälle/Akteure, angesehen werden. Freilich wäre es wünschenswert, demgegenüber die Alltagskulturen des Elternhauses abbilden zu können, denn schließlich ist es die sozialisatorisch einschlägige Praxis, welche den Habitus und die daraus hervorgehende Praxis der Kinder prägt (vgl. Lange-Vester und Sander 2016).

10 Selbstverständlich ist vorliegend eine Verzerrung der Gewichtung zu konstatieren, die sich dadurch ergibt, dass gegenüber 18 ÄrztInnen die Grundgesamtheit sich aus 84 Angehörigen der klassischen, 129 der neoklassischen Professionen sowie 125 Pflegekräften zusammensetzt. Andererseits entsprechen diese Anteile an der hiesigen Grundgesamtheit den tatsächlichen zahlenmäßigen Relationen der Berufsgruppen.

Clusterbelegung in Prozent der Berufsgruppe:		1) Politisches Interesse	2) Inglehart-Index	3) Soziale Herkunft (16,00-90,00)	4) Hochkulturkonsum	5) Familie	6) Außerhäusliche Geselligkeit	7) Selbstbezogenes Hobby	8) Hochkulturelle Kreativität
1 Gehobene Familienorientierung (n=111)	MW	3,21	1,89	42,42	−0,33	0,34	−0,62	0,08	-0,45
Ä 11,8 Kl 24,4 Neo 30,6 Pf 43,2	SD	0,91	0,84	17,70	0,86	0,88	0,74	1,14	0,67
2 Traditionelle Hochkultur (n=141)	MW	3,44	1,49	63,00	0,06	-0,35	0,09	-0,12	0,39
Ä 64,7 Kl 53,7 Neo 41,9 Pf 29,7	SD	1,02	0,70	18,60	0,97	1,07	0,98	1,00	1,03
3 Gehobene Unterhaltung (n=88)	MW	3,66	2,77	52,56	0,34	0,15	0,62	0,05	-0,12
Ä 23,5 Kl 22,0 Neo 27,4 Pf 27,1	SD	0,91	0,84	22,60	1,09	0,80	0,90	0,84	0,93

Abb. 14.1 Clusteranalyse zentraler alltagskultureller Dimensionen. *Ä* ÄrztInnen, *Kl* klassische Professionen (PfarrerInnen, höhere LehrerInnen, VolljuristInnen), *Neo* neoklassische Professionen (Technik- und NaturwissenschaftlerInnen, BetriebswirtInnen, SozialwissenschaftlerInnen), *Pf* Pflegefachkräfte. *MW* Mittelwert, *SD* Standardabweichung. Spalte (Sp.) 1: Werte 1–5 (starke Zustimmung); Sp. 2: Ordinalskala, hier – u. a. qua Ausweisung des Mittelwertes – als Intervall behandelt/verarbeitet (1: Materialisten, 2: Materialisten Mischtyp, 3: Postmaterialisten Mischtyp, 4: Postmaterialisten); Sp. 3: Internationaler sozioökonomischer Index (ISEI) 2008 nach Ganzeboom, der Berufe sozialhierarchisch anhand der (erforderlichen bzw. typischen) Bildungsabschlüsse und des typischerweise erzielten Einkommens revalidiert (vgl. Ganzeboom et al. 1992) und dies in metrischen Werten zwischen 16,00 (Reinigungskräfte) und 90,00 (RichterInnen) abbildet. Zu den Sp. 4–8 vgl. Abb. 14.2. (Adapt. nach Sander 2017)

sich indessen zum einen sozialhierarchisch und zum anderen sozialhorizontal, nämlich anhand der Orientierung zwischen Selbstverwirklichung/Selbstbestimmung einerseits vs. derjenigen an Hierarchie(n) bzw. traditionellen Autoritäten andererseits.

So handelt es sich bei dem sozialhierarchisch exklusivsten Cluster ‚Traditionelle Hochkultur' (Cl. 2 in Abb. 14.1) nicht um ein klassisch bildungsbürgerliches Cluster. Vielmehr liegt hier auf horizontaler Ebene eine Gruppierung vor, die sich im Übergangsbereich zwischen bildungs- und wirtschaftsbürgerlichen Eliten befindet. Das zeigen u. a. die Werte für den Inglehart-Index. So pflegen die Clusterangehörigen zwar einen klassisch hochkulturellen, insofern bildungsbürgerlichen Lebensstil: Neben dem Hochkulturkonsum spielt vor allem die private, innerfamiliäre hochkulturelle Praxis (Musizieren u. ä.) eine wichtige Rolle. Gleichzeitig sind die Akteure in diesem Cluster jedoch am stärksten an einem traditionellen Verständnis von Herrschaft und Ungleichheit in Politik und Gesellschaft orientiert. Ihre soziale Selbstwahrnehmung fußt auf einer gesichert elitären, von ‚allen anderen' abgegrenzten Position in der Gesellschaft. Neben der eigenen künstlerischen Betätigung als einer ursprünglich rein bürgerlichen Praxisform deutet vor allem die mit Abstand höchste mittlere soziale Herkunft der Clusterangehörigen auf eine solche soziale Exklusivität hin; nahezu alle Angehörigen stammen aus explizit bürgerlichen Familien, also Familien akademischer Berufstätiger oder Unternehmer mit mindestens 10 Beschäftigten. Die Eltern dieser Clusterangehörigen sind weit überwiegend zwischen 1920 und 1940 geboren und repräsentieren daher ein klassisches Bildungs- und Wirtschaftsbürgertum, das in den Jahrzehnten nach dem Zweiten Weltkrieg die oberen 5–10 % der bundesdeutschen Gesellschaft bildete.

Demgegenüber erscheinen die anderen beiden Cluster ‚moderner' – und zwar vor dem Hintergrund, dass die Bedeutung autoritärer Politikstile, Geschlechterrollenbilder und Kindererziehungsstile im letzten knapp halben Jahrhundert in der bundesrepublikanischen Gesellschaft stetig abgenommen hat (vgl. Vester et al. 2001). Die Angehörigen dieser Cluster stammen im Unterschied zum vorgenannten Cluster zu guten Teilen nicht nur aus akademischen und wirtschaftsbürgerlichen Familien, sondern auch aus Familien mittlerer und gehobener Angestellter und Beamter.

Das Cluster ‚Gehobene Unterhaltung' (Cl. 3) kann schließlich als moderne Form von Bildungsbürgerlichkeit beschrieben werden: Mit dem Cluster ‚Traditionelle Hochkultur' teilen diese Akteure die geringe Familienbindung, sind aber weniger traditionsgebunden, was sich in eher konsumptiven Formen der Partizipation an hochkulturellen Formen (klassische Konzerte, Theater) sowie in einer ausgeprägt geselligen, außerhäuslichen Freizeitgestaltung äußert. Hier verweisen das Sporttreiben, der Besuch von modern-exklusiven Restaurants mit Freunden sowie von Popkonzerten auf eine, lockere' Variante bildungsbürgerlichen Lebensstils. Dabei ist dieses Muster aber natürlich sozial ebenfalls recht exklusiv: Die ursprünglichen 21 Freizeitvariablen zeigen, dass der Besuch von Musicals und Fitnessstudios unter diesen zwar modernisierten, aber ‚echten' BildungsbürgerInnen keine Rolle spielt und vermutlich sogar als vulgär o. ä. gilt.

Von diesen modernen Exklusiven unterscheidet sich das Cluster ‚Gehobene Familienorientierung' (Cl. 1) durch eine stark innerhäuslich, eben familiär geprägte Freizeitgestaltung sowie einem stärker mittelschichtentypischen Kulturkonsum. Dementsprechend lassen sich die vorliegenden Cluster in den Raum der sozialen Milieus nach Vester et al. (2001) einordnen (◘ Abb. 14.3).

Die im Forschungsprozess nachfolgend vorgenommene Auslesung der sozialstatistischen Variablen (◘ Abb. 14.2) zeigt bei dem Cluster ‚Gehobene Familienorientierung' einen an sich zwar nicht überraschenden, aber auffallend ausgeprägten Einfluss des sozialen Lagemerkmales ‚Familie' auf die in den Clustern abgebildete Alltagspraxis: Die Angehörigen dieses Clusters leben häufiger in fester Partnerschaft und haben häufiger und mehr Kinder bzw. leben in entsprechend größeren Haushalten. Über alle drei Cluster hinweg spricht ansonsten die nahezu gleiche Verteilung von Geschlecht (zw. 57,7 und 59,1 % weiblich), Alter (zw. 41,3 und 45,1 Jahren), Erwerbstätigkeit (100 % sind mindestens zu 50 % der regelmäßigen Arbeitszeit erwerbstätig) und dem sich zwischen 2441 und 2610 Euro/Monat erstreckenden persönlichen Nettoeinkommen für die Qualität der Clusterbildung (Validität); hier wurde hypothesenkonform also tatsächlich vornehmlich Alltagspraxis abgebildet. Damit zeigt sich hier auch die mindestens graduelle Unabhängigkeit der Alltagskulturen von der sozialen Lage (vgl. Lange-Vester und Sander 2016). Das Geschlecht, vor allem das Lebensalter und die hierarchische berufliche Stellung (Nettoeinkommen), die beide quer zu sozialen Milieus unterschiedliche Lebensstile nach sich ziehen (können), haben offenbar keinen Einfluss auf die Clusterbildung. Entgegen häufiger Probleme bei der Clusterung von Lebensstilen hat sich z. B. kein Cluster der Älteren herausgebildet, die – salopp gesagt – milieuübergreifend sämtlich kaum noch ausgehen und gern spazieren gehen. Vielmehr bestimmen vorliegend sozial ungleiche, milieuspezifische Alltagspraktiken die Clusterbildung (vgl. Otte 2008, S. 17–57).

Wie in ◘ Abb. 14.1 ausgewiesen, gehört der überwiegende Teil der ÄrztInnen dem exklusivsten Cluster an (‚Traditionelle Hochkultur'). Aber auch darüber hinaus verteilen sich die Berufsgruppen erwartungsgemäß auf die Cluster: Je höher die sozialhierarchische Position des Clusters, umso eher sind die klassischen Professionen vor den neoklassischen Professionen und

	Hoch-kultur-konsum	Familie	Außer-häus-liche Gesellig-keit	Selbst-bezo-genes Hobby	Hoch-kultu-relle Kreativi-tät
Bücher lesen	**,542**	-,003	-,029	,038	,228
Musik hören	,112	**,676**	,173	-,095	-,034
Internet nutzen	,160	-,012	,135	**-,587**	-,015
Nichts tun, Faulenzen	-,008	-,295	**,576**	,143	-,024
Spazierengehen, Wandern	,102	-,022	,190	**,739**	-,067
Yoga, Meditation ...	,229	,005	,085	**,359**	**,341**
Essen oder Trinken gehen	,054	-,079	**,728**	-,100	-,058
Besuch Nachbarn, Freunde ...	-,304	,295	**,586**	,039	,232
Besuch Familie, Verwandtschaft	-,170	**,596**	-,066	,139	-,136
Gesellschaftsspiele in Familie	,117	**,610**	-,162	,023	,184
Musik machen	,054	,042	-,002	-,061	**,701**
Andere künstlerische Tätigkeiten	-,004	-,012	,066	-,020	**,724**
Basteln, Reparaturen	-,049	,235	**-,339**	**,413**	-,045
Aktive sportliche Betätigung	,134	-,274	,024	,100	,097
Besuch von Sportveranstaltungen	-,092	,171	-,013	-,200	-,017
Kino, Popkonzerte, Tanzen	,215	,200	**,596**	,042	,032
Klassische Konzerte, Theater	**,776**	,068	-,047	-,059	,096
Besuch Museen/Ausstellungen	**,712**	,014	,096	,047	-,223
Besuch Stadt- und Volksfeste	,103	,175	,225	-,075	-,290

◘ **Abb. 14.2** Hauptkomponenten von 19 Freizeitpräferenzen. Oblimine Rotationsmethode, da davon ausgegangen werden muss, dass die 5 Hauptkomponenten aus 19 alles andere als disjunkten Variablen (weiterhin) nennenswert miteinander korrelieren. (Adapt. nach Sander 2017)

diese wiederum vor den Pflegekräften vertreten (in ◘ Abb. 14.1 ausgewiesen als Anteil an der jeweiligen Berufsgruppe). Diese Verteilung der Berufsgruppen auf die Cluster führt letztlich zu fünf zentralen Befunden:

1. Die Pflegekräfte verteilen sich gleichmäßiger auf die drei Cluster als die ÄrztInnen, die in stärkerem Maße den exklusiveren Clustern angehören. Dabei sind die Pflegekräfte nur vergleichsweise leicht überwiegend in dem sozialhierarchisch niedrigsten Cluster vertreten.
2. Die Alltagskulturen der ÄrztInnen unterscheiden sich dementsprechend mindestens so markant von denen der anderen akademischen Berufe wie diese von den Pflegekräften.
3. Innerhalb der akademischen Berufe bilden die ÄrztInnen also ein sozial besonders exklusives (Sub-)Milieu, das alltagskulturell als ‚besonders weit weg' von subalternen, nichtakademischen beruflichen Gruppen angesiedelt ist.
4. Innerhalb des hier betrachteten sozialen Einzugsgebietes der akademischen Berufe unter Einschluss der Pflegekräfte praktizieren die ÄrztInnen einen Lebensstil, der am stärksten von traditionellen, an Leistung, Pflicht und Autorität orientierten Mentalitäten geprägt ist.

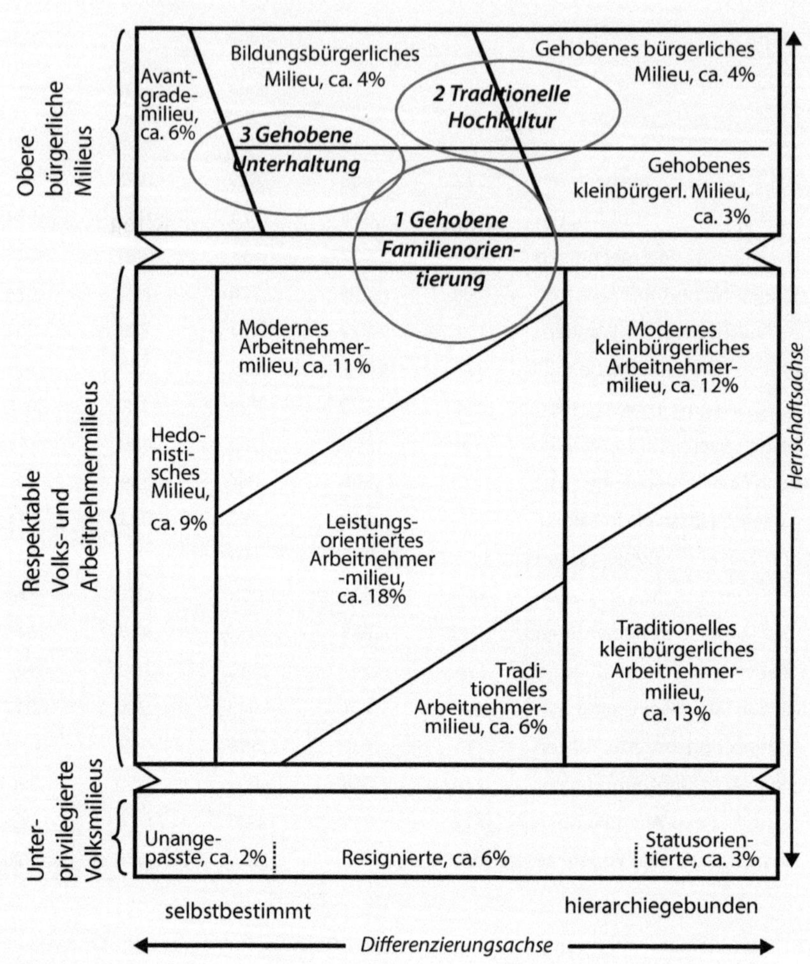

Abb. 14.3 Einordnung der vorliegenden Cluster in den Raum der sozialen Milieus. (Adapt. nach Vester et al. 2001, Vester 2015 sowie Sander 2017)

5. Wie es Bourdieu (1982) für die französische Gesellschaft der 1960er-Jahre schon herausgearbeitet hat, sind die Angehörigen grundständiger, nichtakademischer Berufe im medizinisch-sozialen Bereich im erweiterten alltagskulturellen Einzugsgebiet der akademischen Berufe anzusiedeln. Mit einem selbstverwirklichungsorientierten Lebensstil und der Orientierung an tendenziell antiautoritären Leitbildern gehören größere Teile von ihnen einem modernen ArbeiternehmerInnenmilieu besser qualifizierter Angestellter an, das sich stark an den klassischen BildungsbürgerInnen auf der darüberliegenden sozialhierarchischen Ebene orientiert (Abb. 14.3). Individuelle Leistung im Beruf geht hier gleichrangig einher mit – auf Basis eines ausgeprägten Interesses an allgemeiner und lokaler Politik – partizipatorischen und an (Chancen-)Gerechtigkeit ausgerichteten Gesellschaftsbildern sowie Lebensstilen, welche die sozialen Konventionen der Vorgängergeneration mehr oder weniger intendiert negieren (‚in Freizeitkleidung in das schicke Restaurant').

Alltagskulturell unterscheiden sich die Pflegekräfte also nur graduell von den akademischen Berufen insgesamt, jedoch recht markant von den ÄrztInnen, die auch im sozialen Einzugsgebiet der akademischen Berufe eine Sonderstellung einnehmen. Betrachtet man nun ergänzend die Alltagskulturen nach den (vier) beruflichen Gruppen, nehmen erwartungsgemäß die ÄrztInnen den höchsten und die Pflegekräfte den niedrigsten sozialen Standort ein (◘ Abb. 14.4). Politisches Interesse und Hochkulturkonsum weisen darauf hin, dass die ÄrztInnen an der Spitze der ‚ruling classes' stehen. Demgegenüber markiert die vergleichsweise starke Familienorientierung, die grundsätzlich in mittleren bis niedrigen sozialhierarchischen Positionen eine (relativ) hohe Bedeutung einnimmt, die relative soziale Distanz der Pflegekräfte zu den akademischen Berufen insgesamt. Angesichts ihrer ausgeprägten Orientierung an Selbstbestimmung/-verwirklichung (Antiautoritarismus; Inglehart-Index) und der ähnlich hohen Bedeutung künstlerischer Selbstverwirklichung wie in den neoklassischen Professionen wird aber auch ihr o. g. Übergangsstatus zu den etablierten akademischen Berufen deutlich.

Die aktuelle soziale Position der Ärzteschaft entspricht dabei auffallend stark der historischen. Im Vergleich zu JuristInnen, TheologInnen oder höheren LehrerInnen waren ÄrztInnen zwar immer schon VertreterInnen einer Eliten(alltags)kultur, aber gleichzeitig in diesem Kontext der alten Professionen diejenigen, die am stärksten auf sozialen Status und Distinktion, auf die hergebrachte gesellschaftliche Ordnung abstellten (vgl. Huerkamp 1985). Dies hängt sicher auch mit der horizontalen sozialen Herkunft zusammen: Schließlich stammten ÄrztInnen bereits im 19. Jahrhundert stärker als das Personal anderer akademischer Berufe aus dem Wirtschaftsbürgertum (ebd., 71f.). Dies verdeutlicht einmal mehr, in welch hohem Maße Alltagskulturen in der frühen Sozialisation, also vor allem in der Herkunftsfamilie, ausgeprägt werden (vgl. Lange-Vester und Sander 2016).

Hinsichtlich der hierarchischen sozialen Herkunft lässt sich für das letzte knapp halbe Jahrhundert eine überraschende Stabilität feststellen. Vergleicht man die Ärzteschaft exemplarisch mit den ihnen alltagskulturell am nächsten liegenden Berufen – also den klassischen Professionen der VolljuristInnen, PfarrerInnen und höheren LehrerInnen – ergibt sich ein Bild ausgeprägter Konstanz: Sowohl in den frühen 1980er-Jahren als auch im Jahr 2010 stammten die ÄrztInnen in ähnlich stärkerem Maße aus bessergestellten Elternhäusern als die

	Politisches Interesse	Inglehart-Index	Soziale Herkunft	Hochkulturkonsum	Familie	Außerhäusliche Geselligkeit	Selbstbezogenes Hobby	Hochkulturelle Kreativität
ÄrztInnen (n=18)	3,83	1,67	75,50	**0,50**	-0,48	-0,26	-0,28	**0,22**
	1,15	1,03	13,68	0,83	0,74	0,91	0,89	1,20
Klassische Professionen (n=84)	3,58	1,68	54,70	**0,45**	0,00	0,10	-0,03	**0,33**
	0,96	0,85	21,29	0,83	1,05	1,05	1,08	1,08
Neoklassische Professionen (n=129)	3,52	2,05	56,25	0,02	-0,16	0,02	-0,19	-0,17
	0,89	0,91	20,49	0,87	0,95	0,83	0,77	0,91
Pflegekräfte (n=125)	3,05	2,08	46,64	-0,40	0,23	-0,05	0,26	-0,09
	0,99	0,97	20,67	1,10	1,00	1,14	1,12	0,96

◘ **Abb. 14.4** Zentrale alltagskulturelle Dimensionen nach beruflichen Gruppen. (Adapt. nach Sander 2017)

genannten Vergleichsgruppen (◘ Abb. 14.5).[11] Die selbst innerhalb der traditionellen akademischen Berufe exklusive soziale Stellung der ÄrztInnen, die auch die vorliegende Clusteranalyse der Alltagskulturen ergeben hat, blieb in den vergangenen Jahrzehnten also erhalten. Schließlich ist – wie erwähnt – die soziale Herkunft ein nicht perfekter, aber ausgezeichneter Prädiktor für die Alltagskulturen der betrachteten Akteure.

Kohorten:		1) ÄrztInnen	2) Klassische Professionen	3) Vielfaches Sp. 1) zu 2)
		in Prozent		
1980-1984	Hauptschulabschluss	28,6	41,7	0,68
n=14 (Sp.1),	Mittlere Reife	21,4	27,8	0,77
36 (Sp.2)	Fachhochschulreife	7,1	5,6	1,27
	Allg. Hochschulreife	42,9	25	1,72
1992-1996	Hauptschulabschluss	21,7	41,2	0,53
n=60, 148	Mittlere Reife	18,3	27	0,68
	Fachhochschulreife	5	2,7	1,85
	Allg. Hochschulreife	55	29,1	1,89
2006-2010	Hauptschulabschluss	15,4	40,4	0,38
n=39, 104	Mittlere Reife	23,1	21,2	1,09
	Fachhochschulreife	5,1	3,8	1,34
	Allg. Hochschulreife	56,4	34,6	1,63

◘ **Abb. 14.5** Soziale Herkunft nach höchstem allgemeinbildendem Abschluss beider Elternteile. Erfasst wurden nur Berufstätige. Jede (Erhebungs-)Kohorte umfasst drei Erhebungen (zweijähriger Turnus: z. B. 1980, 1982 und 1984). Spalte 2 = klassische Professionen: VolljuristInnen, PfarrerInnen, höhere LehrerInnen. (Adapt. nach Sander 2017)

11 Ein entsprechender Zeitvergleich auf Basis des seit 1980 im zweijährigen Turnus durchgeführten ALLBUS kann dabei leider nicht auf Bildung und Beruf integrierende Indizes (entsprechend der hiesigen Clusteranalyse für das Erhebungsjahr 2014, s. o.) oder den beruflichen Bildungsabschluss zurückgreifen, sondern muss sich auf die allgemeinbildenden Schulabschlüsse stützen, da nur diese Daten im Zeitvergleich durchgängig vorliegen. Insofern dann die allgemeine Hochschulreife die höchste (soziale) Position bzw. den höchsten formalen Bildungsabschluss darstellt, werden insbesondere die oberen Sphären sozialer Ungleichheit nur wenig differenzierend abgebildet. Zu den Befunden: Anhand des im Zeitverlauf steigenden Abschlussniveaus werden hier zunächst die ersten Anzeichen der Bildungsexpansion der 1960er-/70er-Jahre deutlich – und zwar vor allem bei den jüngeren, unter 40-jährigen Befragten der dritten Kohorte (2006–2010), deren Eltern überwiegend in den 1940er-/50er-Jahren geboren sind. Zwar nimmt unter den klassischen Professionen der Anteil derjenigen, die aus AbiturientInnenfamilien stammen, stärker zu als unter den ÄrztInnen. Dies lässt sich aber auf das unterschiedliche mittlere soziale Herkunftsniveau beider Gruppen und die sich dementsprechend unterschiedlich äußernden Effekte der gesamtgesellschaftlichen Verschiebung der formalen Bildungsabschlüsse zurückführen (Upgrading). So sinkt bei den ÄrztInnen der Anteil derjenigen deutlich stärker, deren Eltern einen Hauptschulabschluss erworben haben.

14.4 Fazit

Die „tiefgreifende Veränderung [der] ärztlichen Tätigkeit" hat also keine ähnlich tiefgreifende Veränderung der „Sozialisation", von der Bollinger (2005, S. 25) ausging, mit sich gebracht. Freilich hebt Bollinger hier zuvorderst auf die professionelle bzw. tertiäre Sozialisation im Rahmen von medizinischer (Aus-)Bildung ab (▶ Kap. 6). Gleichzeitig kann festgestellt werden, dass die Aufforderung zu einer stärkeren Organisationseinbindung ärztlicher Tätigkeit bislang nicht dazu geführt hat, dass sich im Rahmen solchermaßen womöglich bereits in Ansätzen veränderter Arbeitskulturen zumindest graduell ‚andere' Aspiranten im medizinischen Ausleseprozedere durchsetzen. Neben den vermutlich noch stabilen ärztlichen Selbstbildern und Arbeitskulturen kann diese Stabilität der Rekrutierungsbasis auch darauf zurückzuführen sein, dass die Ausbildung selbst in ihren praktischen Elementen, also im Lehrkrankenhaus, von dem späteren, im praktischen Jahr und in der Facharztausbildung evidenten Berufsalltag einigermaßen abgekoppelt ist. Mögliche Veränderungen im Arbeitsalltag reichen also (noch) nicht unbedingt in den Bereich der medizinischen Sozialisation und der vornehmlich dort stattfindenden Personalselektion hinein.

Im vorliegenden Beitrag wurde nicht nur die erwartbare soziale Distanz zwischen Professionals und,subalternen' Berufsgruppen, sondern vor allem die exklusive Position der MedizinerInnen im Kontext der traditionellen, sozial ebenfalls recht exklusiven Professionen deutlich. Der Arbeitsalltag in Klinik und Praxis steht daher vor besonderen, in anderen Professionen in dem Maße nicht anzutreffenden Herausforderungen, indem hier besonders ausgeprägte soziale Distanzen zu überbrücken sind. Durch ein ausgeprägtes Maß an Professionalität auf beiden Seiten werden diese Distanzen in praxi zumeist tatsächlich überbrückt – etwa beim hochformalisierten Gespräch im OP. Demgegenüber geht es hier um die ‚feinen Unterschiede', die mit abnehmendem arbeitsalltäglichem Standardisierungsgrad umso stärker zum Tragen kommen. Man denke etwa an Dienstplanungsgespräche, in denen die ‚ganze Person' mit ihren routinisierten Orientierungen, ihren Mentalitäten bzw. Alltagskulturen relevant für den Ablauf der Arbeitsprozesse wird.

Freilich – das wurde vorliegend ebenfalls deutlich – bilden auch die ÄrztInnen keine vollkommen homogene soziale Gruppe. Auch hier gibt es BildungsaufsteigerInnen bzw. soziale AufsteigerInnen, die andere, vergleichsweise untypische Alltagskulturen in die Berufsgruppe hineintragen. Allerdings ist diese ‚Durchmischung' zum einen in anderen Eliteprofessionen wie etwa den VolljuristInnen etwas stärker ausgeprägt (vgl. ALLBUS 1980–2014). Zum anderen besteht der womöglich entscheidende Befund der hiesigen Untersuchung darin, dass ÄrztInnen überwiegend einem ausgesprochen traditionellen (bildungs-)bürgerlichen Milieu angehören (◻ Abb. 14.3). Hier zählen nicht nur Pflicht und Leistung, sondern auch Hierarchie und (soziale) Distanz zu den selbstverständlichen Orientierungen. Es geht also nicht nur um die schlichte (vertikale) soziale Exklusivität, sondern ebenfalls um ihre – alltagskulturell ebenso relevante – Spezifik.

Diese ausgeprägte soziale Distanz der MedizinerInnen zu den einschlägigen Bezugsberufen wird auch durch anderweitige Verschiebungen in der Berufsmatrix nicht ausgeglichen. So akademisiert sich die Pflege seit einiger Zeit zwar in nennenswerten Teilen. Das Pflegestudium fungiert dabei aber vornehmlich als besondere berufliche Weiterbildungsoption grundständiger und zumeist ausgesprochen berufserfahrener Fachkräfte – und mündet entsprechend nur bedingt in einer akademischen Identität sowie entsprechender sozialer Exklusivität (vgl. Sander 2017).

Stärkere soziale Durchmischung, die letztlich auch den Kompetenzanforderungen an die ärztliche Profession entgegenkommen würde, ist schließlich nur durch eine Grundsatzreform des beruflichen Ausbildungs- und Rekrutierungssystems möglich. Dies ginge nicht zuletzt auch mit einer Aufwertung meritokratischer Prinzipien einher. Denn kognitive Leistung ist – in ihrer Genese, aber mehr noch in ihrer Beurteilung durch andere – immer untrennbar mit sozialer

Ähnlichkeit bzw. Passung verknüpft (vgl. Hartmann 1996). Es ist soziologisches Allgemeingut, dass man immer ‚so handelt wie man ist', mithin auch das fördert, was man selbst ist. Ein zumindest graduelles Aufbrechen der Berufsvererbung bzw. der milieuspezifischen Statusvererbung in der MedizinerInnenkarriere käme also einem Bedeutungszuwachs kognitiv basierter (Leistungs-)Kriterien gleich – einem in dieser Profession eigentlich besonders populären Argument (vgl. Reimann 2013). Zur Umsetzung einer solchen verbesserten Leistungsauswahl, die gleichzeitig einer weiteren Fortschreibung der sozialen ‚Monokultur' im MedinzinerInnenberuf entgegenwirken würde, kommen auf dem Mehraugenprinzip basierende Formate der Leistungsüberprüfung und Betreuung in Frage. Ist man ferner gewillt, auch die vermeintlichen ‚Randkompetenzen' der Profession, wie z. B. KlientInnensensibilität, management- und organisationsbezogene Fähigkeiten, im Rahmen der Ausbildung stärker abzubilden, sind sicherlich berufsgruppenübergreifende Settings in Lehre und Betreuung in Erwägung zu ziehen.

Lernziele

- Der/die Lernende wird in die Lage versetzt, zu begründen, warum Professionen von der gesellschaftlichen Bewertung ihrer Arbeit abhängig sind, denn der Aufbau der medizinischen Ausbildung sowie die übliche soziale Position, die FachärztInnen erreichen, sind ein Produkt gesellschaftlicher Aushandlungsprozesse. Diese Machtverhältnisse haben sich in den letzten Jahrzehnten dahingehend entwickelt, dass die ÄrztInnen ähnlich wie andere herausgehobene akademische Berufe (z. B. JuristInnen) sich immer mehr einer Überprüfung ihrer professionellen Leistung im Verhältnis zu ihren sozialen Privilegien stellen müssen.
- Es wird verstanden, aufgrund welcher Kriterien behauptet werden kann, dass der ÄrztInnenberuf der akademische Beruf mit der höchsten Statusvererbung ist, denn mehr als andere klassische, also ebenfalls exklusive, akademische Berufe stammen ÄrztInnen aus bürgerlichen (Oberschichten-)Milieus. Milieus beschreiben die soziale Position einer Person in zweierlei Hinsicht: 1) nach Bildung, Beruf und Einkommen sowie 2) nach den ‚automatisch' – also oftmals unbewusst – praktizierten Alltagskulturen, d. h. den Lebensstilen, Mentalitäten und Werten.
- Gelernt wurde, was damit gemeint ist, dass ÄrztInnen vergleichsweise konservative Alltagskulturen zugerechnet werden können, denn selbst verglichen mit der klassischen akademischen Berufe bzw. Professionen (JuristInnen, LehrerInnen, PfarrerInnen) weisen ÄrztInnen die traditionellsten, stark an Hierarchie(n) und Autorität(en) orientierten, Alltagskulturen auf – beispielsweise in den Bereichen Kindererziehung und Politik.

Bezüge zu Lernzielen des NKLM[a] in diesem Kapitel

Professionelle Entwicklung	Ethik der Medizin
ID 11, ID 11.2, ID 11.3.1.4, ID 11.4.2	ID 5.2, ID 5.2.1.2, ID 6.1, ID 18

[a] Hinweise zur Nutzung der ID-Codes des NKLM für Unterricht und Prüfung finden sich in ► Abschn. 1.7 „Hinweise für die Benutzung durch Dozierende und Studierende der Humanmedizin".

Literatur

Atzeni, G., & Groddeck, V. von (2015). Normality, crisis and recovery of narrating medical professionalism. *Tamara – Journal for Critical Organization Inquiry*, 13, 25–40.

Bingler, K., & Bosbach, G. (2007). Der Mythos von einer Kostenexplosion im Gesundheitswesen. *Soziale Sicherheit*, 9, 299–305.

Bollinger, H. (2005). Profession – Dienst – Beruf. Der Wandel der Gesundheitsberufe aus berufssoziologischer Perspektive. In H. Bollinger, A. Gerlach, & M. Pfadenhauer (Hrsg.), *Gesundheitsberufe im Wandel. Soziologische Beobachtungen und Interpretationen* (S. 13–30). Frankfurt a. M.: Mabuse.

Borchert, J. (1995). *Die konservative Transformation des Wohlfahrtsstaates. Großbritannien, Kanada, die USA und Deutschland im Vergleich*. Frankfurt a. M.: Campus.

Bourdieu, P. (1982). *Die feinen Unterschiede. Kritik der gesellschaftlichen Urteilskraft*. Frankfurt a. M.: Suhrkamp.

Braun, B., Buhr, P., Klinke, S., Müller, R., & Rosenbrock, R. (2010). *Pauschalpatienten, Kurzlieger und Draufzahler. Auswirkungen der DRGs auf Versorgungsqualität und Arbeitsbedingungen im Krankenhaus*. Bern: Huber.

Cicourel, A. V. (1993). Habitusaspekte im Entwicklungs- und Erwachsenenalter. In G. Gebauer, & C. Wulf (Hrsg.), *Praxis und Ästhetik. Neue Perspektiven im Denken Pierre Bourdieus* (S. 148–173). Frankfurt a. M.: Suhrkamp.

Esping-Andersen, G. (1990). *The three worlds of welfare capitalism*. Princeton: Polity Press.

Evetts, J. (2011). A new professionalism? Challenges and opportunities. *Current Sociology*, 59, 406–422.

Fabel-Lamla, M., & Klomfaß, S. (2014). Lehrkräfte mit Migrationshintergrund. Habitussensibilität als bildungspolitische Erwartung und professionelle Selbstkonzepte. In T. Sander (Hrsg.), *Habitussensibilität. Eine neue Anforderung an professionelles Handeln* (S. 209–227). Wiesbaden: Springer VS.

Faltermaier, T. (2016). Laienperspektiven auf Gesundheit und Krankheit. In M. Richter, & K. Hurrelmann (Hrsg.), *Soziologie von Gesundheit und Krankheit* (S. 229–241). Wiesbaden: Springer VS.

Freidson, E. (2001). *Professionalism. The Third Logic*. Chicago: University of Chicago Press.

Ganzeboom, H. B., De Graaf, P. M., & Treiman, D. J. (1992). A standard international socio-economic index of occupational status. *Social Science Research*, 21, 1–56.

Hartmann, M. (1996). *Topmanager. Die Rekrutierung einer Elite*. Frankfurt a. M.: Campus.

Huerkamp, C. (1985). *Der Aufstieg der Ärzte im 19. Jahrhundert. Vom gelehrten Stand zum professionellen Experten*. Göttingen: Vandenhoeck & Ruprecht.

Inglehart, R. (1977). *The silent revolution*. Princeton: Princeton University Press.

Kaelble, H. (1998). Europäische Besonderheiten des Massenkonsums 1950-1990. In H. Siegrist, H. Kaelble, & J. Kocka (Hrsg.), *Europäische Konsumgeschichte. Zur Gesellschafts- und Kulturgeschichte des Konsums (18. bis 20. Jahrhundert)* (S. 169–204). Frankfurt a. M.: Campus.

Kälble, K., & Borgetto, B. (2016). Soziologie der Berufe im Gesundheitswesen. In M. Richter, & K. Hurrelmann (Hrsg.), *Soziologie von Gesundheit und Krankheit* (S. 383–401). Wiesbaden: Springer VS.

Klages, H. (1984). *Wertorientierungen im Wandel. Rückblick, Gegenwartsanalyse und Prognosen*. Frankfurt a. M.: Campus.

Kühn, H. (2000). Beitragssatzsteigerungen der gesetzlichen Krankenversicherung durch die Erosion der Einnahmeseite. Anmerkungen zu einer verfehlten Widerlegung. *Jahrbuch für Kritische Medizin und Gesundheitswissenschaften*, 32, 110–119.

Kühn, H., & Simon, M. (2001). *Anpassungsprozesse der Krankenhäuser an die prospektive Finanzierung (Budgets, Fallpauschalen) und ihre Auswirkungen auf die Patientenorientierung* (BMBF/WZB). http://forum-gesundheitspolitik.de/dossier/PDF/kh-projekt_abschlussbericht_dlr_2.pdf. Zugegriffen: 29.12.2017.

Lamla, J. (2013). *Verbraucherdemokratie. Politische Soziologie der Konsumgesellschaft*. Frankfurt a. M.: Suhrkamp.

Lange-Vester, A., & Sander, T. (2016). Soziale Ungleichheiten, Habitus und Milieus im Hochschulstudium. Zur Einführung. In A. Lange-Vester, & T. Sander (Hrsg.), *Soziale Ungleichheiten, Milieus und Habitus im Hochschulstudium* (S. 7–24). Weinheim: Beltz.

Müller, H.-P. (1992). *Sozialstruktur und Lebensstile*. Frankfurt a. M.: Suhrkamp.

Otte, G. (2008). *Sozialstrukturanalyse mit Lebensstilen. Eine Studie zur theoretischen und methodischen Neuorientierung der Lebensstilforschung*. Wiesbaden: VS Verlag für Sozialwissenschaften.

Pfadenhauer, M., & Sander, T. (2010). Professionssoziologie. Theoriepositionen im Widerstreit. In G. Kneer, & M. Schroer (Hrsg.), *Handbuch Spezielle Soziologien* (S. 361–378). Wiesbaden: VS Verlag für Sozialwissenschaften.

Reimann, S. (2013). *Die medizinische Sozialisation. Rekonstruktion zur Entwicklung eines ärztlichen Habitus*. Wiesbaden: Springer VS.

Sander, T. (2007). Der Wertewandel der 1960er und 1970er Jahre und soziale Ungleichheit. Neue Quellen zu widersprüchlichen Interpretamenten. *Comparativ*, 17, 101–118.

Sander, T. (2014). Soziale Ungleichheit und Habitus als Bezugsgrößen professionellen Handelns. Berufliches Kernwissen und Inszenierung von Professionalität. In T. Sander (Hrsg.), *Habitussensibilität. Eine neue Anforderung an professionelles Handeln* (S. 9–36). Wiesbaden: Springer VS.

Sander, T. (2017). Wer pflegt wen? Akademisierung und Professionalisierung in der Pflege. In T. Sander, & S. Dangendorf (Hrsg.), *Akademisierung der Pflege. Berufliche Identitäten und Professionalisierungspotentiale im Vergleich der Sozial- und Gesundheitsberufe* (S. 11–27). Weinheim: Beltz.

Schnell, C. (2007). *Regulierung der Kulturberufe in Deutschland. Strukturen, Akteure, Strategien*. Wiesbaden: Deutscher Universitäts-Verlag.

Stollberg, G. (2008). Patientenbeteiligung. Ein politisches Konzept. In A. Groenemeyer, S. Wieseler, & G. Albrecht (Hrsg.), *Soziologie sozialer Probleme und sozialer Kontrolle. Realitäten, Repräsentationen und Politik* (S. 425–435). Wiesbaden: VS Verlag für Sozialwissenschaften.

Vester, M. (2015). Die Grundmuster der alltäglichen Lebensführung und der Alltagskultur der sozialen Milieus. In R. Freericks, & D. Brinkmann (Hrsg.), *Handbuch Freizeitsoziologie* (S. 143–187). Wiesbaden: Springer VS.

Vester, M., Oertzen, P. von, Geiling, H., Hermann, T., & Müller, D. (2001). *Soziale Milieus im gesellschaftlichen Strukturwandel. Zwischen Integration und Ausgrenzung*. Frankfurt a. M.: Suhrkamp.

Vogd, W. (2005). Führt die Evolution moderner Organisationen zu einem Bedeutungsverlust der Professionen? Untersuchungen zum medizinischen Feld. In H. Bollinger, A. Gerlach, & M. Pfadenhauer (Hrsg.), *Gesundheitsberufe im Wandel. Soziologische Beobachtungen und Interpretationen* (S. 189–206). Frankfurt a. M.: Mabuse.

Wilkesmann, M. (2016). Transformationsprozesse im Krankenhauswesen. In M. Richter, & K. Hurrelmann (Hrsg.), *Soziologie von Gesundheit und Krankheit* (S. 353–367). Wiesbaden: Springer VS.

Zok, K. (2003). *Gestaltungsoptionen in der Gesundheitspolitik* (WIdO Materialien, Bd. 50). https://www.wido.de/fileadmin/wido/downloads/pdf_gesundheitssystem/wido_ges_mat50_0506.pdf. Zugegriffen: 26.1.2018.

Auswirkungen neuer Technisierung auf das Arzt-Patient-Verhältnis am Beispiel digitaler Operationstechniken

Arne Manzeschke

Dieser Aufsatz ist eine überarbeitete und erweiterte Fassung einer früheren Publikation zum Thema „Digitales Operieren und Ethik" (Manzeschke 2014). Mit freundlicher Genehmigung des de Gruyter-Verlags.
Ich danke Sebastian Klinke von Herzen für seine Beharrlichkeit, seine ganz wichtigen Kommentare und seine große Geduld beim Entstehen dieses Textes!

S. Klinke, M. Kadmon (Hrsg.), *Ärztliche Tätigkeit im 21. Jahrhundert - Profession oder Dienstleistung*, Springer-Lehrbuch, https://doi.org/10.1007/978-3-662-56647-3_15

- **Leitfragen**

1. Lässt sich die gegenwärtige Technisierung der Medizin mit technologischen Innovationen in anderen Gesellschaftsbereichen vergleichen bzw. was sind die Gemeinsamkeiten, und wo liegen die Unterschiede?
2. Wie lässt sich die emotionale Besetzung der Technisierung in der Medizin (Hope-, Hype- und Fear-Technologien) deuten, und welche Folgen hat sie für Ärzte und Patienten?
3. Gibt es Kriterien für eine ethische Bewertung der Entwicklung, und wenn ja, welche?

15.1 Einleitung

Der Trend zu einer maschinenbasierten Medizin insbesondere im klinischen Bereich – derzeit primär assoziiert mit dem vermehrten Einsatz digitaler Operationstechniken und telemedizinischer Anwendungen – verändert die Behandlungsmethoden wie auch die Kontaktweisen zwischen Arzt und Patient. So ermöglichen z. B. Operationsroboter einerseits minimalinvasive Operationen, sie verändern aber auch das Handeln und Berufsbild des Operateurs und haben so Rückwirkungen auf das Arzt-Patient-Verhältnis. ‚Nemine laedere' – so lautet eine der zentralen Maximen ärztlicher Standesethik: ‚Niemandem schaden'. Dieser Grundsatz soll durch die neuen minimalinvasiven, Roboter- und EDV-gestützten Methoden und Apparate besser verwirklicht werden, als es bisher möglich war. Zum Beispiel müssen bei einer herkömmlichen Herzoperation dem Patienten das gesamte Brustbein aufgesägt und der Brustkorb gespreizt werden, um einen Zugang zum Operationsfeld zu schaffen. Der dabei zweifelsohne zugefügte Schaden (brachialer Eingriff in den Körper, Schmerzen, große Operationsnarbe) wird aber – bei gutem Verlauf der Operation – gerechtfertigt durch den operativ erreichten Nutzen. Mit dem maschinengestützten minimalinvasiven Operieren verbindet sich nun die Erwartung, dass der ‚Kollateralschaden' chirurgischer Eingriffe noch sehr viel weiter gemindert und damit indirekt der Nutzen des Patienten noch weiter gesteigert werden könnte. Solange die Finanzierung der Technik nicht jenseits eines ökonomischen Grenznutzens liegt, scheint nichts gegen ihre Etablierung zu sprechen. Im Gegenteil: Die Verbesserung der Patientensituation könnte sogar als eine moralische Verpflichtung angesehen werden.

Allerdings sind mit neuen Technologien[1] auch negative Assoziationen verknüpft, z. B. die Befürchtung, dass diese Technik sich als „unmenschlich"[2] erweisen könnte. Auch wenn in öffentlichen Stellungnahmen einer Entwicklung in diese Richtung eine klare Absage erteilt wird, so bleibt für die Ethik doch die Aufgabe, diesen Hinweis ernst zu nehmen und zu prüfen, was damit gemeint sein könnte, und wie diesem Problem zu begegnen wäre.

So könnte ein Votum gegen eine weitere Technisierung gewisser ärztlicher Prozeduren damit begründet werden, dass technische Verfahren mehr und mehr die ‚sprechende Medizin' verdrängten, wobei entsprechende strukturelle Anreize – hochtechnische Verfahren werden deutlich besser vergütet als nicht- oder niedrig-technische – einen gewissen Sachzwang ausübten und diese Tendenz noch verstärkten. Betrachtet man den Bericht des Instituts für

1 Zur Unterscheidung von Technik und Technologie wird auf folgende Definition verwiesen: „Technologie ist Ausdruck des systematischen bzw. methodischen Moments der Technik, Technik im engeren Sinn die faktisch gewählte Praxis bzw. die Realisierung der Technologie. Technologie ist also die Ermöglichungsgrundlage, Technik die Konkretion" (Wiegerling 2000, S. 501).

2 Gerhard Hirzinger, Ingenieur und Professor der Mechanik ist ein Robotik-Wissenschaftler und stellt als starker Befürworter des Einsatzes (teil-)autonomer Systeme in der Chirurgie die Chancen für Ärzte und Patienten in den Vordergrund: „Robotik wird ganz allgemein im 21. Jahrhundert das Gesicht der Chirurgie massiv verändern. Dabei geht es aber nicht um eine oft als unmenschlich empfundene Apparatemedizin, die z. B. Leben um jeden Preis verlängert, sondern einzig um das Ziel, den Chirurgen völlig neue Möglichkeiten zu eröffnen und Operationen so sicher und schonend zu machen, wie das früher undenkbar wäre" (Hirzinger 2009, S. 2078).

das Entgeltsystem im Krankenhaus (InEK) zur Begleitforschung der G-DRGs gemäß § 17b Abs. 8 KHG, so wird diese Wechselwirkung von Technik und Ökonomie in einigen operativen Fächern sehr deutlich sichtbar. Ein weiteres Argument weist in die Richtung unzureichender Effektivität oder auch Effizienz der hochtechnologiebasierten Medizin. So deuten Studien auf eine nicht hinreichende Qualität mancher minimalinvasiver Verfahren hin.[3] Grundsätzlich scheint die Nutzenbewertung technischer Verfahren noch nicht im erforderlichen Maße etabliert und für die Zulassung maßgeblich zu sein (Institut für Qualität und Wirtschaftlichkeit im Gesundheitswesen 2015, S. 6).

Neben solchen eher technik- und ökonomieimmanenten Gründen ist aber auf ein neues und tiefer liegendes Problem hinzuweisen. Die **Digitalisierung** der Medizin bedeutet nicht nur, eine weitere und vielleicht höhere Stufe technischer Geräte in den Verkehr zu bringen. Sehr viel fundamentaler ist der Aspekt, dass Digitalisierung auch bedeutet, alle personenbezogenen Daten eines Patienten (oder auch potenziellen Patienten) in einer elektronischen Akte zusammenzuführen und diese Daten zur Grundlage von Behandlungsentscheidungen zu machen. Hierbei ist im Blick zu behalten, dass im Zuge der Digitalisierung insgesamt mehr Daten durch die einzelne Person produziert und als Spur im Netz hinterlassen werden – und dabei nicht nur genuine Gesundheitsdaten zur Beurteilung des Gesundheitsstatus als relevant erachtet werden, sondern zunehmend auch aus Bewegungs- und Konsumdaten bzw. aus der Analyse sozialer Gruppen Rückschlüsse auf den gesundheitlichen Status getroffen werden (vgl. Hood 2016). Zweitens ist zu bedenken, dass durch die Aggregation dieser vielen individuellen Daten eine immer höhere Metadatendichte entsteht, und diese, drittens, durch immer leistungsfähigere Algorithmen immer treffgenauer genutzt werden können – mit nicht immer klar definierten Zielen und z. T. unklaren Nutzungsverträgen. Pointiert gesagt: Wichtiger als der physisch anwesende Patient sind für ärztliche, pflegerische oder andere therapeutische Entscheidungen diese in der elektronischen Patientenakte erschließbaren Daten (vgl. Kluge 2017). Dabei geht es nicht nur um klassische medizinische Vitalparameter, sondern zunehmend werden diese ergänzt und korreliert mit Mobilitätsdaten, Daten über Konsumgewohnheiten, Risikoverhalten und anderem. Dieses ‚digitale Double', in dem u. U. mehr über die Person zu lesen ist, als diese über sich selbst weiß, wird zum fundamentalen Ausgangspunkt medizinischer, gesundheitspolitischer und wohl auch weiterer Interpretationen und Interventionen. Hierzu wird man insbesondere private, nichtmedizinische Anbieter von Dienstleistungen zählen müssen, aber auch die Krankenkassen, die ihre Risikokalkulierung der Versicherungstarife zunehmend auf Daten basieren werden, die nicht in der elektronischen Patientenakte verzeichnet sind, sondern über andere Datenerhebungen (z. B. Wearables) zustande kommen.

Um das an einem kleinen Beispiel zu illustrieren: In modernen Fahrzeugen sind mittlerweile Blackboxes oder Bordcomputer[4] installiert, die detailliert das Fahrerverhalten und die Fahrtverläufe dokumentieren. Bei Unfällen wird nun zunehmend festgehalten, ob und wie Fahrverhalten, Unfallschäden und Krankheitsverlauf korrelieren. Wenn z. B. nachgewiesen werden kann, dass die Jahre später auftretenden Rückenprobleme eines Patienten mit einem vielleicht unverschuldeten Unfall zusammenhängen, wird das nicht ohne Konsequenzen auf die Schadensregulierung zwischen Versicherungen und die Tarifierung der Fahrer bleiben. Gesundheit und Krankheit sind also in einer digitalisierten Medizin sehr viel weiter zu denken, sowohl zeitlich wie auch topologisch, also hinsichtlich der Lebensbereiche, die hier zusammengeführt werden.

---

3 Beispielhaft zu nennen sind hier Berichte im Ärzteblatt (Deutsches Ärzteblatt 2014; vgl. Merkow et al. 2014) und des Südwestrundfunks (Lauff 2013).

4 Wobei derzeit nicht geregelt ist, wie lange diese Bordcomputer Daten lokal speichern oder von diesen an Firmennetzwerke latent übertragene Daten in diesen gespeichert werden.

Worin bestehen die ethischen Aspekte dieses neuen Ansatzes, der viele diskrete Techniken auf einer digitalen Basis miteinander vereint und über einen instrumentellen Technikgebrauch im herkömmlichen Sinne deutlich hinausgeht, sofern er die Wissensbasierung, die Instrumentensteuerung sowie die Entscheidung von einzelnen Schritten der Operation an Maschinen überträgt?

Dieser Beitrag ordnet den Topos einer digitalisierten Medizin zunächst in den allgemeinen Kontext der Entwicklung und Etablierung von Technik und Technologie in unserer Gesellschaft ein (▶ Abschn. 15.2, ▶ Abschn. 15.3). Hierbei geht es einerseits um die Frage von Akzeptanz und andererseits um normative Orientierung bei Innovationen. In einem weiteren Schritt wird der Komplex des digitalen Operierens systematisch entfaltet, und es wird auf Fragen hingewiesen, die für eine ethische Reflexion relevant erscheinen. Diese Fragen werden in einem folgenden Schritt dann ethisch bearbeitet (▶ Abschn. 15.4), und zwar unter den Stichworten: ‚Maschinen ersetzen menschliche Arbeit', ‚Wissen, Handeln und Verantwortung' sowie ‚Daten – Wissen – Entscheidungen'. Abschließend werden diese Überlegungen resümiert und weiterhin offene Fragen und Forschungsbedarfe benannt (▶ Abschn. 15.5).

15.2 Technik – Technologie – Ethik

Wann und warum eine neue Technik eingeführt wird, ist abhängig von vielen Faktoren. Die Interessen der Industrie, des Verbrauchers bzw. Bürgers sowie die Interessen und Spielräume der Politik markieren drei wichtige, aber bei Weitem nicht alle Gruppen bzw. Faktoren, die hierbei ihre Einflüsse geltend machen. Sehr vorsichtig kann man wohl sagen, dass seit den 1970er-Jahren die Sensibilität der Öffentlichkeit hinsichtlich der potenziellen Probleme von Technik ganz allgemein und die Varianz der Interessengruppen stark zugenommen haben. Das bestimmt und verkompliziert den Diskurs und die Entscheidungen über die Einführung von Technik.

Neuer Technik bzw. Technologie wird häufig mit Bedenken begegnet, die sich auf die aktuellen oder auch fernerliegenden unerwünschten Folgen ihrer Anwendung beziehen. Demgegenüber finden sich Stimmen im gesellschaftlichen Diskurs, die von dieser Technik bzw. Technologie die Lösung großer menschlicher und gesellschaftlicher Probleme erwarten und deren Einführung als schlicht notwendig oder auch im Rahmen der menschlichen Entwicklungsgeschichte als zwangsläufig reklamieren (vgl. Savulescu und Bostrom 2009). Wie realistisch die Eintrittswahrscheinlichkeit von Nutzen bzw. Schaden einer Technik, wie rational die Gründe für die vorgebrachten Bedenken bzw. Verheißungen, und wie zutreffend die jeweiligen gesellschaftspolitischen Hintergrundannahmen sind, ist strittig und empirisch schwierig bis gar nicht aufzuweisen (vgl. Dusseldorp 2013; Schulenburg und Nida-Rümelin 2013). Gleichwohl kann eine moderne demokratische Gesellschaft nicht darauf verzichten, sich selbst Rechenschaft über ihre Entscheidungen zur weiteren Entwicklung abzulegen und hierbei auf allgemeine Standards von Rationalität (die ihrerseits selbst Gegenstand von Reflexion und Weiterentwicklung sind) zurückzugreifen (vgl. Dolata 2011). Jenseits von ‚Hope', ‚Hype' und ‚Fear' hat sie abzuwägen, welche Risiken sie sich zumuten mag, gerade weil sie keinesfalls vollständig die Folgen einer Technik bzw. Technologie prognostizieren kann (vgl. Büro für Technikfolgenabschätzung 2011).

Zugleich darf bei dieser Frage nicht übersehen werden, dass sich bisher ein Großteil der Techniken nicht qua Diskurs oder Volksabstimmung, sondern über Nutzenerwägungen und praktische Akzeptanz etabliert – man betrachte die Einführung des Buchdrucks, der Eisenbahn oder des Mobiltelefons. Diese gleichsam ‚naturwüchsige' Praxis erscheint jedoch aus ethischer Perspektive dort problematisch zu sein, wo die menschlichen Grundlagen tangiert werden – entweder im Sinne des Physischen oder so, dass die Autonomie des Menschen im Sinne einer moralischen Selbstgesetzgebung zur Disposition gestellt wird. Es ist wohl kein Zufall, dass gerade mit der Technik der Atombombe und der ihr inneliegenden

Möglichkeit, die Lebensgrundlagen (nicht nur) der Menschen auszulöschen, eine „Ethik der Verantwortung" (Anders 1956, S. 233ff.)[5] aufkam, die nicht länger Technik mit Fortschritt gleichzusetzen vermochte. Dieser Artikel möchte angesichts der Digitalisierung diese Möglichkeit für bestimmte Bereiche gesundheitlicher Interventionen zur Diskussion stellen, und zwar dahingehend, ob nicht auch hier aufgrund der fundamentalen Eingriffe der Technik in die menschlichen Grundlagen eine **Ethik der Vorsicht** geboten ist.

Dass der Mensch durch Technik seine Umwelt – und damit auch sich selbst – verändert, ist Gegenstand immer neuer Anläufe einer Technikphilosophie, die auf die anthropologischen Grundlagen menschlicher Technikentwicklung und -verwendung reflektiert (vgl. exemplarisch Ortega y Gasset 1996; Moscovici 1981; Hastedt 1991; De Carolis 2009; Lenk 2010). Diese anthropogen veränderte Welt nennt Jürgen Mittelstraß (2000) eine „Leonardo-Welt", eine Welt, in welcher der Mensch schon immer Natur in Kultur verwandelt hat und sich als kulturelles Wesen zu dieser technisch-kulturellen Welt verhalten muss. Das heißt: Er muss entscheiden und er muss handeln, weil sich das Leben in dieser Welt nicht von selbst versteht. Ohne Wissenschaft und Technik kann der Mensch in dieser Welt nicht entscheiden und handeln, aber mit ihnen schafft er sich ständig neue Probleme, die er wiederum nur mittels Wissenschaft und Technik bearbeiten kann:

> In ihren *technischen* Strukturen gibt sich die Welt als das Produkt, als das Werk des Menschen zu erkennen. Eine solche Welt nenne ich gerne die Leonardo-Welt, nach dem großen Ingenieur, Baumeister, Wissenschaftler und Künstler Leonardo da Vinci. Es ist eine Welt, in der sich das rationale und technische Wesen des Menschen, in der sich die Verfügungsgewalt des Menschen, gestützt auf den wissenschaftlichen und den technologischen Verstand, eindrücklich zum Ausdruck bringen. […] Wie die physische und die gesellschaftliche Welt wird auch der Mensch mehr und mehr zu einem Artefakt. Er hat, weitaus konsequenter, als dies frühere Gesellschaften taten, seine Evolution in die eigene, wissenschaftliche und technische Hand genommen. (Mittelstraß 2000, S. 30; Hervorhebung i. O.)

Es erscheint mehr als ein Zufall zu sein, dass einer der verbreitetsten Operationsroboter den Namen DaVinci trägt. Er ist ein Produkt jener Leonardo-Welt und steht für eine fortschreitende Technologiebasierung der Medizin insgesamt und der Chirurgie im Besonderen. Technologiebasierung meint in diesem Fall, dass die für die Diagnose und Therapie notwendig erscheinenden Informationen zunehmend digital erfasst, übertragen, gespeichert, verknüpft und verarbeitet werden. Das erfordert nicht nur vom medizinischen Personal ein erweitertes technisches Verständnis (Dietz et al. 2012), sondern hat auch Folgen für die Kommunikation von Arzt und Patient, die zunehmend auf der Grundlage dieser vermehrten und verfeinerten Daten stattfindet. Sehr viel grundsätzlicher wird man sagen müssen, dass sich die klassische Dyade aus Arzt und Patient als dem Ort für Anamnese, Beratung, Entscheidung und Begleitung im Therapieverlauf kategorisch verändert. Die elektronisch zur Verfügung gestellten Daten sind nicht länger ein nützliches Mittel für den Arzt. Vielmehr sind diese Daten – und damit substanziell verbunden die Weise, wie sie erhoben übertragen, gespeichert, verknüpft und verarbeitet werden – die eigentliche Basis therapeutischen Prozedierens. Damit verändert sich die Rolle des Arztes und sein Verhältnis zum Patienten. Damit verändert sich auch die Rolle der sog. Health Information Professionals (HIPs), die man wohl am besten mit ‚Medizininformatiker' übersetzten könnte und die bisher eher als ‚Zuarbeiter' angesehen worden sind:

5 In der Folge kamen dann noch die ökologische Krise und die medizintechnischen Eingriffe in den Menschen als – möglicherweise – grundstürzende Phänomene hinzu (Jonas 1979, 1985). In jüngster Zeit hat Oliver Müller für ein „Zögern" als angemessene Haltung auf die Beschleunigungsdynamik der Technik plädiert (vgl. Müller 2014).

> With this, the role of HIPs changed from that of supportive technical players in a framework that was rooted in the physician-patient encounter to that of operant facilitators and interfaces between health care institutions, physicians and patients. As a result, the whole obligation structure that had previously attached primarily to HCPs [i. e. Health Care Professionals] and institutions and had only incidentally extended to HIPs came to include HIPs in a direct manner. They now acquired a fiduciary role they had not had before except, if at all, in an accidental sense. (Kluge 2017, S. 262)

Insgesamt dürften die Entscheidungen im Behandlungsablauf aufgrund der sich erheblich vergrößernden Datenbasis, welche in den nächsten Jahren zunehmend nicht nur direkte Vitalparameter oder reine Gesundheitsdaten enthalten wird, und ihrer digitalen Verarbeitung zu Entscheidungen (Stichwort: Treatment Planning Unit) in ihrer Genese und Gestalt einen objektivierenden Charakter gewinnen. Die hier zum Tragen kommenden technischen Daten haben etwas Objektives in ihrer Anmutung auf den Menschen. Dass aus diesen ‚objektiven' Daten und computertechnischen Workflows kein Sachzwang hinsichtlich der Behandlungsentscheidungen wird, dürfte auch zukünftig wesentlich am Berufsethos und an der vertrauensbildenden Kommunikation des Arztes mit dem Patient hängen (vgl. auch Meixensberger 2008). Ethos und Vertrauen (vgl. Hartmann und Offe 2001) unterscheiden sich kategorial von Technikakzeptanz; sie verweisen auf eine moralische Dimension des soziotechnischen Arrangements, die im Folgenden noch ausführlicher zu explorieren ist.

15.3 Akzeptanz gegenüber Technik in Politik und Ethik

Politik und Wirtschaft haben in den letzten Jahren die Erfahrung gemacht, dass ohne Akzeptanz in der Bevölkerung technische Neuerungen (z. B. Stromtrassen, Bahnhöfe oder Flughäfen, Gentechnik oder Hirnforschung) kaum durchzusetzen sind. Entweder sieht man sich hohen Opportunitätskosten (z. B. lang andauernde und kostspielige juristische Verfahren) gegenüber, oder man riskiert gesellschaftliche Auseinandersetzungen, die subversive und sogar gewalttätige Formen annehmen können (z. B. Zerstörung von Anbauflächen mit genveränderten Pflanzen oder Castortransporte; vgl. Sieferle 1984). So haben die Auseinandersetzungen um die Einführung und Nutzung bestimmter Technologien in den letzten Jahren dazu geführt, dass einige von ihnen gar nicht etabliert werden konnten (z. B. grüne Gentechnik oder Forschung an humanen embryonalen Stammzellen in Deutschland).

Auf diesem Hintergrund kommen heutzutage bei der Einführung neuer Techniken und Technologien häufig das Vorsorgeprinzip (Callies 2013) sowie akzeptanzbeschaffende Verfahren[6] und Institutionen zum Zug: z. B. das Institut für Technikfolgenabschätzung und Systemanalyse (ITAS, Karlsruhe), das Büro für Technikfolgenabschätzung beim Deutschen Bundestag (TAB, Berlin), der Deutsche Ethikrat sowie die Ethikkommissionen der Länder und Universitäten für klinische bzw. vorklinische Studien. Auf der Seite der Verfahren wurden runde Tische, Wissenschaftsdialoge, Diskursprojekte, Formen der partizipativen Technikentwicklung und der Bürgerbeteiligung etabliert.

Die wesentlichen Aufgaben der genannten Institutionen lassen sich in folgenden Punkten zusammenfassen:

- Beschreibung der Technologie und ihrer absehbaren bzw. möglichen Folgen;
- Erhebung von erkennbaren bzw. erwartbaren Haltungen in der Bevölkerung;
- Empfehlungen zur Technikentwicklung und -einführung bzw. zur Schaffung oder Steigerung von Akzeptanz für die jeweilige Technik bzw. Technologie.

Hierzu zählen dann neben kommunikativen Strategien (vgl. Weitze et al. 2012) auch partizipative Verfahren (vgl. Renn 2013), mit denen

6 Diese sind ihrerseits Ausdruck des technisch-wissenschaftlichen Handelns des Menschen.

betroffene Gruppen oder Bevölkerungen über die Technik sowie ihre Chancen und Gefahren sich selbst aufklären und eine Meinung bilden oder selbst an der Entwicklung und Gestaltung einer Technik mitwirken sollen.

Ein solches Vorgehen, welches Prozesse der Akzeptanzgewinnung als effektive Soziomechanik begreift und gesellschaftliche Akzeptanz für ein hinreichendes Kriterium zur Rechtfertigung politischen oder unternehmerischen Handelns ansieht, mag aus steuerungstheoretischer Perspektive hinreichend erscheinen. Aus der Perspektive einer **normativen Ethik**[7] kann es jedoch nicht nur darum gehen, mögliche Folgen einer Technik zu beschreiben und diese auf die Kosten-Nutzen-Kalküle bzw. die Akzeptanzbereitschaft der Gesellschaft hin abzubilden. Ihr muss es vielmehr darum gehen, normative Kriterien für oder gegen eine gesellschaftliche Entwicklung zu formulieren und im politischen Prozess zur Geltung zu bringen – freilich im Bewusstsein, dass ethische Argumente nicht die einzigen sind und diese die Mehrheit auch nicht immer überzeugen werden.[8]

Formal gesprochen geht es in der ethischen Rekonstruktion, Reflexion und Begründung von **moralischen Normen** zur Überprüfung gesellschaftlicher Entscheidungen darum, den Schluss vom Sein (vermutete bzw. eingetretene Folgen der Technik und Akzeptanzverhalten der Bevölkerung) auf das Sollen (Verbot bzw. Einführung einer Technik und ihre Gestaltung) rational zu begründen und einen naturalistischen Fehlschluss zu vermeiden (vgl. Moore 1996, S. 34ff.).

Nur weil die Bevölkerung mehrheitlich eine technische Neuerung akzeptiert, muss deren Einführung nicht zwangsläufig erfolgen, auch ist sie damit noch nicht ethisch gerechtfertigt. Umgekehrt ist die mehrheitliche Ablehnung einer technischen Innovation vielleicht ein Akzeptanz- und damit politisches oder ökonomisches Problem. Das sagt aber noch nicht genug über die ethische Rechtfertigung dieser Technik und ihre Vorzugswürdigkeit aus. Hierfür bedarf es eigener Argumente – und zwar hinsichtlich der Ziele, die mittels der Technik erreicht werden sollen, wie auch hinsichtlich der eingesetzten Mittel. In einem weiteren Schritt liefert die ethische Reflexion Regeln für Entscheidungen und Handlungen, die auf den Prinzipien zweckrationalen Handelns beruhen (vgl. Gethmann und Gethmann-Siefert 2000).

Ich gehe im Folgenden von einem Verständnis von Technikverwendung aus, die sich als **„gerätegestütztes Handeln"** (Gethmann 2000) begreifen lässt. Für den Topos des digitalen Operierens will ich den Begriff des gerätegestützten Handelns dahingehend präzisieren, dass in diesem Verwendungszusammenhang der Mensch die technischen Apparate nicht einfach instrumentell, also als Mittel, einsetzt, um sein Handlungsziel zu verfolgen (i. e. Minderung des Schadens für Patienten, Erweiterung der chirurgischen Handlungsmöglichkeiten). Vielmehr ist hier der Mensch selbst Teil eines größeren und hybriden Entscheidungs- und Handlungssystems, das aus Menschen und Maschinen besteht (Hubig und Koslowski 2008). Ich werde daher im Weiteren von einem **hybriden** und **„systemgebundenen Handeln"** sprechen.

▪ Trends in der Medizintechnik

Zunächst wird man feststellen müssen, dass die rasanten Entwicklungen im Bereich der

---

7 Versteht man Ethik als die systematische Reflexion von Moral, welche Gesellschaften in ihrem Handeln orientieren, so wird zum einen die Differenz von Moral und Ethik, zum anderen aber auch die von Ethik und Recht erkennbar. Im Hinblick auf die Herbeiführung rechtsverbindlicher Entscheidungen bestimmter Ethikkommissionen ist der Normbezug der Ethik nicht allein rechtlich zu fassen. Das Moralische muss und kann nur durch moralische Gründe legitimiert werden – was nicht prinzipiell gegen die Rechtskonformität der Ethik spricht.

8 Sofern Ethikkommissionen nicht nur unverbindliche Empfehlungen aussprechen, sondern bindende Entscheidungen treffen, die Verwaltungsakte darstellen, wie z. B. Medizinethikkommissionen an Universitäten, ist das Anforderungsprofil dahingehend zu erweitern, dass der Normbezug verfassungsrechtlich begrenzt und die ethische Begründung verfassungsrechtlich rekonstruierbar sein muss. Diese Entscheidungen sind dann zwar nicht mehr in dem Sinne ethische Entscheidungen, als dass sie auf einen außerrechtlichen oder überrechtlichen Bewertungsmaßstab verweisen, aber dafür sind sie substanziell legitimiert (Quarthal 2011, S. 2).

Medizintechnik die medizinische Diagnostik und Therapie massiv verändern. Drei große Trends lassen sich hier benennen: Biomolekularisierung, Miniaturisierung und Computerisierung (Dössel 2008) verschaffen der Medizin zunehmend einen „technologiebasierten Charakter" (vgl. Müller-Wittig 2011).[9]

Biomolekularisierung Mit Biomolekularisierung ist eine Entwicklung angesprochen, mittels technischer Geräte und Verfahren immer tiefer in organische Strukturen einzudringen und ihre Prozesse immer genauer erforschen, abbilden und schließlich beeinflussen zu können (vgl. Niederlag et al 2006).

Miniaturisierung Einerseits meint Miniaturisierung die Möglichkeit, mit immer kleineren Apparaten aus dem klinischen Kontext in die ambulanten Umgebungen überzuwechseln und Patienten dort technisch zu begleiten (z. B. Monitoring nach Herzinfarkt, Heimbeatmung). Miniaturisierung bedeutet andererseits, dass die Interventionen in den menschlichen Körper weniger invasiv gestaltet werden können bzw. diese Interventionen auf einer immer kleinteiligeren Ebene des Organismus (z. B. Genom, Proteom, Metabolom) stattfinden können.

Computerisierung Schließlich liefert die Computerisierung die Basis für alle diese Entwicklungen, weil die ‚digitale Sprache' die Verarbeitung der unterschiedlichsten Parameter (optisch, akustisch, haptisch, kalorisch, metrisch usw.) mit enormer Geschwindigkeit und höchster Präzision erlaubt und so verschiedene Handlungs-, Wahrnehmungs- und Entscheidungsebenen aufeinander abgebildet werden können.

▪ Digitales Operieren

Im digitalen Operieren kommen alle diese Trends zum Tragen und verschränken sich in mehreren Handlungsebenen. Das macht ihre ethische Betrachtung als systemgebundenes Handeln so komplex. Die Anwendungen digitalen Operierens lassen sich in drei Handlungskategorien und eine handlungsbasierende Wissenskategorie unterteilen (vgl. zur Systematik insgesamt, aber mit verschiedenen Akzentuierungen Hirzinger 2009; Fischer und Voges 2011; Wilhelm et al. 2012).

Assistive Systeme Zu den assistiven Systeme, welche die chirurgische Handlung unterstützen und ggf. erweitern, gehören Endoskop oder -Instrumentenführung und chirurgische Haltesysteme. Bei Telemanipulationssystemen, die aus einer Master- und einer Slave-Einheit bestehen, gibt der Chirurg bzw. das assistierende Personal selbst am Master die Bewegungen vor, die auf unterschiedlichem Weg auf die Slave-Einheit übertragen werden. Bei Master-Slave-Systemen ist die Kraftrückkoppelung wesentlich, damit der Operateur ein ‚Wissen' um die von ihm ausgeübten Kräfte hat. Gerade bei einer digitalen Steuerung der Endeffektoren ist das von essenzieller Bedeutung. Der Vorteil solcher Telemanipulationssysteme ist ihre größere Präzision bei der Positionierung von Instrumenten und ihre dauerhafte Fixierungsgenauigkeit, die menschliches Personal so nicht oder nur schwer erreicht. So können bei der Kameraführung über eine beliebig lange Dauer verwacklungsfreie Bilder gewonnen und Positionen präzise angesteuert werden, die für einen Menschen anatomisch und ergonomisch schwer bis gar nicht zu erreichen sind. In der Erprobung begriffen sind derzeit Verknüpfungen von Telemanipulationssystemen mit Telepräsenz, Teleconsulting und Teleplanung (vgl. Fischer und Voges 2011).

Teilautonome Systeme Diese Systeme führen die Instrumente an die digital zuvor beschriebenen Positionen und führen unter Kontrolle des Chirurgen Teilschritte im Operationsvorgang aus bzw. korrigieren den Chirurgen bei der Ausführung seiner Tätigkeiten (z. B. Alarmfunktionen, wenn der Chirurg einen zuvor bestimmten Handlungskorridor beim Bohren oder Sägen verlässt). Außerdem fallen Chirurgie- und Biopsieroboter in diese Kategorie (vgl. Fischer und Voges 2011).

9 Mit Joachim Müller-Jung wird man das noch einmal dahingehend spezifizieren müssen, dass Big-Data-Analysen sowie die Vernetzung durch soziale Medien einen starken Einfluss auf die medizinische Praxis haben werden (Müller-Jung 2016).

Autonome Systeme Bei den autonomen Systemen werden bestimmte Schritte im Operationsvorgang praktisch selbstständig ausgeführt: Dem OP-Personal verbleibt als Intervention nur der Notausknopf (z. B. bei Fräsvorgängen an Knochen oder bei bestimmten Nähten; vgl. Fischer und Voges 2011). Insgesamt lässt sich in der auf eine mittlere Zukunft ausgelegten Entwicklung der Trend zu einer stärkeren Automatisierung und Autonomisierung der Systeme beobachten. Das hat seinen Grund auch darin, dass Prozeduren angestrebt werden, die angesichts ihrer Komplexität und Präzision nur mit einem steigenden Anteil maschineller Kapazität ausgeführt werden können.

Wissensbasierte Systeme Durch wissensbasierte Systeme wird das chirurgische Team durch Bildgebung, bei der Recherche zur evidenzbasierten Medizin (EBM) oder Dokumentation während der Operation sowie in der Lehre und im Training (durch Simulatoren) unterstützt. Diese wissensbasierten Systeme werden bei der Therapieplanung eingesetzt und liefern Module für das Entscheidungsmanagement. Je nach Grad ihrer Mächtigkeit und je nach Einsatzzweck können sie Entscheidungen vorstrukturieren oder auch im Rahmen des Operationsvorgangs Teilentscheidungen vornehmen. Die wissensbasierten Systeme stehen gewissermaßen quer zu den anderen drei Handlungsebenen, weil sie als Wissensorganisationssysteme die Handlungsmächtigkeit der anderen drei Kategorien begründen und unterstützen (vgl. Niederlag et al. 2012). Sie bieten auch die Grundlage für das, was oben systemgebundenes Handeln genannt wurde: Der Mensch ist Teil eines größeren Entscheidungs- und Handlungsverbundes, in dem er seine Autorschaft möglicherweise schrittweise an das ‚System' abtritt, was nicht zuletzt ethische Fragen nach sich zieht.

Bezüglich der Operabilität der Apparate ist außerdem noch zu unterscheiden, ob sie fixiert am Körper des Patienten während der Operation eingesetzt oder abgekoppelt werden. Im ersten Fall wird der technische Apparat durch einen definierten Eintrittspunkt in den Körper des Patienten eingeführt. Über diesen Kanal werden dann alle notwendigen Operationsinstrumente (Licht, Kamera, Sauger, Besteck u. a.) in den Körper geleitet. Allerdings sind mit diesem invarianten Eintrittspunkt (Trokarpunkt) immer gewisse Restriktionen hinsichtlich räumlicher Operationen gegeben. Im Gegensatz zur manuellen **Chopstick Surgery** stellen die telemanipulativen Systeme mit Manipulatoren und einer Operateurkonsole jedoch einen wesentlichen Fortschritt dar (vgl. Hirzinger 2009, S. 2074).

Demgegenüber sollen abgekoppelte Systeme als vollständige Einheit in den Körper des Patienten eingeführt und von außen drahtlos gesteuert werden. Abgekoppelte Systeme verfügen deshalb über eine wesentlich größere räumliche Operabilität. Probleme gibt es derzeit noch hinsichtlich der Stromversorgung, der präzisen Steuerung in den organischen Strukturen und vor allem hinsichtlich ihrer sicheren Entfernung aus dem Körper (vgl. Wilhelm et al. 2012).

Digitales Operieren ist ein noch sehr neues Verfahren, bei dem sich neben einigen bereits im praktischen Betrieb etablierten Geräten und Verfahren vieles noch im Teststadium befindet oder als technische Möglichkeit anvisiert wird. Von daher sind auch alle Aussagen über ihren Nutzen bisher primär auf Annahmen gestützt, die kaum in Vergleichsstudien belegt werden konnten. Charakteristisch für das ‚gerätegestützte Handeln' ist seine digitale Wissensbasierung. Alle Daten über den Patienten werden digital verarbeitet und können dann in Echtzeit aufeinander bezogen werden. Hierbei können die Daten unterschiedlich gewonnen werden: radiologisch, optisch-molekular, per Ultraschall, genetisch o. a.; und sich auf unterschiedliche Strukturen beziehen: z. B. Informationen über den Gewebestatus des Patienten vor oder während der Operation. Dazu kommen Daten aus digitalen Modellen oder medizinischen Datenbanken (Niederlag et al. 2008), die während des Operationsprozesses eingebunden werden können. Ebenso werden die Daten zur Steuerung der Instrumente, einschließlich der haptischen Rückkoppelung an den Chirurgen (was technisch immer noch ein großes Problem darstellt), digital verarbeitet. Die hohe Rechnerleistung erlaubt mittlerweile für viele Anwendungen Echtzeitbedingungen.

Wichtige Anwendungsgebiete des digitalen Operierens sind die endoskopische Chirurgie (Bauchraum, HNO), die Neurochirurgie und die Implantatchirurgie. Der minimalinvasive Zugang senkt in vielen Fällen das Operationsrisiko und steigert mittelbar auch den Patientennutzen (vgl. Fischer und Voges 2011). Auf der Seite des medizinischen und pflegerisches Personals erweitert das digitale Operieren die chirurgische Präzision und schafft neue Freiheitsgrade, weil die digitale Ansteuerung der Instrumente und ihre mechatronische Umsetzung eine indexierte und skalierbare Bewegung der Instrumente und damit Operationsschritte erlaubt, die andernfalls anatomisch bzw. ergonomisch nur unter erschwerten Bedingungen oder gar nicht zu realisieren wären. Hierzu gehören auch die lange Haltesicherheit für Haken, die Verwacklungsfreiheit bei der Kameraführung einschließlich 3D-Aufnahmen sowie die Ausfilterung des Bewegungstremors des Chirurgen. Auf diese Weise kann auch kollisionsfrei neben pulsierenden Strukturen operiert werden, indem der Puls einberechnet wird und die Instrumente ‚ausweichen'. Ihre volle Mächtigkeit gewinnt das digitale Operieren dort, wo es durch Einbindung verschiedener Wissensebenen das Entscheidungsverfahren komplexer, aber auch berechenbarer macht. Datenmaterial aus der Patientenanamnese kann dann mit Daten aus evidenzbasierten Studien, mit digitalen Normalmodellen korreliert und für die Therapieentscheidung herangezogen werden (Therapie Imaging and Model Management System [TIMMS]). Schließlich erlauben die Aufzeichnung, Auswertung und Archivierung der Operationsdaten eine kontinuierliche systematische Weiterentwicklung der OP-Technik mit entsprechender Routinisierung und Standardisierung gewisser OP-Prozeduren.

Diesen Vorteilen stehen hohe Anschaffungs- und Wartungskosten für die digitalen Systeme gegenüber. Die mit Sensoren ausgestatteten Instrumente für Operationsroboter sind enorm kostspielig im Vergleich zum üblichen Einmalbesteck und können jeweils nur für eng definierte Aufgaben verwendet werden. Außerdem haben Operationsroboter einen großen Raumbedarf, was ihren Einsatz in herkömmlichen Operationssälen und besonders in der Notaufnahme schwierig macht. Die von den Befürwortern in Aussicht gestellte „Solochirurgie" (Kramme 2011, S. 921), bei der der Chirurg auf Assistenzärzte verzichten kann, weil der Roboter die entsprechenden Arbeiten übernimmt, dürfte mit einem Abbau von Arbeitsplätzen im Bereich des ärztlichen Assistenzpersonals verbunden sein – was Auswirkungen auf die Ausbildungssituation hat. Im Gegenzug deutet sich an, dass für die Operationen technisches Personal präsent sein muss, „damit ein bestimmungsgemäßer Aufbau und Einsatz des Systems erfolgt und auftretende Probleme rechtzeitig erkannt und behoben werden können" (Fischer und Voges 2011, S. 925).

Das digitale Operieren ist eine noch sehr neue Technik, bei der man unterschiedliche Reifegrade der technischen Integration und Leistungsfähigkeit dieser Innovation betrachten muss. Die Liste der noch zu leistenden Entwicklungsschritte ist lang: Einzelne technische Features funktionieren bislang nicht befriedigend (z. B. die Rückmeldung haptischer Sensationen über digitale Kanäle), es besteht keine einheitliche Plattform zur Integration verschiedener Hersteller und zur Integration in Krankenhausinformationssysteme; die Sprach- und Gestensteuerung ist noch nicht ausgereift, und die Entwicklung von rechnergestützten Modellierungs- und Workflow-Systemen steht noch weitgehend am Anfang. Die mangelnde technische Reife kann jedoch kein Argument gegen die Technik selbst sein, sondern sie zeigt eher den Forschungs- und Entwicklungsbedarf auf, der unter medizinischen, technischen, ökonomischen (Lemke und Berliner 2012) und schließlich auch ethischen Aspekten weiter auszuarbeiten ist. Das sind soziodynamische Faktoren, die eine technische Weiterentwicklung beschleunigen oder auch hemmen können, aber sie liefern per se noch keine ethischen Probleme. Diese stellen sich vor allem auf der Ebene der Handlungsverantwortung, auf der Ebene der Mensch-Maschine-Interaktion und auf der Ebene des Selbstverhältnisses des Menschen.

15.4 Ethische Evaluation

Der digitale Operationssaal ist kein Ort, den man besuchen kann, und den üblicherweise nur wenige – bei vollem Bewusstsein – zu Gesicht bekommen. Doch selbst in der Tagespresse sind Operationsroboter wie DaVinci als Thema von allgemeinem Interesse vorgestellt worden. Dort sieht man in Plastikfolien verpackte Maschinenteile, mit denen ein Operationsteam interagiert, das mehr auf Computerbildschirme als auf den Körper des Patienten zu achten scheint. Vielarmige, futuristisch anmutende Maschinen, die ähnlich wie in der Automobilindustrie eigenständig und hochpräzise am Patienten agieren. Was man auf diesen Bildern nicht sehen kann, was aber charakteristisch für diese Operationsroboter ist, das sind die Hochleistungsrechner, die mit einer großen Menge von patientenbezogenen Daten immer präzisere Einblicke und Eingriffe in die organischen Strukturen des Menschen erlauben. Krankenhäuser werben mit der neuen Technik, und in der Öffentlichkeit faszinieren und beunruhigen die Fortschritte in der Medizintechnik zugleich.

Ein zweiter Aspekt bezieht sich auf die Arbeitsplätze, die durch den Einsatz dieser Maschinen wegfallen könnten. Vermutlich hatte Gerhard Hirzinger diesen Aspekt nicht im Blick, als er von zu vermeidenden unmenschlichen Seiten einer Apparatemedizin schrieb (Hirzinger 2009, S. 2078). Gleichwohl ist es eine naheliegende und durch viele vergleichbare Fälle bekannte Tatsache, dass Maschinen (und Kapital) menschliche Arbeit ersetzen. Arbeit, die für den Menschen schwer, ungesund oder auch gefährlich ist und die die Maschinen effizienter, präziser und billiger ausführen. In gewisser Weise könnte sich diese Entwicklung nun auch für die bisherige Chirurgie anbahnen.

In welchem Maße die neue Technik ihrerseits neue Arbeitsplätze ‚schafft', wie dies für die Digitalisierung ganz allgemein im Koalitionsvertrag der neuen Bundesregierung vom Dezember 2013 angekündigt worden ist, bleibt abzuwarten:

> Die Digitalisierung eröffnet eine Vielzahl von Möglichkeiten, die das Leben der Menschen einfacher machen und neue Chancen für den Arbeitsalltag bieten. (Bundesregierung 2013, S. 141)

Ob man schließlich die hier fortfallenden menschlichen Kenntnisse, Fähigkeiten und Erfahrungen einmal vermissen wird, und ob es sich dabei eher um nostalgische Gefühle oder echte Verluste für die Menschheit handeln wird, lässt sich wohl erst mit geschichtlichem Abstand entscheiden.

Ein dritter Aspekt, der sich mit dem digitalen Operieren im Besonderen bzw. mit der immer stärker computerbasierten Medizin im Allgemeinen verbindet, ist die ungeheure Menge an personenbezogenen Daten, die hier erhoben und verarbeitet werden. Spätestens nachdem Edward Snowden die Aktivitäten der National Security Agency (NSA) aufgedeckt und einen Einblick in die Sammel- und Verwertungsbereitschaft der Staaten, aber auch der Wirtschaft, gegeben hat, ist allen politisch wachen Bürgerinnen und Bürgern klar, dass diese äußerst sensiblen Daten sehr gut geschützt werden müssen. Was im Feld des Politischen gilt, lässt sich ‚mutatis mutandis' auch auf das Medizinische übertragen: Die angestrebte Sicherheit darf nicht gegen die Freiheit des Einzelnen und der Gesellschaft ausgespielt werden – das wäre eine falsche Alternative.

Mit diesen drei Assoziationen ist nur ganz vorläufig und grob das Terrain abgesteckt, auf dem sich ethische, soziale und rechtliche Fragen stellen, die mit der Einführung von computerbasierten Innovationen ganz allgemein aufgegeben sind:

- Erwartungen an Wissensgewinn und dadurch bessere Leistungen zur Lösung gesellschaftlicher Herausforderungen;
- Erwartungen, dass neue Technik wirtschaftliche Wertschöpfung und neue Arbeitsplätze schafft, aber auch
- Befürchtungen, dass Maschinen besser und billiger als menschliche Arbeitskräfte sind und diese deshalb verdrängen;
- Befürchtungen, dass durch Technik Entscheidungen auf einer formalisierten,

> rechenhaften Basis erfolgen, die andere Entscheidungskriterien dauerhaft verdrängt und damit technische Daten unzulässigerweise als alternativlos erscheinen lässt – und damit einem demokratischen Diskurs tendenziell die Basis entzieht.

Hierzu gehört ganz allgemein die Befürchtung, durch die Erhebung von immer mehr personenbezogenen Daten zunehmend ein von Algorithmen bestimmtes Leben führen zu müssen (vgl. die fiktive Dystopie von Meckel (2011) und Sharkey [2008]). Die genannten Punkte gelten im Wesentlichen auch für das digitale Operieren – ein neues Thema, das ethisch noch weitgehend unbearbeitet ist (vgl. Sharkey und Sharkey 2012, 2013). Es ist aber auch ein Thema, bei dem moralische Sensibilitäten sehr schnell geweckt sind. Auf der einen Seite sind die Verheißungen, dass mit neuer Technik nicht nur gewichtige gesellschaftliche Probleme gelöst werden könnten, sondern zugleich der Wirtschaftsstandort gestärkt würde. Auf der anderen Seite werden Befürchtungen geltend gemacht, dass die neue Technik Arbeitsplätze vernichte, dass sie durch das inhärente machtförmige Wissen missbraucht werden könnte oder dass die Technik unkalkulierbare bzw. unkontrollierbare Folgen zeitige, die den Menschen als Gattungswesen einem Sachzwang unterwerfen und ihn entfremden, was als „unmenschliche Apparatemedizin" apostrophiert wird (zur Technikkritik vgl. exemplarisch Anders 1956; Mumford 1981). Die skizzierten Erwartungen und Befürchtungen, die sich mit der Technik verbinden, sind nicht erst dann ethische Probleme, wenn durch Entwicklung, Erprobung und Anwendung solcher Technik Schäden für Mensch und Umwelt zu beobachten sind – ein relativ grobes Kriterium, das insgesamt auch zu spät greift, weil dann die Strukturen und die Folgen einer Technik nur noch schwer zu revidieren sind. Der Technikphilosoph David Collingridge hat das nach ihm benannte Dilemma in zwei Dimensionen beschrieben. Erstens eine Informationsdimension: Solange eine Technik noch nicht sehr bekannt und etabliert ist, weiß man sehr wenig über ihre Auswirkungen und möglichen unerwünschten Nebenwirkungen. Zweitens eine Macht- und Steuerdimension: Wenn eine Technik verbreitet und etabliert ist, kann man sie nur noch schwer kontrollieren oder gar zurücknehmen (Collingridge 1981).

Ethische Probleme setzen sehr viel früher an, wenn nämlich mit den Entscheidungen für oder gegen die Entwicklung und Einführung einer Technologie ernste moralische Fragen verbunden sind, wie der Technikphilosoph Gernot Böhme sie markiert hat: Moralische Fragen – deren Durcharbeitung Aufgabe der Ethik ist – sind solche, „bei deren Entscheidung immer zugleich mit entschieden wird, was für ein Mensch man ist bzw. wie man als Mensch ist" und „in welcher Gesellschaft wir leben" (Böhme 2008, S. 233). Deshalb würde es aus der Perspektive der hier vorgestellten Ethik zu kurz greifen, die Technik als ein für sich stehendes Artefakt zu betrachten und isoliert nach ihren potenziellen Chancen und Gefahren zu fragen. Stattdessen geht es darum, das systemgebundene Handeln als eine Interaktion von Mensch und Maschine zu begreifen, als ein „soziotechnisches Arrangement" (Manzeschke et al. 2013), das in seiner Wechselseitigkeit zu betrachten und zu bewerten ist. Bezogen auf die Handlung des digitalen Operierens gilt es also zu bedenken, wie menschliche Interaktion und Kommunikation (zwischen ärztlichem und pflegerischem Personal, Patienten und Angehörigen, um nur die wichtigsten Beteiligten zu nennen) sich durch die Vermittlung der Technik verändern, wie diese Kommunikation auch die Entscheidungen prägt, und was das für das individuelle Selbstverständnis („was für ein Mensch man ist bzw. wie man als Mensch ist") und das menschliche Miteinander („in welcher Gesellschaft wir leben") bedeutet. Die Fragen werden vielleicht noch anschaulicher, aber auch drängender, wenn sie in der ersten Person Singular formuliert werden: Wer und wie will ich als Mensch sein, und in welcher Gesellschaft will ich leben? Im Folgenden sollen die eingangs genannten ethischen Probleme genauer analysiert und evaluiert werden.

15.4.1 Maschinen ersetzen menschliche Arbeit

Dass menschliche Arbeit in Unternehmen durch Maschinen ersetzt wird, ist in modernen Industriegesellschaften keine neue Erfahrung. Die Dynamik kapitalistischer Gesellschaften hat aber auch immer wieder neue Arbeitsplätze geschaffen. Den erweiterten Möglichkeiten und wachsenden Erwartungen, die in der Gesellschaft mit dem digitalen Operieren verbunden werden, stehen Allokations- und Finanzierungsprobleme gegenüber. Der Markt in den USA wird mit 1 Mrd. US-Dollar im Jahr 2008 und 14 Mrd. US-Dollar für das Jahr 2014 taxiert (vgl. Müller-Wittig 2011). Mit der Konzentration auf diesen Markt sind die Ressourcen für andere Sektoren verloren. Das sind Entscheidungen, die vielleicht nicht nur dem Markt überlassen werden sollten, zumal hier Moden und Marketing eigene Effekte zeitigen, die derzeit die Entwicklung und auch die Akzeptanz in den Fachgesellschaften oder der Öffentlichkeit mitbestimmen (vgl. Burger et al. 2012). Betrachtet man die Stadien von technischen Innovationen, so befindet sich der digitale Operationssaal derzeit im Stadium 2–3.[10] Bezogen auf den Innovationszyklus gilt, dass dem Thema im Moment eine große Aufmerksamkeit und entsprechend Fördergelder und Investitionen zufließen, ohne dass man schon absehen könnte, ob alle Teilentwicklungen in diesem Bereich tatsächlich eine Marktreife erlangen. Hier gibt es im Moment weder ethisch noch ökonomisch scharfe Kriterien, die Auskunft darüber geben könnten, ob und wann eine Innovation das Potenzial für eine vom Markt getragene Anwendung hat bzw. ob in sie investiert werden sollte – auch wenn es ökonomisch nicht vertretbar erscheint.

Dass mit der Einführung von Operationsrobotern in einem quantitativen Sinne Arbeitsplätze verloren gehen werden, ist wahrscheinlich. Ob sie an anderer Stelle im gleichen Maße kompensiert werden, z. B. durch ‚technisches OP-Personal', ist schwer vorauszusagen. Was der Verlust der Arbeitsplätze in einem qualitativen Sinne bedeutet, ist derzeit noch schwerer abzuschätzen. Nicht unwahrscheinlich ist es, dass spezifische chirurgische Fähigkeiten, die sich aus dem unmittelbaren Kontakt zwischen Chirurg und dem Körper des Patienten ergeben haben, in dem Maße schwinden, in dem sie durch technisch vermittelte und mit augmentierter Realität angereicherte Daten überlagert und verdrängt werden. Die Veränderung per se ist weder ein Argument für oder gegen eine Technologie bzw. eine Technik, zumal sich wie in vielen Fällen so auch hier Vorteile und Nachteile anführen lassen:

> Die rasante Entwicklung endoskopischer Operationstechniken wird sich weiter fortsetzen, wobei ganze klassische Operationsfelder wegfallen werden. Dies wird einhergehen mit der weiteren Verfeinerung des Instrumentariums. Des Weiteren ist in der Chirurgie ein Trend zu Operationen über natürliche Körperöffnungen zu erkennen. Die Traumatisierung des Patienten wird weiter minimiert. (Müller-Wittig 2011, S. 855)

Von ethischem Interesse ist weiterhin, wie sich der technische Wandel auf die professionelle Aus- und Weiterbildungssituation einerseits und auf das Arzt-Patienten-Verhältnis andererseits auswirken wird. Zum einen lässt sich sagen, dass bestimmte Fähigkeiten unter den neuen Operationsbedingungen nicht mehr gebraucht werden, dass aber neue gefordert sein werden. Dass Assistenzärzte per Simulator ihr ‚Handwerk' vielleicht intensiver erlernen können – im Simulationsprogramm darf ‚versagt' werden – und dass sie sogar an parallelen Manipulatoren die ‚Handgriffe' des Operateurs mittelbar verfolgen und nachvollziehen können, erscheint als ein Gewinn für die Profession und in der Folge auch für den Patienten:

> Mit Sicherheit kann durch VR-basierte Trainingssysteme eine Verbesserung der Lernkurve erreicht werden – und dies ohne Kontakt zum Patienten. (Müller-Wittig 2011, S. 856)

10 Vgl. hierzu die Tabelle und Erläuterungen von Lemke und Berliner (2014, S. 3–8).

Zum anderen lässt sich vermuten – und das Zitat legt es nahe –, dass die fortschreitende Technisierung den unmittelbaren Arzt-Patienten-Kontakt weiter in den Hintergrund treten lässt. Diese Tendenz, die schon lange im Gesundheitswesen zu beobachten ist, hat wenig mit Gedankenlosigkeit der Professionellen zu tun oder damit, dass diese selbst diesen Kontakt für unerheblich erachteten – im Gegenteil. Gespräche zwischen Arzt und Patient dauern in deutschen Krankenhäusern im internationalen Vergleich besonders kurz (vgl. zum Problem insgesamt Balint und Norell 1977; Kempf 2007). Auch wenn es hierzu bisher nur wenige Studien gibt, so ist die Vermutung durchaus naheliegend, dass eine weitere Technisierung der Diagnostik und Therapie diese Gespräche noch weiter verkürzen dürfte: Eine Entwicklung, die weder Ärzte noch Patienten und Angehörige begrüßen werden, die aber unter den absehbaren Rahmenbedingungen sehr wahrscheinlich ist – und entgegen Hirzingers Annahme der „unmenschlich empfundenen Apparatemedizin" doch zuarbeiten könnte.

In diesem Zusammenhang soll noch auf einen Faktor der digitalen Operationssysteme hingewiesen werden, der aus der ästhetischen Anmutung dieser Apparate resultiert. Operationsroboter wie DaVinci ähneln eher Industrierobotern, wie man sie aus der Autoindustrie kennt. Sie weisen keinerlei äußere Ähnlichkeit zu Menschen auf, wie etwa Serviceroboter, die derzeit für den häuslichen Bereich entwickelt und erprobt werden. Diese Unähnlichkeit könnte dazu beitragen, dass man – zunächst einmal von ärztlicher Seite – bereit ist, diesen Apparaten Präzision, Objektivität und Sachlichkeit zuzuschreiben. Das ist grundsätzlich nicht falsch, allerdings hat diese, hier hypothetisch unterstellte Perzeption zur Folge, dass die Entscheidungs- und Handlungsprozeduren in ihrem hybriden Charakter vom Menschen, der sich noch als alleiniges Handlungssubjekt versteht, u. U. nicht mehr kritisch hinterfragt werden. Humanoide Roboter, die dem Menschen ähnlich sind, evozieren nach der Theorie vom „uncanny valley" (Mori 1970) bei ihrem menschlichen Gegenüber eher eine emotionale Ablehnung, was neben generellen Akzeptanzproblemen auch einen kritischeren Umgang mit dessen Empfehlungen oder Entscheidungen hinsichtlich der Operationsprozedur nach sich ziehen könnte.

Die Notwendigkeit, die maschinellen Anteile am Entscheidungsprozess kritisch zu kontrollieren und so die menschliche Oberhoheit über das Entscheidungsverfahren und die daraus resultierenden Handlungen zu behalten, wird also von zwei Seiten erschwert. Zum einen, darauf haben Wiener und Weizenbaum hingewiesen (▶ Abschn. 15.4.2), fehlt dem Menschen die Zeit, um rechtzeitig die maschinellen Berechnungen überprüfen zu können. Zum anderen könnte die äußere Gestalt des Apparates gewissermaßen dessen menschenähnliche Entscheidungskapazität und seine Bedeutung im Entscheidungsprozess verbergen. Der Mensch ‚sieht' nur eine Maschine als Instrument im Rahmen seines intentionalen Handelns und übersieht ihren entscheidungskonstituierenden Status, der über einen instrumentellen klar hinausreicht. Man mag in dieser hypothetischen Konstruktion eher ein psychologisches Problem als ein ethisches sehen, allerdings würden ethische Probleme aus dieser Konstellation folgen, wenn diese sich empirisch bestätigen sollte. Deshalb sind an dieser Stelle empirische Forschungen sowie entsprechende Schulungen des medizinischen und pflegerischen Personals erforderlich.

15.4.2 Ethische Fragen der Robotik

Klassische Handlungstheorien kennen nur den Menschen als moralischen Akteur, dem einerseits Intentionen und andererseits Verantwortung für die Folgen seines Handelns oder Unterlassens zugeschrieben werden können (vgl. Derbolav 1974; Lorenz 1984). Betrachtet man die Verwendung von Technik als gerätegestütztes Handeln, bei dem menschliche Akteure selbst gesetzte Ziele durch geeignet erscheinende Mittel (hier: die Apparate und Technologien für das digitale Operieren) intentional verfolgen, so wird ihnen für dieses Handeln bei Erfolg oder Misserfolg konsequenterweise die Verantwortung zugeschrieben (vgl. Bayertz

1995). Nichtmoralischen Akteuren kann man keine Verantwortung abverlangen. Entsprechend wird auch für zunehmend automatisch oder autonom agierende Maschinen gefordert, dass ihre Aktionen eingebettet bleiben in einen Handlungskomplex, für den die Verantwortung bei moralischen Subjekten, also Menschen verbleiben muss (vgl. hierzu Bühl 1998; Sturma 2004). Aus einer ethischen Perspektive erscheint das sogar als ‚conditio sine qua non':

> Moralische Verantwortung ist unaufgebbar, sie kann, selbst wenn sie faktisch nur schwer zuzuweisen und zu tragen ist, als normative Verantwortungszuschreibung nicht in programmierten Entscheidungssystemen aufgelöst werden. (Lenk 1994, zit. nach Maring 2008)

Dasselbe sollte auch für hybrides, systemgebundenes Handeln gelten, wie ich es hier für den Bereich des digitalen Operierens beschrieben habe. Gleichwohl sind bereits aktuell starke Tendenzen – insbesondere aus juristischen Disziplinen – zu verzeichnen, für intelligente Maschinen, Roboter und hybride Systeme einen moralischen oder moralanalogen Status anzunehmen, um die entstehenden Probleme bearbeiten zu können (vgl. Beck 2012; Gransche et al. 2014; Manzeschke und Karsch 2016).

Bei Systemen des digitalen Operieren kommen nicht nur verschiedene Technologien auf der Basis elektronischer Datenverarbeitung zusammen: Mechatronik, bildgebende Verfahren, Informations- und Kommunikationstechnologie u. a., sondern es können auch verschiedene Realitätsebenen wie realer, körperlich existierender Patient, virtuell erstelltes Bild vom Patienten vor oder während der Operation sowie Bilder vom organischen ‚Normalzustand' neben- oder übereinander dargestellt werden. Sie bilden die visuelle Basis für Abduktionen des weiteren Handelns. Die ethische Frage bleibt hier an eine epistemologische gekoppelt: Welche ‚Wirklichkeit' liefert den Bezugsrahmen unseres Wissens und Handelns? Entsprechend komplizierter gestaltet sich diese Frage, wenn man sich vergegenwärtigt, dass die Bezugnahme auf Realität (bezogen auf Entitäten) und Wirklichkeit (bezogen auf Effekte) im digitalen Operieren möglich ist. Und beide Ebenen können virtualisiert (virtuelle Realität und virtuelle Wirklichkeit; vgl. Hubig 2008) und augmentiert werden (vgl. exemplarisch Stroetmann 2012; Rieger et al. 2012).

Hubig weist auf eine Konsequenz dieser Aufschichtung und Verschränkung von Ebenen hin:

> In beiden Fällen [von virtueller Realität und virtueller Wirklichkeit] ist unsere Handlungsumgebung informatisiert: Sie funktioniert auf der Basis von Informationen, welche aber nicht mehr als Zeichen, „Spuren" hinreichender Bedingungen des gezeitigten Ergebnisses gelesen werden können, sei es eine präsentierte Sachlage im Feld der virtuellen Realität oder sei es ein gezeitigter Effekt im Umgang mit virtuellen Wirklichkeiten. Deshalb werden mögliche Abduktionen, auf deren Basis unsere technische Handlungskompetenz sich entwickeln könnte, zunehmend fragil oder unmöglich. (Hubig 2008, S. 13)

Die Fragilität der menschlichen Handlungskompetenz im virtualisierten und augmentierten Feld ist die eine Konsequenz der Informatisierung der Handlungsumgebung (hier der digitale Operationssaal). Die andere Konsequenz betrifft die Schwierigkeit, moralische Handlungsverantwortung in solchen komplexen Mehrebenenkontexten noch alltagspraktisch zuschreiben zu können. Sollte dies jedoch nicht gelingen, so ist zu befürchten, dass diese systemische Lücke problematische Folgen für das Handeln der menschlichen Akteure zeitigen könnte – auch wenn ihnen auf rechtlicher Ebene nach wie vor Verantwortung (vor allem retrospektiv) abverlangt werden dürfte.

Das Problem einer **ethischen Verantwortungsdiffusion** hat seine Entsprechung auf der Ebene des Wissens, das die Basis für verantwortliches Handeln darstellt. Menschliches Wissen, Denken und Handeln wird in diesen Systemen zunehmend eingebunden in ein Wissen,

Entscheiden und Handeln, das keine überschaubare Anzahl unterscheidbarer Träger mehr erkennen lässt. Das hier generierte und genutzte Wissen ist zwar eine Aggregation menschlichen Wissens (z. B. individuelles Expertenwissen, Studien und Metastudien aus Datenbanken), aber die Weise, wie diese immensen Datenmengen für Entscheidungen aufbereitet werden, wird an Algorithmen delegiert. Solche Algorithmen sind nun ihrerseits längst nicht mehr das Werk einzelner Programmierer, sondern ein u. U. kaum mehr durchschaubares Konglomerat mit einer verzweigten und weit zurückreichenden Genealogie. Josef Weizenbaum spricht deshalb auch von Systemen, die „incomprehensible" sind (Weizenbaum 2003). Er verweist in diesem Zusammenhang auf eine theoretische Überlegung Norbert Wieners:

> Es ist gut möglich, dass wir aus prinzipiellen Gründen keine Maschine zu bauen vermögen, deren Verhaltenskomponenten wir nicht früher oder später verstehen können. Aber das bedeutet noch lange nicht, dass wir in der Lage sein werden, diese Komponenten innerhalb einer wesentlich geringeren Zeitspanne zu verstehen als sie erforderlich ist, um die Maschine zu installieren […]. Das wirklich intelligente Begreifen des Funktionierens (einer Maschine) kann der Erledigung der Aufgabe, die ihr ursprünglich gestellt war, weit nachhinken […]. Das bedeutet auch, dass Maschinen zwar theoretisch der menschlichen Kritik unterliegen, die Kritik aber nicht wirksam wird, weil sie zu spät kommt und nicht mehr relevant ist. (Wiener 1960, zit. nach Weizenbaum 1977, S. 306)

Dies stellt aus ethischer Sicht insofern ein Problem dar, als eine kritische Evaluation maschineller Entscheidungsanteile für die systemgebundene Entscheidung und die daraus resultierende Handlung nicht mehr relevant werden kann, der Mensch also die Entscheidung nicht mehr überblickt und damit nicht mehr im vollen Sinne als verantwortlicher Akteur der Handlung angesehen werden kann.

Bezogen auf das ‚Entscheidungsmanagement' und die daraus resultierenden Handlungen in diesen hybriden Systemen wird man also dem einzelnen Chirurgen oder auch den Behandlungsteams nicht ohne Weiteres ein auktoriales Handeln[11] zuschreiben können, wie das in bisherigen Handlungstheorien getan wurde, in denen Handeln als intentionales zielgerichtetes und vor allem menschliches Tun verstanden wurde. Im Unterschied zu Handlungen in Verbundsystemen (vgl. Bühl 1998), in denen viele Menschen gemeinsam an einer ‚Verbundhandlung' zusammenwirken, werden im systemgebundenen Handeln in zunehmendem Maße Maschinen integriert, die aufgrund ihrer Rechenfähigkeit und ihrer Kapazität zu künstlicher Intelligenz einen eigenen Anteil an der Entscheidung und damit an der Handlung haben, die vom Menschen selbst nicht intendiert und auch nicht mehr vollständig überblickt werden kann.

Wie im Vorangegangenen gezeigt wurde, sind Daten der Rohstoff für Verknüpfungen, die als Wissen die Basis für Entscheidungen liefern. Entscheidungen für das digitale Operieren werden zunehmend komplexer aufgrund der Quantität an Daten und der verschiedenen Klassen, denen sie angehören: Sensordaten (optisch, kalorisch, metrisch usw.), Vitaldaten des Patienten, Metadaten zum Krankheitsbild und zur Behandlung, Daten aus virtuellen Modellen vom Patienten, Daten zur Navigation der Instrumente u. a. Diese komplexen Entscheidungen stellen selbst wieder Daten einer weiteren Klasse dar, die für weitere Operationsentscheidungen relevant werden können – eine permanente Rekursion, mit der das System immer weiter lernt und die Basis für weitere Entscheidungen kontinuierlich verbreitert, was wiederum als Ausweis der Objektivität und Evidenzbasierung gelesen werden mag.

Es ist klar, dass die hier generierten und archivierten Daten ein hohes Maß an Begehrlichkeit bei verschiedenen Akteuren (z. B. Versicherungen, Arbeitgebern) wecken und

11 Auktoriales Handeln meint ein Handeln unter Bedingungen vollständiger Information.

deswegen ein hinreichend großer Aufwand für Datensicherheit und Datenschutz getrieben werden muss. Von juristischer Seite wird entsprechend auf Sorgfalts- und Aufklärungspflichten des Arztes hingewiesen sowie auf mögliche notwendige rechtliche Erweiterungen (vgl. Dierks et al. 2012).

Jenseits der rechtlichen Fragen stellen sich ethische Fragen einerseits im Bereich von ‚incidential findings', d. h. von Befunden, nach denen ursprünglich nicht gesucht wurde, die aber im Rahmen der umfangreichen diagnostischen Kapazität der Systeme ‚zufällig' und ungewollt auftreten (vgl. z. B. Deutscher Ethikrat 2013). Das generierte Wissen ist dann in der Welt, und es muss mit ihm verantwortlich umgegangen werden.

Ein zweites ethisch heikles Thema, das mit der hier anfallenden Datenmenge verbunden ist, verweist in den Bereich der politischen Ethik: Es geht um das individuelle Recht auf informationelle Selbstbestimmung und um die gesellschaftliche Abwägung zwischen Sicherheit und Freiheit. Die Versicherung der Protagonisten des digitalen Operierens, dass hier rechtlich alles Nötige getan werde, vermag angesichts der NSA-Aktivitäten und der technischen Möglichkeit, sich in nahezu alle Netze und Anlagen zu hacken und deren Funktionalität zu stören (wie der Stuxnet-Angriff auf die iranischen Atomanlagen oder jüngst der ‚Wanna-Cry-Virus' eindrücklich unter Beweis gestellt haben) nur wenig zu beruhigen. Neben dem missbräuchlichen Verwerten der hier generierten Daten ist die Vulnerabilität der technischen Systeme ein besonderes Problem, das nur unter Zuhilfenahme ökonomischer, technischer und rechtlicher Mittel angegangen werden kann. Die Frage, welches Maß von Gefährdung durch technische Systeme wir als offene Gesellschaft für zuträglich halten, ist ihrerseits eine ethische, die nur im Raum des Politischen verhandelt werden kann.

Darüber hinaus ist dem Problem wohl nur durch erhöhte Aufmerksamkeit und Appell an die individuellen wie organisationalen Sorgfaltspflichten neben strengen technischen Regulierungen beizukommen. Die Ethik kann an dieser Stelle auf das Prinzip der Vorsicht und der Verantwortung (vgl. Jonas 1979) verweisen, die Ausarbeitung liegt aber vor allem im Bereich des Rechtlichen und Technischen.

15.5 Schlussüberlegungen

Beginnen möchte ich die Diskussion der Konsequenzen aus dem bisher Beschriebenen mit dem Zitat eines Mediziners und Medizinhistorikers, der die Geschichte der Medizintechnik nachgezeichnet und sich mit dem Assessment von Medizintechnik intensiv auseinandergesetzt hat. Auf diesem Hintergrund stellt er stärker die Gefahren einer Technologisierung für die medizinische Disziplin – und in Folge davon für den Patienten – in den Vordergrund:

> » Technologies that improve accuracy, and centralized organization that enhances efficiency and provide security, are essential factors in modern medicine. Yet accuracy, efficiency, and security are purchased at a high price when that price is impersonal medical care and undermining the physician's belief in his own medical powers. To be free to develop his medical skills to their highest point, to increase what is despite these problems a positive balance of benefit over harms, today's physician must rebel. He can use his strongest weapon – a refusal to accept bondage to any one technique, no matter how useful it may be in particular instance. He must regard them all with detachment, as mere tools, to be chosen as necessary for a particular task. He must accept the patient as a human being, and regain and reassert his faith in his own medical judgement. (Reiser 1978, S. 231)

In diesem Zitat spiegelt sich eine wohl grundsätzliche Skepsis der medizinischen Profession zum Einsatz von Technik wider. Es besteht die Befürchtung von der Technologie bzw. Technik in der eigenen Professionalität korrumpiert zu werden und damit der gesellschaftlichen Funktion nicht mehr nachkommen zu können. Zugleich werden die Chancen und Vorzüge der

Technik geschildert: erhöhte Präzision, Sicherheit, Effizienz. Alles Faktoren, die in einem Hochleistungsmedizinbetrieb und in einem Marktumfeld unverzichtbar sind, um als Organisation und als Profession bestehen bleiben zu können. Reisers Empfehlung zur Rebellion erscheint mir angesichts der seit 1978 stark veränderten Lage – die Technisierung und Industrialisierung[12] des Krankenhauses ist sehr viel weiter vorangeschritten – weder realistisch noch produktiv. Reisers Forderung, die medizinische Technologie und Technik als reine Instrumente ärztlichen Handelns anzusehen, ist meines Erachtens wenig realistisch. Wie gezeigt wurde, ist es für den einzelnen Arzt wie für die ärztliche Profession als Ganzes wohl nicht mehr zu leisten, das komplexe Geflecht aus Wahrnehmung, Wissen, Entscheidung und Handlung noch diskreten Akteuren zuzuordnen, und als menschlicher Akteur in diesem Prozess die Autorschaft zu bewahren. Hier besteht meines Erachtens der entscheidende Schritt in der technologischen Entwicklung. Die technischen Systeme lassen sich nicht mehr auf Instrumente reduzieren, die dem menschlichen Akteur zur eigenen Disposition stehen.

„Die Schnittstelle [zwischen Mensch und Maschine] ist indisponibel", wie es Christoph Hubig pointiert formuliert hat. Indisponibel in dem Sinne, dass die Schnittstellen zur Technik für den Menschen entweder „nicht (mehr) transparent sind, oder dass sie sich grundsätzlich einer weiteren Gestaltbarkeit entziehen" (Hubig 2008, S. 11). Das heißt, in einer informatisierten Umgebung wie dem digitalen Operationssaal mit allen seinen technischen Features ist die Unterscheidung von Mensch und Maschine, von Entscheidung und Kalkül, von Handlung und Ausführung einer Aufgabe, von Kompetenz und Kapazität prekär geworden. Hinter diese Prekarität kommen wir kaum mehr zurück – und wollen das angesichts der damit verbundenen Vorteile vielleicht auch gar nicht. Deshalb wird es entscheidend sein, sich dieser Prekarität und Indisponibilität im hybriden, systemgebundenen Handeln bewusst zu sein und diese durch menschliche Reflexion und Kommunikation (Mensch-Mensch-Kommunikation) systematisch als Gegenüber und Komplement zur Mensch-Maschine-Interaktion parallel aufrechtzuerhalten. Wie diese produktiv in die Mensch-Maschine-Kommunikation eingespielt werden können, hat Hubig anhand der dreifachen Parallelkommunikation skizziert (vgl. Hubig 2008, S. 15f.). Praktisch könnte dies bezüglich der dritten Form (gesellschaftliche Metakommunikation über Systemkommunikation) über strukturierte Evaluationen der konkreten soziotechnischen Arrangements mit dem Modell MEESTAR (vgl. Manzeschke et al. 2013) durchgeführt werden. Damit besteht die Möglichkeit, die ‚ernsten moralischen Fragen' systematisch und aus verschiedenen Akteurs- bzw. Betroffenenperspektiven ‚durchzukonjugieren'. Diese **systematische ethische Evaluation** lieferte auch das Material für die beiden anderen, von Hubig vorgeschlagenen Kommunikationsebenen (1: Verständigung über gemeinsam zu unterstellende Handlungsschemata, 2: Systemtransparenz on demand). Über diesen Schritt der praktischen Evaluation hinaus erscheint weitere empirische und theoretische Forschung erforderlich, die sich mit Fragen der Virtualisierung und der Virtualitätsverhältnisse beschäftigt sowie mit deren Rückwirkungen auf die Beziehung von Person und Person bzw. Person und Gegenstand (vgl. Rehmann-Sutter 2012). Weiter wäre die veränderte Wahrnehmung von Sicherheit (als subjektive und objektive Größe) in einem digitalen und virtuellen Umfeld zu erforschen, in das der Körper, der Mensch und seine Behandlung eingebettet werden.

12 Auch wenn das Krankenhaus im Vergleich zur ursprünglichen Verwendung des Begriffs im Kontext der industriellen Revolution im 19. Jahrhundert allenfalls Bedingungen einer Manufaktur erfüllt, da der Grad der Standardisierung vergleichsweise gering ist, die Mechanisierung kaum ausgeprägt ist und Produktivitätssteigerungen eher marginal sind, lassen sich gewisse Eigenschaften identifizieren, die eine Verwendung des Begriffs zunehmend sinnvoll erscheinen lassen, um spezifische Veränderungen von Handlungsorientierungen und -rationalitäten zu markieren (vgl. Vera 2009, S. 191f.; Kühn 1998, S. 34ff.).

Neben diesen zweifelsohne wichtigen Detailfragen bleibt uns als Gesellschaft und als Individuen das Projekt der Aufklärung aufgegeben, nach dem Humanum zu fragen, das mit einer oder auch gegen eine Technisierung bewahrt werden soll. Ein zentrales Merkmal dieses Humanums war es bisher, dass der Mensch sich Gründe und eine kritische Deliberation dieser Gründe gewährt hat, um das eigene Tun und Unterlassen im Horizont des guten Lebens zu beurteilen und zu orientieren. Diesen Eigensinn sollte er sich bewahren.

15.6 Fazit

Medizinisches Wissen und Handeln nehmen zunehmend einen technologiebasierten Charakter an. Das beschert der Diagnostik und Therapie eminente Fortschritte, die mit den Begriffen Präzision, Effektivität und Evidenzbasierung zusammengefasst werden können. Diese Veränderungen schlagen sich in der (Selbst-)Wahrnehmung des Patienten, in der Beziehung zwischen Arzt und Patient sowie in den Strukturen des Krankenhauses nieder. Die Digitalisierung aller als entscheidungs- und handlungsrelevant eingestuften Parameter wird zu einer Verobjektivierung von medizinischen Entscheidungen beitragen, Operationsplanungssysteme werden Entscheidungen zunehmend über Algorithmen strukturieren und organisieren.

Der Beitrag liefert aus einer ethischen Perspektive erste Analysen und Einschätzungen des digitalen Operierens als eines menschlichen, intentionalen Handelns, das seinen auktorialen Charakter zunehmend mit wissensgestützten Expertensystemen teilt. Aus ethischer Sicht ergeben sich hieraus vier zentrale Fragen, anhand derer Vor- und Nachteile dieser medizin- und informationstechnologischen Entwicklung abgewogen werden müssen:

- Wie kann zukünftig moralische Verantwortung in hybriden Handlungsverbünden aus Mensch und Technik noch sinnvoll zugeschrieben und praktisch ausgeübt werden?[13]
- Welche Auswirkungen haben diese Verschiebungen auf das Arzt-Patient-Verhältnis als einer zwischenmenschlichen Hilfeleistung?
- Welche arbeitsbezogenen Konsequenzen sind aus einer Roboterisierung und Digitalisierung auf individueller (z. B. Professionsverständnis) und gesellschaftlicher (z. B. Qualität und Bedarfsgerechtigkeit der medizinischen Versorgung) Ebene zu erwarten, und wie sind sie zu gestalten?
- Wie ist die zunehmende Datenbasierung medizinischer Interpretationen und Interventionen zu bewerten, wenn und weil diese Daten in ihrer Genese für den Arzt selbst immer weniger nachvollziehbar sind?

Lernziele

- Es kann aufgezeigt werden, weshalb die gegenwärtige Technisierung der Medizin spezifische Legitimitätsprobleme aufweist. Argumentiert wird, dass Ethos und Vertrauen sich kategorial von Technikakzeptanz unterscheiden, denn sie verweisen auf eine moralische Dimension des soziotechnischen Arrangements.
- Die Thematisierung als ‚Hope-, Hype- und Fear-Technologien' verweist auf die Infragestellung emotionaler Aspekte, insbesondere vertrauenkonstituierender Momente in der Arzt-Patient-Beziehung. Technikakzeptanz kann eine vertrauensvolle Arzt-Patient-Beziehung nur bedingt ersetzen, da sie einerseits als komplexitätsreduzierende Maßnahme (Luhmann 1984) fungiert und andererseits in ihrer sozialen Dimension auch nicht an Maschinen gelernt werden kann – und wohl auch nicht gelernt werden sollte.
- Eine ethische Bewertung der aktuellen medizintechnologischen Entwicklungen muss der zunehmenden Komplexität der

13 Verantwortung kann nur sinnvoll zugeschrieben werden, wenn es plausibel ist, dass sie auch praktisch ausgeübt werden kann – bspw. kann ein Fahrer eines autonomen Fahrzeugs zwar weiterhin rechtlich verantwortlich für Fehlverhalten seines Autos sein, die zugebilligten Reaktionszeiten sind aber zu kurz, um praktisch noch rechtzeitig die Kontrolle zu übernehmen.

Versorgungsstrukturen und -prozesse gerecht werden, zugleich muss sie, um alltagspraktisch orientierend zu sein, an der Alltagsmoral der Menschen ansetzen und reflexiv über sie hinausführen. Hier sind entsprechende Theoriebildungen und konkrete Bildungsprozesse noch zu entwickeln. Zentrale Bezugspunkte der Ethik wie Gerechtigkeit, Freiheit und Autonomie (verstanden als moralische Selbstbestimmung im Sinne eines allgemeinen moralischen Gesetzes) bleiben Fixpunkte der Ethik.

Bezüge zu Lernzielen des NKLM[a] in diesem Kapitel

Professionelle Entwicklung	Ethik der Medizin
ID 11, ID 11.1, ID 11.4.2	ID 5.1, ID 5.2, ID 5.2.1.2, ID 6.1, ID 6.1.13, ID 18, ID 18.1, ID 18.2, ID 18.3

[a] Hinweise zur Nutzung der ID-Codes des NKLM für Unterricht und Prüfung finden sich in ► Abschn. 1.7 „Hinweise für die Benutzung durch Dozierende und Studierende der Humanmedizin".

Literatur

Anders, G. (1956). *Die Antiquiertheit des Menschen. Über die Seele im Zeitalter der zweiten industriellen Revolution*. München: Beck.

Balint, E., & Norell, J. S. (Hrsg.). (1977). *Fünf Minuten pro Patient. Eine Studie über die Interaktion in der ärztlichen Allgemeinpraxis*. Frankfurt am Main: Suhrkamp.

Bayertz, K. (Hrsg.). (1995). *Verantwortung. Prinzip oder Problem?* Darmstadt: Wissenschaftliche Buchgesellschaft.

Beck, S. (Hrsg.). (2012). *Jenseits von Mensch und Maschine. Ethische und rechtliche Fragen zum Umgang mit Robotern, Künstlicher Intelligenz und Cyborgs*. Baden-Baden: Nomos.

Böhme, G. (2008). *Ethik leiblicher Existenz. Über unseren moralischen Umgang mit der eigenen Natur*. Frankfurt am Main: Suhrkamp.

Bühl, W. L. (1998). *Verantwortung für Soziale Systeme. Grundzüge einer globalen Gesellschaftsethik*. Stuttgart: Klett-Cotta.

Bundesregierung (2013). *Koalitionsvertrag. Deutschlands Zukunft gestalten*. http://www.bundesregierung.de/Content/DE/StatischeSeiten/Breg/koalitionsvertrag-inhaltsverzeichnis.html. Zugegriffen: 01.01.2018.

Burger O., et al. (2012). Erfordert der digitale Operationssaal ein Umdenken des Chirurgen? In W. Niederlag, H. U. Lemke, G. Strauß, & H. Feußner (Hrsg.), *Der digitale Operationssaal*, Bd. 17 (S. 227–241). Dresden: Health Academy.

Büro für Technikfolgenabschätzung beim Bundestag (2011). *Hope-, Hype- und Fear-Technologien*, TAB-Brief 39. http://www.tab-beim-bundestag.de/de/aktuelles/20110906.html. Zugegriffen: 01.01.2018.

Callies, C. (2013). Vorsorgeprinzip. In A. Grundwald (Hrsg.), *Handbuch Technikethik* (S. 390–394). Stuttgart, Weimar: Metzler.

Collingridge, D. (1981). *The social control of technology*. Milton Keynes: Open University Press.

De Carolis, M. (2009). *Das Leben im Zeitalter seiner technischen Reproduzierbarkeit*. Zürich, Berlin: Diaphanes.

Derbolav, J. (1974). Handeln, Handlung, Tat, Tätigkeit. In J. Ritter (Hrsg.), *Historisches Wörterbuch der Philosophie*, Bd. III (S. 992–994). Darmstadt: Wissenschaftliche Buchgesellschaft.

Deutscher Ethikrat (2013). *Neuroimaging – Bilder vom Gehirn und das Bild des Menschen*. http://www.ethikrat.org/veranstaltungen/weitere-veranstaltungen/neuroimaging. Zugegriffen: 01.01.2018.

Deutsches Ärzteblatt (2014). *Ösophagus: Studie sieht Risiken der endoskopischen Operation*. https://www.aerzteblatt.de/nachrichten/59554/Oesophagus-Studie-sieht-Risiken-der-endoskopischen-Operation. Zugegriffen: 01.01.2018.

Dierks, C., Backmann, B., Hensmann, J., & Rosenberg S. (2012). Digitalisierung des OP-Saales – Rechtliche Aspekte. In W. Niederlag, H. U. Lemke, G. Strauß, & H. Feußner (Hrsg.), *Der digitale Operationssaal. Methoden, Werkzeuge, Systeme, Applikationen und gesellschaftliche Aspekte*, Bd. 17 (S. 214–225). Dresden: Health Academy.

Dietz, A., et al. (2012). Ändert sich mit der Digitalisierung des Operationssaals das Berufsbild des Chirurgen? Beispiel: Kopf-Hals-Onkologie. In W. Niederlag, H. U. Lemke, G. Strauß, & H. Feußner (Hrsg.), *Der digitale Operationssaal. Methoden, Werkzeuge, Systeme, Applikationen und gesellschaftliche Aspekte*, Bd. 17 (S. 201–213). Dresden: Health Academy.

Dolata, U. (2011). *Wandel durch Technik. Eine Theorie soziotechnischer Transformation*. Frankfurt am Main, New York: Campus.

Dössel, O. (2008). Medizintechnik 2025 – Trends und Visionen. In W. Niederlag, H. U. Lemke, E. Nagel, O. Dössel (Hrsg.), *Gesundheitswesen 2025. Implikationen, Konzepte, Visionen*, Bd. 12 (S. 115–126). Dresden: Health Academy.

Dusseldorp, M. (2013). Technikfolgenabschätzung. In A. Grundwald (Hrsg.), *Handbuch Technikethik* (S. 394–399). Stuttgart, Weimar: Metzler.

Fischer, H., & Voges, U. (2011). Medizinische Robotersysteme. In R. Kramme (Hrsg.), *Medizintechnik. Verfahren, Systeme, Informationsverarbeitung*, 4. vollständig überarbeitete erweiterte Aufl. (S. 915–926). Heidelberg: Springer.

Gethmann, C. F. (2000). Ethische Probleme der Verteilungsgerechtigkeit beim Handeln unter Risiko. In C. F. Gethmann, & A. Gethmann-Siefert (Hrsg.), *Philosophie und Technik* (61–73). München: Fink.

Gethmann, C. F., & Gethmann-Siefert, A. (2000). Einleitung. In C. F. Gethmann, & A. Gethmann-Siefert (Hrsg.), *Philosophie und Technik* (S. 7–23). München: Fink.

Gransche, B., et al. (2014). *Wandel von Autonomie und Kontrolle durch neue Mensch-Technik-Interaktionen. Grundsatzfragen autonomieorientierter Mensch-Technik-Verhältnisse*. Karlsruhe: Fraunhofer.

Hartmann, M., & Offe, C. (Hrsg.). (2001). *Vertrauen. Die Grundlage des sozialen Zusammenhalts*. Frankfurt am Main, New York: Campus.

Hastedt, H. (1991). *Aufklärung und Technik. Grundprobleme einer Ethik der Technik*. Frankfurt am Main: Suhrkamp.

Hirzinger G. (2009). Maschinengestütztes Operieren, Mechatronik und Robotik. In E. Wintermantel, H. Suk-Woo (Hrsg.), *Medizintechnik. Life Science Engineering*, 5. überarbeitete und erweiterte Aufl. (S. 2071–2078). Berlin, Heidelberg: Springer.

Hood, L. (2016). Hundert Jahre werden und dann ganz schnell sterben. *FAZ*, 3.2.2016, Natur und Wissenschaft, 1.

Hubig, H. (2008). Mensch-Maschine-Interaktion in hybriden Systemen. In H. Hubig, & P. Koslowski (Hrsg.), *Maschinen, die unsere Brüder werden. Mensch-Maschine-Interaktion in hybriden Systemen* (S. 9–17). München: Fink.

Hubig, C., & Koslowski, P. (Hrsg.). (2008). *Maschinen, die unsere Brüder werden. Mensch-Maschine-Interaktion in hybriden Systemen*. München: Fink.

Institut für Qualität und Wirtschaftlichkeit im Gesundheitswesen (IQWIG) (2015). *IQWIG-Jahresbericht 2015*. https://www.iqwig.de/download/IQWiG_Jahresbericht_2015.pdf. Zugegriffen: 01.01.2018.

Jonas, H. (1979). *Das Prinzip Verantwortung. Versuch einer Ethik für die technologische Zivilisation*. Frankfurt am Main: Insel.

Jonas, H. (1985). *Technik, Medizin und Ethik. Zur Praxis des Prinzips Verantwortung*. Frankfurt am Main: Insel.

Kempf, D. (2007). *Untersuchung der Gesprächszeit mit Patienten und Angehörigen unter Zugrundelegung der Arbeitszeitverteilung von Krankenhausärzten*. Dissertation, Universität Freiburg.

Kluge, E. W. (2017). Health information professionals in a global eHealth world: Ethical and legal arguments for the international certification and accreditation of health information professional. *International Journal of Medical Informatics*, 97, 261–265.

Kramme, R. (Hrsg.). (2011). *Medizintechnik. Verfahren, Systeme, Informationsverarbeitung*, 4. vollständig überarbeitete erweiterte Aufl. Heidelberg: Springer.

Kühn, H. (1998). Industrialisierung der Medizin? Zum politisch-ökonomischen Kontext der Standardisierungstendenzen. *Jahrbuch für kritische Medizin*, 29, 34–52.

Lauff, S. (2013). *Minimal-invasive Eingriffe sind nicht harmlos*. SWR. http://www.swr.de/odysso/minimal-invasive-eingriffe/-/id=1046894/did=11378450/nid=1046894/avkhq4/index.html. Zugegriffen: 03.01.2018.

Lemke, H. U., & Berliner, L. (2012). Der digitale Operationssaal – Stand und zukünftige Entwicklungsphasen. In W. Niederlag., H. U. Lemke, G. Strauß, & H. Feußner (Hrsg.), *Der digitale Operationssaal. Methoden, Werkzeuge, Systeme, Applikationen und gesellschaftliche Aspekte*, Bd. 17 (S. 13–19). Dresden: Health Academy.

Lemke, H. U., & Berliner, L. (2014). Der digitale Operationssaal – Stand und zukünftige Entwicklungsphasen. In W. Niederlag, H. U. Lemke, G. Strauß, & H. Feußner (Hrsg.), *Der digitale Operationssaal*, 2. erw. Aufl. (S. 3–8). Berlin, Boston: De Gruyter.

Lenk, H. (2010). *Das flexible Vielfachwesen. Einführung in die moderne philosophische Anthropologie zwischen Bio-, Techno- und Kulturwissenschaften*. Weilerswist: Velbrück Wissenschaft.

Lorenz, K. (1984). Handlung. In J. Mittelstraß (Hrsg.), *Enzyklopädie Philosophie und Wissenschaftstheorie*, Bd. 2 (S. 33–37). Mannheim: Bibliographisches Institut.

Luhmann, N. (1984). *Soziale Systeme. Grundriß einer allgemeinen Theorie*. Frankfurt: Suhrkamp.

Manzeschke, A. (2014). Digitales Operieren und Ethik. In W. Niederlag, H. U. Lemke, G. Strauß, & H. Feußner (Hrsg.), *Der digitale Operationssal* (S. 227–249). Berlin: De Gruyter.

Manzeschke, A., & Karsch F. (Hrsg.). (2016). *Roboter, Computer und Hybride. Was ereignet sich zwischen Menschen und Maschinen?* Baden-Baden: Nomos.

Manzeschke, A., Weber, K., Rother, E., & Fangerau, H. (2013). *Ergebnisse der Studie „Ethische Fragen im Bereich Altersgerechter Assistenzsysteme"*. Berlin: VDI/VDE.

Maring, M. (2008). Mensch-Maschine-Interaktion. Steuerbarkeit – Verantwortbarkeit. In C. Hubig, & K. Koslowski (Hrsg.), *Maschinen, die unsere Brüder werden. Mensch-Maschine-Interaktion in hybriden Systemen* (S. 113–129). München: Fink.

Meckel, M. (2011). *Next. Erinnerungen an eine Zukunft ohne uns*. Reinbek: Rowohlt.

Meixensberger, J. (2008). Modellgestützte Therapie – Einfluss und Auswirkungen auf das Betätigungsfeld des Chirurgen. In W. Niederlag, H. U. Lemke, J. Meixensberger, & M. Baumann (Hrsg.), *Modellgestützte Therapie. Technische Möglichkeiten, potenzielle Anwendungen und gesellschaftliche Auswirkungen*, Bd. 13 (S. 271–277). Dresden: Health Academy.

Merkow, R. P., et al. (2014). Treatment trends, risk of lymph node metastasis, and outcomes for localized esophageal cancer. *Journal of the National Cancer Institute*, 106(7), dju133.

Mittelstraß, J. (2000). Die Angst und das Wissen – oder was leistet die Technikfolgenabschätzung? In C. F.

Gethmann, & A. Gethmann-Siefert (Hrsg.), *Philosophie und Technik* (S. 25–41). München: Fink.
Moore, G. E. (1996). *Principia Ethica* (erweiterte Ausgabe). Stuttgart: Reclam.
Mori, M. (1970). The uncanny valley. *Energy*, 7, 33–35.
Moscovici, S. (1981). *Versuch über die menschliche Geschichte der Natur*. Frankfurt am Main: Suhrkamp.
Müller, O. (2014). *Selbst, Welt und Technik*. Berlin: De Gruyter.
Müller-Jung, J. (2016). Der Anfang einer digitalen Wohlfühl-Utopie. *FAZ*, 03.02.2016,Natur und Wissenschaft, 1.
Müller-Wittig, W. (2011). Virtuelle Realität in der Medizin. In R. Kramme (Hrsg.), *Medizintechnik. Verfahren, Systeme, Informationsverarbeitung*, 4. vollständig überarbeitete erweiterte Aufl. (S. 847–858). Heidelberg: Springer.
Mumford, L. (1981). *Hoffnung oder Barbarei. Die Verwandlungen des Menschen*. Frankfurt am Main: Eichborn.
Niederlag, W., Lemke, H. U., Semmler, W., & Bremer, C. (Hrsg.). (2006). *Molecular Imaging. Innovationen und Visionen in der medizinischen Bildgebung*, Bd. 1. Dresden: Health Academy.
Niederlag, W., Lemke, H. U., Meixensberger, J., & Baumann, M. (Hrsg.). (2008). *Modellgestützte Therapie. Technische Möglichkeiten, potenzielle Anwendungen und gesellschaftliche Auswirkungen*, Bd. 13. Dresden: Health Academy.
Niederlag, W., Lemke, H. U., Lehrach, H., & Peitgen, H. O. (Hrsg.). (2012). *Der virtuelle Patient. Zukünftige Basis für Diagnose und Therapie?* Bd. 16. Dresden: Health Academy.
Ortega y Gasset, J. (1996). Betrachtungen über die Technik. In J. Ortega y Gasset, *Gesammelte Werke*, Bd. IV (S. 7–69). Augsburg: Bechtermünz.
Quarthal, B. (2011). *Substantielle Legitimation der Entscheidung von Ethikkommissionen*. Universität Tübingen, Manuskript.
Rehmann-Sutter, C. (2012). Genomik als spezielle Form von Virtualität – Ethische und gesellschaftliche Aspekte. In W. Niederlag, H. U. Lemke, H. Lehrach, & H. O. Peitgen (Hrsg.), *Der virtuelle Patient. Zukünftige Basis für Diagnose und Therapie?* Bd. 16 (S. 273–287). Dresden: Health Academy.
Reiser, S. J. (1978). *Medicine and the reign of technology*. London, New York, Melbourne: Cambridge University Press.
Renn, O. (2013). Bürgerbeteiligung. In A. Grundwald (Hrsg.), *Handbuch Technikethik* (S. 400–405). Stuttgart, Weimar: Metzler.
Rieger, A., Friess, F., & Martignoni, M. E. (2012). Augmented Reality – Realität und Virtualität in der Medizin. In W. Niederlag, H. U. Lemke, H. Lehrach, & H. O. Peitgen (Hrsg.), *Der virtuelle Patient. Zukünftige Basis für Diagnose und Therapie?* Bd. 16 (S. 211–225). Dresden: Health Academy.
Savulescu, J., & Bostrom, N. (Hrsg.). (2009). *Human enhancement*. Oxford, New York: Oxford University Press.
Schulenburg, J., & Nida-Rümelin, J. (2013). Risikobeurteilung/Risikoethik. In A. Grundwald (Hrsg.), *Handbuch Technikethik* (S. 223–227). Stuttgart, Weimar: Metzler.
Sharkey, N. (2008). The ethical frontiers of robotics. *Science*, 322, 1800–1801.
Sharkey, N., & Sharkey, A. (2012). Robotic surgery and ethical challenge. In P. Gomes (Hrsg.), *Medical robotics. Minimally invasive surgery*. Philadelphia: Woodhead Publishing.
Sharkey, N., & Sharkey, A. (2013). Robotic surgery: On the cutting edge of ethics. *Computer*, 46, 56–64. http://doi.ieeecomputersociety.org/10.1109/MC.2012.424. Zugegriffen: 03.01.2018.
Sieferle, R. P. (1984). *Fortschrittsfeinde? Opposition gegen Technik und Industrie von der Romantik bis zur Gegenwart*. München: Beck.
Stroetmann, K. A. (2012). The Virtual Physiological Human (VPH) – Von der europäischen Forschungsinitiative zur klinischen Praxis. In W. Niederlag, H. U. Lemke, H. Lehrach, & H. O. Peitgen (Hrsg.), *Der virtuelle Patient. Zukünftige Basis für Diagnose und Therapie?* Bd. 16 (S. 134–144). Dresden: Health Academy.
Sturma, D. (2004). Ersetzbarkeit des Menschlichen? Robotik und menschliche Lebensform. *Jahrbuch für Wissenschaft und Ethik*, 9, 141–162.
Vera, A. (2009). Die „Industrialisierung" des Krankenhauswesens durch DRG-Fallpauschalen – eine interdisziplinäre Analyse. *Das Gesundheitswesen*, 3, 161–162.
Weitze, MD, et al. (Hrsg.). (2012). *Biotechnologie-Komm nikation. Kontroversen, Analysen, Aktivitäten (acatech Diskussion)*. Berlin, Heidelberg: Springer Vieweg.
Weizenbaum, J. (1977). *Die Macht der Computer und die Ohnmacht der Vernunft*. Frankfurt am Main: Suhrkamp.
Weizenbaum, J. (2003). Der Mensch, nicht die Maschine ist das Maß! Ethische Aspekte der Informationstechnologie. In W. Niederlag, H. U. Lemke, A. Bondolfi, & O. Rienhoff (Hrsg.), *Ethik und Informationstechnik am Beispiel der Telemedizin*, Bd. 2 (S. 58–63). Dresden: Health Academy.
Wiegerling, K. (2000). Technik. In R. Schnell (Hrsg.), *Metzler Lexikon Kultur der Gegenwart* (S. 501–502). Stuttgart, Weimar: Metzler.
Wilhelm, D., et al. (2012). Robotersysteme im OP-Saal. In W. Niederlag, H. U. Lemke, G. Strauß, & H. Feußner (Hrsg.), *Der digitale Operationssaal*, Bd. 17 (S. 105–122). Dresden: Health Academy.v

Die Dominanz des Arztes

Warum medizinische Asymmetrien unvermeidbar sind

Irmhild Saake

Aus Gründen der besseren Lesbarkeit wird in diesem Kapitel das generische Maskulinum verwendet. Dieses impliziert natürlich immer auch die weibliche Form. Teilweise wird auch das generische Femininum eingesetzt (z. B. schließt die Verwendung des Begriffs Krankenschwester immer auch den Krankenpfleger mit ein). Sofern die Geschlechtszugehörigkeit von Bedeutung ist, wird selbstverständlich sprachlich differenziert.

S. Klinke, M. Kadmon (Hrsg.), *Ärztliche Tätigkeit im 21. Jahrhundert - Profession oder Dienstleistung*, Springer-Lehrbuch, https://doi.org/10.1007/978-3-662-56647-3_16

- **Leitfragen**

1. Wieso interessiert sich die Medizinsoziologie vor allem für eine Kritik des dominanten Arztes?
2. Empirische Studien fassen die Arzt-Patienten-Beziehung typischerweise als ‚Gespräch'. Welche Folgen sind damit verbunden?
3. Warum können Asymmetrien auch funktional sein?
4. Welche Vor- und Nachteile haben Symmetrieerwartungen in medizinischen Kontexten?

16.1 Einleitung

Die soziologische Auseinandersetzung mit der Medizin[1] beschäftigt sich typischerweise mit drei Themen: der sozialen Konstruktion von Krankheiten und Körpern, der Untersuchung von Machtverhältnissen zwischen Ärzten und Patienten und der Kritik des Gesundheitssystems z. B. als Medikalisierung der Gesellschaft (vgl. Seale 2008, S. 678). Wenn man sich diese thematische Fokussierung genauer anschaut, dann fällt auf, dass die soziologische Kritik an der Medizin einerseits sehr umfassend ist, andererseits aber auch sehr erwartbar. Dass es in dieser Grundsätzlichkeit um eine kritische Perspektive auf die Medizin geht, ist zunächst plausibel, wenn man sich vor Augen führt, dass Soziologen ja tatsächlich nicht als Mediziner ausgebildet werden, sondern als Soziologen vor der Frage stehen, wie sich eine moderne medizinische Praxis adäquat beschreiben und verbessern lässt. Dass die Stoßrichtung der Kritik jedoch vor allem eine Kritik an der Asymmetrie zwischen Ärzten und Laien, ärztlichem Wissen und Laienwissen, ärztlichen Gestaltungsmöglichkeiten und Protestbewegungen der Laien ist, ist tatsächlich interessant. Interessant ist auch, dass diese Kritik so stabil ist, was wiederum die Frage aufwirft, ob nicht eventuell der kritisierte Gegenstand so stabil ist, dass eine Kritik ins Leere läuft. Vielleicht setzt die soziologische Kritik an der ärztlichen/medizinischen Dominanz falsch an, wenn sie sich für eine immer wieder neue und mit jeder neuen Krankheit wieder aktuelle Emanzipation von Laienperspektiven einsetzt? Vielleicht lässt sich die ärztliche/medizinische Überlegenheit gar nicht einebnen? Vielleicht braucht die Medizin die ärztliche Asymmetrie?

Nun lässt sich aber andererseits auch nicht davon absehen, dass die sozialwissenschaftliche Entthronung der ehemaligen Halbgötter in Weiß ja tatsächlich zu großen Veränderungen im medizinischen Alltag geführt hat. Das noch junge Konzept der partizipativen Entscheidungsfindung (‚shared decision making') zwischen Arzt und Patient im Rahmen der Therapieplanung soll den vorherigen Paternalismus eines weitgehend allein entscheidenden Arztes durch eine – bislang in ihrem Ablauf immer noch etwas unklare – explizite Patientenzentrierung ersetzen (vgl. Elwyn et al. 2003). Wie wichtig diese Zivilisierung des Arzt-Patienten-Verhältnisses ist, bestätigt sich in vielen Umfragen, in denen sich Patienten ein vertrauensvolles, partnerschaftliches Verhältnis zu ihrem Arzt wünschen (vgl. Coulter 1999; Klemperer 2006, S. 3f.). Schon immer war der Ort dieses Vertrauensverhältnisses das Gespräch zwischen Arzt und Patient. Je höher nun die Erwartungen an eine Beteiligung der Patienten werden, desto mehr wird auch deutlich, dass sich all dies in einem Gespräch vollziehen muss. Aber ist es wirklich ein Gespräch, das da stattfindet?

In der sozialen Form des Gesprächs steht der wechselseitige Austausch von Sätzen im Vordergrund. Mit Hilfe der vor allem im angelsächsischen Raum dominierenden Form der Konversationsanalyse sind große Sammlungen von empirischen Dokumentationen zu Arzt-Patienten-Interaktionen angelegt worden (vgl. Byrne und Long 1976; Misher 1984; Atkinson 1995, Heritage und Maynard 2005), weil man gedacht hat, dass man dadurch etwas über

1 Seit Robert Straus' Einteilung wird typischerweise zwischen ‚sociology in medicine' und ‚sociology of medicine' unterschieden (vgl. Straus 1957). Im Deutschen wäre das die Medizinsoziologie als Teil der Soziologie und die medizinische Soziologie als Teil der Medizin.

das Funktionieren der Medizin erfährt. Darüber hinaus war aber auch exakt diese Form des ‚Gesprächs' interessant, denn immer wieder stellte sich die überraschende Beobachtung einer Asymmetrie zwischen Arzt und Patient ein, die dann wie eine Pathologie des medizinischen Systems beschrieben werden konnte. Soziologische Forschungen mit ihrer zu weiten Teilen machtkritischen Intuition konnten hier plausibel ansetzen und ein eigenes Genre der Medizinsoziologie schaffen: die ‚atrocity-stories' – Greuelgeschichten – über den Arztbesuch (vgl. Atkinson 1992). Fast unbemerkt blieb dabei, dass diese machtkritische Intuition zwangsläufig die Laienperspektive privilegiert. Wie explizit auch im deutschsprachigen Raum medizinsoziologische Forschungen an der Perspektive des Nichtmediziners angesetzt haben, lässt sich beispielhaft an den folgenden Sätzen von Stefan Hirschauer ablesen. Hirschauer fordert etwa dazu auf – und ist damit repräsentativ für einen Common Sense der methodologischen Tradition der qualitativen Sozialforschung (vgl. Nassehi und Saake 2002) –, „aus der Naivität des Novizenstatus Profit zu schlagen" (Hirschauer 1996, S. 117). Der Forscher solle sich sozusagen als unwissend darstellen und die auch ihm von eigenen Arztbesuchen her vertraute Situation als fremd wahrnehmen, um auf diese Weise der Natürlichkeit der Situation (Bergmann 1981, S. 18) gerecht werden zu können. Aber welche Art von Natürlichkeit kann dabei sichtbar werden? Die Interaktion zwischen Arzt und Patient fällt gerade unter der Bedingung eines Gesprächs in ihrer Unnatürlichkeit auf. Zwei in vielen Fällen zunächst völlig fremde Menschen begegnen sich, um relativ umstandslos über die körperlichen oder psychischen Probleme nur eines der Beteiligten zu reden. Darüber hinaus sind mit den Einschätzungen des Arztes – im Unterschied zu denen des Patienten – Folgen im Hinblick auf die weitere Behandlung, u. a. auch die Legitimität des Krankseins verbunden.

Wie stark schon diese einfache soziologische Beschreibung von einer machtkritischen Intuition geprägt ist, zeigt sich, wenn man auf den Ursprungstext sozusagen aller Medizinsoziologie zurückgeht. Talcott Parsons, einer der wichtigsten Soziologen der frühen Nachkriegszeit und dann in den 70er-Jahren auch einer der umstrittensten Soziologen, hat sich 1967 und dann noch einmal 1975 mit exakt diesem Thema der Arzt-Patienten-Interaktion auseinandergesetzt. In beiden Texten ging es vor allem darum, die Asymmetrie zwischen Arzt und Patient zu erklären und dann auch zu rechtfertigen. An Parsons' Formulierungen lässt sich ablesen, wie schwierig dieses Unterfangen ist. Seine Sätze wirken heute so, als würde man von früheren Zeiten erzählen und von den alten Zöpfen, die berechtigterweise abgeschnitten werden mussten.

In meiner Argumentation werde ich im Folgenden versuchen, diese für Soziologen so unverständliche Asymmetrie zwischen Arzt und Patient und die damit verbundene Dominanz des Arztes aus einer Perspektive zu beleuchten, die mit der klassischen soziologischen machtkritischen Intuition bricht. Der Sinn dieser Vorgehensweise besteht jedoch nicht in einer affirmativen Bestätigung von Machtstrukturen, sondern darin, auch die Funktionsweise von sozialen Asymmetrien einer soziologischen Analyse zuzuführen. Warum sind Asymmetrien wie die der Arzt-Patienten-Interaktion so stabil? Welche Funktionalität liegt in Asymmetrien? Und: Warum erscheinen uns Asymmetrien eigentlich grundsätzlich als so problematisch?

Die sozusagen naiven Formulierungen von Parsons zur medizinischen Asymmetrie stehen zu Beginn dieses Textes im Vordergrund und machen uns mit dem Problem der mangelnden Legitimierbarkeit von Asymmetrien vertraut (► Abschn. 16.2). Hieran anschließend folgt eine Auseinandersetzung mit der Frage danach, warum generalisierende Symmetrieerwartungen so plausibel sind (► Abschn. 16.3). Erst diese Relativierung des Ideals der Gleichheit ermöglicht es, die asymmetrischen Elemente der Arzt-Patienten-Beziehung in ihrer Besonderheit wahrzunehmen und zu analysieren. Dies geschieht in ► Abschn. 16.4, in dem auch Material aus eigenen Studien aufbereitet wird. Der medizinische Umgang mit Tod und Sterben und das Fachgespräch unter Ärzten stellen Beispiele für einerseits asymmetrische

(Tod und Sterben), andererseits symmetrische Formen (Fachgespräch) medizinischer Kommunikation dar. In der speziellen Form der Fachlichkeit medizinischer Expertise – so die These dieses Beitrags – liegt die Begründung dafür, warum die so viel kritisierte und doch immer wieder neu entstehende Dominanz des Arztes nicht nur unvermeidbar, sondern auch wünschenswert ist. Aus einer Laienperspektive heraus erscheint Fachlichkeit als bedrohlich in ihrer Uneindeutigkeit und als respektlos in ihrer Distanziertheit gegenüber den Patienten. Die Unvereinbarkeit von hoher Fachlichkeit einerseits und zivilisiertem Umgang mit Laien andererseits erzwingt die hier uns interessierende Asymmetrie. Die mit diesem Beitrag verbundene Relativierung unserer modernen Erwartung an symmetrische Verständigungsformen ist nötig, um sich kritisch gegenüber diesen Erwartungen positionieren zu können, um abzuwägen, wo symmetrische und wo asymmetrische Elemente der Kommunikation ihre Berechtigung haben. Doch zunächst geht es nun um Parsons' Versuch der Legitimierung der medizinischen Asymmetrie zwischen Arzt und Patient.

16.2 Talcott Parsons: Über den illegitimen Kranken

Parsons definiert in seinem frühen Text zunächst einmal die Rolle des Kranken (vgl. Parsons 1967, S. 71). Als zentrale Elemente dieser Rolle benennt er:

- Der Patient selbst kann an seiner Krankheit nichts ändern, weswegen ihm diese Unfähigkeit nicht vorgeworfen werden darf.
- Die Befreiung von seinen üblichen Rollenverpflichtungen ist deshalb legitim.
- Der Zustand der Krankheit selbst ist jedoch nur unter diesen Bedingungen legitim. Der Patient muss anerkennen, dass Krankheit kein erstrebenswerter Zustand ist; er muss wieder gesund werden wollen und sich dabei helfen lassen.
- Andere müssen dem Kranken helfen.

Die mögliche Illegitimität der Krankenrolle – der Patient bildet sich seine Krankheit nur ein, oder er gibt vor, krank zu sein, um sich seinen regulären Rollenverpflichtungen zu entziehen – ist für Parsons der zentrale Bezugspunkt. Die Aufgabe der Ärzte besteht folgerichtig darin, auf den Patienten eine entsprechende soziale Kontrolle auszuüben, damit er sich im Zustand der Krankheit nicht einrichtet. Eine solche Beschreibung würde man heute so in dieser akademischen Form niemals mehr anfertigen. In diesen Sätzen findet sich die Autorität einer Profession wieder, die besser als ihr Publikum weiß, wer krank ist und wer nicht, und die auf dieser Grundlage auch dazu aufgerufen ist, Macht auszuüben, also jemand anderen zu Handlungen zu zwingen, die er ohne diese Macht nicht ausführen würde.

In der Auseinandersetzung mit diesen drastischen Formulierungen von Parsons entwickelte sich das emanzipatorische Potenzial einer die Laienperspektive emanzipierenden Medizinsoziologie. Parsons ist ein paar Jahre später noch einmal auf die Kritik an seiner Definition der Krankenrolle eingegangen. Er erläutert dabei zunächst, dass er aus Gesprächen mit Ärzten wüsste, dass ein „element of ‚motivatedness'" (Parsons 1978, S. 18) im Gespräch zwischen Arzt und Patient im Vordergrund stehe, es also durchaus Patienten gebe, bei denen die Frage danach, aus welchen Motiven heraus sie krank seien, berechtigt sei. Er führt aus, dass Märkte und Massenmedien symmetrische Elemente enthielten und die Demokratie den Wert der Symmetrie ganz grundsätzlich betone, dass aber dies nicht für die Arzt-Patienten-Beziehung gelte. Sein Anliegen in diesem Text sei es deshalb:

> […] to set forth the most important reasons why the professionally relationship in the field of illness and health care cannot be treated as a fully symmetrical relationship in the hierarchical dimension. This is to say that, with respect to the inherent functions of effective care and amelioration of conditions of illness, there must be a built-in institutionalized superiority of the professional roles, grounded

in responsibility, competence, and occupational concern. [...] I fail, however, to see how it is at all possible to eliminate the element of inequality. (Parsons 1978, S. 29)

Ich zitiere hier auch noch seine Definition dieser besonderen Kompetenz, weil es für die moderne Medizinsoziologie so ungewöhnlich geworden ist, exakt darüber zu reden.

» In other words, a good physician requires high intelligence and moral probity of an order which is probably higher than that required at least by many other occupational roles in modern society. (Parsons 1978, S. 26)

Ärzte sind Parsons zufolge intelligenter als Menschen anderer Berufsgruppen und sollten sich durch eine höhere moralische Integrität auszeichnen. Auch das würde man so heute nicht mehr sagen, weil es das Bild des Arztes als besserer Mensch entwirft. Und doch gibt es Unterschiede zwischen Ärzten und Patienten, die auch etwas mit der Form des Wissens und moralischen Erwartungen zu tun haben. Aber wie lässt sich das so beschreiben, dass es unser starkes Ideal der Gleichheit aller Menschen, unsere moderne Symmetrieerwartung, nicht verletzt?

16.3 Moderne Symmetrieerwartungen

Die soziologische Beschreibung der Gesellschaft als eines großen sozialen Gebildes konzentriert sich zumeist auf die Diagnose der **sozialen Ungleichheit**. Die Sozialstruktur der modernen Gesellschaft weist typische Regelmäßigkeiten im Hinblick auf eine ungleiche Ausstattung gesellschaftlicher Gruppen mit finanziellen Ressourcen, aber auch mit Bildungstiteln und mit den damit verbundenen Karrieremöglichkeiten auf. Daraus ergibt sich eine sehr plausible Kritik an eben dieser Ungleichheit. Interessanterweise wird Ungleichheit erst in einer **modernen Gesellschaft** zum Thema, obwohl für frühere Gesellschaften sehr viel drastischere Formen der Ungleichheit galten. Der Unterschied zwischen einer modernen und einer z. B. ständischen Gesellschaft besteht darin, dass wir uns heute keine an die Herkunft von Menschen gebundenen Unterscheidungsmerkmale mehr vorstellen können. Wir kennen zwar die Folgen, die mit einer Geburt in einer reichen oder armen Familie, in einem reichen Land oder in einem dauerhaft von Dürreperioden, Kriegen oder Klientelpolitik zerstörten Land verbunden sind. Aber im Unterschied zu hochkulturellen Gesellschaften, die aus der Frage nach der Herkunft die relevante Information über ihre Mitglieder bezogen haben, sehen wir Herkunft heute als ein kontingentes Merkmal an: Alle Menschen erscheinen uns als gleich, ihre Herkunft ist ein zufälliges Merkmal, also eines, das man niemandem zurechnen kann. Wir sehen dann im Alltag zwar, wie sich Menschen unterscheiden, und wir reagieren auch auf diese Unterschiede, aber wir halten sie aufgrund ihrer Zufälligkeit für etwas, was man überwinden kann und sollte. Selbst Unterschiede, die wir typischerweise jedem einzelnen zurechnen, wie etwa Leistung oder die individuelle Gestaltung des Aussehens, lassen sich wiederum als habituelle Effekte einer bestimmten Lebensführung erklären, und wir entkleiden auf diese Weise den Einzelnen wiederum in unseren Gedanken, also hypothetisch, von seinen jeweils unterscheidenden Merkmalen.

Diese Art von Gleichheit der Menschen, die wir uns trotz der sichtbaren Unterschiede vorstellen können, ist historisch gesehen eine Errungenschaft. Indem wir so einen Satz mit Selbstverständlichkeit formulieren und diese Gleichheit feiern, wird aus der Hypothese eine These, und wir alle werden für einen Moment zu Gleichen. Aber diese immer schon gute gesellschaftliche Praxis der Herstellung von Gleichheit nimmt uns auch die Möglichkeit zu fragen, wieso wir Gleichheit für ein so wertvolles Gut halten. Gleichheit ist in modernen Gesellschaften in vieler Hinsicht so etwas wie ein unhinterfragbarer Wert, bei dem zunächst einfach vorausgesetzt wird, dass er sich in einer entwickelnden, modernisierenden Gesellschaft erfüllen wird. Gesellschaftstheorien, die sich als Herrschaftskritik verstehen, würden in Revolutionen und Menschenrechtserklärungen den Anstoß zur Modernisierung sehen, weil in diesen Fällen die Ungleichheit zum Thema gemacht worden ist. Das erklärt aber immer noch nicht, wieso Menschen einer ständischen Gesellschaft, die im täglichen Leben bei jeder Gelegenheit sehen konnten, wie ungleich sie waren, auf die Idee kommen konnten, dass sie gleich sein sollten. Wenn ein entsprechendes Gleichheitsbewusstsein schon immer in jedem Menschen schlummerte, wäre darüber hinaus erklärungsbedürftig, warum sich die gesellschaftliche Wahrheit der Ungleichheit von Ständen, von Völkern, von Geschlechtern, von biologisch unterschiedlich ausgestatteten Menschen so lange gehalten hat. Man müsste also genauer versuchen, zu erklären, warum ein Wert, den wir heute für selbstverständlich halten, so eine Bedeutung bekommen konnte.

Wenn man sich einmal so grundsätzlich dafür interessiert, wie es zur Idee der Gleichheit kommt, lässt sich auch umgekehrt fragen, warum Ungleichheit so ein stabiles Merkmal von gesellschaftlichen Strukturen ist. Eine Antwort dafür läge dann in der Behauptung, es ginge dabei um den Machterhalt derjenigen, die von der Ungleichheit profitieren. Das ist jedoch so allgemein formuliert, dass es immer stimmt, weil sich immer zeigen lässt, dass irgendein Gewinn, und sei es der der Bestätigung der Normalität, in einer asymmetrischen Situation zu finden ist. Wir sollten uns Asymmetrien einerseits allgemeiner und andererseits konkreter anschauen: nicht nur solche der sozialen Ungleichheit, sondern auch solche der sachlichen und auch schlicht der zeitlichen Ungleichheit. Erst dann sieht man, wie viel ordnende Kraft in asymmetrischen Strukturen enthalten ist. Asymmetrien begegnen uns im Alltag an jeder Stelle. Organisationen bündeln gleich mehrere Asymmetrien in sich: Sie sind hierarchisch gebaut, erzwingen Spezialisierung und Arbeitsteilung mit einer daran gekoppelten ungleichen Entlohnung, und sie unterscheiden zwischen ihren Mitgliedern, die sie bezahlen, und den Kunden bzw. allen anderen. Auch das alltägliche Gespräch führt unvermeidbar Asymmetrien mit sich: Immer kann nur einer anfangen und setzt damit ein bestimmtes Thema; man kann nicht sinnvoll gleichzeitig reden, und man unterscheidet sich in dem, was jeder zum Gespräch beitragen kann. Über solche Beispiele sachlicher und zeitlicher Ungleichheiten hinaus ergeben sich auch Asymmetrien im Hinblick auf die Ausstattung eines jeden einzelnen mit besonderen körperlichen oder psychischen Merkmalen: männlich, weiblich oder noch etwas anderes, groß oder klein, gesund oder krank oder gar dauerhaft behindert. Gerade in ihrer Schicksalshaftigkeit erscheinen heute solche Unterscheidungsmerkmale noch viel stärker als Anlass für Symmetrieerwartungen, und sie erzeugen Schuldgefühle, obwohl doch gerade diese Asymmetrien typischerweise unverschuldet sind (vgl. Saake 2016). So genau schauen wir uns Asymmetrien im Alltag jedoch gar nicht an. Üblicherweise besteht unsere Reaktion auf Asymmetrien darin, mehr Symmetrie zu fordern.

Wenn man die Annahme der Gleichheit auf diese Weise in Frage stellt, ergeben sich für die Beschreibung der modernen Gesellschaft neue Voraussetzungen. Vermutlich ist nicht der Kampf gegen die Ungleichheit die zentrale Antriebskraft der Modernisierung gewesen. Entscheidender war vermutlich die fast zufällige **Dezentrierung des täglichen Lebens** von der Person des einzelnen Menschen, von der Bedeutung von konkreten Menschen. Nicht die Gleichheit der Menschen wurde zunächst entdeckt, sondern eher so etwas wie die Irrelevanz der konkreten Person in Bezug auf die Frage danach, was man mit Geld alles machen kann, wie man Probleme rechtlich klären kann, welche Wahrheiten man entdecken kann und wie man Krankheiten heilen kann. Niklas Luhmann beschreibt diese Situation als **Beginn der gesellschaftlichen Differenzierung**, als eine Zeit der sich steigernden Komplexität (vgl. Luhmann 1997, S. 707ff.; Nassehi 2015, S. 97ff.). Komplexität heißt, dass es in der konkreten Situation mehr Möglichkeiten gibt, als jeweils realisiert werden können. Die sehr überschaubaren konkreten sozialen Gebilde der territorial gebundenen Sippen oder familienähnlichen Großgruppen lösen sich mit der zunehmenden Urbanisierung und dem damit verbundenen Handel zumindest in den Städten auf und erzeugen damit einen sachlichen Blick, der nicht mehr an der Vertrautheit mit konkreten Personen hängt. Auf diese Weise wird die vorherige Bedeutung der Herkunft, der Vertrautheit mit den Nächsten irrelevant, und an dessen Stelle tritt etwas, was Luhmann als Funktion beschreibt. Die Orientierung eines gesellschaftlichen Alltags an Funktionen bedeutet hier zunächst, dass Personen irrelevant werden und damit eine neue Vergleichbarkeit von gesellschaftlichen Themen im Hinblick auf sachliche Fragen entsteht. Sachliche Zuschnitte der Welt werden sichtbar, gerade weil nicht mehr kontrolliert werden muss, wer etwas sagt. Die Foucault'sche Beschreibung der Entstehung der modernen Klinik weist auf diese Bedingung der Vergleichbarkeit hin und wird von uns heute sehr kritisch als Beginn der **Dehumanisierung der Medizin** verstanden (vgl. Foucault 1973). Die komplexer werdende Gesellschaft lernt mit unbekannten Personen zu rechnen, sie stellt von Nächstenliebe auf Fernstenliebe um.

Während sich auf diese Weise neue Möglichkeiten, aber auch neue Steuerungsnotwendigkeiten ergeben, die sich nun an den sachlichen Fragen, nicht mehr an den personalen Voraussetzungen schärfen, ergeben sich auch gleichzeitig neue Möglichkeiten, über die Menschen zu reden. Sichtbar werden nun erst erklärungsbedürftige Ungleichheiten wie z. B.: Frauen, die arbeiten und Geld verdienen, aber noch kein Wahlrecht haben, oder Menschen, die zu arm für eine medizinische Behandlung, die aber mit ihren täglichen Praktiken Auslöser von Infektionskrankheiten sind. Alle diese Ungleichheiten sind weit davon entfernt, die Gleichheit des Menschen als Wert zu formulieren, aber sie lassen umgekehrt den unbestimmten Menschen zurück, der gerade nicht mehr über seinen gesellschaftlichen Standort eindeutig bestimmt werden kann.[2]

Anstatt nun also einfach von der unhinterfragbaren Bedeutung von Gleichheit auszugehen, würde man sich auf dieser Grundlage dafür interessieren, wie historisch in funktionalen Zuschnitten der Welt nebenbei ganz unterschiedliche universalistische Konzeptionen einer gleichen, aus Fremden bestehenden Menschheit entstehen, die dann in einer starken Aufklärungstradition der Philosophie zusammengeführt werden. Unser moderner Wert der Gleichheit wäre dann eher zufällig entstanden, in einer sich aus der Beschränkung auf Vertraute und Nächste zurückziehenden Form des Sozialen (vgl. Luhmann 1997, S. 825f.) Auch die schillernde Uneindeutigkeit der modernen Gleichheit – alle sind gleichermaßen Menschen, aber je nach Kontext doch wiederum ganz unterschiedlich – spricht dafür, dass nicht Gleichheit der Motor der Modernisierung war, sondern das zunehmende Irrelevantwerden konkreter Personen, die sich je nach ihren sozialen Kreisen, in denen sie sich bewegten, mal mehr oder weniger fremd waren, die mal mehr oder weniger gleich waren (vgl. Simmel 1989, S. 405ff.).

Für unsere Auseinandersetzung mit modernen medizinischen Formen ist diese **Relativierung unseres Verständnisses von Gleichheit** insofern relevant, als in der Medizin gleich zwei asymmetrische Bedingungen zusammentreffen: Zum einen spielen offenbar in der ärztlichen Kommunikation prototypisch asymmetrische Formen eine große Rolle. Zum anderen ist das medizinische Handeln eingebettet in Routinen der Organisation, die auch wiederum Asymmetrien schaffen. Diese ärztlichen/medizinischen Asymmetrien sollten wir uns nun einmal genauer anschauen.

16.4 Medizinische Asymmetrien: Die Arzt-Patienten-Interaktion ist kein Gespräch

In diesem Abschnitt steht nun das Phänomen der Asymmetrie zwischen Arzt und Patient selbst im Vordergrund und die Frage danach, worin sie begründet liegt. Die entsprechenden Sätze von Talcott Parsons zu diesem Thema haben verdeutlicht, dass es schwierig ist, diese Asymmetrie zu legitimieren. Die vorangegangenen Überlegungen zur modernen Symmetrieerwartung

2 Die soziologische Beschreibung dieses Phänomens firmiert unter dem Namen Individualisierung. Gemeint ist damit, dass der Einzelne nicht über seine Herkunft festgelegt ist, sondern sich im Rückgriff auf seine Biografie über sich selbst Auskunft geben muss (vgl. Nassehi 2000).

eröffnen insofern eine neue Perspektive, als nun die ansonsten intuitive Kritik an jedweder asymmetrischen Form zunächst einmal blockiert werden kann. Die Asymmetrie selbst kann nun beobachtet werden.

Medizinsoziologen, die aus einer Laienperspektive die Arzt-Patienten-Beziehung beobachten, gehen zunächst einmal davon aus, dass Ärzte und Patienten jeweils unterschiedliches Wissen besitzen. Den Unterschieden selbst messen sie oft keine Bedeutung zu.[3] Als empirisch zu untersuchendes Phänomen bleibt dann nur ein ‚Gespräch' zwischen ungleichen Partnern übrig. An diesem ‚Gespräch' zwischen Arzt und Patient ist dann im Weiteren interessant, dass in Echtzeit unterschiedliche Bedeutungshorizonte von zwei Personen zusammengeführt werden, jedoch erkennbar unter der Führung von nur einer der beiden Personen, dem Arzt. In der Praxis führt das zu sehr erwartbaren Konversationsmustern, die dadurch auffallen, dass der Arzt den Patienten daran hindert, zu viel von sich zu erzählen (vgl. Mishler 1984, S. 84), selbst schon eine Diagnose zu unterbreiten, bevor der Arzt die Gelegenheit hatte, eine möglichst offene Schilderung der Symptome zu erhalten (vgl. Gill 1989, S. 346), und dass der Arzt sich bemüht, den Patienten auf die Wahrheit der Diagnose festzulegen (vgl. Peräkylä 2006).

Aber geht es wirklich um zwei Personen mit unterschiedlichen Perspektiven? Ich möchte im Folgenden vorschlagen, dieses ‚Gespräch' als einen Spezialfall medizinischer Behandlung zu verstehen, als einen Teil der medizinischen Kommunikation. Aus der irritierenderweise immer etwas missglückten Gesprächssituation wird dann eine von strategischen Interessen an sachlichen Antworten dominierte Untersuchungssituation. Eigentlich sehen Ärzte gar nicht so sehr konkrete Personen vor sich, sondern konkrete Körper, die behandelt werden müssen, und an denen dann auch noch Personen sozusagen dranhängen. Ärzte führen eigentlich kein Gespräch, sie führen eine medizinische Untersuchung durch, die leider nicht ohne die Person des Patienten möglich ist. Dieser abstrakte Zugriff auf Patienten, bei dem Ärzte nur den ‚Beinbruch von Zimmer 210' sehen, aber nicht die Person, die sich das Bein gebrochen hat, ist den Ärzten immer wieder als Dehumanisierung vorgeworfen worden. Wir wollen versuchen herauszufinden, ob dieser Sprachgebrauch, obschon für den Patienten unangenehm, für die medizinische Kommunikation tatsächlich unverzichtbar ist. Wie der Zusammenhang von kranken Körpern und entsprechenden Personen, die zu diesen Körpern dazugehören, aus der Perspektive von Gesundheitsberufen aussieht, soll im Folgenden am Beispiel von eigenen empirischen Daten verdeutlicht werden.

16.4.1 Die Vordringlichkeit des Körpers

Wenn man nach medizinischen Praktiken fragt, trifft man unvermeidbar auf den Körper. Der Körper wird in ganz unterschiedlichem Ausmaß zu einem medizinischen Problem: Er kann akut bedroht sein, sich mit starken Schmerzen melden, deren Behandlung keinen Aufschub erlaubt. Er kann aber auch chronisch erkrankt sein, sodass er unter regelmäßiger Beobachtung steht. In beiden Fällen werden unterschiedliche Hilfesettings aktiviert. Während im ersten Fall die unbedingte zeitliche Verfügbarkeit von medizinischem Personal vorausgesetzt wird, kann im zweiten Fall der Zeitbegriff gedehnt werden; bis zum Praxisbesuch lässt es sich noch aushalten. Der extremste Fall der Inanspruchnahme medizinischer Leistungen findet sich im Notfall. Der Notfall erzwingt eine kondensierte Form medizinisches Handelns und auch eine Absage an all die Erwartungen, die sich sonst an

3 Eine interessante Ausnahme hierzu stellen die Studien von Gesa Lindemann dar, die auf die komplizierte Choreografie der medizinischen Hirntodfeststellung aufmerksam macht (▶ Kap. 13). Aber auch hier leben die Beschreibungen des medizinischen Diagnostizierens von ihrem unerklärlichen Kontrast zur Laienperspektive. Auch die Professionssoziologie interessiert sich für die spezielle Form des unsicheren Wissens von Professionsmitgliedern. Vogd (▶ Kap. 4) sieht hierin jedoch nur eine spezielle Wissensform und nicht die Funktionalität einer von Personen unabhängigen Kommunikationsform (vgl. Nassehi 2007), die die Grundlage für die Generierung von Wissen ist.

ein Gespräch knüpfen. Ein Rettungssanitäter[4] beschreibt seine Arbeit wie folgt:

Für[5] :mich als Sanitäter am Unfallort gilt immer erst mal :nur der Patient. Und da ist mir jeder Polizist und alles andre scheißegal. […] Des is mein Patient. Und wenn der Polizist was von dem Patienten wissen will, und ich der Meinung bin, dass es :nicht gut is, wenn der Patient jetzt aufgeregt wird, dann hat auch der Polizist jetzt in der Nähe vom Patienten nichts zu suchen. Da ham auch die Eltern in der Nähe vom Patienten nichts zu suchen. In :dem Punkt hört sich des …, [lacht] ganz krass ausgedrückt, :gehört der :Mensch :absolut :mir. Da sag ich: … [klopft auf den Tisch] :Das, was ich jetzt entscheide, :das zählt jetzt. Und für mich zählt in dem Moment einfach nur: :Wie bekomm ich den Menschen am :schnellsten aus der :Gefahr raus. Wie kann ich dem Menschen am :besten und am schnellsten versorgen. Und alles andere is erst mal :ganz unwichtig für mich.

Wenn es um Medizinisches geht – hier im Unterschied zu Rechtlichem oder Familiärem – spielt Zeit insofern eine Rolle, als die Hilfebedürftigkeit des Körpers alles andere nachrangig werden lässt. Der Rettungssanitäter spricht zwar vom Menschen, meint aber nicht den Menschen mit seinen persönlichen Bezügen (Polizist, Eltern), sondern seine Vitalfunktionen, die aufrechterhalten werden müssen. Dass die Wirklichkeit des Körpers das entscheidende Bezugsproblem der medizinischen Hilfeleistung ist, wird aber auch in der regelmäßigen Routinearbeit des Pflegepersonals sichtbar. Eine Krankenschwester antwortet auf die Frage danach, was ihre Arbeit ist:

Ja, also die Pflege vor allem, weil die ja selber nix mehr machen können, das ist eigentlich das Hauptding, und Überwachung, also die Lebenszeichen überwachen, so Blutdruck, Puls, Temperatur, Atmung und dann halt so die Versorgung, alles was dann von den Ärzten angeordnet ist, die Sauerstoffgabe oder Infusionen, Medikamenteneinnahme, dass alles überwacht wird, Verbände machen, genau so Sachen. […] Du musst sie auch zweistündlich lagern und, ja, je nachdem wie sein Allgemeinzustand ist, misst halt öfters Blutdruck oder so, oder wenn er Infusionen kriegt, die Blutdruck senkend oder -steigernd sind oder atemregressiv, gerade bei Morphium oder so, da musst halt schau'n, dass sie richtig atmen.

Während die Krankenschwestern diesen schlichten körperlichen Prozess in den Vordergrund rücken, erzählen die Ärzte in Interviews hierüber meist eher weniger. Was sie am Körper machen, ist medizinisches Spezialistentum und wird für den Interviewer als Laien gar nicht erst aufbereitet. Ärzte haben gelernt, dass sie ihr Fachwissen bei nichtmedizinischen Gesprächspartnern für sich behalten. Sie versuchen, für Laien zu reden. In unseren Interviews mit Ärzten erzählen sie dann etwas darüber, welche unterschiedlichen Entwicklungsverläufe bei ihren Patienten sie für möglich halten. Sie kalkulieren die langfristigen Chancen eines Patienten. Das würde man als **hypothetisches Denken** bezeichnen, bei dem die entscheidenden Variablen sich nicht aus dem konkreten Kontext ergeben, sondern nur vorgestellt sind. Der Chefarzt

---

4 Das hier zitierte Primärdatenmaterial stammt aus Interviews, die mit einem Onkologen einer Knochenmarktransplantationsambulanz, mit einer Krankenschwester einer neurochirurgischen Station, mit einem Rettungssanitäter, mit einem Professor für Ethik sowie mit einem Professor für Rechtsmedizin geführt wurden und aus zwei Beobachtungsprotokollen von Mitarbeiterbesprechungen auf Palliativstationen. Diese Daten wurden im Rahmen von zwei Forschungsprojekten der Deutschen Forschungsgemeinschaft (DFG) erhoben („Todesbilder in der modernen Gesellschaft", Leitung: Armin Nassehi, Georg Weber, Na 307/1-2; „Übersetzungskonflikte", Leitung: Armin Nassehi, Irmhild Saake, Sa 1016). Im „Todesbilder-Projekt" wurden insgesamt 63 biografische und 86 Experteninterviews geführt. Im „Übersetzungskonflikte-Projekt" wurden 18 Interviews mit Angehörigen unterschiedlicher Berufsgruppen in der palliativen Versorgung geführt, außerdem wurde eine einwöchige, ganztägige Beobachtung auf einer Palliativstation durchgeführt, die vollständig protokolliert ist. Die Daten wurden mit einem qualitativen Auswertungsverfahren analysiert, die Methode ist die der systemtheoretischen Hermeneutik (vgl. Nassehi und Saake 2002; Saake und Kunz 2006).

5 Betonte Wörter werden mit einem Doppelpunkt vor dem Wort gekennzeichnet.

einer onkologischen Station beschreibt das folgendermaßen:

Wir haben erst mal grundsätzlich allgemein mit Krebspatienten zu tun, die natürlich in großem Maß bedroht sind von Unheilbarkeit und von tödlichen Verläufen, und speziell unser Thema ist so, dass wir uns mit Leukämien beschäftigen, eine besonders gefährliche Erkrankung mit einer hohen Mortalitätsrate. In der Knochentransplantation werden diese Patienten mit dieser speziellen Methode der Transplantation behandelt. Das unterscheidet sich dann auch ein bisschen von der allgemeinen Onkologie, kann man sagen, weil diese Krankheiten, die grundsätzlich unheilbar sind, also mit …, von hohen Todesraten sozusagen betroffen sind, dass man mit dieser Methode eben eine Heilungschance bieten kann. Insofern ist das Thema, ob ein Patient das überlebt, unter welchen Umständen er hierher kommt, mit welchen Risiko vor allen Dingen, an dieser Sache zu sterben, an seiner Krankheit, das geht uns jeden Tag so an.

Genauer lässt sich nun formulieren: Es geht nicht nur um Körper, sondern auch um Körper, die eine Zukunft haben und die ständig vom Tod bedroht werden. Während die Krankenschwestern sich eher auf kurzfristige Inanspruchnahme von Hilfen einstellen müssen, beschäftigen sich Ärzte auch mit den langfristigen Perspektiven, hier mit der Zeitspanne eines ganzen Menschenlebens.

Nun jedoch wiederum zurück zum ‚Gespräch'. Wir schauen uns im Folgenden kein Erstgespräch zwischen Arzt und Patient an, sondern eines, das begleitend zur Behandlung stattfindet. Offenbar kann der Arzt auch nach der Anamnese, wenn die Diagnose klar ist, nicht einfach nur den Körper behandeln; er muss den Patienten selbst miteinkalkulieren. Der von uns interviewte Onkologe erklärt es so:

Die Patienten werden uns eigentlich hier vorinformiert hergeschickt, sie kommen hierher und wissen, dass man mit einer Transplantation eine zusätzliche Chance hat, die Krankheit zu überleben. Das ist eigentlich das, was sie wissen. Wenn wir einen Patienten mit einer chronischen Leukämie hier haben, dann laufen die Informationsgespräche, wenn ich das …, darauf kann ich eigentlich ganz gut eingehen, die laufen schon ähnlich ab, wie bei einem anderen Patienten auch im Hinblick auf die Transplantation. […] Aber generell, was gemeinsam ist, dass die Leute herkommen mit dieser Diagnose, dass sie natürlich wissen wollen, wie die Transplantation abläuft, in allen technischen Details, und dass sie natürlich wissen wollen, was dabei rauskommt und wie hoch ihre Möglichkeiten sind, mit der Krankheit fertig zu werden. Ich fange das immer so an, das Gespräch, dass ich sage, wir müssen eine Art Geschäftsgrundlage bilden. Wir müssen herauskriegen, ich will wissen, was der Patient weiß bezüglich der Bedrohung durch seine Krankheit, und wenn er es nicht weiß, muss ich es ihm sagen. Denn das ist die Grundlage aller weiteren Diskussion. Dann frage ich die Patienten, wissen Sie denn, was Ihre Krankheit bedeutet, und dann sagen sie, na klar, Leukämie ist 'ne schlimme Sache und dann führe ich sie im Gespräch zu der Formulierung, Sie wissen, die Krankheit ist nicht heilbar, und Sie werden daran sterben, wenn wir nicht eine Transplantation machen können. […] Und das ist dann die Grundlage, wie gesagt, so eine Art Geschäftsgrundlage, etwas ironisch gesagt, wo ich dann … wo ich dann sagen kann: Wenn Ihnen das klar ist, dass auf der einen Seite eine tödliche Bedrohung durch die Krankheit besteht, werden Sie bereit sein, eine gefährliche Behandlungsmethode mit sich machen zu lassen. Und dann geht es darum, das gegeneinander abzuwägen. Und dann erkläre ich, worin die Gefahren einer Transplantation bestehen, und die sind durchaus nicht klein, und es ist auch sehr häufig und sehr deutlich, dass man an der Transplantation sterben kann und auch an den Folgen sterben kann, dass aber die Wahrscheinlichkeit, im Zusammenhang mit der Transplantation zu sterben, geringer ist als durch die Krankheit.

Dass das Leben als Kriterium einer guten medizinischen Entscheidung gilt, lässt sich im Falle der Knochenmarktransplantation nicht mehr so einfach sehen. Dem Patienten geht es nach der Transplantation zunächst sehr viel schlechter, und eventuell wird er auch an den Folgen sterben. Die Aufklärung des Patienten ist an dieser Stelle sehr wichtig. Sie ergibt sich jedoch nicht einfach so; der Patient muss ‚geführt' werden. Nachdem die

‚Geschäftsgrundlage' gesichert ist, liegt wieder sämtliche Entscheidungskompetenz beim Arzt. Und nun hat er – bei einem entsprechend motivierten Patienten – sozusagen beide Hände frei für die Beobachtung des Körpers. Er hat den Körper befreit von sämtlichen möglichen ‚Störvariablen', die durch einen am Sinn des Ganzen zweifelnden Patienten entstehen können. Über die Risiken dieser Behandlung wird von nun an kein Wort mehr verloren. Wiederum der gleiche Arzt:

Wenn die Leute transplantiert sind, dann setze ich eigentlich alles dran, um sie bei der Stange zu halten. Also, das ist nicht sehr …, da brauchen Sie nicht mehr so aufzuklären. Da muss man dem Patienten die Hoffnung lassen und geben. Natürlich, wenn erkennbar ist, dass die Leukämie zum Beispiel wieder zurückkommt, muss ich wieder offen sein, aber in dieser Phase mache ich keine Angst. Ich sage immer, wir brauchen Sie natürlich hier zum Kontrollieren, warum glauben Sie denn, dass wir Sie kontrollieren wollen, natürlich u. a. deswegen, um das auszuschließen, dass die Leukämie wiederkommt. Nur einen Grund muss es ja haben, das wissen die Patienten ja auch. Deshalb haben sie natürlich auch immer Angst, bei den Ergebnissen, wollen wissen, was rausgekommen ist. Und ich sag auch immer, klar, weil wir Sie untersuchen, kann natürlich sein, deshalb machen wir es ja. Aber die Wahrscheinlichkeit ist sehr, sehr gering. Bei dem Patienten habe ich das auch so gesagt, obwohl die Wahrscheinlichkeit statistisch nach den Auswertungen gesehen ziemlich hoch ist, dass der Rückfall hätte kommen können. Die ist auch jetzt noch da, die Wahrscheinlichkeit. Und dann versuche ich das aber, also in dieser Phase, wo die Leute transplantiert sind, und die das vor sich sehen, dass sie jetzt eine Chance haben. Die haben's schwer genug, weil es viele Patienten gibt, die dann eben sekundär krank werden, also unter diesen Immunreaktionen zu leiden haben, und damit müssen sie auch fertig werden, das zu bekämpfen, und – also, soweit das möglich ist –, versuchen wir die dann auch – nicht ganz korrekt sozusagen – bei der Stange zu halten.

Die Verantwortung liegt nun umso deutlicher beim Arzt. Er weiß mehr, als er sagen darf, weil sich ansonsten wiederum der Patient als Problem in den Vordergrund drängen und es ihm schwerer machen würde, den Körper zu behandeln. Jede Uneindeutigkeit muss nun vermieden werden, was typischerweise auch zu dem klassischen professionellen distanzierten Umgang mit Patienten führt. Über folgenreiche Entscheidungen kommunizieren nur die Ärzte mit den Patienten, die Krankenschwestern beginnen ihre Arbeit erst nachgeordnet. Während die Krankenschwestern eine sehr persönliche, in vielen Fällen an der Biografie orientierte Kommunikation pflegen, kann ein Arzt die damit verbundenen Unsicherheiten dem Patienten nicht zumuten. Noch einmal der gleiche Arzt:

Die Distanz muss da sein, Sie müssen die Distanz wahren, sonst können Sie nicht vernünftig helfen, und das ist auch … das ist gar nicht so ein Heldenstück oder was, sondern das ergibt sich einfach aus der Erwartungshaltung der Patienten. Die Patienten wollen das. Die wollen nicht so einen Freund. In Einzelfällen Ausnahme. Natürlich. Ja, aber sie wollen … sie wollen denjenigen, der ihnen sagt, wie sind meine Aussichten, wie ist meine Hoffnung begründet, so. Die wollen nicht, ich will damit nicht sagen, sie wollen nicht den, der sagt: „Nehmen Sie mal die drei Pillen", das ist schon richtig, das mein ich nicht, dass diese Fachkompetenz, die ist sowieso mehr oder weniger vorausgesetzt. Aber was den menschlichen Umgang mit den Patienten angeht, äh, … na gut, man kann es nicht immer so verallgemeinern. Es gibt auch Patienten, die sich auch mehr öffnen, glaub ich. … Aber wenn ein Arzt durch die Tür kommen kann und sagen [kann], wissen Sie, wir sehen, dass Ihre Zellen sich erholen, dass Ihr Blutbild besser wird, das ist so wahnsinnig viel wert für den Patienten, dass er wahrscheinlich nicht jemand haben will, der sich hier ans Bett setzt und sagt, gucken wir mal, wie es Ihnen sonst so geht. Was ich persönlich ausgiebig tue, abgesehen davon. […] Ich meine, ich versuche auch auf dem Weg natürlich immer irgendwie mal was Gutes hinzukriegen, dass die Leute sich hinterher ein bisschen besser fühlen, das ist – ich rede da nicht drüber so in dem Sinne, dass ich das bewerten will. Ich finde das hochwertig, wenn man es kann, und wenn man es tut. Aber es ist nicht – ich mein', es ist nicht unbedingt nötig. Nötig ist, dass man begründete, sozusagen, begründete Hoffnung geben kann in solchen Situationen.

Besser lässt sich nicht formulieren, wie Erwartungshorizonte Kommunikationen einschränken und – hier in diesem Fall – ein lockeres Gespräch auf Augenhöhe unmöglich machen. Unklare Kommunikation – und das wäre z. B. jede private Unterhaltung – würde Unsicherheiten erzeugen, die wiederum den Patienten zum Problem werden lassen können. Dass die Krankenschwestern und auch das Personal in einem Hospiz sehr viel mehr reden, hängt damit zusammen, dass ihre Arbeit nicht als Entscheidung über das Leben gilt. In lebensbedrohlichen Situationen kann nur derjenige nichtmedizinische Kommunikationen führen, aus dessen Kommunikation keine Entscheidungen über die Zukunft ablesbar sind.

So einfach ist es also mit der Symmetrie zwischen Arzt und Patient nicht. Die neueren Forschungen werden deshalb an dieser Stelle auch weniger naiv Gleichheit einfordern, sondern sich zunehmend mit der Frage auseinandersetzen, was denn die eigentliche „Stimme der Medizin" (Barry et al. 2001, S. 491) ist. Barry et al. (2001) kommen beispielhaft in einer entsprechenden Studie über Arzt-Patienten-Kommunikation beim Hausarzt zu dem Ergebnis:

» No consultation with a doctor can proceed without relying to some extent on the voice of medicine for this is the communication tool through which the diagnosis is reached. As we see it the voice of medicine is not in itself inherently bad, but there is a danger when technical concepts are used to reduce the humanity of the interaction. (Barry et al. 2001, S. 491)

Auch in diesem Beitrag werden zunächst die großen Sätze einer Medizinsoziologie der 70er-Jahre zitiert, in denen dazu aufgefordert wurde, die Patienten im folgenden Sinne zu sehen:

» […] whole persons who deserve reasonable degrees of freedom and the right and responsibility to participate in decisions affecting their lives. They need to be treated with sympathy and warmth by colleagues and patients alike. […] Interactions with colleagues and supervisors should be based on principles of equalitarianism – at least the mutual acknowledgment that the relationships are human to human. (Howard et al. 1977, S. 12)

Im Vergleich zu diesem Anspruch erscheinen sachliche Fragen der Ärzte tatsächlich als „inherently bad" (s. o., Barry et al. 2001), und es ist deshalb nicht verwunderlich, dass die empirischen Studien typischerweise zwischen eher lebensweltlichen egalitären Gesprächen einerseits und eher medizinischen, kontrollierenden Abfragen andererseits unterscheiden. Wirtz et al. (2006) kommen darüber hinaus in einer kritischen Analyse von „patient-doctor decision-making" zu dem Ergebnis, dass eine ernstzunehmende Form von Patientenbeteiligung bei medizinischen Entscheidungen aus sowohl fachwissenschaftlichen als auch rechtlichen Gründen gar nicht möglich ist:

» Indeed, we would argue that the fundamental limitation of models of patient involvement is not – as is sometimes assumed – the potential difference between professional expertise and lay expertise, but rather the deep seated ethical and legal differences between professional and lay patterns of accountability. (Wirtz et al. 2006, S. 123)

Würde man die Idee der Patientenbeteiligung ernst nehmen und darin nicht nur eine aufwendig inszenierte Figur der Patientenzentrierung sehen, die letztlich eigentlich eine Professionszentrierung ist (vgl. Cribb 2005), dann müsste man den Patienten Entscheidungen treffen lassen, die er auch bei bester Aufklärung nicht treffen kann.

Der Arzt ist also darauf angewiesen, den Patienten reden zu lassen, beschränkt ihn jedoch auf Sätze, die die medizinische Behandlung nicht stören können. Was oben bereits beschrieben wurde als eigentümlicher Ablauf der Arzt-Patienten-Interaktion im Sinne einer Unterdrückung der Laienperspektive, lässt sich nun als Normalfall der medizinischen Kommunikation begreifen. Die Besonderheit medizinischer Kommunikation scheint genau darin zu bestehen, eine Sprache des Körpers, nicht der Person zu entschlüsseln, wobei sich dann jeder Hinweis auf subjektive Elemente als störend herausstellt.

Für uns ist hierbei nun vor allem interessant, dass wir hiermit auch die Rechtfertigung einer Asymmetrie mitgeliefert bekommen, über die man sich typischerweise wundern muss, wenn man den modernen Symmetrieerwartungen entsprechen möchte. Ein noch stärkeres Argument dafür, dass das Ideal der Symmetrie im medizinischen Kontext auch problematisch sein kann, findet sich in empirischen Studien zum Thema Tod und Sterben.

16.4.2 Die Asymmetrie des Sterbens

Als State of the Art der deutschen Thanatologie gilt der Satz von Thomas Macho über die Unerfahrbarkeit des Todes:

> » Wir sprechen nicht aus Erfahrung. Wer seinen Tod erfahren hat, kann überhaupt nicht mehr sprechen: Wir wissen also nicht einmal, ob sich der Tod überhaupt erfahren lässt. Unser Begriff vom Tod ist gleichsam durch die Erfahrung bestimmt, dass von der Erfahrung des Todes nicht gesprochen werden kann. (Macho 1987, S. 26)

Diese Einsicht ist nicht zu bestreiten, bestritten werden muss aber die Relevanz dieser Behauptung. Sie gilt, und doch beschreibt sie gleichzeitig nicht, wie wir mit dem Tod umgehen – nämlich als könnten wir ihn erfahren. Die Idee der Erfahrbarkeit des Todes steht am Anfang all dessen, was sich als Thanatologie bezeichnen lässt, und sie zeichnet sich durch die Unterstellung einer gemeinsamen Betroffenheit vom Tod aus. Eine große Rolle spielt in diesem Diskurs ein philosophischer Zugang, der aus der Sterblichkeit des Menschen anthropologische Konstanten ableitet und daraus schließt, dass alle Menschen vom Tod betroffen sind (vgl. Hahn 1995, S. 80).

Viele thanatologische Forschungen münden in diesen Satz und bleiben damit eigentümlich überzeugungslos in ihrer Evidenz. Zunächst unterstellen sie einen gemeinsamen Horizont, eine Zukunft, in der der Tod erst noch bevorsteht. Im Anschluss daran empfehlen sie, sich in die Situation desjenigen hineinzuversetzen, der sterben muss, damit man dann entsprechende Gemeinsamkeiten findet. Diese Herangehensweise ist so gängig und erscheint auch so plausibel, dass es sich lohnt, sich diese Semantiken der Todesbetroffenheit genauer anzuschauen. Zwei typische Zitate aus unseren Interviews sollen verdeutlichen, was mit diesem Ideal der symmetrischen Todesbetroffenheit gemeint ist. Zunächst ein Professor für Ethik:

Mir ist das deutlich geworden, ich habe eine Schwägerin verloren, die mit 40 an einem Brustkrebs gestorben ist. Und als diese Diagnose Krebs dann zum ersten Mal auftauchte und als die dann definitiv wurde, im Sinne des Unheilbaren, dann ist mir deutlich geworden, dass wir mit diesem Wort etwas ganz Eigenartiges verbinden, nämlich, dass wir jetzt der Meinung sind, sie sei die einzige Sterbliche unter ansonsten Unsterblichen. Dass in Wirklichkeit wir alle Sterbliche sind und dass das Faktum darin besteht, dass sie 10, 20, 30 Jahre weniger an Leben hat als die anderen, und dass unsere Grundbefindlichkeit die gleiche ist, das geht vollständig verloren, und der mit einer solchen Krankheit Geschlagene erfährt sich als der absolut Ausgegrenzte unter lauter Unsterblichen, und das macht es für ihn gewissermaßen peinlich, von seinem Sterbenmüssen noch reden zu …, noch zu reden. Das heißt, er verschweigt es lieber, nicht weil es ihm selbst schwerfällt, sondern weil er den anderen, die in diesem Wahn befangen sind, also nicht auf die Nerven gehen will. […] Und da ist mir deutlich geworden, in diesem Einzelfall, dass, nur wenn ich den Tod im Sinne dieser absoluten Ohnmacht und im Sinne dieser absoluten Vereinzelung ernst nehme und dies auch für mich realisiere als einen ganz wesentlichen Bestandteil meiner eigenen Lebensform, dass ich dann überhaupt die

Möglichkeit habe, den anderen zu begleiten. […] Im Falle meiner früh verstorbenen Schwägerin habe ich …, ist mir erst deutlich geworden, was es unter solchen Bedingungen dann bedeutet, eine Reise so und so noch einmal zu machen. Oder ein Museum zu besuchen. Das heißt, alle Dinge bekamen auf einmal eine neue Einzigartigkeit, mit einem neuen Eigenwert, während sie sonst nur Exemplare aus dem unermesslich riesigen Vorrat des Möglichen waren, auf das wir vermessen und ohne Sinn für das Maß vorgreifen und uns einbilden, das kommt ja alles noch.

Hier sieht es so aus, als würde es dem Ethikprofessor gelingen, den Unterschied von „10, 20, 30 Jahren" (s. o.) weniger Lebenszeit zu relativieren. Der Gerichtsmediziner, der im Alltag immer wieder mit konkreten Leichen zu tun hat, gibt von vornherein zu, dass ihm das nicht gelingt.

Es ist so, wenn man ständig mit dem Tod zu tun hat, müsste oder sollte man, äh, denken, dass reflektierend die Einstellung zum Leben dadurch stark geformt wird und dass man vielleicht weiser wird im Umgang mit seinem Leben. Tatsache ist aber, dass man … bei kleinen Ärgernissen durchaus sich nach wie vor ärgert und nicht relativieren kann, wo man eigentlich sagen müsste, das sind alles, hinsichtlich des Endzustandes Tod und der begrenzten Zeit, die man zu leben hat, Bagatellen. […] Also so ist es bei mir nicht.

Beide Zitate verdeutlichen, dass das gemeinsam geteilte Todesbewusstsein nicht eine eigentliche menschliche Normalität darstellt, sondern einen Kunstgriff, der mühevoll hergestellt werden muss. Der Gerichtsmediziner, der sich bestens in der philosophischen Thanatologie auskennt, wundert sich über sich selbst, dass er sich im Alltag mit Kleinigkeiten aufhält, obwohl er doch um die Irrelevanz dieser Themen im Angesicht des Todes wissen müsste. Der Ethikprofessor scheint es zu können, aber gerade beim Lesen seiner Sätze fällt dann doch auf, wie unterschiedlich die beiden Lebensverläufe, seiner und der seiner Schwägerin, sind. Während er noch lebt, ist seine Schwägerin bereits tot. Und ob es für Sterbende wirklich hilfreich ist, Gesprächspartner zu haben, die sich selbst auch für Sterbende halten, kann man getrost bezweifeln.

Für die Frage danach, unter welchen Bedingungen heute Menschen sterben und welche Rolle dabei Ärzte spielen, ist entscheidend, sich vor zu Augen zu führen, dass sich die Asymmetrie des Sterbens – nur der Sterbende stirbt – nicht relativieren lässt. Diese Asymmetrie erscheint uns im Alltag – solange man nicht in Worte fassen kann, welch einen Erwartungsdruck das gesellschaftliche Symmetrieversprechen formuliert – als grundsätzlich problematisch und schuldbeladen. Das liegt aber nur an der Kraft der Symmetrieerwartung, die mit ihren Forderungen das eigentliche Problem, das Sterben, mit Gestaltungsmöglichkeiten versehen will. Die gibt es aber nicht. Auch alles bemühte Hineinversetzen in den anderen ermöglicht keine Übernahme der Perspektive des Sterbenden, und verhindern kann es das Sterben auch nicht. Das ‚factum brutum' des Sterbens ist eine prototypische Form von Asymmetrie.

Für den medizinischen Alltag resultiert hieraus nicht, dass es nicht hilfreich ist, einfühlsam mit sterbenden Menschen zu reden. Man sollte hieran jedoch nicht die Erwartung knüpfen, die Differenz der Perspektiven zwischen dem Sterbenden und dem Überlebenden überbrücken zu können. Symmetrisierungsversuche auf Seiten von medizinischen Fachkräften scheinen in vieler Hinsicht eher an den Erwartungshorizonten der Nichtsterbenden orientiert zu sein. Unsere eigenen Studien zu Palliativstationen verdeutlichen, wie stark dieser organisatorische Alltag von dem Wunsch geprägt ist, dass der einfühlsam begleitet Sterbende seine Sterberolle annehmen werde. Und dann ist der Alltag der Sterbebegleitung doch immer wieder von ‚Rückschlägen' geprägt: Der Sterbende wünscht sich trotzdem noch eine Behandlung, vielleicht eine richtig radikale oder eine, von der er im Fernsehen gehört hat. Patienten von Palliativstationen möchten gerne ihre Krankenrolle behalten und gerade nicht in ein Hospiz weitervermittelt werden. So möchte eine junge Frau, die noch ein kleines Kind zu Hause hat, vor allem eins: nicht sterben. Die folgenden Zeilen stammen aus einem Beobachtungsprotokoll einer Mitarbeiterbesprechung.

Pfleger J.: Einerseits habe die Patientin Entspannung gesucht, andererseits habe sie auch Angst gehabt und konnte die Kontrolle nicht abgeben. Und der Ehemann habe auch nicht gewollt, dass sein Sohn traumatisiert werde, wenn er die Mutter so sieht. Assistenzärztin: „Und wir haben weitergemacht mit einer medizinischen Maßnahme, an die wir nicht geglaubt haben. Da haben ja sogar die Bestrahlungsärzte gesagt: ‚Sollen wir da weitermachen?' Das kommt ja wirklich selten vor." Frau L. habe auch immer verlangt: „Kann man das nicht rausschneiden?" Ärztin B., die selbst in die Behandlung und Betreuung der Patientin nicht involviert war, wundert sich: „Was hat sie gemacht?" Sozialarbeiterin: „Sie war jung!" Arzt H.: Das Gespräch mit der Patientin, dass eine Chemotherapie bei ihr nicht mehr durchführbar sei, habe er als traumatisierend empfunden. Es sei ein sehr hartes Gespräch gewesen, und er habe sich hinterher gefragt, ob das habe sein müssen. Sie habe das nicht annehmen können und habe auch so wenig Verständnis gehabt, „was wir hier machen".

Im Normalfall ist das Sterben unkomplizierter, weil die Patienten oft auch schon sehr krank und geschwächt sind. Aber eigentlich dürfte es gar nicht so überraschend sein, dass Palliativpatienten nicht sterben wollen. Die Sterberolle, die in Organisationen wie Hospizen und Palliativstationen entwickelt wird, ist ein typisches Produkt solcher Organisationen. Auf ihrer Grundlage erhält der Sterbende unterschiedlichste therapeutische Angebote von Mitarbeitern, die jeweils versuchen, sich in die Situation des Sterbenden hineinzuversetzen. „Sie konnte die Kontrolle nicht abgeben. [...] Der Vater wollte verhindern, dass der Sohn traumatisiert wird. [...] Sie war jung!", (s. o.). Und doch bleibt allen unverständlich, dass die Patientin nicht sterben möchte. Solche Symmetrisierungsversuche illustrieren eindrücklich, wie unvereinbar die Perspektiven von Sterbenden und Lebenden sind.

16.4.3 Symmetrie unter Ärzten

Aber was ist nun eigentlich das genuin Medizinische, wofür der Arzt seine besondere Art der Kommunikation braucht? Als Laie würde man sagen, dass der Arzt Krankheiten heilen kann. Mit dieser Beschreibung läuft man jedoch Gefahr, eine Erklärung abzuliefern, die sich in der Alltagspraxis schnell widerlegen lässt. Medizinisches Heilen ist – für den Patienten im Alltag beobachtbar – nicht immer erfolgreich. Exakt dieses Phänomen ist ja auch die Grundlage dafür, dass Kultur- und Sozialwissenschaften so gerne und erfolgreich das medizinische Expertenwissen als schöne Erzählung dekonstruieren können.

Das uns interessierende Phänomen eines komplexen Fachwissens ist sehr viel schlechter zu untersuchen als die so eindrucksvoll sichtbare Arzt-Patienten-Interaktion. Wir schließen mit unseren Studien hier an die Professionssoziologie an. Für die Berufsgruppen, die in einer modernen Gesellschaft typischerweise als Professionen bezeichnet werden, gilt eine besondere Form von **uneindeutigem Wissen**. Sie überbrücken in ihrer Person die „Distanz zwischen Idee und Praxis, die durch Wissen allein nicht überbrückt werden kann" (Luhmann 2002, S. 148), operieren also oft sozusagen versuchsweise, weil sie Probleme bearbeiten, die in vieler Hinsicht nicht aufklärbar sind: gerecht rechtzusprechen (Juristen), religiöses Heil zu spenden (Theologen), Ursachen von Krankheiten zu finden (Mediziner), wissenschaftliche Wahrheiten zu entdecken (Wissenschaftler), all dies sind im Vergleich zur alltäglichen Praxis oft sehr abstrakte Ziele. Die Uneindeutigkeit des damit verbundenen Wissens möchte sich im Alltag eigentlich niemand vor Augen führen, und typischerweise werden zwar Behandlungsfehler öffentlich thematisiert, aber das eigentliche

Ausmaß der mit hoher fachlicher Kompetenz verbundenen Komplexität wird nicht sichtbar. Wie bereits oben erwähnt: Ärzte erzählen in Interviews nicht, wie sie ihr Fachwissen einsetzen, weil sie ja einem Laien gegenübersitzen.

Aber es gibt einen Ort, an dem dieses Fachwissen sichtbar werden darf: unter Gleichen! Medizinische Auseinandersetzungen, ein fachlicher Austausch unter Kollegen, Konsile und Beratungen stellen den regelmäßigen Fall vieler ärztlicher und auch überhaupt professioneller Tätigkeiten dar. Im Rahmen unseres Forschungsprojekts hatten wir Gelegenheit, bei solchen Besprechungen auf Station zuhören zu dürfen. Das folgende Beobachtungsprotokoll einer Mitarbeiterbesprechung kann beispielhaft verdeutlichen, wie sich die Besprechung unter Gleichen von der Arzt-Patienten-Beziehung unterscheidet.

Nun ist die Besprechung prinzipiell beendet, und ein Großteil der Teilnehmer verlässt den Raum, nur die Ärzte bleiben – ohne explizite Absprache – noch sitzen. Es dreht sich nochmal um die bisherige Therapie des 30-jährigen Herrn T. und auch nochmal um die Ursache des absehbaren Versterbens des Herrn B. auf der Palliativstation. Arzt N. zu Arzt H.: „Selbst wenn es eine Spastik ist, spricht die nicht auf Morphin an. Was die noch alles gemacht haben ... gruselig. Da hätte man früher schon mal eine Therapiezieländerung vornehmen müssen." Und: „Das Problem ist, dass die monoprofessionell sind, der war noch nie auf einer Palliativstation. Unruhe ist auch keine richtige Indikation." Auch die Frage der Kategorisierung der Todesursache des Herrn B. scheint immer noch nicht geklärt. Ärztin B.: „War das lege artis?" Arzt H.: „Wir wollen nicht beurteilen, ob lege artis oder nicht. Fakt ist, der Patient verstirbt aufgrund einer iatrogenen Ursache." Ärztin B.: „Aber der Eingriff war ja aufgrund einer langen Krankheit." Arzt N.: „Es stellt aber eine Kausalkette dar." Ärztin B.: „Man fühlt sich halt nicht so wohl." Arzt N. fragt nach, welche Vorerkrankungen vorlägen und aufgrund welcher Hinweise der Eingriff durchgeführt worden sei. „Das ist nichts Progredientes, aber wenn er so oft im Krankenhaus war, dann ist da schon was dran. Aber hätten die die Punktionsfistel nicht gelegt, hätte er nicht die Perforation, müsste er jetzt nicht sterben." Es geht weiter um den Zusammenhang von Vorerkrankungen und dem jetzigen Zustand. Arzt N.: „Woran stirbt er denn jetzt?" Die Ärzte schauen sich die Werte des Patienten an. Arzt N.: „War aber auch schon schlechter! Ist das so sicher, dass er jetzt schon verstirbt? Könnte auch von der Zystoskopie kommen, da hast du auch recht. Blutet der auch Hb-wirksam? Jetzt ist er ansprechbar. Warum eigentlich? Wissen wir nicht. Ich versteh' noch nicht ganz, was den Zustand ausmacht. Arzt H.: „Es ist vieles ungeklärt, kompliziert, das macht schon Unruhe." Arzt N: „Bevor man Pferde scheu macht, sollte man mit der Rechtsmedizin sprechen." Die Frau mache dem Sohn Vorwürfe, suche Schuldige im Umfeld. „Dann sind wir die nächsten!" Damit löst sich auch diese verlängerte Besprechung im kleineren Kreise auf, die Ärzte verlassen den Besprechungsraum und eilen in unterschiedliche Richtungen.

Bei dieser Besprechung fallen zwei Phänomene auf. Zunächst: Sie findet erst statt, nachdem alle anderen Teilnehmer der vorherigen multiprofessionellen Besprechung den Raum verlassen haben. Nun sind nur noch die Ärzte unter sich. Darüber hinaus: Die Ärzte reden hier darüber, woran der Patient, der jetzt noch lebt, gestorben sein wird, wenn er gestorben ist. Was wird man dann als Todesursache festlegen? Für Leser dieser Sequenz, die diese ärztliche Perspektive nicht gewohnt sind, ist die Besprechung verwirrend, weil der gleiche Patient einerseits als noch lebend, andererseits aber schon als gestorben imaginiert wird.

Wenn man sich diesen Austausch unter Ärzten genauer anschaut, werden typische Elemente einer medizinischen professionalisierten Kommunikationsform sichtbar. Diese Art des fachlichen Austausches setzt zunächst ein sehr spezialisiertes Wissen voraus, dann die Fähigkeit zur Distanzierung – auch von den gesellschaftlichen Pietätsnormen – und darüber hinaus die Gelegenheit zur vergleichenden Reflexion im Hinblick auf die Symptome des Patienten. Hier wird wiederum das hypothetische Denken sichtbar. Wollte man die Besonderheiten der medizinischen Kommunikation auf den Punkt bringen, könnte man mit dieser Sequenz beispielhaft all das erklären, was Parsons als Rechtfertigung der ärztlichen Asymmetrie nur behaupten, aber nicht begründen konnte. Mit Niklas Luhmann würde man an dieser Stelle den Funktionsbegriff einführen. Luhmann versteht die Funktion „als Einheit der Differenz von Problem und mehreren, funktional äquivalenten Problemlösungen" (Luhmann 2000, S. 116). Genau dies lässt sich an der Besprechung der Ärzte, die nicht immer so angenehm kollegial verlaufen muss und doch auch in dieser Streitnähe nur als Austausch unter Gleichen vorstellbar ist, zeigen: Medizinische Fragestellungen – wie auch andere professionelle Formen der Fachlichkeit – lassen sich charakterisieren über die Komplexität der Verknüpfungsmöglichkeiten vieler Variablen. Es ist kein Rezeptwissen, auch wenn es das in solchen Kontexten auch gibt, sondern vor allem ein eingeübter, oft ohne Publikum stattfindender Umgang mit der Unbestimmtheit der jeweiligen Fachlichkeit. Erst diese Form von „strukturierter Offenheit" (Luhmann 1997, S. 44) war die Grundlage dafür, dass die moderne Differenzierung von Kontexten (Medizin, Wirtschaft, Politik, Recht, Wissenschaft, Religion, Familie, Erziehung) historisch gesehen so erfolgreich war. Die Leistungsfähigkeit der Medizin hängt nicht so sehr von eindeutigen Ursache-Wirkungs-Beziehungen, also den großen Erfolgen des medizinischen Fortschritts, ab. Sie hängt eher davon ab, dass sie ihren Gegenstand als komplexen Gegenstand verhandeln kann, um auf diese Weise mögliche Ursache-Wirkungs-Zusammenhänge testen zu können – um sie dann, wo immer möglich, zu stabilisieren.

16.5 Fazit

Parsons ergänzt in seinem Legitimierungsversuch noch eine weitere Asymmetrie: „[…] health is better than illness." Und auch: „Knowledge and competence are better than ignorance and related degrees and modes of incompetence" (Parsons 1978, S. 30). Diese Asymmetrien müsste man auf der Grundlage einer an Asymmetrien wie an Symmetrien gleichermaßen interessierten Soziologie nicht mehr wollen. Parsons musste seine Ärzte noch als bessere, schlauere Menschen beschreiben, musste noch betonen, dass Gesundheit ein besserer Wert als Krankheit ist, weil ihm die erklärungsbedürftige Asymmetrie eines konkreten Kontextes, der Arzt-Patienten-Beziehung, als so beeindruckend erschien. Er musste die Ärzte mit der Würde persönlicher Überlegenheit ausstatten und Gesundheit zu einem Wert erklären, um einen Namen für dieses Phänomen der gesellschaftlich legitimen Machtausübung zu haben. Im Unterschied dazu würde die hier vorgestellte funktionalistische Lesart mit Luhmann sich eher dafür interessieren, dass in modernen Gesellschaften Kontexte entstehen, in denen sich hochspezialisierte Kommunikationsformen bewähren, die aber für Laien nicht verständlich sind. Es ist völlig egal, ob Ärzte oder Patienten bessere Menschen sind, und es kommt sogar regelmäßig vor, worüber sich Parsons etwas wundert, dass auch Professoren zum Arzt gehen und der gleichen Asymmetrie unterworfen werden. Es sind nicht die Personen, die den Unterschied ausmachen, sondern die medizinischen – oder wie auch immer fachlich spezialisierten – Kommunikationsstrukturen, die unvermeidbar diesen Bruch erzeugen (vgl. Nassehi 2000; Mayr 2007).

Moralischer als andere Menschen sind Ärzte heute aber doch. Sie sind es nicht deshalb, weil man ihnen – so Parsons – beigebracht hat, integer zu sein. Entscheidend ist vielmehr, dass sie im Alltag immer wieder mit der Diskrepanz zwischen der Komplexität ihres Wissens und der Erwartung von Eindeutigkeit auf Seiten des Patienten umgehen müssen – ohne herablassend sein zu dürfen. Thomas Osborne nennt dies „ethical stylization" (Osborne 1994, S. 515) und behauptet, dass man es nicht lehren kann, man kann es sich nur von anderen abschauen. Ärzte lernen, die Asymmetrie zwischen ihnen und den Patienten durch symmetrisierendes Reden zu überdecken. Mehr Symmetrie geht nicht.

Lernziele

- Der Text erklärt, wieso die Kritik an der Dominanz des Arztes immer auch als Folge der modernen Gleichheitserwartung verstanden werden muss. Medizinsoziologische, aber auch gesellschaftspolitische Debatten reagieren mit ihren Forderungen nach symmetrischen Verständigungsformen auf ein normatives Versprechen der modernen Gesellschaft.
- Im Unterschied zu einem symmetrischen Gespräch ist die Arzt-Patienten-Beziehung notwendig asymmetrisch verfasst. Eine vom Arzt inszenierte symmetrisierende – nicht symmetrische – Kommunikationsform ist für den Patienten hilfreich. Die fachliche Verantwortung für die medizinische Aufklärung und Behandlung verbleibt jedoch beim Arzt.
- Die explizite Thematisierung von gesellschaftlichen Symmetrieerwartungen ermöglicht es, auch Asymmetrien auf ihre Funktionalität hin zu befragen. Organisationen stabilisieren asymmetrische Strukturen über Hierarchien und Rollen und ermöglichen auf diese Weise unterschiedliche Spezialisierungen von Fachlichkeit.
- In der Kommunikation zwischen Arzt und Patient verschränken sich zwei unterschiedliche Kommunikationsformen miteinander: eine hochspezialisierte Fachlichkeit, die der nichtmedizinischen Öffentlichkeit zumeist verborgen bleibt, und eine Laienperspektive. Eine symmetrische Kommunikation ist unter diesen Bedingungen nicht möglich. Auch für den Fall der Begleitung von Sterbenden ist das Konzept der symmetrischen Betroffenheit aller Menschen vom Tod nicht hilfreich. Besprechungen unter Experten lassen sich jedoch insofern als symmetrische Kommunikationssituationen verstehen, als spezialisierte Formen der Fachlichkeit in der Praxis oft nur unter der Bedingung des Ausschlusses der Öffentlichkeit stattfinden.

Bezüge zu Lernzielen des NKLM[a] in diesem Kapitel

Professionelle Entwicklung	Ethik der Medizin
ID 7.2, ID 11.3.1.4, ID 11.4.2, ID 14c.2.1.1	ID 5.2, ID 5.2.1.2, ID 6.1, ID 6.1.13

[a] Hinweise zur Nutzung der ID-Codes des NKLM für Unterricht und Prüfung finden sich in ► Abschn. 1.7 „Hinweise für die Benutzung durch Dozierende und Studierende der Humanmedizin".

Literatur

Atkinson, P. (1992). The ethnography of a medical setting. *Qualitative Health Research*, 2, 451–474.

Atkinson, P. (1995). *Medical talk and medical work. The liturgy of the clinic*. London, Thousand Oaks, New Delhi: Sage.

Barry, C. A., Stevenson, F. A., Britten, N., Barber, N., & Bradley, C. P. (2001). Giving voice to the lifeworld. More human, more effective medical care? A qualitative study of doctor-patient communication in general practice. *Social Science & Medicine*, 53, 487–505.

Bergmann, J. (1981). Ethnomethodologische Konversationsanalyse. In P. Schröder, & H. Steger (Hrsg.), *Dialogforschung. Jahrbuch 1980 des Instituts für deutsche Sprache* (S. 9–51). Düsseldorf: Schwann.

Byrne, P. S., & Long, B. E. L. (1976). *Doctors talking to patients. A study of the verbal behaviour of general practitioners consulting in their surgeries*. London: HMSO.

Coulter, A. (1999). Paternalism or partnership? *British Medical Journal*, 319, 719–720.

Cribb, A. (2008). *Health and the good society*. Oxford: Clarendon Press.

Elwyn, G., et al. (2003). Shared decision making: Developing the OPTION scale for measuring patient involvement. *Quality & Safety in Health Care*, 12, 93–99.

Foucault, M. (1973). *Die Geburt der Klinik. Eine Archäologie des ärztlichen Blicks*. München: Fischer.

Gill, V. T. (1998). Doing attributions in medical interactions: Patients' explanations for illness and doctors' responses. *Social Psychology Quaterly*, 61, 342–360.

Hahn, A. (1995). Tod und Zivilisation bei Georg Simmel. In K. Feldmann, & W. Fuchs-Heinritz (Hrsg.), *Der Tod ist ein Problem der Lebenden. Beiträge zur Soziologie des Todes* (S. 80–95). Frankfurt/M.: Suhrkamp.

Heritage, J., & Maynard, D. (Hrsg.). (2005). *Communication in medical care: Interactions between primary care physicians and patients*. Cambridge: Cambridge University Press.

Hirschauer, S. (1996). Die Fabrikation des Körpers in der Chirurgie. In C. Borck (Hrsg.), *Anatomien medizinischen Wissens* (S. 86–124). Frankfurt/M.: Fischer.

Howard, J., Davis, F., Pope, C., & Ruzek, C. (1977). Humanizing health care: The implications of technology, centralization and self-care. *Medical Care* (Supplement), 15, 11–26.

Klemperer, D. (2006). Vom Paternalismus zur Partnerschaft – Der Arztberuf im Wandel. In J. Pundt (Hrsg.), *Professionalisierung im Gesundheitswesen – Positionen – Potenziale – Perspektiven* (S. 61–75). Bern: Huber.

Luhmann, N. (1997). *Gesellschaft der Gesellschaft*, 2 Bände. Frankfurt/M.: Suhrkamp.

Luhmann, N. (2000). Die Religion der Gesellschaft. In A. Kieserling (Hrsg.), *Die Religion der Gesellschaft*. Frankfurt/M.: Suhrkamp.

Luhmann, N. (2002). Das Erziehungssystem der Gesellschaft. In D. Lenzen (Hrsg.), *Das Erziehungssystem der Gesellschaft*. Frankfurt/M.: Suhrkamp.

Macho, T. (1987). *Metaphern des Todes*. Frankfurt/M.: Suhrkamp.

Mayr, K. (2007). Rationalität und Plausibilität in klinischen Ethikkomitees. Die Echtzeitlichkeit von Kommunikation als Empirie der Systemtheorie. *Soziale Welt*, Sonderheft Systemtheorie, 58, 323–344.

Mishler, E. G. (1984). *The discourse of medicine. The dialectics of medical interviews*. Norwood, NJ: Ablex Publishing Corporation.

Nassehi, A. (2000). Die Geburt der Soziologie aus dem Geist der Individualität. Einige Systemtheoretische Bemerkungen. In T. Kron (Hrsg.), *Individualisierung und soziologische Theorie* (S. 45–67). Opladen: Westdeutscher Verlag.

Nassehi, A. (2007). The person as an effect of communication. In S. Maasen, & B. Sutter (Hrsg.), *On willing selves. Neoliberal politics and the challenge of neuroscience* (S. 100–120). Hampshire: Palgrave Macmillan.

Nassehi, A. (2015). Komplexität. In A. Nassehi, *Die letzte Stunde der Wahrheit* (S. 97–158). Hamburg: Murmann.

Nassehi, A., & Saake, I. (2002). Kontingenz: Methodisch verhindert oder beobachtet? Ein Beitrag zur Methodologie der qualitativen Sozialforschung. *Zeitschrift für Soziologie*, 31, 66–86.

Osborne, T. (1994). Power and persons: On ethical stylisation and person-centred medicine. *Sociology of Health*, 16, 515–535.

Parsons, T. (1967). Definition von Krankheit und Gesundheit im Lichte der Wertbegriffe und der sozialen Struktur Amerikas. In A. Mitscherlich, et al. (Hrsg.), *Der Kranke in der modernen Gesellschaft* (S. 57–87). Köln, Berlin: Kiepenheuer & Witsch (Erstveröffentlichung 1964).

Parsons, T. (1978). The sick role and the role of the physician reconsidered. In T. Parsons, *Action theory and the human condition* (S. 17–34). New York, London: Free Press.

Peräkylä, A. (2006). Communicating and responding to diagnosis. In J. Heritage, & D. Maynard (Hrsg.), *Communication in medical care: Interaction between primary care physicians and patients* (S. 214–247). New York: Cambridge University Press.

Saake, I. (2016). Zum Umgang mit Unterschieden und Asymmetrien. *Aus Politik und Zeitgeschichte*, 66, 49–54.

Saake, I., & Kunz, D. (2006). Von Kommunikation über Ethik zu ‚ethischer Sensibilisierung': Symmetrisierungsprozesse in diskursiven Verfahren. *Zeitschrift für Soziologie*, 1(35),41–56.

Seale, C. (2008). Mapping the field of medical sociology: A comparative analysis of journals. *Sociology of Health & Illness*, 30, 677–695.

Simmel, G. (1989). Die individuelle Freiheit. In G. Simmel, *Philosophie des Geldes* (S. 375–481). Frankfurt/M: Suhrkamp (Erstveröffentlichung 1901).

Straus, R. (1957). Nature and status of medical sociology. *American Sociological Review*, 22, 200–204.

Wirtz, V., Cribb, A., & Barber, N. (2006). Patient-doctor decision-making about treatment within the consultation – a critical analysis of models. *Social Science & Medicine*, 62, 116–124.

Ausblick – Aufgaben für die professionelle Entwicklung des ärztlichen Nachwuchses und die Organisation der Arbeit im Krankenhaus

Vom Spiel zum Ernst

Die habituelle Aneignung der ärztlichen Profession

Swantje Reimann

S. Klinke, M. Kadmon (Hrsg.), *Ärztliche Tätigkeit im 21. Jahrhundert - Profession oder Dienstleistung*, Springer-Lehrbuch, https://doi.org/10.1007/978-3-662-56647-3_17

- **Leitfragen**

1. Welche Institutionen sind bedeutsam in der Aneignung eines professionellen medizinischen Habitus?
2. Wie erfolgt der Übergang vom studentischen Spiel zum ärztlichen Handeln?
3. Welche Orientierungen formulieren sich in der Ausbildung zur Medizinerin, zum Mediziner aus?
4. Wie lässt sich heute Studierenden der Medizin die Frage nach dem „guten Arzt", der „guten Ärztin" stellen (Dörner 2001)?

17.1 Einleitung

In jedem Wintersemester beginnen ca. 10.000 Interessierte ein Medizinstudium in Deutschland.[1] Ihnen gemeinsam ist wohl die Ahnung, dass das Studium anstrengend und entbehrungsreich sein wird, der Beruf jedoch dann eine Erfüllung sein kann und ein hohes gesellschaftliches Ansehen genießt. Bei Beginn dieses Studiums treten sie in eine besondere Welt ein, deren Landkarte anfänglich noch viele weiße Flecken enthält, und in der eine ihnen noch fremde Sprache gesprochen wird. Sie haben Vorstellungen davon oder auch schon Erfahrungen damit, was es bedeuten kann, ein guter Arzt, eine gute Ärztin zu sein. Doch dazwischen liegt der Prozess des Werdens und damit die Auseinandersetzung mit einer Welt, die von zahlreichen Bedingungen beeinflusst wird. Der vorliegende Beitrag zur Werdung von Ärztinnen und Ärzten und zur Bestimmung des „guten Arztes", der „guten Ärztin" (Dörner 2001) ist eine zusammengefasste und gekürzte Fassung einer empirischen Untersuchung (Reimann 2013), aus der einige Beispiele zur Veranschaulichung entnommen sind. Diese Untersuchung wurde angeregt durch eine Vielzahl an Lehrveranstaltungen, Seminaren und Praktika mit Medizinstudierenden verschiedener Fakultäten. Die Erfahrungen mit den Irritationen, Brüchen und Herausforderungen der Medizinstudierenden, sich in diesem Feld zu bewegen und handlungsfähig zu bleiben, sind Anlass des besonderen Interesses an der ärztlichen Profession gewesen und sind es noch.

1 Mit steigender Tendenz; im Wintersemester 2015/16 ca. 9700 (Statista 2018).

17.2 Das medizinische Feld und seine Bedingungen

Seit den Anfängen der medizinischen Zunft[2] ist der „gute Arzt"[3] zum Gegenstand zahlreicher Auseinandersetzungen und Überlegungen geworden. In den meisten Arbeiten wird dabei das Gutsein als ein professioneller Ausdruck im Sinne eines anzustrebenden und ethisch wie sozial gebotenen Arztbildes vor allem normativ bestimmt (u. a. Dörner 2001; von Troschke 2001; Geisler 2004). Dabei wird besonders aus der Sicht der Patientinnen und Patienten argumentiert und sich darauf bezogen, welche ärztliche Grundhaltung am ehesten deren Bedürfnissen gerecht wird. Zusätzlich zu diesen Erwartungen gibt es weitere, die den guten Arzt bestimmen: Aus der Perspektive von Krankenkassen, Pharmaindustrie, Berufsverbänden, Medizinethik, Krankenhausverwaltungen, aber auch ökonomischen Expertisen werden unterschiedliche, zum Teil widersprüchliche Kompetenzen formuliert, die von einem guten Arzt, einer guten Ärztin erwartet werden, und auch die Ärztinnen und Ärzte selbst haben Vorstellungen einer guten Berufsausübung. Die daraus formulierten normativen Ansprüche an die ärztliche Profession stellen einen fast unüberschaubaren Katalog von Forderungen dar. Sie reichen oft weit auseinander, sind schlecht vereinbar und können dadurch eine Dissonanz (▶ Kap. 8) zwischen ärztlichem ‚Sollen', ‚Wollen' und ‚Können' verstärken[4].

2 Eine der ersten schriftlich fixierten Formulierungen einer ärztlichen Ethik ist der bekannte Eid des Hippokrates (ca. 460–370 v. Chr.).

3 Dabei ist „die gute Ärztin" wohl mitgemeint.

4 Die Ökonomisierung des Gesundheitssystems und die daraus resultierenden Folgen auf die ärztliche Handlungspraxis wurden bspw. in dem Projekt „Wandel von Medizin und Pflege im DRG-System" (WAMP) untersucht; siehe dazu u. a. Klinke und Kühn 2006; Buhr und Klinke 2006.

Diese verschiedenen Erwartungen sind ein Einflussfaktor auf medizinisches Verhalten. Der ärztliche Alltag ist durch weitere Einflüsse bestimmt, die nicht weniger schwer zu handhaben sind: Ärztinnen und Ärzte müssen professionelle Beziehungen gestalten, sich an stetig ändernde Wissensbestände anpassen sowie strukturellen, organisationalen und ökonomisch beeinflussten Arbeitsbedingungen im Krankenhaus gerecht werden. Zu dieser unspezifischen Vielfalt kommt ein Merkmal hinzu, das die medizinische Praxis als eine besondere und sensible kennzeichnet und diese von anderen Professionen fundamental unterscheidet: das Arbeiten an existenziellen Grenzen unter Bedingungen von Unsicherheit (▶ Kap. 4). Dabei besteht eine der wichtigsten Funktionen der medizinischen Praxis darin:

> […] Enklave zu sein für existentielle Probleme wie Krankheit, Leiden, Tod, Angst und Irrationalität. Dies gilt auf einer allgemeinen gesellschaftlichen Ebene – hier liegt die wesentliche ‚Leistung' der Medizin in der ‚Rationalisierung' solcher Probleme – wie auch für den Einzelfall – hier stellt die Medizin für den Patienten und dessen soziales Netzwerk technische Umgangsformen und Bewältigungsmöglichkeiten bereit. (Bollinger et al. 1981, S. 32)

In einschneidenden existenziellen Situationen wie dem Umgang mit dem Tod, dem Erleben des Sterbens und der Versehrtheit von Patientinnen und Patienten, aber auch anderen hochkomplexen Situationen wie der Übertretung von Tabus im Rahmen von Ausbildung und klinischer Behandlung (siehe dazu u. a. Bollinger et al. 1981), können die Ärztinnen und Ärzte an Grenzen geraten, die als Belastung oder Überforderung erfahren werden. Zahlreiche Untersuchungen zum psychischen wie physischen Befinden von Medizinern und Medizinerinnen belegen dies eindrucksvoll: So zeigt die ärztliche Berufsgruppe beispielsweise erhöhte Prävalenzen für Depressionen, das Ausbrennen, Drogengebrauch und Drogenmissbrauch (v. a. Alkohol) sowie Suizid[5]. Zusätzlich zu diesen alarmierenden Bedingungen findet sich im öffentlichen Diskurs kontinuierlich Kritik an der medizinischen Praxis (u. a. Storm 2005; Ruebsam-Simon 2002; Geisler 2004; Bollinger et al. 1981).

Neben der Kritik, den vielfältigen Anforderungen und den Befunden zur seelischen und körperlichen Gesundheit haben nur wenige Untersuchungen die medizinischen Haltungen als eine besondere Weltsicht aus einer Innenperspektive analysiert (besonders interessant z. B. Becker et al. 1961; Bollinger et al. 1981). Beispielsweise beschreibt Wettreck (1998) in seiner umfangreichen Beobachtungsstudie von Krankenhausärztinnen und -ärzten zwei komplementäre Sichtweisen: den „medizinischen Blick" und den „ärztlichen Blick". Beide stellen je verschiedene ärztliche Lösungsversuche im Umgang mit oft existenziellen Bedrohungssituationen der Patientinnen und Patienten dar.

Neben den ärztlichen „Blicken" sind aber auch die Haltungen und Erwartungen der Studierenden von Bedeutung, da sie den ‚Boden' darstellen, auf welchem dieses Wissen in einer bestimmten Art und Weise ‚wurzelt'. Bourdieu geht in seinen Ausführungen zur Aneignung und Entwicklung des Habitus im Erwachsenenalter auf diese Novizen näher ein:

> Was Neulinge in Wirklichkeit mitbringen müssen, ist nicht der stillschweigend oder ausdrücklich geforderte Habitus, sondern ein praktisch kompatibler oder hinreichend nah verwandter und vor allem flexibler und in einen konformen Habitus konvertierbarer, kurz: kongruenter und biegsamer und somit einer möglichen Umformung zugänglicher Habitus. (Bourdieu 2001, S. 126)

Cicourel führt die Habitusentwicklung im Erwachsenenalter speziell bei Medizinstudierenden weiter aus, indem er die Ausbildung als

5 Literaturquellen zu ausgewählten Untersuchungen zum Befinden finden sich im Abschnitt ▶ Empfohlene Literatur.

einen Sozialisationszeitraum bezeichnet, „in dem Erwachsene sowohl mit besonderen und unausgesprochenen Normen, Werten, Überzeugungen als auch mit technischem und wissenschaftlichem Wissen konfrontiert werden“ (Cicourel 1993, S. 167).

Zusätzlich zur Beschreibung der besonderen ärztlichen und studentischen Haltungen ist der Prozess des Erwerbs dieser Haltungen m. E. gleichfalls interessant, da er Fragen der Ausbildung (und später der Weiterbildung) thematisiert. Dieser Erwerb kann im Sinne Bourdieus als eine prozesshafte Angleichung beschrieben werden:

> Die für die Zulassung zu dem Spiel und den Erwerb des spezifischen Habitus erforderliche, je nach Ausgangspunkt mehr oder weniger radikale Umwandlung des ursprünglichen Habitus vollzieht sich unauffällig, das heißt graduell, allmählich und unmerklich, so daß sie im wesentlichen gar nicht wahrgenommen wird. (Bourdieu 2001, S. 20)

In der langjährigen medizinischen Ausbildung werden dabei nicht nur formale und explizite Kompetenzen, sondern implizit ebenso bestimmte Haltungen und „Sichtweisen“ (u. a. Wettreck 1998) erworben, die die ‚Passung‘ der Studierenden als spätere medizinische Akteurinnen und Akteure bewirken. Gerade der Übergang in den ärztlichen Beruf stellt einen sensiblen Prozess dar, in welchem systeminterne Gesetzmäßigkeiten, ein bestimmter Habitus und Rollenbilder durch implizites Lernen erworben werden, um die Stabilität des Systems Medizin zu gewährleisten.

> Stabilität […] ist nur möglich, wenn es in hinreichendem Maß zu einer „Integration" der verschiedenen Systemkomponenten kommt, welche in diesem Fall die individuellen Aktoren sind. (Parsons 1986, S. 160f.)

Dabei ist nicht nur das theoretisch vermittelbare Wissen entscheidend für die Professionalisierung, vor allem scheint es wichtig zu sein, zu wissen, wie man sich als Ärztin, als Arzt verhält und wie man seine Rolle zu spielen hat (siehe Goffman 1996). Kurz: Wie tritt man in die medizinische Welt ein, und wie bewegt man sich darin richtig?

17.3 Die Frage an das Feld: Wie wird man zu einem guten Arzt, einer guten Ärztin?

Im Zentrum der empirischen Fragestellung steht die Entwicklung von Medizinstudierenden zu praktizierenden Medizinern und Medizinerinnen. Dabei wird das Studium als ein wichtiger Sozialisationsprozess aufgefasst, in welchem sich die eigenen Vorstellungen von der Berufsausübung verändern und anpassen (können) in Richtung eines bestimmten und erwarteten ärztlichen Habitus. In der vorliegenden Arbeit[6] wird das ‚Gutsein‘ nicht als eine (weitere) normative Bestimmung verstanden, sondern die subjektive Bedeutung dieses ‚Gutseins‘ aus einer Innenperspektive rekonstruiert: Wie also stellen Medizinstudierende und Assistenzärztinnen und -ärzte eine Passung her zwischen als individuell wahrgenommenen Eigenschaften einerseits und angestrebten professionellen Eigenschaften andererseits? Wie entwickeln sich die medizinischen Blicke und die Sichtweisen? Welche Institutionen der Aus- und Weiterbildung sind dabei bedeutend?

Um die Frage nach dem Spezifischen ärztlicher Haltungen sowie nach dem Werden beantworten zu können, wurden Vorstellungen der Berufsausübung bei Medizinstudierenden der vorklinischen und klinischen Semester[7] sowie von Ärztinnen und Ärzten in Weiterbildung anhand von Gruppendiskussionen und

6 Zur ausführlichen Analyse siehe Reimann (2013).

7 In die Untersuchung sind Studierende des Regelstudiengangs Medizin eingeschlossen; ein interessanter Vergleich wäre hier mit Studierenden zu ziehen, die in einem Modell- oder Reformstudiengang studieren.

Interviews rekonstruiert[8]. Diese drei Gruppen bilden die miteinander zu vergleichenden Fälle.

Da die vorklinische Zeit vor allem theoretisch dominiert ist, sind die erwarteten und erwünschten Patientenkontakte noch rar. Die Medizinstudierenden beginnen sich der medizinischen Welt anzunähern, vor allem aber beginnen sie, mit den enormen Anforderungen an Zeit- und Lernaufwand zurechtzukommen, wie es eindrücklich bei Becker et al. (1961) als „student culture" beschrieben wird. Der Fokus der initiierten Diskussionen lag auf kontroversen medizinischen Themen wie Sterbehilfe oder Patientenverfügungen. Grundlage hierfür bildete die Überlegung, dass vorklinische Studierende zwar weniger über praktische Erfahrungen berichten können, jedoch über ein anzustrebendes (ideales) Berufsbild verfügen. Um diese Orientierungen in ihrer Veränderung beschreiben zu können, wurden anschließend Gruppendiskussionen mit Studierenden klinischer Semester durchgeführt. In diesen wurden die Studierenden gebeten, über ihre Erfahrungen hinsichtlich Ausbildung und dem Arbeiten auf Station zu berichten, da sich der klinische Abschnitt auch durch einen vermehrten Patientenkontakt auszeichnet (z. B. Unterricht am Krankenbett, UaK). Dies geschieht jedoch im Modus des Übens, des ‚Handelns-als-ob', des Experimentierens ohne den Handlungsdruck, der auf Medizinerinnen und Medizinern lastet:

> Die scholastische Situation (der Schulbereich stellt ihre institutionalisierte Form dar) ist ein Ort und ein Zeitpunkt sozialer Schwerelosigkeit, an dem die gewöhnlich geltende Alternative zwischen Spiel (*paizein*) und Ernst (*spoudazein*) außer Kraft gesetzt ist und man ‚ernsthaft spielen' (*spoudaios paizein*) kann. (Bourdieu 2001, S. 23; Hervorhebungen i. O.)

Die Weiterbildungszeit stellt die dritte Fallgruppe für den Vergleich dar: In diesem Rahmen wird nicht mehr „gespielt", sondern eigene Handlungen haben reale Konsequenzen für Patientinnen und Patienten, es wird Verantwortung übernommen. Dennoch befinden sich die Assistenzärztinnen und -ärzte noch im Modus des Lernens. Sie stehen zwar handlungspraktisch der Berufsgruppe der Ärztinnen und Ärzte nah, aber formal auch noch dem übenden, lernenden Modus oder der „studentischen Kultur" (Becker et al. 1961).

Unterschiede zwischen den Orientierungen geben einen Hinweis auf spezifische Sozialisationsprozesse und eine allmähliche Annäherung an den medizinischen Habitus. Gemeinsamkeiten können als Ähnlichkeiten oder Bedingungen gedeutet werden, die für die Ausübung des ärztlichen Berufes notwendig sind oder als notwendig erachtet und in Aus- und Weiterbildung verstärkt werden. Schließlich stellen die Fallvergleiche zwischen den drei Gruppen eine Möglichkeit dar, Entwicklungsprozesse im Erwerb eines Habitus konkret und differenzierter analysieren zu können. Die drei Hauptfragen, die im Folgenden erläutert werden, sind: 1. die Frage nach dem ‚Wie' der Sozialisation (den Institutionen der Aneignung, ► Abschn. 17.4.1), 2. die Frage nach dem ‚Werden' (Entwicklungstypik, ► Abschn. 17.4.2) und 3. die Frage nach dem ‚Gutsein' (medizinischer Haltungen, ► Abschn. 17.4.3); zusammengefasst: Wie wird man zu einer guten Ärztin, einem guten Arzt?

17.4 Empirische Beobachtungen und Antworten aus dem Feld

Das Thema anhand dessen alle Diskussionen und Interviews miteinander verglichen wurden, ist der Umgang mit Unsicherheit und folglich die Suche nach Sicherheit und Orientierung in medizinischen Entscheidungssituationen,

8 Die Auswertung erfolgte mittels der dokumentarischen Methode (u. a. Bohnsack 2001); der dahinterstehende Ansatz sieht das gesprochene Wort über oder auch die vollzogene Praxis als ein Wissen der Akteurinnen und Akteure, welches ihnen theoretisch nicht zur Verfügung steht, was sich jedoch aus Beobachtungen bzw. Diskussionen/Interviews rekonstruieren lässt. Diese Analyse kann hier nicht in Vollständigkeit wiedergegeben werden. Die im Folgenden dargestellten Textauszüge aus Gruppendiskussionen und Interviews veranschaulichen an dieser Stelle die Ausführungen und können Anregungen bieten für weitere Überlegungen.

aber auch generell im medizinischen Feld. Die Auszüge aus den Diskussionen und Interviews dienen hierbei der Veranschaulichung[9].

17.4.1 Die Institutionen der Aneignung – das Wie

Die erste Frage nach dem Wie bezieht sich auf die Modi und Bedingungen der Aneignung einer Haltung. In allen Phasen des Studiums sind es vor allem Modelle, an denen gelernt wird, denen Bedeutung beigemessen wird und denen eine bestimmte Verstärkerfunktion innewohnt. Zum Teil sind es positive, zum Teil aber auch negative Modelle. Gerade wahrgenommene Vorbilder im Sinne eines „signifikanten Anderen"[10] (Mead 1968) spielen eine wesentliche Rolle. Diese handhaben die unterschiedlichen medizinweltlichen Bedingungen von Zeit- und Handlungsdruck konstruktiv, realisieren eine ärztliche Identität und verkörpern demnach eine spezifische Idee von Professionalität, die wiederum Studierenden zur Orientierung gilt. Anhand deren Handelns können Spielregeln ausgemacht werden, die Medizinstudierende anzuerkennen und zu befolgen haben, wenn sie in diese Welt aufgenommen werden wollen.

9 Die Diskussionen und Interviews wurden nach den Regeln von Przyborski (2004) transkribiert; dabei bedeuten **fett** geschriebene Worte laut Gesprochenes, unterstrichene Passagen wurden betont. Wenn Worte *kursiv* gesetzt werden, bedeutet dies eine zitierte Rede innerhalb des Sprechens. Die Buchstaben am Beginn kennzeichnen die Reihenfolge der Sprechenden, der zweite Buchstabe kennzeichnet Frauen mit ‚w' und Männer mit ‚m'. Die Auszüge müssen als gesprochene Sprache gelesen werden, die auch Brüche und zögerndes Sprechen enthalten und somit nicht ganz so flüssig zu lesen sind. Zum Teil habe ich die Zitate lesbarer gemacht, zum Teil jedoch auch in ihrer Brüchigkeit belassen, um das Zögerliche und Suchende nicht zu unterschlagen.

10 Der „signifikante Andere" ist nach Mead eine Person, die emotional besetzt ist, als machtvoll wahrgenommen wird und mit der eine ständige Interaktion stattfindet. Anfänglich sind signifikante Andere vor allem die Eltern, später die Lehrerinnen und Lehrer.

Im Folgenden beschreiben die Studierenden auf Grundlage eines negativen Rollenmodells implizit ihre gemeinsam getragene Haltung. Das ärztliche Rollenmodell stellt für die Studierenden somit einen negativen Horizont dar und nicht den positiv besetzten „signifikanten Anderen" (Mead 1968). Dieser ist in der Beschreibung eher der Patient, und die studentische Haltung orientiert sich an dessen Befinden. Die in den Augen der Studierenden hier fundamental gescheiterte Arzt-Patient-Beziehung führt so auch zu einer Art Fremdschämen für die eigene Profession. Der Arzt wird zu einem negativen Vorbild, an dem man sich ebenso orientieren kann, nämlich genau so nicht werden zu wollen.

Bw:
„Irgendwann waren wir mal auf der Pulmologie hier in der Uni und hatten Unterricht am Krankenbett, und da kam eben so ein schlaksiger, gut aussehender junger Arzt rein und fing dann so an zu erzählen, und alle so: schmacht schmacht. Und da gingen wir in das Patientenzimmer, und da hat der dann so Patienten vorgestellt, eben auch mit Lungenkrebs, und was es so gab. Und der eine Patient war nicht da, und der kam wieder rein, und vorher erzählte der Arzt noch so, *dem Patient müssten wir jetzt eigentlich …, der hat* ***Krebs,*** *und der müsste jetzt eigentlich eine Chemo bekommen, aber so richtig helfen kann man dem eh nicht mehr, na, der ist ja gerade nicht da*. Und das dann so vor den ganzen anderen Patienten, ohne dass der Patient das eigentlich schon so richtig bis ins letzte Detail wusste. Und da kam er gerade rein, wir, nun eine Horde von sechs Leuten stehen dort in diesem kleinen Raum, und: *Ja, na, Sie wissen ja schon, Sie haben das und das und das eigentlich, naja, wir probieren das jetzt mal, aber so richtig Aussicht auf Erfolg, naja, das wissen wir auch noch nicht*. So, und dann verabschiedet der sich und ging mit uns wieder raus, und ich stand irgendwie da."
Aw:
„Aber ich glaube, das Schlimme war auch, dass er dem Patienten nicht vorher Bescheid gesagt hatte. Wir standen schon in dem Zimmer an seinem Bett, und er war gerade draußen und kam rein, war völlig überrascht von diesen Leuten, die da standen und dazu noch diese komischen Kommentare von diesem Arzt."
Bw:
„Ja, wo du dir gedacht hast, das geht nicht, das ist irgendwie echt gerade daneben gelaufen. Aber ich sag' mal, das war so mein Schlimmstes, woran ich mich noch dran erinnern kann. So böse hab' ich das danach nie wieder richtig erlebt bei irgendjemand anderem." (Textauszug 1 – Gruppendiskussion Klinik)

Zusätzlich zum Lernen am Modell kommen verschiedene Lernmechanismen hinzu, die jedoch nur

Mittlerfunktion besitzen. Wenn seitens der Studierenden dem medizinischen Feld keine Bedeutung beigemessen wird, verlieren Mechanismen und Institutionen der beruflichen Sozialisierung ihre Wirkmächtigkeit. Um Medizinstudierende zu Mitspielenden zu sozialisieren, ist es demnach zwingend notwendig, ihnen den Sinn für das Spiel zu vermitteln. Dieser wäre in der folgenden Beschreibung der vorklinischen Studierenden demnach das Interessante und Besondere der Tätigkeit, welches die Anstrengungen rechtfertigt und auch belohnt.

Am:
„Dann sagt man, echt, Leute, wenn wir das in der Regelzeit machen, verschenken wir garantiert erst mal die ersten zwei Jahre unserer Jugend, unseres Studiums. Generell hat man hauptsächlich Stress. Ich glaube, klar hat sich jeder gedacht, Medizinstudium, Mensch das ist bestimmt sauschwer, aber ein bisschen blauäugig ist vielleicht auch jeder reingegangen, dass es dann so krass schwer ist, dachte, glaub' ich, auch keiner. Das ist schon damit gekommen, dass man dachte, okay, da hast du dich beim Abi angestrengt, das wirst du schon schaffen. Aber dass es so krass ist, dachte, glaub' ich, auch keiner. Und da haben wir, glaub' ich, den Vorteil, dass es dann wieder so interessant ist, dass man es dann halt auch durchzieht, und dann zieht man es, glaub' ich, wirklich nur durch, wenn man es auch interessant findet, also, sonst geht's nicht, sonst kann man so was nicht machen." (Textauszug 2 – Gruppendiskussion Vorklinik)

Im Verlauf der Ausbildung werden neben diversen formalen Kompetenzen wie dem Erwerb eines Wissenskorpus sowie einer naturwissenschaftlichen Sicht auf die Phänomene von Versehrtheit und Störung – durch Prüfungen nachweisbar – auch informelle Kompetenzen erworben, die Medizinstudierende benötigen, um zu Spielenden im medizinischen Feld zu werden. Diese informellen Kompetenzen oder der „implizite Lehrplan" (u. a. Zinnecker 1975; Rosenbaum 1976) beziehen sich vorrangig auf die Art und Weise des medizinischen Handelns. Hier stehen das Arbeiten (respektive Lernen) unter Zeitdruck, die Überforderung, die Auslastung und die Verausgabung sowie die Nachrangigkeit individueller Bedürfnisse hinter beruflichen (respektive studentischen) Anforderungen im Vordergrund. Gerade in der Identifizierung mit der ärztlichen (respektive studentischen) Position zeigen sich deutliche Korrespondenzen zwischen den Strukturen der medizinischen Welt und der medizinstudentischen Welt. In der folgenden Passage werden die Verausgabung und der Einsatz für die ärztliche Tätigkeit zwar ironisierend dargestellt, besitzen jedoch eine relevante Bedeutung: Allen ist klar, dass die Verausgabung und die Hintanstellung privater Bedürfnisse für die hinreichende Erfüllung studentischer und später ärztlicher Aufgaben notwendig ist und erwartet wird.

Am:
„Wenn man so 5 Monate lang Fulltime-Job im Studium …, also da muss man irgendwie doch mal Ferien …"
Bw:
„Ja eben, mal Pause machen."
Dw: - „Man hat ja schon fast ein schlechtes Gewissen, wenn man mal Pause macht."
Am:
„Mal ein Wochenende frei oder so."
Aw:
(lachend) „Ja."
Bw:
„Ja, oh mein Gott, kannst du das wirklich, ist das zulässig?"
Am:
„Letztes Wochenende hab' ich mir freigenommen."
Bw:
„Haaa, schäm' dich."
Alle:
(lachen)
Dw:
„Gestern den ganzen Tag nichts gemacht." (lacht)
Bw:
„Den ganzen Tag?"
Dw:
„Den ganzen Tag von früh um 10."
Bw:
„Und dein Gewissen?" (Textauszug 3 – Gruppendiskussion Klinik)

Der parallele Erwerb dieser explizit und implizit geforderten Kompetenzen wird als notwendig erachtet, um eine medizinische Identität auszuprägen, die wiederum das Medizinsystem nicht irritiert, sondern stützt und festigt. Das macht deutlich, aus welchem Grund das Studium der Humanmedizin ein solch restriktives ist, und die Studierenden, der Menge wie auch der zeitlichen Intensität nach, unter teils überfordernden Bedingungen vor allem lernen zu lernen – und damit demzufolge lernen, sich an die unhinterfragten, weil impliziten Bedingungen anzupassen.

17.4.2 Der Prozess der Inkorporierung – das Werden

Zur Beantwortung der Frage nach dem Werden wurde anhand des Materials eine Entwicklungstypik des medizinischen Habitus rekonstruiert. Vermittelt über Symbole[11], Interaktionen[12] und die wahrgenommene Bedeutung und Macht der Vorbilder im medizinischen Feld, aber auch über normal erlebte Routinen entwickelt sich allmählich ein medizinischer Habitus. Dieser muss sich anfänglich mit Inkongruenzen und Unsicherheiten auseinandersetzen und versuchen, Passung zur eigenen Identität zu erhalten trotz des spürbaren Verlustes bestimmter persönlicher, individueller Ausdrucksformen und Werturteile.

Deutlich wird die Annäherung an das Spiel innerhalb der vorklinischen Diskussionen durch eine kategoriale Vereinfachung des hochkomplexen medizinischen Feldes. Die Suche nach Sicherheit fußt auf der zunächst sehr einfachen Vorstellung, medizinisches Handeln sei immer ein medizinisches Entscheiden, ohne Prozesse der Entscheidungsfindung miteinzubeziehen. Verantwortung scheint ein wesentliches Bestimmungsstück der Unsicherheit darzustellen. Hier kann vermutet werden, dass aus diesem Grund bestimmte Kriterien gesucht werden, die eine ‚richtige' von einer ‚falschen' medizinischen Handlung abgrenzen können. Hier wird noch um Autonomie gerungen, um die Frage, wer oder was dominiert ärztliche Entscheidungen: das medizinische Wissen, die Moral des Arztes, der Ärztin oder der Wunsch der Patientin, des Patienten? Und wodurch lassen sich Rückversicherungen und verlässliche Anhaltspunkte für die jeweilige Entscheidung finden? In der kurzen Sequenz einer vorklinischen Diskussion kann man das Ringen um valide Kriterien und einen ethisch vertretbaren Entscheidungsmodus gut nachvollziehen.

Cw:
„Aber es wird doch nie eine Entscheidung ohne die Verwandten gefällt, es wird immer irgendwie abgesprochen. Der Arzt geht nicht hin und schaltet die Geräte ab, das gibt's nicht."
Aw:
„Doch, also, so hab' ich das zumindest erlebt."
Dw: „Aber es gibt Diskussionen unter Ärzten vor dem Behandlungszimmer ohne Einbeziehung der Angehörigen, wo, wo, also, wo da ..."
Bw:
„Ich glaub', es gibt wahrscheinlich alles, also ..."
Dw:
„Ja, aber da wird dann entschieden. Das ist ja das Schwierige." (Textauszug 4 – Gruppendiskussion Vorklinik)

Die ‚Trivialisierungsstrategien' sind hier kennzeichnend für die theoretische Handhabung von als überkomplex wahrgenommenen Situationen, in denen Handlungsfähigkeit und Autonomie gesichert werden sollen, um den medizinischen Habitus professionell von anderen Expertisen abgrenzen zu können. Die Vereinfachungen ermöglichen es den Studierenden auch, sich der Kontingenz von medizinischen Entscheidungen (noch) nicht stellen zu müssen. Die vorklinische Suche nach Sicherheit kann somit als der Eintritt in ein fremdes Feld gelesen werden: Anfängliche Blicke, vorsichtige Schritte versuchen Regeln zu erkennen und den Sinn des Spiels auszumachen. Dieses fremde Feld vollumfänglich in seiner Überkomplexität wahrzunehmen, kann an dieser Stelle noch nicht geleistet werden, denn es könnte aufgrund des zwangsläufigen Wissens- und Erfahrungsdefizites zu einer gewissen ‚Überflutung' führen, mit der eine Handlungsunfähigkeit einherginge. Zu dieser Verunsicherung der Studierenden, wie Kontingenzen und Ambiguitäten zu handhaben sein können, kommt ihr studentischer Status hinzu, Kompetenzen und Wissen noch erwerben zu müssen und somit in einer (noch) inkompetenten Position zu sein. Der Zuwachs an Wissen und Erfahrungen könnte aus dieser Lage befreien und ‚richtige' Entscheidungen gelingen lassen.

Studierende der Klinik verfügen dagegen über mehr praktische Erfahrungen, und Vereinfachungen stellen keine funktionalen Lösungen mehr dar. Die Studierenden nehmen sich schon als zukünftige Kolleginnen und Kollegen wahr und zeigen einen deutlicheren Ausdruck der Auseinandersetzung mit den Bedingungen struktureller, organisationaler wie auch ökonomischer Art. Neben der Ausformulierung zweier Orientierungen (▶ Abschn. 17.4.3) bringt eine ‚ambivalente Haltung' diese Zwischenstellung und den Übergang deutlich zum Ausdruck. Dieses suchende, unsichere und noch nicht auf eine Haltung Festgelegte ist gut anhand der kurzen Sequenz zwischen zwei Studentinnen aus dem 5. Semester ablesbar.

Bw:
„Ich hab' immer noch so diesen Enthusiasmus und diesen Glauben, dass es mal irgendwann besser wird oder dass ich dann anders mache oder dass ich mich dann besser arrangieren kann damit ..."

11 Bspw. der weiße Kittel, der an einigen medizinischen Fakultäten in einer Zeremonie – in Anlehnung an die amerikanische Tradition der ‚white coat ceremony' – an die approbierten Ärztinnen und Ärzte vergeben wird.

12 Bspw. die festgelegte hierarchische Reihenfolge, nach der Ärztinnen und Ärzte in der Visite die Zimmer der Patienten und Patientinnen betreten und Fragen an diese stellen dürfen.

Aw:
„Ja."
Bw:
„Also, da, wenn man dann selber drin ist, vielleicht macht man's ja wirklich anders, ne."
Aw:
„Oder man sagt sich, man wird ja auch nicht ewig hoffentlich als (lachend) Assistenzarzt auf so einer Station arbeiten."
Bw:
„Genau." (Textauszug 5 – Gruppendiskussion Klinik)

Für die Ärztinnen und Ärzte in Weiterbildung wiederum ist der Wechsel in den Beruf markant, der in allen Interviews als schwierig beschrieben wird. Deutlich wird das Passagere anhand bestimmter Initiationsrituale, denen sie sich ausgesetzt fühlen. Im Folgenden wird z. B. ein Ritual beschrieben, die Ärztinnen und Ärzte nach Eintritt in den Beruf zu zeitig, unvorbereitet und unbegleitet Nacht- und Notdiensten zuzuteilen, in denen sie sich zwangsläufig überfordert fühlen müssen.

Assistenzärztin:
„Da hab' ich mir halt ein kleines Krankenhaus auf dem Land gesucht und das war halt wirklich schon sehr nett. Ich weiß noch, an meinem ersten Arbeitstag ist mein Chef …, hat mich sozusagen an die Hand genommen und hat mich durch die Abteilungen geführt und hat gesagt: *Hier, das ist unsre neue Assistenzärztin.* Und das war was, das kannte ich <u>überhaupt</u> nicht so, dass man als Individuum wahrgenommen wird und auch noch freundlich behandelt wird und da so Höflichkeitsregeln eingehalten werden, ich hab' gedacht, ich bin im (lachend) Paradies. Auch da wurde ich natürlich als Arbeitskraft verheizt, da hab' ich nach zwei Wochen Berufserfahrung meinen ersten 24-Stunden-Dienst gemacht im Krankenhaus. Und unser Studium ist ja absolut theoretisch und du bist nicht für die Praxis ausgebildet und das war für mich auch heftig, also ich hab' in jedem Dienst, spätestens Mitternacht hab' ich gedacht, ich spring' aus dem Fenster, das ist <u>so eine Verantwortung</u>, die man da hat, ich hatte ja die gesamte Innere inklusive Intensivstation und Notaufnahme, und ich fühlte mich dem absolut nicht gewachsen und ich wusste, es kann hier jederzeit etwas passieren, hier kann immer eine Katastrophe passieren und es ist auch eine kleine Katastrophe passiert, (lachend) das muss ich jetzt nicht unbedingt erzählen, aber … Also ich hab' medizinisch auch nicht immer richtig gehandelt, das weiß ich, und ich glaube, ich bin damit nicht die einzige. Und das ist einfach so eine absurde Situation, weil du bist Berufsanfänger und du möchtest natürlich deine Arbeit gut machen und du möchtest auch niemandem schaden, es ist ja unser oberster Leitsatz, ja. Aber wenn du halt so in die Realität geworfen wirst, dann ist das praktisch unvermeidbar, und ich fand halt diesen Druck wahnsinnig schlimm, auszuhalten, das hat mich schon auch ganz schön fertiggemacht." (Textauszug 6 – Interview)

Kennzeichnend für diese Anfangszeit ist dann auch die häufige Verwendung von Metaphern des Schwimmens, des Verheizens, des Schlingerns oder des Ins-kalte-Wasser-geworfen-Seins. Diese bezeichnen die enorme Belastung durch Zeitdruck, Arbeitsmenge und erlebter Inkompetenz. Und sie verweisen eindrücklich auf identitäre und existenzielle Bedrohungslagen, denen sich die jungen Assistenzärztinnen und Assistenzärzte ausgesetzt fühlen. Dem beschriebenen Verlust der eigenen Identität muss notwendigerweise eine Positionierung und damit eine professionelle Ausformung folgen, sonst wäre das ‚Spiel verloren', in welches so viel Zeit und Energie investiert wurde. Dieser nun deutlich gefestigtere Habitus hat somit durch solche Rituale der Inkorporierung eine grundlegende Formung erfahren und muss sich folglich in der weiteren Praxis bewähren. Die Ausformulierung einer spezifischen beruflichen Identität lässt sich demnach beschreiben als ein „oft schmerzhafter Prozeß […]" (Schütze 1996, S. 192). Die Untersuchungen zum ärztlichen Befinden (Substanzmissbrauch, Suizidprävalenzen, Burnout etc.) weisen genau in diese Richtung: Gerade der Versuch der Identifizierung mit der beruflichen Tätigkeit, wie es in den assistenzärztlichen Orientierungen sehr anschaulich wird, zeigt deutliche Bezüge zu einer ‚Diffusion' des Menschen in die ärztliche Profession. Der dazu nötige ‚Verlust der Identität' wird explizit erlebt und gerade in die Zeit des Beginns der Weiterbildung verortet.

Der von Bourdieu unspezifisch als ein allmählich übernommener Habitus bezeichneter Vorgang lässt sich anhand dieser Untersuchung konkreter in seiner schrittweisen Ausformulierung nachzeichnen: über die Stufen der Trivialisierung, Ambivalenz, den identitären Verlust und die ‚Läuterung' hin zu einer dem Feld eigenen und passenden Orientierung[13].

---

13 Mittels des Untersuchungsdesigns sind selbstverständlich keine Aussagen darüber zulässig, inwieweit der ärztliche Habitus an dieser Stelle als ‚fertig' ausgebildet interpretiert werden kann; dazu bedarf es Vergleiche mit berufserfahreneren Ärztinnen und Ärzten.

17.4.3 Die Ausformulierung der Orientierungen – das Gutsein

Der letzte Aspekt bezieht sich auf das Gutsein, somit die Basistypik eines ärztlichen Habitus. Anhand der Gruppendiskussionen und Interviews konnten in Anlehnung an die ausformulierten „Blicke" von Wettreck (1998) zwei Formen einer idealtypischen medizinischen Orientierung rekonstruiert werden, die je unterschiedlich damit umgehen, die Unsicherheiten der medizinischen Welt zu handhaben: eine **rationale Orientierung** (im Sinne des „medizinischen Blicks", ebd.) und eine **Beziehungsorientierung** (im Sinne des „ärztlichen Blicks", ebd.). Beiden sind einige Merkmale gemeinsam, die anschließend an die Darstellung beider Formen beschrieben werden.

- **Die rationale Orientierung oder der „medizinische Blick"**

Eine rationale Orientierung zeichnet sich vorrangig durch den Fokus auf rationale, v. a. naturwissenschaftlich begründbare Wissensbestände aus. Die Eigenwerte dieser Handlungsorientierung liegen in einer eindeutigen Zuordenbarkeit medizinischer Phänomene (medizinischer Welt) und daraus folgend klarer Entscheidungskriterien. Der „signifikante Andere" (Mead 1968) wird dabei durch die jeweiligen medizinischen oder pflegerischen Expertinnen und Experten verkörpert und dient einer bestimmten professionellen Ausformulierung. Die Professionalität zeichnet sich dadurch aus, Autonomie und Sicherheit auf medizinischer Ebene zu gewährleisten. Der Komplexität des einzelnen Patienten, der einzelnen Patientin und seiner, ihrer Weltsicht kann innerhalb dieser Orientierung kaum Rechnung getragen werden. Diese Komplexität wird mittels medizinischer Expertise auf ein handhabbares Maß zu reduzieren versucht: in Form der Eingrenzung auf Symptome und Syndrome, einhergehend mit einem verobjektivierenden Sprachgebrauch die Patientin, den Patienten betreffend[14].

14 Eindrucksvoll wird dieses Verobjektivieren im chirurgischen Rahmen vonv Hirschauer (2004, S. 81ff.) beschrieben.

Professionelles Handeln orientiert sich an medizinischen Kriterien und kann dadurch schnell auf komplexe Anforderungssituationen reagieren, da der Fokus auf wenigen Merkmalen liegt. Dies wird deutlich anhand von Beschreibungen medizinischer Ausnahmen, die derart komplex sind, dass nur durch einen Tunnelblick auf die zu versorgende Störung Handlungsfähigkeit und Effektivität erhalten bleiben und sich der Arzt, die Ärztin dabei selbstwirksam erlebt. Anhand folgender längerer Erzählung eines Assistenzarztes über den Tod eines Patienten wird diese Haltung nachvollziehbar.

Assistenzarzt:
„Nach wenigen Wochen hatte ich auch die ersten Tage dann Spätdienst, da hab' ich die Notfallambulanz betreut und da war ein Fall, was zum Glück sehr selten ist, aber meistens oder in Mehrzahl der Fälle tödlich verläuft, das ist eine Sepsis, also eine schwere und ganz schnell verlaufende Infektion. Das war ein zweijähriges Kind, was dann mit dem Notarzt kam und wo ich schon gesehen hab, dass das schon im Schock war, kreislaufmäßig und …, dann so mit flächigen Hautblutungen übersät war, nur noch so nach Luft gejapst hat. Das ist dann auch 4 Stunden später gestorben, also trotz einer adäquaten Behandlung, die ich nicht alleine vollbracht hab', aber angefangen hab' und einen Kollegen im Hintergrund dazu gerufen hab'. Ich saß da so in der Ambulanz, hab' irgendwas gemacht, und dann, weiß ich noch genau, wie die Schwester auf einmal reinkam und sagt: *Komm mal bitte schnell.* Und da bin ich in den Nebenraum und dann brachte der Notarzt das Kind rein und dann wusste ich schon nach einem Blick, nach einer Sekunde, das ist ziemlich ernsthaft, dem Kind geht's überhaupt nicht gut: Und dann schnellt so der eigene Adrenalinspiegel in die Höhe und dann fängt man an, zu rotieren, und versucht so ein bisschen, noch klar dabei zu denken, und so ist dann die Behandlung und erst Mal gucken, dann kam es noch auf die Intensivstation, also weg aus der Rettungsstelle danach, ich weiß nicht, in der ersten Phase und dann hab' ich nur gehört, dass es dann eben 3 Stunden später gestorben war. Ich bin dann noch mal hin und hab' dann nur eben kurz in den Raum …, dann war auch die Mutter da und die saß eben da weinend und hatte das Kind im Arm und da hatten die Schwestern noch so Kerzen daneben gestellt, so, da hab' ich dann irgendwas gemurmelt, ja das tut mir leid und so und die Mutter hat aber auch nichts gehört und dann bin ich wieder raus. Und das war schon krass, weil ich das so unmittelbar erlebt hab' oder weil es eben praktisch mein Fall mit war. Und so Akutes das hat man wirklich extrem selten, und dann ja, konnte ich aber trotzdem gut schlafen, und das war auch, also das war

ganz komisch irgendwie, hab' ich mir selber überlegt, das hat mich also so akut vielleicht noch zwei, drei Tage beschäftigt und dann sicher auch noch. Aber da hab' ich so drüber nachgedacht und am nächsten Tag haben wir das auch noch mal besprochen untereinander, wie wir das gemacht haben, wir hatten nichts falsch gemacht und auch gleich das Richtige gemacht, sozusagen schnell und richtig reagiert, also wir hatten das Kind richtig behandelt. Das ist auch eine Krankheit, wo man weiß, 70 % verlaufen einfach tödlich trotz maximaler Behandlung, und das war dann so für mich komischerweise eine Befriedigung, ganz absurd irgendwie, so paradox, wo ich dachte: Hä, Kind tot. Aber ich hatte so ein Gefühl der Befriedigung, weil ich meinen ersten so richtig schlimmen Notfall gut gemanaged hatte, so nach dem Motto: Ich hab' nicht versagt, hab' nicht das völlig Falsche gemacht oder falsch eingeschätzt oder völlig neben mir gestanden, nichts mehr auf die Reihe gekriegt. Ich hab's gut gemacht, natürlich Hilfe dazugerufen, mit allen zusammen und das war für mich so eine Befriedigung und das war auch so völlig losgekoppelt von dem (lachend) Patientenfall. Und dann tja, das war auch so ein bisschen wie ein Kick, man hat ja wirklich das volle Adrenalin selber irgendwie, und man kriegt dann auch so den Tunnelblick und man funktioniert dann irgendwie nur und das ist wirklich wie so ein Kick, den man dann hat. Also ich mein', ich hatte das nicht oft, also auch später dann nicht, also schon ein paar Mal solche Situationen, aber da braucht man auch kein Bungee-Jumping oder irgendwelche so künstlichen Kicks oder so, das ist …, das reicht schon." (Textauszug 7 – Interview)

Die wichtige und für ein Handeln notwendige Selbstwirksamkeit wird v. a. in Notfällen, in Ausnahmesituationen gesucht und gefunden, als Herausforderung wahrgenommen und bei Erfolg als ‚Kick' und ‚Adrenalinstoß' erlebt. Die besondere Welt des Patienten, oder hier der Angehörigen, wird durch das Pflegepersonal berücksichtigt, jedoch nicht der ärztlichen Profession zugeordnet, diese wird hier eher als ein medizinisches Expertentum beschrieben.

Die Beziehungsorientierung oder der „ärztliche Blick"

In einer Beziehungsorientierung hingegen wird durch die Anerkennung von Unsicherheiten und Vieldeutigkeiten Komplexität reduziert und dadurch Handlungsfähigkeit gesichert. Diese werden der eigenen Praxis explizit eingeschrieben und nicht auszublenden versucht. Ambiguität tolerieren zu können (Frenkel-Brunswik 1949) und diese in einer dynamischen Form innerhalb einer Beziehung zur Patientin, zum Patienten als dem „signifikanten Anderen" (Mead 1968) zu lösen, bildet hier den entscheidenden Unterschied. Nicht die Trennung zwischen Subjekt und Objekt, sondern die Fokussierung auf ein Aushandeln, eine Dynamik, eine Beziehung stellen in einer ärztlichen Orientierung das Einrasten in eine sozialisatorische Praxis dar. Zum guten Arzt, zur guten Ärztin zu werden, bedeutet innerhalb dieser Haltung eine Ausrichtung an den Werten der Patientinnen und Patienten und daran, deren besonderen Welt ansatzweise gerecht zu werden. Innerhalb einer Beziehungsorientierung erfolgt die Anerkennung der eigenen Arbeit vorrangig durch deren Zufriedenheit. Als ideale ärztliche Tätigkeit werden hier v. a. Routinen und alltägliche kommunikative Situationen beschrieben. Beide folgenden Auszüge heben in der Erzählung von erlebter Anerkennung gerade Situationen hervor, die keinen medizinischen Aspekt im engeren Sinne betreffen, sondern das Gespräch mit der Patientin, dem Patienten betonen.

Aw:
„Beispielsweise ging es mir eben so, dass mal irgendwann in der Vorklinik …, ist von einer Omi der Mann gestorben. Das war eine ganz liebe Frau und da hab' ich mich, weil die tat mir so leid und die saß da alleine auf der Station, mit der in diesen Diabetesraum gesetzt und sie einfach mal eine Viertelstunde irgendwie versucht zu trösten, und war da. Und dann bin ich da rausgegangen und hab' eigentlich im Nachhinein so gedacht: Mensch, vielleicht wollte die jetzt gar nicht von dir jetzt zugetextet werden und du gingst der jetzt hier irgendwie ein bissel auf den Keks und vielleicht wollte die einfach nur ihre Ruhe und hatte im Nachhinein eigentlich mehr ein schlechtes Gewissen als dass ich gedacht habe, ich habe der jetzt geholfen. Und vor 2 Wochen treffe ich die in unserm Ort da zu Hause und da kommt sie so auf mich zu und ich hab' sie aber gar nicht wiedererkannt und dann guckt sie mich so an: *Na, sie sind doch die und die, sie waren doch da mal Assistenzärztin*. Ich steh' da: Was war ich, wann vor 5 Jahren?"
Alle:
(lachen)
Aw:
„Ne, ich war da keine Assistenz …, *da waren sie doch aber in der Klinik*. Ja, da hatte ich ein Praktikum. *Jaja, na wissen sie, vor 5 Jahren ist mein Mann gestorben, und da haben sie sich zu mir gesetzt und haben mich getröstet, irgendwie ein bisschen aufgefangen und wir haben da in dem Raum gesessen und da waren sie für mich da und das*

fand ich richtig schön. Und da hat es mich erstmal so richtig einmal auf den Boden runtergeholt und da hab' ich gedacht: Echt, das fand sie schön, na da freue ich mich jetzt für sie. Und da hab' ich mich richtig gefreut vor 2 Wochen, von wegen vielleicht ist es doch nicht so ganz verkehrt, also, nicht dass ich jetzt dran zweifle, aber das sind dann so aber mal echt schöne Momente im Leben, wo man dann so ein nettes Gespräch hat." (Textauszug 8 – Gruppendiskussion Klinik)

Ähnlich betont auch eine Assistenzärztin, gefragt nach bedeutenden und wichtigen Erlebnissen in ihrem Berufsalltag, die kommunikative Situation mit einem Patienten.

Assistenzärztin:
„Also es gab mal so einen kleinen Jungen, ich glaub' der war 5 oder 6, und wir waren halt fertig mit dem Gespräch und der ging halt raus mit seiner Mama und ich sagte so zu ihm: Wiedersehen, kleines Vögelchen, und er sagte: *Wiedersehen, junge Frau.* (lachend) Das fand ich ganz wi … Das sind so kleine Austausch …, ja, aber es gibt so viele Situationen, man schreibt sich die ja nicht auf […] oder ich hatte auch ein Mädchen in der Kinderpraxis, die hat mit 4 Jahren schon perfekt geschrieben, also die kam mit ihrem kleinen Täfelchen an und dann wollte sie das Wort Osterhase schreiben und da hab' ich ihr da ein bisschen geholfen, da haben wir noch kurz zusammen gemalt, also, das sind schon ganz beeindruckende Dinge auch." (Textauszug 9 – Interview)Dabei spielt der Einbezug nicht nur medizinischer, sondern vor allem sozialer Merkmale, das Aushalten von Leiden, das In-Beziehung-Treten zu einem Anderen, eine wichtige Rolle, womit Empathiefähigkeit ein zentrales Merkmal dieser Haltung wäre.

- **Gemeinsame Basis**

Es zeigt sich, dass in beiden Orientierungen die Idee der Passung von Handlungs-, Wert-, Deutungs- und Urteilsmustern zu je einem anderen Ausdruck kommt, diese ist in beiden Haltungen formbildend. An vielen Stellen der Diskussionen und Interviews ist die Frage zentral, in welcher Form und unter welchen Bedingungen sich die eigene Identität und individuelle Besonderheiten am besten in eine professionelle Form und zu einem professionellen Ausdruck bringen lassen. Dabei zeigt sich anhand dieser Annäherung die Verwobenheit des zu erwerbenden Habitus mit einer sog. individuellen Haltung. Trotz der Unterschiede, Profession zu verstehen und Selbstwirksamkeit zu erfahren, identifizieren sich die Akteure und Akteurinnen in beiden Orientierungen mit ihrer Profession und verausgaben sich für diese Tätigkeit. Beide hier rekonstruierten Orientierungen[15] zeichnen sich ebenso dadurch aus, auf die eigenen Befindlichkeiten zu achten und sich das jeweilige Arbeitsfeld explizit auch anhand der Passung zu eigenen Bedürfnissen und einer spezifischen sozialisatorischen Praxis auszuwählen. Das Ausmaß, in dem persönliche Stärken umgesetzt werden, verweist auf eine Form von Selbstverwirklichung durch die ärztliche Tätigkeit. Der Arzt, die Ärztin leistet sich also selbst einen Dienst: den der Erfüllung verschiedener Bedürfnisse – nach Anerkennung, Zufriedenheit, Herausforderung, Aufregung oder Beziehung.

Mit anderen Worten: In beiden hier rekonstruierten Orientierungen zeigen Tendenzen der Verausgabung und der Hingabe den Charakter von Kernmerkmalen: „Für den Professionellen heißt arbeiten leben […]" (Bollinger 2005, S. 25). Diese als gemeinsam unterstellte Basistypik beider Formen kann dann auch in Beziehung gesetzt werden zu den Befunden, die am Anfang vorgestellt wurden.

17.5 Fazit – Zusammenfassung und Diskussion

Der Eintritt in das medizinische Feld und die damit zwangsläufig einhergehende Inkorporierung in einen geforderten und passenden Habitus geschieht über mehrere Stufen, die als Marker bestimmter Bewältigungen, Ordnungsversuche und auch des Erfahrungszuwachses gedeutet werden können. Sind es anfänglich noch Vereinfachungsstrategien und eine daraus folgende ambivalente Orientierungssuche, werden diese

15 Es ist spätestens an dieser Stelle wichtig zu erwähnen, dass die Darstellung beider Orientierungen eine pointierte ist, um die Unterschiede deutlich zu machen. Dennoch meine ich, dass beide in einer starken Ausprägung nicht parallel durch eine Ärztin, einen Arzt zum Ausdruck kommen können, sondern sich in gewisser Weise gegenseitig ausschließen. Dieses wäre jedoch weiter zu prüfen.

bei Berufsbeginn durch Läuterungsprozesse zur Inkorporierung in 'übliche' Orientierungen gezwungen – man muss sich in einer bestimmten professionellen Weise in dem medizinischen Feld verhalten. Wichtige Institutionen des Erwerbs medizinischer oder ärztlicher Haltungen sind Modelle, Rituale und Lernmechanismen. Ebenso bedeutsam ist der „Glaube an das Spiel", die „Illusio" (siehe Bourdieu 2001). Darauf aufbauend bilden Erfahrungen mit eigenen ärztlichen diagnostischen und therapeutischen Entscheidungen und dem Umgang mit Patientinnen und Patienten weitere beeinflussende Faktoren. Die Ausformulierung zweier Orientierungen, die beide je unterschiedliche Arten aufweisen, mit den Unsicherheiten medizinischer Welt umzugehen und diese professionell zu handhaben, lassen sich in einer Beziehungs- und einer rationalen Orientierung finden. Obwohl beide je einen anderen Umgang mit Ambiguitäten zeigen, auf einen unterschiedlichen „signifikanten Anderen" (Mead 1968) fokussieren und Situationen je eine verschiedene Bedeutung geben, haben sie fundamentale Gemeinsamkeiten. Diese bestehen in der Verausgabung für die ärztliche Tätigkeit durch die Bedürfniserfüllung, die bestimmte Anerkennungssysteme leisten. Beide Formen finden je eine Passung zwischen individueller Disposition und professionellem Ausdruck. Welche Orientierung in welchen spezifischen Feldern angemessen und auch vorrangig zu finden ist, wäre eine interessante Forschungsfrage im Anschluss an diese Ergebnisse. Es könnte hierbei angenommen werden, dass sich gerade in einem stationären Kontext die professionelle Idee zugunsten einer Idee der medizinischen Expertise auflöst und in bestimmten Bereichen (z. B. in der Notfallmedizin oder Chirurgie) eine rationale Orientierung angemessen und funktional ist[16]. In einem allgemeinmedizinischen Kontext könnte man beispielsweise eine Beziehungsorientierung als funktional und angemessen häufiger erwarten.

Es zeigen sich im Verlauf des Studiums der Humanmedizin demnach Sozialisationsbedingungen, die der Übernahme und Aneignung bestimmter Verhaltensweisen, impliziter Normen und akzeptierter Modelle besonders Rechnung tragen, die maßgeblich auch dem Erhalt des Systems dienen. Weitaus weniger Aufmerksamkeit dagegen wird Reflexionsprozessen der eigenen antizipierten Rolle im (Gesundheits-) System während des gesamten Studiums und der beruflichen Tätigkeit zugedacht. Diese bergen jedoch möglicherweise das Potenzial, Belastungen im ärztlichen Beruf angemessen(er) handhaben zu können, was mittelbar auch Auswirkungen auf die Behandlung des Patienten, der Patientin zeitigen könnte. Daran schließt sich die Frage an, ob und in welcher Form sich bestimmte Ausbildungsziele und die daraus entwickelten Methodeninventare mit den sozialisatorischen Praxen, den entwickelten Haltungen der Studierenden in Einklang bringen lassen, um die Aus- und Weiterbildung nicht an den Bedürfnissen der Akteure und Akteurinnen vorbeizusteuern. So haben sich an vielen der aktuell 38 deutschen medizinischen Fakultäten und Hochschulen seit einigen Jahren Modell- und/oder Reformstudiengänge etabliert, zum Teil parallel zum Regelstudiengang, teils als ausschließliches Modell der Vermittlung professioneller Inhalte. Andere Lehrformate, andere Lernmodelle, fächerübergreifender Unterricht, aber auch die Reflexion der eigenen Praxis stehen dabei deutlicher im Vordergrund als im Regelstudiengang. Auch im Nationalen Kompetenzbasierten Lernzielkatalog Medizin (Medizinischer Fakultätentag 2015) werden fächerübergreifende Ausbildungsziele eingeschlossen, die soziale, reflexive und ethische Kompetenzen fokussieren, so beispielsweise: „Die Absolventinnen und Absolventen […] können […] ihr Menschenbild kritisch reflektieren und anhand medizinischen, historischen und kulturellen Wissens weiterentwickeln" (ebd., S. 31) und „Sie sind zur Selbsterkenntnis, Selbstreflexion, Selbstkritik und Selbstentwicklung fähig" (ebd., S. 64), womit u. a. gemeint ist, konstruktive Kritik äußern und annehmen, Grenzen wahrnehmen, eigene Schwächen und Stärken reflektieren und analysieren zu können. Diese stärkere Berücksichtigung selbstreflexiver

16 Vogd (2004) beispielsweise findet in seiner rekonstruktiven Untersuchung an Krankenhausärztinnen und -ärzten je nach Fachdisziplinen unterschiedliche Habitusausprägungen.

Kompetenzen kann möglicherweise dazu beitragen, über die Handlungswissenschaft Medizin hinaus auch die Form des Handelns selbst zum Gegenstand von Auseinandersetzung zu machen, sie gewissermaßen metatheoretisch aufzubereiten. Eventuell ließen sich dadurch auch bestimmte „Berufsfallen" (Schütze 1996, S. 192) frühzeitig erkennen, was die Ärztinnen und Ärzte selbst vor physischen wie psychischen Beschwerden schützen könnte.

Wenn wir die Mikroebene der Betrachtung verlassen, gibt es weitere Bereiche, zu denen sich das Medizinsystem aktuell und v. a. perspektivisch verhalten muss: z. B. zu der steigenden Zahl von Medizinerinnen in vielen Disziplinen oder dem absehbaren Mangel an Ärztinnen und Ärzten in bestimmten Disziplinen. Ebenso weisen aktuelle Untersuchungen darauf hin, dass eine neue Generation Ärztinnen und Ärzte den Ausgleich zwischen Beruf und Privatleben stärker zugunsten des Privatlebens gewichtet. An Anschlussmöglichkeiten für interessante und notwendige Forschung mangelt es nicht, die anhand der Betrachtung des medizinischen Systems auch grundlegende Aussagen zu Veränderungsprozessen gesellschaftlicher Art leisten können. Dabei können Fragen der Bedeutung von Arbeit und Leistung, Veränderungen der Geschlechterverhältnisse, die zunehmende Bedeutsamkeit privater Bedürfnisse, aber auch der Wandel bestimmter Konstrukte (wie Gesundheit vs. Krankheit) sowie Fragen von Macht und Machtausdruck ihren Niederschlag und ihre Ausdrucksweisen in diesem System finden und daran ablesbar werden.

Lernziele

- Wichtige Institutionen der medizinischen Sozialisation sind vor allem ärztliche Rollenmodelle, an deren sich orientiert wird. Anhand von Ritualen werden soziale Regeln, Routinen (‚hidden curriculum') und Institutionen erlernt, und es wird sich an diese angepasst.
- Die allmähliche Ausformung einer professionellen Identität und die Inkorporierung in einen erwarteten Habitus erfolgen in einem allmählichen Prozess über Vereinfachungen, Ambivalenzen, identitären Verlust, Anpassung und Festigung der Haltung.
- In medizinischen Situationen konkurrieren primär zwei Haltungen um die situative Dominanz in der Entscheidungsfindung: eine Beziehungsorientierung und eine rationale Orientierung. Durch den Rückgriff auf eindeutige Wissensbestände und ausschnitthafte medizinische Faktoren wird in einer rationalen Orientierung Handlungsfähigkeit erhalten. In einer Beziehungsorientierung erhält sich Handlungsfähigkeit v. a. durch das In-Beziehung-Treten mit dem Subjekt Patient und Patientin.
- Gemeinsamkeiten beider Orientierungen sind in der Verausgabung und der Selbstverwirklichung durch die ärztliche Tätigkeit zu finden.

Bezüge zu Lernzielen des NKLM[a] in diesem Kapitel

Professionelle Entwicklung	Ethik der Medizin
ID 11.2, ID 11.3.1.4, ID 11.4.2, ID 14c.2.1.1	ID 5.1, ID 5.2, ID 5.2.1.2, ID 6.1, ID 18, ID 18.2

[a] Hinweise zur Nutzung der ID-Codes des NKLM für Unterricht und Prüfung finden sich in ► Abschn. 1.7 „Hinweise für die Benutzung durch Dozierende und Studierende der Humanmedizin".

Literatur

Zitierte Literatur

Becker, H., Geers, B., Hughes, E. C., & Strauss, A. (1961). *Boys in White: Student culture in medical school.* Chicago: University of Chicago Press.

Bohnsack, R. (2001). Dokumentarische Methode. In T. Hug (Hrsg.), *Wie kommt Wissenschaft zu ihrem Wissen? Band 2: Einführung in die Methodologie der Sozial- und Kulturwissenschaften.* Baltmannsweiler: Schneider.

Bollinger, H. (2005). Profession – Dienst – Beruf. In H. Bollinger, A. Gerlach, & M. Pfadenhauer (Hrsg.), *Gesundheitsberufe im Wandel. Soziologische Beobachtungen und Interpretationen* (S. 13–30). Frankfurt am Main: Mabuse.

Bollinger, H., Brockhaus, G., Hohl, J., & Schwaiger, H. (1981). *Medizinerwelten. Die Deformation des Arztes als berufliche Qualifikation*. München: Zeitzeichen.

Bourdieu, P. (2001). *Meditationen. Zur Kritik der scholastischen Vernunft*. Frankfurt am Main: Suhrkamp.

Buhr, P., & Klinke, S. (2006). *Qualitative Folgen der DRG-Einführung für Arbeitsbedingungen und Versorgung im Krankenhaus unter Bedingungen fortgesetzter Budgetierung. Eine vergleichende Auswertung von vier Fallstudien*. Veröffentlichungsreihe der Forschungsgruppe Public Health, Forschungsschwerpunkt Arbeit, Sozialstruktur und Sozialstaat. Wissenschaftszentrum Berlin für Sozialforschung (WZB). https://bibliothek.wzb.eu/pdf/2006/i06-311.pdf. Zugegriffen: 12.01.2018.

Cicourel, A. V. (1993). Habitusaspekte im Entwicklungs- und Erwachsenenalter. In G. Gebauer, & C. Wulf (Hrsg.), *Praxis und Ästhetik* (S. 148–173). Frankfurt am Main: Suhrkamp.

Dörner, K. (2001). *Der gute Arzt. Lehrbuch der ärztlichen Grundhaltung*. Schriftenreihe der Akademie für Integrierte Medizin. Stuttgart, New York: Schattauer.

Frenkel-Brunswik, E. (1949). Intolerance of ambiguity as an emotional and perceptional personality variable. *Journal of Psychology*, 18, 108–143.

Geisler, L. S. (2004). *Der gute Arzt. Auf der Suche nach einem verlorenen Ideal?* Symposium in Werneck.

Goffman, E. (1996). *Rahmen-Analyse: ein Versuch über die Organisation von Alltagserfahrungen*. Frankfurt: Suhrkamp.

Hirschauer, S. (2004). Praktiken und ihre Körper. Über materielle Partizipanden des Tuns. In K. H. Hörning, & J. Reuter (Hrsg.), *Doing Culture. Neue Positionen zum Verhältnis von Kultur und sozialer Praxis* (S. 73–91). Bielefeld: Transcript.

Klinke, S., & Kühn, H. (2006). *Auswirkungen des DRG-Entgeltsystems auf Arbeitsbedingungen von Krankenhausärzten und die Versorgungsqualität in deutschen Krankenhäusern. Zusammenfassung der Ergebnisse und Dokumentation der Daten einer Befragung Hessischer Krankenhausärzte im Jahre 2004*. Veröffentlichungsreihe der Forschungsgruppe Public Health, Forschungsschwerpunkt Arbeit, Sozialstruktur und Sozialstaat. Wissenschaftszentrum Berlin für Sozialforschung (WZB). https://www.econstor.eu/bitstream/10419/47419/1/525416196.pdf. Zugegriffen: 12.01.2018.

Mead, G. H. (1968). *Geist, Identität und Gesellschaft*. Frankfurt am Main: Suhrkamp (Erstveröffentlichung 1934).

Medizinischer Fakultätentag (Hrsg.). (2015). *Nationaler Kompetenzbasierter Lernzielkatalog Medizin*. Berlin: Medizinischer Fakultätentag.

Parsons, T. (1986). *Aktor, Situation und normative Muster. Ein Essay zur Theorie des sozialen Handelns*. Frankfurt: Suhrkamp.

Przyborski, A. (2004). *Gesprächsanalyse und dokumentarische Methode*. Wiesbaden: Springer VS.

Reimann, S. (2013). *Die medizinische Sozialisation. Rekonstruktion zur Entwicklung eines ärztlichen Habitus*. Wiesbaden: Springer VS.

Rosenbaum, J. E. (1976). *The hidden curriculum of high school tracking*. New York: Wiley & Sons.

Ruebsam-Simon, E. (2002). Arztberuf in der Krise: Veränderung beginnt im Kopf. *Deutsches Ärzteblatt*, 99(43),A-2840–2844.

Schütze, F. (1996). Organisationszwänge und hoheitsstaatliche Rahmenbedingungen im Sozialwesen. Ihre Auswirkungen auf die Paradoxien des professionellen Handelns. In A. Combe, & W. Helsper (Hrsg.), *Pädagogische Professionalität. Untersuchungen zum Typus pädagogischen Handelns* (S. 183–275). Frankfurt am Main: Suhrkamp.

Statista (2018). *Anzahl der Studienanfänger/-innen im ersten Hochschulsemester im Fach Humanmedizin in Deutschland vom Wintersemester 1998/1999 bis 2016/2017*. https://de.statista.com/statistik/daten/studie/153532/umfrage/studienanfaenger-im-fach-allgemein-medizin-in-deutschland-seit-ws-1998-99/. Zugegriffen: 12.01.2018.

Storm, W. (2005). Arztberuf im Wandel: Marionetten im Dienst der Bürokratie. *Deutsches Ärzteblatt*, 102(37), A-2508.

Vogd, W. (2004). Ärztliche Entscheidungsprozesse des Krankenhauses im Spannungsfeld von System- und Zweckrationalität: Eine qualitativ-rekonstruktive Studie. Leverkusen: Budrich.

von Troschke, J. (2001). *Die Kunst, ein guter Arzt zu werden*. Bern, Göttingen: Huber.

Wettreck, R. (1998). *Arzt sein – Mensch bleiben: Eine qualitative Psychologie des Handelns und Erlebens in der modernen Medizin*. Psychologische Erkundungen, Band 3. Münster: LIT.

Zinnecker, J. (1975). *Der heimliche Lehrplan*. Weinheim, Basel: Beltz.

Empfohlene Literatur

Aster-Schenck, I. U., Schuler, M., Fischer, M. R., & Neuderth, S. (2010). Psychosoziale Ressourcen und Risikomuster für Burnout bei Medizinstudenten: Querschnittstudie und Bedürfnisanalyse Präventiver Curricularer Angebote. *GMS Zeitschrift für Medizinische Ausbildung*, 27 (4), Doc61.

Deckert, M., Röttgen, W., & Wasserfuhr, M. (2008). Im Leben leben lernen: Ärztinnen und Ärzte sind besonders anfällig für das Burn-Out-Syndrom. *Deutsches Ärzteblatt*, 105(4), A-179–180.

Dinkel, A., Berth, H., & Balck, F. (2004). Prävalenz psychischer Beschwerden und problematischen Essverhaltens bei weiblichen und männlichen Medizinstudierenden. *Zeitschrift für Klinische Psychologie, Psychiatrie und Psychotherapie*, 52, 137–149.

Kuhnigk, O. (1998). *Vergleich von Medizinstudierenden eines traditionellen Studienganges und eines Reformstudienganges. Unterschiede hinsichtlich Persönlichkeit, Befindlichkeit und Studienerfahrung innerhalb der vorklinischen Ausbildung*. Medizinische Dissertation Göttingen.

Niederkrotenthaler, T., & Sonneck, G. (2007). Suizidalität bei Ärztinnen und Ärzten. Epidemiologie, Ursachen und Prävention – Eine Übersichtsarbeit. *Suizidprophylaxe*, 34, 90–94.

Rosta, J., & Aasland, O. (2010). Age differences in alcohol drinking patterns among Norwegian and German hospital doctors – a study based on national samples. *GMS German Medical Science*, 8, Doc05. https://doi.org/10.3205/000094.

Schüller, N. (2002). *Zusammenhang zwischen Examensstress und Gestaltung der Lernzeiten und körperlichen Beschwerden bei Medizinstudenten während der Examensvorbereitung*. Medizinische Dissertation Düsseldorf.

Soeder, U., Bastine, R., & Holm-Hadulla, R. M. (2001). Empirische Befunde zu psychischen Beeinträchtigungen bei Studierenden. In R. M. Holm-Hadulla (Hrsg.), *Psychische Schwierigkeiten von Studierenden* (S. 158–187). Göttingen: Vandenhoeck & Ruprecht.

Trommer, S. B. (2001). *Untersuchung über das Gesundheitsverhalten von Medizinstudenten in den vorklinischen und klinischen Semestern*. Medizinische Dissertation Allgemeinmedizin Bonn.

Zur Rolle der Medizin in einer sich wandelnden Arbeitswelt

Bernhard Badura

Im Folgenden werden Überlegungen und Vorschläge behandelt, die aus jahrzehntelanger Grundlagenforschung und Beratertätigkeit zum Thema Arbeit und Gesundheit hervorgegangen sind. Wer sich ausführlich darüber informieren möchte, sei auf die eben erschienene Buchpublikation: *Arbeit und Gesundheit im 21. Jahrhundert. Mitarbeiterbindung durch Kulturentwicklung* (Badura 2017) verwiesen.

S. Klinke, M. Kadmon (Hrsg.), *Ärztliche Tätigkeit im 21. Jahrhundert - Profession oder Dienstleistung*, Springer-Lehrbuch, https://doi.org/10.1007/978-3-662-56647-3_18

- **Leitfragen**

1. Wie sieht die Arbeitswelt im 21. Jahrhundert aus? Was sind die zentralen Trends in der Arbeitswelt des Gesundheitswesens, bezogen auf Medizin und Pflege?
2. Welcher Bedarf besteht an Prävention und Gesundheitsförderung? Wie groß sind die bisherigen Anstrengungen im Vergleich zu Investitionen in die kurative Medizin?
3. Was sind die treibenden und hemmenden Bedingungen einer Ausweitung prävenierender Gesundheitspolitik im Allgemeinen und im Krankenhaus im Besonderen? Warum konzentrieren sich Aufmerksamkeit, Forschung und Leistungsangebot auf die Versorgung Erkrankter statt auf die Verhütung und Prävention?

18.1 Einleitung

Der Strukturwandel der Wirtschaft und die damit verbundenen grundlegenden Wandlungen von Arbeit, ihrer Organisation und deren gesundheitlichen Folgen führen dazu, dass heute neben den traditionellen Disziplinen Arbeitsmedizin und Arbeitswissenschaft auch die Gesundheitswissenschaften und hier insbesondere Soziologie, Psychologie und Ökonomie und ein neues Aufgabengebiet – das betriebliche Gesundheitsmanagement – eigene Konzepte, Methoden, Erkenntnisse und Vorgehensweisen beitragen (Storck 2010, S. 133ff.). Nicht mehr nur der einzelne Arbeitnehmer[1] und seine physischen Gefährdungen, sondern auch psychische Gefährdungen, ganze Teams, Abteilungen, Organisationen oder auch Branchen rücken dabei in den Fokus der Aufmerksamkeit. Interdisziplinäre Kooperationen und ein evidenzbasiertes Verständnis biopsychosozialer Prozesse werden entscheidend für ein erfolgreiches Gesundheitsmanagement sowie für Prävention und Wiedereingliederung nach eingetretener Erkrankung.

Aus medizinischer Sicht sind für die Zuschreibung der Attribute ‚gesund' oder ‚krank' primär physische Merkmale eines Menschen entscheidend. Mit zunehmendem Wissen über Ursachen insbesondere chronischer Erkrankungen wird eine solche Grenzziehung immer problematischer. Gesundheit und Krankheit sind vielleicht besser – wie Aaron Antonovsky (1987) vorgeschlagen hat – als Endpunkte eines Kontinuums zu verstehen, auf dem sich Menschen im Laufe ihres Lebens hin- und herbewegen. Was allerdings noch weitere Fragen aufwirft: Ab welchem Wert z. B. ist Blutdruck ein Risikofaktor und führt mit welcher Wahrscheinlichkeit zu einer Herzkrankheit? Und es wächst die Erkenntnis, dass zu einem besseren Verständnis von Gesundheit und Krankheit starke Wechselwirkungen zwischen biologischen, psychischen und sozialen Prozessen unterstellt werden müssen. Medizinisch gilt Gesundheit als nicht behandlungsbedürftiger und daher wenig beachtenswerter Zustand. Für Gesundheitswissenschaftler hat das Streben nach Wohlbefinden (‚wellbeing') eine essenzielle Bedeutung als zugleich natürlicher und durch persönliche Erfahrungen sowie die Kultur einer Gesellschaft geprägter Motivator menschlichen Handelns. Anders als im hedonistisch verkürzten Verständnis von ‚Wellness' ist das Streben nach Wohlbefinden eben nicht gleichbedeutend mit dem bloßen Streben nach ‚guten Gefühlen', sondern vielmehr der Antrieb für so elementar Überlebenswichtiges wie das Durchlaufen von Lernprozessen oder die Mobilisierung persönlicher Handlungsenergie.

Zu Beginn der Industrialisierung bis weit hinein in die 50er- und 60er-Jahre des vergangenen Jahrhunderts stand das physische Leistungsvermögen ganz im Vordergrund, ging es vornehmlich um die Vermeidung, Versorgung und Kompensation von Berufskrankheiten und Arbeitsunfällen. Das psychische Leistungsvermögen galt als zu vernachlässigende Größe. Zu Beginn des 21. Jahrhunderts stellt

1 Aus Gründen der besseren Lesbarkeit wird in diesem Kapitel überwiegend das generische Maskulinum verwendet. Dieses impliziert natürlich immer auch die weibliche Form. Sofern die Geschlechtszugehörigkeit von Bedeutung ist, wird selbstverständlich sprachlich differenziert.

sich die Situation gänzlich anders dar, bedingt durch die große Bedeutung des Dienstleistungssektors, die starke Zunahme insbesondere dematerialisierter Arbeitsfelder wie Bildung, Krankenversorgung, Beratung, Forschung und Entwicklung sowie eine zunehmende Wissensbasierung auch produzierender Tätigkeiten. Heute gilt der Kopf als das für Arbeit und Gesundheit wichtigste Organ – mit umwälzenden Konsequenzen: für die Führung und Gestaltung von Unternehmen, Verwaltungen und Dienstleistungsorganisationen, aber auch für die Aufgabenstellung betrieblicher Gesundheitspolitik. Unstrittig ist, dass die Gesundheit der Erwerbsbevölkerung von zahlreichen Einflüssen abhängt, z. B. von Genetik, Sozialisation und Bildung, aber eben auch von der Arbeit und ihrer Vereinbarkeit mit dem Privatleben.

Aus meiner Sicht sollte die **psychische Gesundheit** die zentrale Zielgröße betrieblicher Gesundheitspolitik sein wegen ihrer fundamentalen Bedeutung für die persönliche Lebensqualität und das Arbeits-, Sozial- und Gesundheitsverhalten (◘ Abb. 18.1). Die geeigneten Wege zur Erreichung dieses Zieles sind m. E. Kulturentwicklung, Führungskräfteentwicklung und die Entwicklung kooperationsförderlicher Fähigkeiten. Gesunde Mitarbeiter sind die besseren (produktiveren und qualitätsbewussteren) Mitarbeiter. Führungskräfte, die diese Zusammenhänge unberücksichtigt lassen, schaden der Wettbewerbsfähigkeit ihrer Unternehmen.

Das Schaubild (◘ Abb. 18.1) fasst in knapper Form den Stand der Forschung aus verschiedenen Disziplinen zusammen und unterstreicht die große Bedeutung der psychischen Gesundheit für Leben und Arbeit.

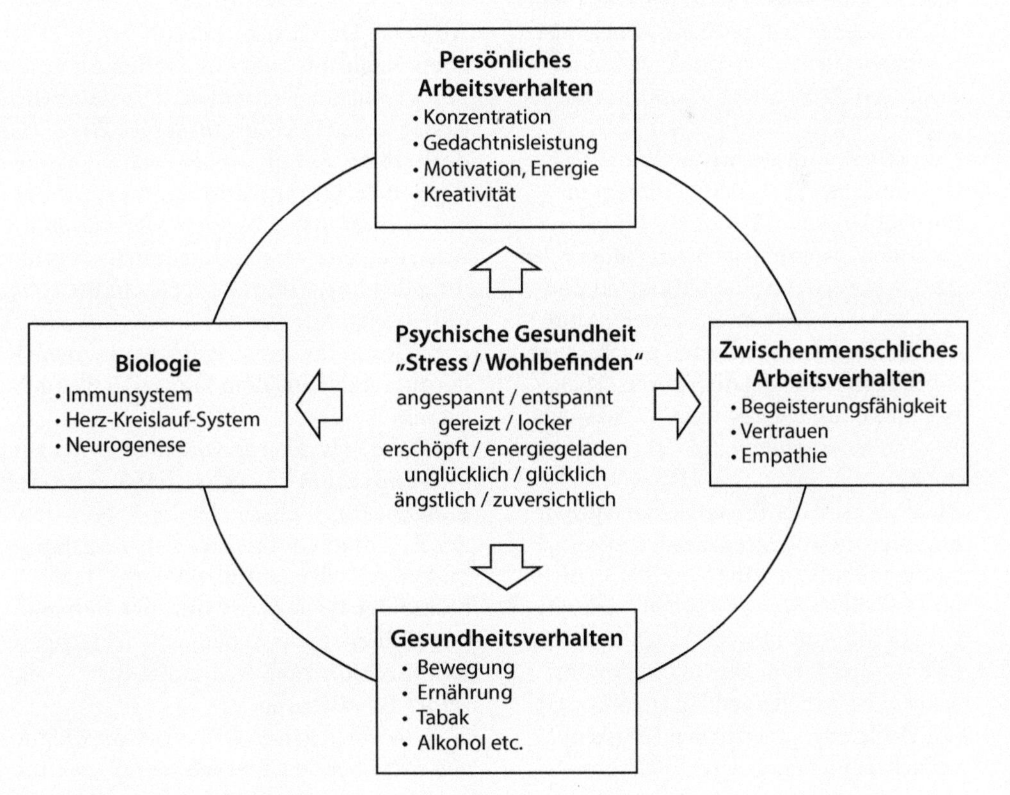

◘ **Abb. 18.1** Die Bedeutung der psychischen Gesundheit. (Adapt. nach Badura 2017; mit freundlicher Genehmigung von Springer Nature)

Auch wenn die deutsche Wirtschaft aktuell gut dasteht, birgt die gegenwärtige Situation erhebliche Risiken für die Zukunft:

- Gesundheitsbeschwerden verursachen enorme Verluste an Produktivität – bis zu 10 % der Jahresarbeitsleistung und mehr. Diese Verluste gehen nur zu einem geringeren Teil auf Fehlzeiten zurück. Der größte Teil entfällt auf den sog. „Präsentismus", also auf leistungsmindernde Beeinträchtigungen anwesender Mitarbeiter (Baase 2007; Iverson et al. 2010; Steinke und Badura 2011).
- Hauptursache dieser Produktivitätseinbußen sind verbreitete psychische Probleme wie Ängste, depressive Verstimmung und Schlafstörungen. Dauern sie an, bilden sie zudem Risikofaktoren für physische Erkrankungen (z. B. Iverson et al. 2010; Rixgens und Badura 2012; Russ et al. 2012). Das Thema „Psychische Belastungen am Arbeitsplatz" war bereits der Schwerpunkt des ersten *Fehlzeiten-Reports 1999* (Badura et al. 2000).
- Laut einer repräsentativen Studie des Robert Koch-Instituts beträgt in Deutschland die 12-Monats-Prävalenz für „voll ausgeprägte" psychische Störungen 22,0 % bei erwachsenen Männern und 33,3 % bei erwachsenen Frauen (Alter 18–79). Die drei häufigsten psychischen Störungen sind Angstneurosen (15,3 %), unipolare Depression (7,7 %) sowie Alkoholabhängigkeit (5,7 %) (Jacobi et al. 2014).
- Mehr als 30 % der Erwerbstätigen geben an, aufgrund von Stress bei der Arbeit „ausgebrannt" zu sein (Nink 2015); mehr als 25 % fühlen sich emotional erschöpft (Bundesministerium für Arbeit und Soziales und Bundesanstalt für Arbeitsschutz und Arbeitsmedizin 2016, S. 125).
- Die Zahlen der gesetzlichen Krankenversicherung signalisieren seit Jahren ungebremst steigende Ausgaben für Krankengeld und die Versorgung psychisch Kranker (z. B. Klauber et al. 2014). Laut eines Gutachtens des Sachverständigenrates zur Begutachtung der Entwicklung im Gesundheitssystem (SVR) belaufen sich allein die Ausgaben für das Krankengeld mittlerweile auf weit über 10 Milliarden Euro (Sachverständigenrat zur Begutachtung der Entwicklung im Gesundheitswesen 2015, S. 21).
- Durch die gesundheitsförderlichen Aktivitäten der gesetzlichen Krankenkassen wurden im Jahr 2013 54 Millionen Euro investiert; erreicht wurden 9882 Betriebe und 1,06 Millionen Arbeitnehmer (Jung et al. 2014, S. 32ff.). Dies entspricht 0,27 % der Unternehmen und 2,51 % aller Arbeitnehmer im Bezugsjahr 2012 (Statistisches Bundesamt 2016a, b). Über die Bedarfsgerechtigkeit und Wirksamkeit dieser Aktivitäten ist wenig bekannt.

All diese Daten sprechen für einen erheblichen Nachholbedarf in Sachen Schutz und Förderung der Gesundheit. Das neue Präventionsgesetz (Präventionsgesetz 2015) räumt deshalb zu Recht ‚strukturellen' Veränderungen in Organisationen klaren Vorrang vor verhaltensbezogenen Maßnahmen ein. Auch der Sachverständigenrat zur Begutachtung der Entwicklung im Gesundheitswesen (2015) folgt mit einem Kapitel zum betrieblichen Gesundheitsmanagement in seinem Sondergutachten aus dem Jahr 2015 weitgehend diesem Ansatz.

Hohe Prävalenz und offenbar weiter zunehmende Inzidenz psychischer Beeinträchtigungen, ihre Folgen für die Lebensqualität der Betroffenen und ihre Leistungsfähigkeit bilden eines der zentralen Public-Health-Probleme der Gegenwart und das betriebliche Gesundheitsmanagement ein, bei fachgerechter Durchführung, wirksames Instrument zu seiner Bewältigung.

Uns vorliegende Organisationsdiagnosen aus weit über 50 Unternehmen, Verwaltungen und Dienstleistungseinrichtungen belegen, dass die Organisationskultur – neben Führung, Beziehungsklima, Arbeitsbedingungen und

Qualifikation – den stärksten Einfluss auf die Gesundheit der Beschäftigten ausübt.

▪ Kultur und Gesundheit

Der ‚Rohstoff' von Kultur sind Gemeinsamkeiten. Gemeinsame Überzeugungen, Werte und Regeln, z. B. dazu, wie mit Konflikten umgegangen und welcher Wert einem guten Teamgeist beigemessen wird, wie sehr die Mitglieder einer Organisation von ihrem Management und den Organisationszielen überzeugt sind, wie stark das Wir-Gefühl ausgeprägt ist, wie vertrauensvoll sie zusammenarbeiten, und wie fair und gerecht sich die Mitarbeiter behandelt fühlen – dies alles sind Beispiele für Kulturmerkmale, in denen sich Organisationen erheblich unterscheiden können. Sie sind zugleich Qualitätsmerkmale sozialer Systeme, die über ihre Attraktivität und Bindewirkung entscheiden. Sie bilden m. E. Kerndimensionen ihrer Organisationskultur (vgl. Badura und Ehresmann 2016; Badura 2017).

Kultur ist zugleich Ergebnis und Grundlage kollektiver Intelligenz, kollektiven Handelns und kollektiven Erfolgs. Mit ihrem Einfluss auf Gedanken, Gefühle und Motive reguliert Kultur das innere Erleben des Menschen, erfüllt ihn mit Sinn und beeinflusst dadurch sein Verhalten. Gemeinsame Überzeugungen, Werte und Regeln helfen einander zu verstehen, zu vertrauen und Übereinstimmung über Ziele und Wege herzustellen. Unternehmenskultur ist das Ergebnis von Lernprozessen, ohne die Mitarbeiter nicht objektiv erfolgreich und subjektiv befriedigend zusammenarbeiten können. Sie ist ein kollektives Denk-, Fühl- und Verhaltensprogramm, das Befinden und Verhalten in einer Organisation vorherzusagen erlaubt.

Ein Unternehmen mit einer wenig profilierten oder wenig ansprechenden Kultur wird primär durch Abhängigkeitsbeziehungen und finanzielle Anreize zusammengehalten. Das wiederum erzeugt unter den Mitgliedern Angst und Misstrauen. Ein autoritärer Führungsstil, starke Rivalitäten zwischen den Führungskräften und den einzelnen Bereichen fördern unter den Mitarbeitern Gefühle der Ausbeutung, Entfremdung und Machtlosigkeit. Die Organisation bleibt dadurch weit unter ihren wirtschaftlichen Möglichkeiten. Die ‚besten Köpfe' wandern ab. Bei den Verbleibenden verbreiten sich Organisationspathologien wie innere Kündigung, Mobbing und Burn-out. Der gesundheitliche Verschleiß nimmt zu.

Ist die Unternehmenskultur vereinbar mit den persönlichen Werten und Überzeugungen ihrer Mitglieder? Erlaubt sie das Geschehen in der Organisation zu verstehen und zu beeinflussen? Und hilft sie, die eigenen Aufgaben als sinnhaft zu begreifen? Was ist das Unterscheidungsmerkmal ‚meiner' Organisation? Erfüllt es mich mit Stolz, hier zu arbeiten? Je nachdem, wie die Antworten auf diese oder ähnliche Fragen ausfallen, wird Arbeit als eher belastend oder eher beflügelnd erlebt. Glaubwürdigkeit der obersten Führung und der direkten Vorgesetzten, der Menschen, denen man begegnet, mit denen man kommuniziert und zusammenarbeitet, dabei erlebte Wertschätzung, Ablehnung oder Gleichgültigkeit, das ‚Image' einer Organisation – dies alles lässt niemanden ‚kalt', verursacht positive oder negative Emotionen, bindet die Mitglieder oder stößt sie ab, mit entsprechenden Konsequenzen für Biologie und Verhalten. Halten negative Emotionen länger an, z. B. in Form von chronischer Angst, Hilflosigkeit oder Wut, dann beeinträchtigt das Aufmerksamkeit und Energie und erhöht die Vulnerabilität für physische Krankheiten (z. B. Russ et al. 2012).

Jede Organisation ist ein Fall für sich und bedarf einer zuverlässigen Diagnose, bevor Veränderungsprozesse in Gang gesetzt werden. Organisationsdiagnosen verweisen auf Stärken und Schwächen. Die Kernbotschaft lautet: Entwickeln Mitarbeiter eine starke emotionale Bindung an ihre Organisation, dann identifizieren sie sich mit deren Zielen, Werten und Qualitätsstandards. Arbeit gelingt am besten aus intrinsischer Motivation – nicht weil man sich dazu gezwungen sieht oder entsprechende finanzielle Anreize bestehen. Ob, aus welchen Gründen und wie stark sich das Topmanagement für die Gesundheit der Mitarbeiter interessiert und einsetzt, ist entscheidend für den nachhaltigen Erfolg eines betrieblichen Gesundheitsmanagements. Das Verhalten des Topmanagements wiederum wird maßgeblich von Zielen und Werten eines Unternehmens geprägt, den Erwartungen der Aufsichtsgremien und von dem Stellenwert der Mitarbeiter. Wer sein Handeln allein am kurzfristigen, finanziellen Erfolg ausrichtet, wird Mitarbeiter als Problem und nicht als Lösung wahrnehmen. Unter diesen Bedingungen wird die Präsentation auch hochbelastbarer Zahlen über den Zusammenhang von Arbeit, Organisation, Gesundheit und Betriebsergebnis wenig Überzeugungskraft entfalten, ja vermutlich nicht einmal Interesse finden. Gute Zahlen sind immer nur eine notwendige, keine hinreichende Bedingung mitarbeiterorientierten Unternehmenshandelns.

Projekte, die nur auf die Vermeidung oder Beseitigung von Risiken oder Belastungen abzielen, reichen zur Entwicklung einer gesunden Organisation nicht aus. Welche Ziele zentral sein sollten, verdeutlicht folgende ▶ Übersicht:

Zentrale Ziele einer gesunden Organisation

- Eine sinnhafte Tätigkeit
- Ein vertrauensvolles Beziehungsklima
- Mitarbeiterorientierte Vorgesetzte
- Ein Vorrat verbindender Überzeugungen, Werte und Verhaltensregeln

Eine risikoarme oder belastungsfreie Organisation – falls es das überhaupt geben kann – ist keine gesunde, sondern eine die intrinsische Motivation wenig ansprechende Organisation. Sie bietet keine herausfordernde Betätigung und gibt wenig Anlass zur Entwicklung von Bindungen an Ziele, Menschen und Werte.

Begeisterungsfähige und empathische Führungskräfte fördern und mobilisieren die intrinsische Motivation und dadurch Gesundheit und Unternehmenserfolg.

Fragen, die die spezifische Kultur einer Organisation entschlüsseln

- Auf welche Ziele konzentriert sich die oberste Führung?
- Welche Informationen steuern ihre Aufmerksamkeit?
- Was sind die zentralen Kriterien der Ressourcenzuweisung?
- Welche Kennzahlen gelten als besonders wichtig, werden häufig diskutiert, welche werden ignoriert oder finden wenig Beachtung?
- Wie geht die Führung mit Krisen und Konflikten um, mit Verbesserungsvorschlägen und Innovationen?
- Nach welchen Kriterien wird belohnt, sanktioniert und befördert?
- Welchen Stellenwert haben Mitarbeiterbeteiligung und Betriebs- bzw. Personalräte, haben Qualifikation und Gesundheit?
- Gibt es regelmäßige Mitarbeiterbefragungen? Wenn ja, welche Themen werden abgefragt, wie hoch ist die Beteiligung, wie wird mit den Ergebnissen umgegangen? Ergeben sich daraus Konsequenzen für die Personal- und Organisationsentwicklung?
- Gibt es zum Thema Gesundheit einen Vorstandsbeauftragten, eine Betriebsvereinbarung und einen Steuerkreis, und welches Gewicht haben diese?

Praktisch realisiert wird betriebliches Gesundheitsmanagement durch sorgfältige Planung, Durchführung und Evaluation einzelner Projekte. W. Edwards Deming gilt als einer der Begründer modernen Qualitätsmanagements (Deming 1986). Der nach ihm benannte **Deming-Zyklus** beinhaltet die folgenden vier Stadien der Projektarbeit: Am Beginn steht die datengestützte Ist-Analyse von Arbeit, Organisation und Gesundheit, insbesondere mit Hilfe von Fehlzeitenstatistiken und Befragungsdaten zur verlässlichen Organisationsdiagnose. Darauf

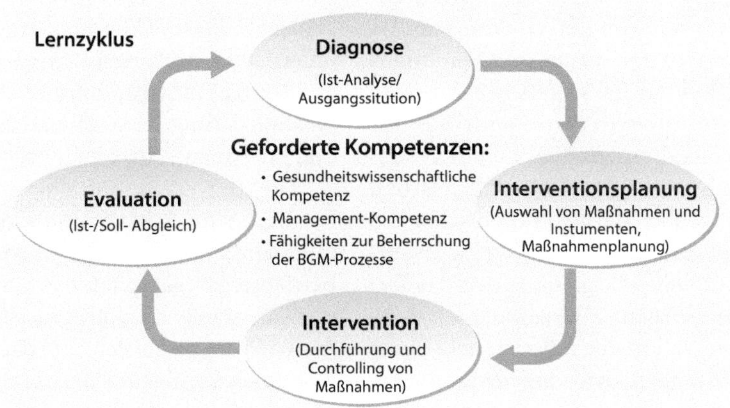

Abb. 18.2 Lernzyklus des betrieblichen Gesundheitsmanagements (BGM). (Adapt. nach Badura 2017; mit freundlicher Genehmigung von Springer Nature)

folgen die Einschätzung des Handlungsbedarfs, die Prioritätensetzung und Festlegung von Zielen für Maßnahmen und deren Planung. Als nächstes folgt die konkrete Durchführung einzelner Projekte sowie schließlich die Evaluation ihrer Ergebnisse mit Hilfe vorab definierter Indikatoren (Abb. 18.2).

18.2 Berichtswesen

Dokumentationspflichten und regelmäßige Rückmeldungen sind für die Führung komplexer Organisationen zwingend, können aber auch von den Mitarbeitern als überflüssige Zumutung und Ursache vermeidbarer Belastungen erlebt werden. Der dadurch entstehende Arbeits- und Energieaufwand ist bei flachen Hierarchien, dezentraler Steuerung und bei hohem wechselseitigen Vertrauen zwischen Führung und Mitarbeitern deutlich geringer. Auch im betrieblichen Gesundheitsmanagement sind Daten und Berichtspflichten, insbesondere was den Gesundheitszustand der Beschäftigten betrifft, von grundlegender Bedeutung.

Jedes Unternehmen ist ein Fall für sich. Welche Teile und Prozesse in besonderem Maße zum Unternehmenserfolg beisteuern, muss im Einzelfall bestimmt werden. Generalisierbares Wissen dazu liegt aus der Betriebswirtschaftslehre vor, die sich allerdings mit der Beurteilung materieller (‚harter') Faktoren wie Technik und Finanzen sehr viel leichter tut als mit der Beurteilung immaterieller (‚weicher') Faktoren wie Human- und Sozialkapital. Eben diese immateriellen Faktoren – dazu gehören auch Klarheit der Ziele und Sinnhaftigkeit der Aufgabenstellungen –, haben mit dem Strukturwandel der Wirtschaft erheblich an Bedeutung gewonnen, für die Gesundheit wie für das Betriebsergebnis.

„Nicht alles, was zählt, kann gezählt werden. Nicht alles, was gezählt werden kann, zählt" (Einstein). Die Betonung der Bedeutung verlässlicher Daten sollte nicht dazu führen, dass ihre Sammlung, Aufbereitung und Präsentation zum Selbstzweck wird. Organisationen dienen dazu, durch kompetente, gesunde und engagierte Mitarbeiter Kunden und Eigentümer zufriedenzustellen, um dadurch das eigene, längerfristige Überleben zu gewährleisten. Dazu dient auch die Beschäftigung mit Daten im Rahmen des betrieblichen Gesundheitsmanagements. Sie dient dazu, den Gesundheitszustand festzustellen und Handlungsbedarfe zu identifizieren.

Wenn sich ein Unternehmen auf den Weg in Richtung **Kultur der Achtsamkeit für Gesundheit** begibt, dann sollten die

Erwartungen und Ziele ihrer Machtpromotoren[2] und Gesundheitsexperten vom Topmanagement und Betriebsrat auf ihre Vereinbarkeiten und Unvereinbarkeiten geprüft, und es sollten fördernde und hemmende Interessen im Auge behalten werden. Letztlich sind es die Erfolge betrieblicher Gesundheitsarbeit selbst, die maßgeblich darüber mitentscheiden, ob der Kulturwandel in Richtung Achtsamkeit für Gesundheit gelingt, ohne den das Ziel einer gesunden Organisation eine unerreichbare Vision bleibt. Erfolge müssen, dem heute verbreiteten Managementverständnis folgend, quantifizierbar sein.

Sammlung, Aufbereitung und Präsentation von Daten ist daher eine wesentliche Aufgabe jedweden betrieblichen Gesundheitsmanagements und dies aus zweierlei Gründen:

- zur Bedarfsanalyse, für die Projektplanung und für die Evaluation der durchgeführten Projekte, also gleichsam ‚nach innen', zur Ermöglichung valider betrieblicher Diagnostik und des systematischen Lernens darüber, ob man das Richtige richtig tut;
- zur Außenlegitimation gegenüber den Führungskräften und Arbeitnehmern, also zur Begründung dafür, dass die Investitionen in das betriebliche Gesundheitsmanagement auch wirklich zur Realisierung von Zielen und Kernwerten eines Unternehmens beitragen, die Gesundheit fördern und auch den unternehmerischen Erfolg.

Gesundheitsexperten sind in der Bringschuld. Sie müssen Beschäftigten und Topmanagern vermitteln, welche Beiträge sie für die Mitarbeiter und das Betriebsergebnis leisten.

Im gesetzlich geregelten Arbeits- und Gesundheitsschutz geht es darum, Auflagen und Regeln zu erfüllen. Im betrieblichen Gesundheitsmanagement geht es darüber hinaus darum, den eigenen Beitrag zur Personal- und Organisationsentwicklung und zur Erreichung von Unternehmenszielen zu belegen. Dafür erforderlich ist zum einen ein evidenzbasiertes Unternehmensmodell, das die unterstellten Wirkungsketten beschreibt und zum anderen die betriebsspezifische Identifikation und Quantifizierung der Wirkungsketten (vgl. Badura und Ehresmann 2016; Badura 2017).

Die hier vertretene These lautet, dass die Förderung des Sozialkapitals (Führung, Beziehungsklima, Kultur) einen direkten Effekt auf das Betriebsergebnis ausübt: z. B. durch Sinnstiftung, vertrauensvolle Zusammenarbeit und ungehinderten Wissenstransfer. Und dass die Förderung von Sozialkapital zusätzlich einen indirekten Effekt auf das Betriebsergebnis ausübt – durch erleichtertes Lernen und gestärktes Wohlbefinden. Zum Beleg dieser Zusammenhänge müssen die folgenden Daten miteinander verbunden werden:

- Daten aus der Betriebswirtschaft zur Erfassung von Produktivität und Qualität, idealerweise auf Abteilungsebene;
- Daten aus der Personalwirtschaft und Arbeitsmedizin über Absentismus, Präsentismus, Verbesserungsvorschläge;
- Daten aus Befragungen, Projekten, Fokusgruppen über Wohlbefinden, Gesundheit und die Unternehmensbewertung durch die Mitarbeiter.

Wesentlich für die fundierte Bewertung einzelner Teams, Abteilungen und Teilunternehmen ist der Vergleich von Treibern, Früh- und Spätindikatoren: der Vergleich mit sich selbst durch Zeitreihen oder der Vergleich mit Hilfe standardisierter Kennziffern zwischen Unternehmensteilen, ganzen Unternehmen und Volkswirtschaften.

Fortschritte in Richtung einer Kultur der Achtsamkeit für Gesundheit können festgemacht werden z. B. am zunehmenden Interesse des Managements, an zunehmenden Teilnehmerzahlen bei betrieblichen Sportveranstaltungen, in Fitnesscentern oder bei Vorsorgeuntersuchungen. Von wirklich nachhaltigem Wandel wird aber nur dann gesprochen werden dürfen, wenn Fortschritte in Richtung einer Kultur der Achtsamkeit für Gesundheit auch an Veränderungen gesundheitsrelevanter Strukturen und Prozessen eines Unternehmens erkennbar werden, z. B. an der Verabschiedung einer Betriebsvereinbarung, an der Einrichtung eines Steuerkreises und der

2 Ein Machtpromotor ist ein mit Machtressourcen ausgestatteter Akteur (Treiber) in Innovationsprozessen, der qua dieser Ressourcen großen Einfluss ausüben kann.

Bereitstellung eines Gesundheitsbudgets, an der Qualifizierung der Experten sowie an der Einrichtung und kontinuierlichen Verbesserung eines betrieblichen Gesundheitsmanagements. Aufgabe des Gesundheitsmanagements ist es, regelmäßig bedarfsgerechte Projekte zu planen, durchzuführen und zu evaluieren und sich dabei an wissenschaftlich fundierten Qualitätsmaßstäben zu orientieren.

18.3 Fazit – Befähigung zu Gesundheit und Selbstorganisation

Wer als Gesundheitsexperte andere von der Wichtigkeit und Richtigkeit des eigenen Handelns überzeugen will, muss zunächst einmal selbst davon überzeugt sein. Das allein reicht allerdings nicht aus. Sie oder er muss dafür auch ausreichend fachlich qualifiziert sein. Ein betriebliches Gesundheitsmanagement aufzubauen bedeutet, eine Innovation durchzusetzen und den Kulturwandel einer Organisation anzustoßen. Es sollten Daten und Fakten zusammengestellt werden, die die Organisation bisher zum Thema Gesundheit anzubieten hat, auch um Lücken im Berichtswesen aufzudecken und eventuell auch den Bedarf für eine Mitarbeiterbefragung zu begründen. Ein betriebliches Gesundheitsmanagement aufzubauen bedeutet zudem, wohldefinierte Projekte zu Schwerpunktthemen durchzuführen und ein Netzwerk sozialer Beziehungen zu knüpfen: zu anderen Fachpromotoren/Experten, aber auch in Richtung Unternehmensführung und Mitarbeitervertretung. Ein betriebliches Gesundheitsmanagement aufzubauen bedeutet schließlich, neue Strukturen zu festigen, dauerhafte Akzeptanz für die eigene Aufgabenstellung zu finden und den Deming-Zyklus aus Diagnose, Planung, Projektdurchführung und Evaluation zu starten.

Mitarbeiter sind Experten für ihre Arbeit und ihre Gesundheit. Führungsmängel führen oft dazu, dass diese Quelle an Energie und Expertise nicht ausgeschöpft wird. Die Ursachen dafür liegen keineswegs nur in der Person oder im Führungsstil von Führungskräften, sondern oft auch darin, dass für Mitarbeiterorientierung keine Zeit mehr bleibt, weil andere Aufgaben Vorrang haben. Um aus desinteressierten oder innerlich gekündigten Mitarbeitern interessierte und engagierte Mitarbeiter zu machen, sollten sie verstärkt in die Beurteilung ihrer Führungskräfte einbezogen werden.

Welche Führungsfähigkeiten sollten aus Sicht der Mitarbeiter Vorrang haben, und wie viel Zeit sollten ihre Führungskräfte darauf verwenden? Anregungen dazu sollten nicht nur aus der ‚Hierarchie' oder von externen Beratern oder Coaches kommen, sondern auch von den eigenen Mitarbeitern.

Zusätzlich sollten Vorschläge dazu entwickelt werden, welche Entscheidungen gänzlich in die Hände der Mitarbeiter gelegt werden und wie sie bei der Auswahl ihrer eigenen Führungskräfte beteiligt werden könnten (◘ Abb. 18.3).

Auch das betriebliche Vorschlagswesen hängt stark davon ab, wie sehr sich Mitarbeiter

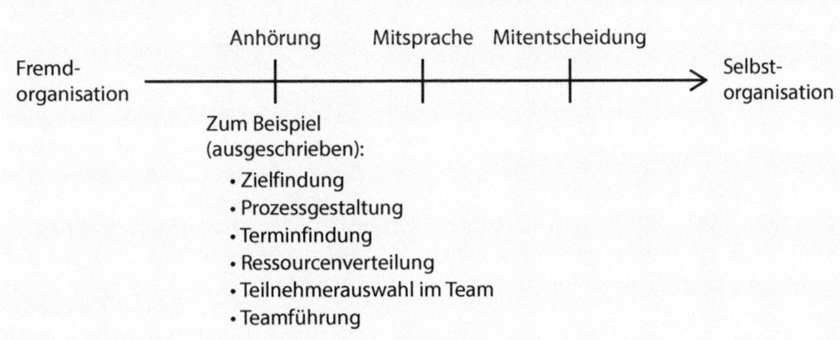

◘ **Abb. 18.3** Von der Fremd- zur Selbstorganisation. (Adapt. nach Badura 2017; mit freundlicher Genehmigung von Springer Nature)

mit ihrer Organisation und ihrer Arbeit identifizieren. Es sollte verstärkt in die Organisations- und Personalentwicklung einbezogen werden. Die Mitarbeiterbefragung ist das in Sachen Gesundheit verlässlichste Instrument zur Mitarbeiterbeteiligung.

Mit zunehmender Größe einer Organisation besteht das Risiko sinkender Bindung und intrinsischer Motivation. Deshalb müssen große Organisationen – wie z. B. Krankenhäuser – besondere Anstrengungen zur Stärkung von Gemeinsinn und Wir-Gefühl unternehmen und dadurch zum Erhalt bzw. zur Förderung intrinsischer Motivation und Organisationsbindung beitragen.

Lernziele

- Sie haben gelernt, am Beispiel der Entwicklungen im Gesundheitswesen, z. B. der Medizin oder der Pflege, die zentralen Trends in der Arbeitswelt des 21. Jahrhunderts zu beschreiben.
- Der Beitrag hat Ihnen vermittelt, dass der Präventionsgedanke erst sehr spät und dann auch nur sehr begrenzt Eingang in unser Gesundheitswesen gefunden hat. Obwohl das gesundheitsfördernde Potenzial prävenierender Gesundheitspolitik sehr hoch ist, beträgt der Anteil an den Gesundheitsausgaben der gesetzlichen Krankenversicherung (GKV) bisher nur 1 %.
- Das moderne Akutkrankenhaus bildet das ‚Rückgrat' der Versorgung schwerer Erkrankungen. Gleichwohl können auch hier umfangreiche Möglichkeiten der Prävention und Gesundheitsförderung genutzt werden, um die Krankenbehandlung effektiver und effizienter zu gestalten. Nicht nur Patienten im Krankenhaus, sondern auch die Beschäftigten, insbesondere Ärzte und Pflegepersonal, sind Gegenstand sinnvoller Maßnahmen. Sie haben gelernt, mit welchen Mitteln Früherkennung oder Verhütung von Krankheiten bei beiden Berufsgruppen – aber auch bei Patientinnen und Patienten – erfolgreich betrieben werden kann.

Bezüge zu Lernzielen des NKLM[a] in diesem Kapitel

Professionelle Entwicklung	Ethik der Medizin
ID 11.3.1.4, ID 11.4.2, ID 14a.1.2.1, ID 19, ID 19.1, ID 19.1.3.3	ID 5.1, ID 5.2, ID 5.2.1.2, ID 6.1, ID 6.1.13

[a] Hinweise zur Nutzung der ID-Codes des NKLM für Unterricht und Prüfung finden sich in ► Abschn. 1.7 „Hinweise für die Benutzung durch Dozierende und Studierende der Humanmedizin".

Literatur

Antonovsky, A. (1987). *Unraveling the mystery of health: How people manage stress and stay well.* San Francisco: Jossey-Bass.

Baase, C. M. (2007). Auswirkungen chronischer Krankheiten auf Arbeitsproduktivität und Absentismus und daraus resultierende Kosten für die Betriebe. In B. Badura, H. Schnellschmidt, & C. Vetter (Hrsg.), *Fehlzeiten-Report 2006. Chronische Krankheiten – Betriebliche Strategien zur Gesundheitsförderung, Prävention und Wiedereingliederung* (S. 45–59). Berlin: Springer.

Badura, B. (Hrsg.). (2017). *Arbeit und Gesundheit im 21. Jahrhundert – Mitarbeiterbindung durch Kulturentwicklung.* Wiesbaden: Springer Gabler.

Badura, B., Litsch, M., & Vetter, C. (Hrsg.). (2000). *Fehlzeiten-Report 1999. Psychische Belastung am Arbeitsplatz.* Berlin, New York: Springer.

Badura, B., & Ehresmann, C. (2016). Unternehmenskultur, Mitarbeiterbindung und Gesundheit. In B. Badura, A. Ducki, H. Schröder, J. Klose, & M. Meyer (Hrsg.), *Fehlzeiten-Report 2016. Unternehmenskultur und Gesundheit – Rahmenbedingungen, Einflüsse, Potenziale.* Heidelberg: Springer.

Bundesministerium für Arbeit und Soziales (BMAS), & Bundesanstalt für Arbeitsschutz und Arbeitsmedizin (BAuA) (Hrsg.). (2016). *Sicherheit und Gesundheit bei der Arbeit 2014. Unfallverhütungsbericht Arbeit.* Berlin: BMAS, BAuA.

Deming, W. E (1986). *Out of the crisis: quality, productivity and competitive position.* Cambridge: Cambridge University Press.

Iverson, D., Lewis, K. L., Caputi, P., & Knospe, S. (2010). *The cumulative impact and associated costs of mul-*

tiple health conditions on employee productivity. [Die kumulative Auswirkung multipler Gesundheitsbeschwerden auf die Mitarbeiterproduktivität und damit verbundene Kosten. Übersetzung des Originalartikels.]. Journal of Occupational and Environmental Medicine, 52(12),1206–1210.

Jacobi, F., Höfler, M., Strehle, J., Mack, S., Gerschler, A., Scholl, L., et al. (2014). Psychische Störungen in der Allgemeinbevölkerung. *Nervenarzt*, 85, 77–87.

Jung, C., Seidel, J., & Strippel, H. (2014). *Präventionsbericht 2013. Leistungen der gesetzlichen Krankenversicherung: Primärprävention und betriebliche Gesundheitsförderung (Berichtsjahr 2013).* Essen: Medizinischer Dienst des Spitzenverbandes der Krankenkassen. Berlin: GKV-Spitzenverband.

Klauber, J., Günster, C., Gerste, B., Robra, B. P., & Schmacke, N. (2014). *Versorgungs-Report 2013/2014.* Stuttgart: Schattauer.

Nink, M. (2015). *The German workforce has a burnout problem.* http://www.gallup.com/businessjournal/184106/german-workforce-burnout-problem.aspx. Zugegriffen: 31.01.2018.

Präventionsgesetz (PrävG). (2015). *Gesetz zur Stärkung der Prävention und Gesundheitsförderung.* Vom 17. Juli 2015. Bundesgesetzblatt Jahrgang 2015 Teil I Nr. 31. Bonn: Bundesanzeiger Verlag.

Rixgens, P., & Badura, B. (2012). Zur Organisationsdiagnose psychischen Befindens in der Arbeitswelt. *Bundesgesundheitsblatt*, 55, 197–204.

Russ, T. C., Stamatakis, E., Hamer, M., et al. (2012). Association between psychological distress and mortality: Individual participant pooled analysis of 10 prospective studies. *The BMJ*, 345, e4933. doi:https://doi.org/10.1136/bmj.e4933.

[16] Sachverständigenrat zur Begutachtung der Entwicklung im Gesundheitswesen (2015). *Krankengeld – Entwicklung, Ursachen und Steuerungsmöglichkeiten. Sondergutachten 2015.* http://www.svr-gesundheit.de/fileadmin/GA2015/Auszug_I_Sondergutachten_2015_Krankengeld.pdf. Zugegriffen: 09.01.2018.

Statistisches Bundesamt (2016a). *Erwerbstätigenrechnung: Erwerbstätige in Deutschland Jahresdurchschnitte in 1000.* https://www.destatis.de/DE/ZahlenFakten/GesamtwirtschaftUmwelt/Arbeitsmarkt/Erwerbstaetigkeit/TabellenErwerbstaetigenrechnung/InlaenderInlandskonzept.html. Zugegriffen: 09.01.2018.

Statistisches Bundesamt (2016b). *Unternehmen und Betriebe im Unternehmensregister.* https://www.destatis.de/DE/ZahlenFakten/GesamtwirtschaftUmwelt/UnternehmenHandwerk/Unternehmensregister/Methoden/Methodisches.html. Zugegriffen: 09.01.2018.

Steinke, M., & Badura, B. (2011). *Präsentismus: Ein Review zum Stand der Forschung.* Dortmund: Bundesanstalt für Arbeitsschutz und Arbeitsmedizin.

Storck, J. (2010). Ziele, Aufgaben und Arbeitsweisen der Arbeitsmedizin. In B. Badura, U. Walter, & T. Hehlmann (Hrsg.), *Betriebliche Gesundheitspolitik. Der Weg zur gesunden Organisation.* Heidelberg: Springer.

Serviceteil

S. Klinke, M. Kadmon (Hrsg.), *Ärztliche Tätigkeit im 21. Jahrhundert - Profession oder Dienstleistung*, Springer-Lehrbuch, https://doi.org/10.1007/978-3-662-56647-3

Stichwortverzeichnis

A

B

C

D

E

F

G

H

I

K

T

U

V

W

Z